肿瘤患者营养护理

陈文凤　李　君　匡雪春　主编

U0389745

化学工业出版社
·北京·

内 容 简 介

本书由中南大学湘雅医院组织具有丰富的肿瘤专科护理、临床营养护理理论知识与实践经验的护理专家共同编写，主要介绍肿瘤营养学基础、肿瘤营养相关性症状与护理、营养治疗通路的建立与护理、肿瘤患者及家属营养教育、不同肿瘤的营养护理、特殊人群的营养护理以及肿瘤营养治疗指南介绍。内容全面、实用，图文并茂，其中不同肿瘤营养护理中均有一个代表性案例。本书适合肿瘤专科护士、临床营养专科护士、轮训护士、进修护士及实习护士阅读。

图书在版编目（CIP）数据

肿瘤患者营养护理/陈文凤，李君，匡雪春主编. —北京：化学工业出版社，2022.11
ISBN 978-7-122-41998-9

Ⅰ．①肿⋯ Ⅱ．①陈⋯ ②李⋯ ③匡⋯ Ⅲ．①肿瘤-临床营养-护理 Ⅳ．①R730.59

中国版本图书馆 CIP 数据核字（2022）第 147063 号

责任编辑：戴小玲 　　　　　　　　　　　文字编辑：白华霞
责任校对：宋　玮 　　　　　　　　　　　装帧设计：张　辉

出版发行：化学工业出版社（北京市东城区青年湖南街 13 号　邮政编码 100011）
印　　刷：三河市航远印刷有限公司
装　　订：三河市宇新装订厂
710mm×1000mm　1/16　印张 25$\frac{1}{4}$　字数 453 千字　2023 年 1 月北京第 1 版第 1 次印刷

购书咨询：010-64518888 　　　　　　　　售后服务：010-64518899
网　　址：http://www.cip.com.cn

凡购买本书，如有缺损质量问题，本社销售中心负责调换。

定　价：99.00 元 　　　　　　　　　　　　版权所有　违者必究

编写人员名单

主　编　陈文凤　李　君　匡雪春

副主编　曾巧苗　戴乐平　郑晓凤

编　者（排名不分先后）

　　　　陈文凤　曾巧苗　戴乐平　郑晓凤　左　玲
　　　　刘安琪　安　然　李　君　刘　琼　欧阳玉燕
　　　　匡雪春　佘桂娥　刘　飞　李　颖　刘　丽
　　　　郝　凤　罗　琴　赵　塱　黄　敬　吴丽丹
　　　　汤　宇　杨　群　张　丹　廖　雯　李敏艳

主　审　申良方　岳丽青

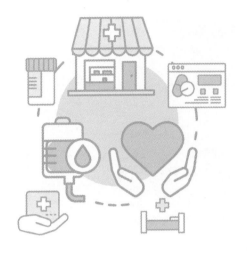

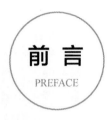

前　言
PREFACE

　　恶性肿瘤作为 21 世纪人类主要的健康问题，严重威胁着人民的身心健康，而营养不良是肿瘤患者病情加重和死亡的重要原因。肿瘤患者营养不良的原因复杂，而且肿瘤病种不同、治疗方式不同、所处阶段不同或患者合并其他疾病都会影响营养干预手段的选择，加大了临床护理的难度。护士作为临床营养支持的主要成员之一，需要配合医师及营养师对肿瘤患者做好早期营养筛查及评定，并根据患者营养状况给予合理有效的营养干预，这些工作对降低肿瘤患者营养不良发生率、并发症发生率及死亡率均有着重要意义。

　　目前，医疗方面，肿瘤患者的营养治疗已逐步受到重视，也有大量的肿瘤营养相关医学书籍已出版；护理方面，我国的肿瘤专科护士和临床营养专科护士的培训也在有序地进行，但是针对肿瘤患者营养护理的相关书籍匮乏，临床护士无法系统地学习肿瘤营养护理相关知识。基于现状，特组织编写了《肿瘤患者营养护理》，为临床护士提供理论基础及实践参考。

　　本书由大型三级甲等综合医院具有丰富肿瘤专科护理及临床营养护理理论知识与实践经验的护理专家共同编写，注重理论与实践的结合。在编写过程中，作者以肿瘤营养学和临床营养护理为基础，参考多部医学专著，查阅大量文献与指南，以国内外先进护理理念为引导，并融合作者丰富的临床实践经验，力求达到科学性、学术性和实用性。本书内容丰富、资料翔实，辅以图表说明，清晰易懂。适合肿瘤专科护士、临床营养专科护士、轮训护士、进修护士及实习护士阅读参考。

　　在本书的编写中，得到了中南大学湘雅医院肿瘤科主任、护理部主任、各位编者、化学工业出版社的大力支持，在此一并深表谢意！由于时间仓促，书中难免有疏漏之处，敬请读者批评指正。

编者

2022 年 7 月

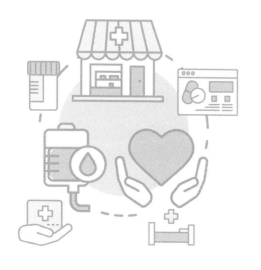

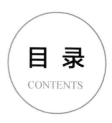

目 录

CONTENTS

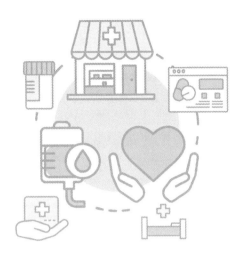

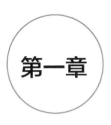

第一章

肿瘤营养学基础

第一节 总 论

恶性肿瘤作为 21 世纪人类主要的健康问题，严重威胁着人民的身心健康、经济的发展和社会的稳定。近年来越来越多的调查和研究表明，营养不良是肿瘤患者病情加重和死亡的重要原因。熟悉肿瘤患者营养不良的特征，了解肿瘤患者营养不良发生的原因并认识它对患者的危害，全面提高对肿瘤患者营养重要性的认知等就显得非常重要。

石汉平等 2019 年在《临床药物治疗杂志》上发文，正式提出"营养治疗是肿瘤的一线治疗"。既然肿瘤患者营养治疗在肿瘤的综合治疗手段中占重要地位，那么肿瘤患者的营养管理则是临床治疗和护理中不可忽视的工作。掌握肿瘤营养学基础知识是做好肿瘤患者营养管理的关键。首先，肿瘤患者的营养代谢特点不仅与患者营养不良的发生有着密切关系，而且与肿瘤的发生与发展也有着相关性。了解肿瘤患者的能量和物质代谢特点，不仅能为肿瘤患者提供针对性更强的营养支持，也能为抗肿瘤治疗提供新的靶向思路。其次，实施营养治疗前对肿瘤患者进行营养筛查与评定是近年来国内外各大指南与共识统一的观点，所以除了临床营养师外，临床医生和护士也必须熟悉并掌握营养筛查与评定的相关操作，对新入院或门诊肿瘤患者及时进行营养筛查，在筛查的基础上进行营养评定，并指导营养治疗的实施。营养筛查与评定应贯穿肿瘤患者整个治疗过程。另外，肌少症（又称肌肉减少症）和恶病质（恶液质）是肿瘤患者营养不良的常见结局，不但影响患者的生存质量，对肿瘤患者的预后也有着负性影响。掌握肌肉减少症及恶病质发生的原因和相关诊断的标准，尽早识别并做好针对性的干预，可缓解肿瘤营养相关临床不良结局的发生。最后，肠内与肠外营养是营养治疗的两种主要途径，作为临床护士掌握肠内营养与肠外营养相关知识可为临床营养支持手段正确实施提供理论基础，并能指导营养效果监测。

肿瘤营养相关基础知识是实施肿瘤患者营养治疗的基础。本章节介绍的肿瘤营养相关基础知识主要包括肿瘤患者的能量与物质代谢，营养筛查与评定，营养不良相关结局，肠内与肠外营养。

一、肿瘤患者营养不良的特征

中国抗癌协会肿瘤营养专业委员会制订的共识中提到，恶性肿瘤患者营养不良具有以下特征。

① 营养不良发生率高：近80%住院的肿瘤患者存在不同程度的营养不良。

② 静息能量消耗升高：尽管不同肿瘤、同一肿瘤不同阶段的能量消耗不尽相同，但在整体上恶性肿瘤患者的静息能量消耗平均升高10%，特殊的糖代谢使患者每天额外消耗大约300kcal（1kcal=4.1868kJ）能量。

③ 持续的生理、心理应激：恶性肿瘤本身、伴随症状及其治疗都给患者的身体、心理带来巨大的创伤和应激。

④ 慢性低度不可逆炎症：恶性肿瘤本质上是一种慢性低度不可逆炎症，其营养不良是一种伴随慢性炎症反应的营养不良，即恶病质。

⑤ 消耗性代谢紊乱或重编程：恶性肿瘤作为一种代谢疾病，肿瘤细胞经过代谢重编程，表现出有别于正常细胞的物质代谢，在炎症介质、代谢因子的作用下，发生显著的消耗性代谢紊乱。

⑥ 显著肌肉减少：由于炎症反应及分解代谢，恶性肿瘤患者的全身肌肉减少，是体重下降的重要原因。

⑦ 治疗更加困难，需要综合治疗，尤其是代谢调节治疗。

二、肿瘤患者营养不良的原因

恶性肿瘤患者营养不良的原因和机制比较复杂，有多方面的原因，包括肿瘤本身因素、抗肿瘤治疗因素和患者的精神心理因素等。

（一）肿瘤本身因素

1. 因肿瘤原因影响患者进食的相关因素

如厌食、恶心呕吐、吞咽障碍、疼痛、消化道吸收功能障碍等，是直接引起患者摄入减少或吸收不足从而导致营养不良的因素之一。

2. 肿瘤相关的代谢改变

（1）糖代谢改变　恶性肿瘤细胞以葡萄糖糖酵解为主要能量获取方式，即使在氧气充足的情况下仍表现出活跃的糖酵解，即 Warburg 效应。Warburg 效应在为肿瘤细胞提供更多能量、启动肿瘤细胞自主摄食模式及增加宿主能耗上有着重要意义。

（2）蛋白质代谢改变　恶性肿瘤患者蛋白质代谢的改变主要表现为骨骼肌萎缩、低蛋白血症、瘦体重（人体除脂肪组织以外的骨骼、肌肉、内脏器官及神经、血管等成分重量）下降、内脏蛋白消耗、蛋白质合成减少和分解增加、蛋白转化率升高、血浆氨基酸谱异常以及机体呈现负氮平衡等，骨骼肌蛋白消耗是导致恶病质的重要原因。

（3）脂肪代谢改变　肿瘤患者的脂肪代谢改变主要表现为内源性脂肪水解和脂肪酸氧化增强，甘油三酯转化率增加，外源性甘油三酯水解减弱，血浆游离脂肪酸浓度升高，脂肪水解及脂肪酸氧化导致机体脂肪消耗使患者体重丢失；另外甘油三酯转化过程需要消耗能量，它的转化增加导致机体能耗增加。

（4）能量代谢改变　虽然并不是所有的恶性肿瘤患者均处于高代谢状态，但总体来说大部分恶性肿瘤属于高消耗性疾病，可能与葡萄糖和蛋白质转化增加、脂肪分解作用增强等过程使能量消耗较高有关。能量消耗高是肿瘤患者营养不良的主要原因。

（二）抗肿瘤治疗因素

如手术、放射治疗、化学治疗及免疫治疗等，每种治疗手段都会不同程度地影响患者的进食和营养。手术治疗可致应激性高代谢、氮大量丢失，同时由于机体创伤后修复使能量需求增加。放疗和化疗在抗肿瘤的同时，对机体的正常组织细胞也有一定的杀伤作用，尤其是增殖较快的细胞，如消化道黏膜上皮细胞等。此外，化疗可引起一系列的不良反应，如恶心、呕吐、食欲缺乏、乏力、味觉改变、便秘、腹泻等，进一步加重营养不良，使机体综合耐受力下降。化疗后患者骨髓抑制，易致感染，也会使能量消耗增加。

（三）患者的精神心理因素

肿瘤患者常伴有焦虑、恐惧、抑郁等精神状况。对疾病的恐惧使患者处于应激状态，刺激肾上腺素分泌，加快蛋白质、脂肪的分解；另外，焦虑、恐惧及抑郁状态使患者摄食减少，营养物质缺乏；恐惧、抑郁等也会加重疼痛、呕吐及腹泻等抗肿瘤治疗反应，进一步减少营养物质吸收。

三、肿瘤患者营养不良的危害

恶性肿瘤患者营养不良不仅发生率高，后果也很严重，是肿瘤患者最常见的合并症，也是肿瘤患者独立的死亡风险因素。肿瘤患者营养不良不仅导致住院时间延长、生存时间缩短、生活质量下降等临床结局恶化，而且造成巨大的社会经济负担。首先，营养不良对患者最直接的危害是体重丢失，体重丢失与肿瘤患者的预后和临床结局密切相关，是生存时间缩短的重要预测参数。其次，肌肉丢失和肌力下降是营养不良的另一个直接后果，骨骼肌的不断丢失和肌力下降最终将会进展为恶病质。研究显示，20%～70%的肿瘤患者存在肌肉丢失，肿瘤相关性肌肉丢失不仅导致患者跌倒和骨折的风险增加，而且抗肿瘤治疗的毒副反应和并发症发生的风险也增加，导致放化疗完成率降低，放化疗中断率或延迟率增加，生存时间缩短。另外，营养不良患者需要接受营养治疗或相关并发症治疗，使得资源消耗增加，医疗费用升高。

四、肿瘤患者的营养治疗

肿瘤与营养不良互为因果。一方面，肿瘤患者更容易发生营养不良；另一方面，营养不良的患者更容易患肿瘤，这与肿瘤患者的能量与物质代谢改变密切相关。营养状况是所有影响患者生存时间多种因素中的一个独立影响因素，也是唯一一项

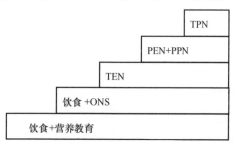

图 1-1-1　营养不良患者营养干预五阶梯模式

TPN，total parenteral nutrition，全肠外营养；TEN，total enteral nutrition，全肠内营养；PPN，partial parenteral nutrition，部分肠外营养；PEN，partial enteral nutrition，部分肠内营养；ONS，oral nutritional supplements，口服营养补充；营养教育包括营养咨询、饮食指导与饮食调整

有潜力可挖而且成本低廉的重要因素。营养治疗的效益不仅是改善临床结局、提高生活质量、延长生存时间，而且可节约医疗费用。所以，预防和治疗肿瘤患者营养不良的意义重大。营养不良治疗的基本要求是"四达标"，即"能量、蛋白质、液体及微量营养素满足目标需要量"；最高目标是改善免疫功能、调节异常代谢、控制疾病（如肿瘤）、提高生活质量、延长生存时间。营养不良的规范治疗应该遵循五阶梯治疗原则，如图 1-1-1 所示。

美国肠外肠内营养学会（American Society for Parenteral and Enteral Nutrition，ASPEN）于 2011 年提出的规范化营养诊疗流程包含 "营养筛查→营养评定→营养干预和监测"三部分。在对肿瘤患者实施营养治疗前，首先要对患者进行全面营养筛查，营养筛查的工具有很多，目前较多指南推荐使用的是营养风险筛查 2002（Nutritional Risk Screening 2002，NRS 2002）。对于筛查有营养风险的患者需要进一步进行营养评定，营养评定的方法和指标有多种，包括一些营养评定量表及综合营养评估，患者参与的主观全面评定（Patient-Generated Subjective Global Assossment，PG-SGA）是专为肿瘤患者设计的营养评定量表，国内外指南均有推荐。营养干预除营养教育外最主要的部分就是人工营养，人工营养包括肠内营养及肠外营养，应遵循五阶梯原则进行选择，当下一阶梯不能满足目标能量 60%的需求 3~5d 时，应该选择上一阶梯。另外，实施营养干预的肿瘤患者同时应进行营养监测，包括干预效果和相关并发症的监测。

第二节　肿瘤患者的物质与能量代谢

一、肿瘤患者的糖代谢

（一）正常糖代谢

糖类是指具有多羟醛或其衍生物的一类化合物，即碳水化合物（carbohydrates）。糖类在食物中的主要存在形式是淀粉，在人体内的主要存在形式是葡萄糖和糖原。它的主要生理功能包括：为机体生命活动提供能量；为机体各生物分子的合成提供碳源；为组织的重要结构成分；参与细胞信息传递，如免疫、细胞识别和分化等；另外，糖的衍生物通常为一些重要的生物活性物质，如烟酰胺腺嘌呤二核苷酸（nicotinamide adenine dinucleotide，NAD^+）、黄素腺嘌呤二核苷酸（flavin adenine dinucleotide，FAD）、三磷腺苷（adenosine triphosphate，ATP）等。

　　糖代谢是指葡萄糖或糖原在体内的一系列复杂的化学反应，包括合成和分解，是机体最重要的物质代谢。糖的分解代谢是生物体获得能量的主要方式，主要包括糖酵解、有氧氧化和磷酸戊糖通路等 3 条途径。糖酵解是指葡萄糖或糖原在缺氧条件下分解为乳酸同时产生少量三磷腺苷（ATP）的过程。有氧氧化是指葡萄糖生成丙酮酸后，在有氧条件下进一步氧化生成乙酰辅酶 A，经线粒体三羧酸循环（tricarboxylic acid cycle，TCA）彻底氧化生成水、二氧化碳及能量的过程。有氧氧化主要在线粒体中进行，是糖氧化产能的主要方式。磷酸戊糖途径是葡萄糖氧化分解的另一条途径，它的功能不是产生 ATP，而是产生细胞所需的具有重要生理作用的特殊物质，如还原型辅酶Ⅱ（NADPH）和 5-磷酸核糖。正常细胞体内，葡萄糖会维持一个平衡状态，当氧含量正常时丙酮酸会进入三羧酸循环，而在缺氧状态时葡萄糖会转变为丙酮酸进而转变为乳酸。

（二）肿瘤细胞糖代谢特点

1. 有氧糖酵解增强

　　早在 20 世纪 20 年代，德国生理学家瓦尔堡（Warburg）发表了一项开创性的观察研究，结果显示，与正常细胞比较，肿瘤细胞消耗更多的葡萄糖。瓦尔堡通过比较肝癌组织与肝癌旁组织，发现与肝癌旁组织比较，肝癌组织耗氧量明显减少，而葡萄糖代谢率及乳酸产生率升高。与正常成熟细胞相比，肿瘤细胞以更高的效率利用更多的葡萄糖来产生能量和满足其快速生长的需求，即使在有氧状态下肿瘤细胞仍主要是通过糖酵解途径来提供肿瘤细胞所需能量，而非通过高效产能的线粒体氧化磷酸化途径，这种现象称为瓦尔堡效应（Warburg effect），即有氧糖酵解。

2. 线粒体有氧氧化减弱

　　线粒体作为正常细胞供能细胞器，不仅在能量提供方面起着不可替代的作用，而且可通过呼吸链途径产生大量超氧阴离子，通过链式反应形成活性氧（reactive oxygen species，ROS）。肿瘤细胞中线粒体有氧氧化能力减弱主要由两方面机制调控。一方面，线粒体 DNA 的突变或某些特定转录因子可使线粒体的活性下降，从而间接调控其有氧氧化能力。研究表明，线粒体 DNA 的突变可导致氧化磷酸化能力的降低。另一方面，一些转录因子如低氧诱导因子（HIF）、SNAIL 能直接调控并减弱有氧代谢，这些转录因子主要通过调节丙酮酸脱氢酶激酶等能量代谢过程中的关键酶，达到对线粒体有氧代谢的直接调控。

3. 磷酸戊糖途径的增强

　　磷酸戊糖途径是葡萄糖代谢的重要旁路，主要产生还原型辅酶Ⅱ（NADPH），并生成磷酸核糖，为核酸合成提供原料，这条途径可直接或间接为肿瘤的生长提供物质和能量。

（三）有氧糖酵解促进肿瘤细胞生长

有氧糖酵解是恶性肿瘤细胞具有的独特代谢方式，是肿瘤葡萄糖代谢重编程最为显著的表型。肿瘤细胞的糖酵解能力是正常细胞的20~30倍。与线粒体有氧代谢相比，糖酵解产能效率低，1分子葡萄糖通过有氧代谢途径净生成38分子ATP，而1分子葡萄糖经过糖酵解途径净生成2分子ATP。但在葡萄糖通量充足的情况下，有氧糖酵解产生ATP的速率可以超过氧化磷酸化产生ATP的速率，使肿瘤细胞从糖酵解中受益，主要表现为以下几方面。

① 生长迅速的肿瘤细胞对能量需求量大，而高速率的糖酵解可快速产生ATP，有利于肿瘤细胞的快速生长。肿瘤细胞对氧的依赖性下降了，但对依赖氧化磷酸化产生ATP的正常细胞来说氧缺乏可能是致命的。

② 糖酵解的中间产物6-磷酸葡萄糖、丙酮酸等可以合成核酸、脂肪酸，调节细胞代谢和生物合成，有利于肿瘤细胞的迅速生长。

③ 糖酵解酶己糖激酶（HK）拮抗细胞凋亡，使恶性肿瘤细胞对放化疗的促凋亡作用耐受。

④ 糖酵解产生大量乳酸，乳酸堆积使肿瘤周围环境酸化，有利于肿瘤细胞的侵袭和免疫逃逸。

⑤ 糖酵解直接促进缺氧诱导因子1（HIF-1）表达，HIF-1通过其下游信号转导途径促进肿瘤细胞增殖，启动肿瘤血管新生，逃避细胞凋亡程序等。另外，HIF-1反过来可直接促进肿瘤细胞糖酵解。

（四）肿瘤细胞糖酵解活跃的机制

1. 基因水平的改变

致癌基因和抑癌基因通过多种机制影响肿瘤细胞的葡萄糖代谢，是导致肿瘤发生并驱动葡萄糖代谢重编程的首要因素。致癌基因主要包括myc（c-myc、L-myc、s-myc、N-myc）、Ras等。研究证明，c-myc可以通过上调各种葡萄糖代谢基因来重编程葡萄糖代谢途径并促进有氧糖酵解；Ras可以促进有氧糖酵解，为肿瘤细胞提供代谢能量。抑癌基因主要有P53、PTEN等。P53是最关键的抑癌基因，50%以上的恶性肿瘤患者会出现该基因的突变，通过直接或间接调控几种关键酶的表达来调控葡萄糖代谢。PTEN是人体肿瘤中最常发生突变的抑癌基因之一，在肺癌、肠癌、子宫内膜癌、前列腺癌等恶性肿瘤中均有突变。

2. 肿瘤微环境的改变

肿瘤微环境（tumor microenvironment，TME） 的改变是驱动肿瘤代谢重编程的关键因素。肿瘤及其微环境之间的相互作用对肿瘤的发展至关重要，缺氧条件促进肿瘤血管生成，也促进缺氧诱导因子-1（hypoxia inducible factor-1，HIF-1）诱导糖酵解发生。

3. 肿瘤细胞糖酵解途径中代谢酶的活性明显上调

肿瘤细胞糖酵解途径中的代谢酶包括己糖激酶（hexo-kinase，HK）、磷酸果糖激酶-1（phosphofructokinase-1，PFK-1）、丙酮酸激酶（pyruvate kinase，PKM）和乳酸脱氢酶（lactate dehydrogenase，LDH）等，这些酶的高表达促进肿瘤的糖酵解途径。

4. 葡萄糖转运蛋白表达水平增高

葡萄糖是亲水性物质，不能自行穿透疏水性的细胞膜，需要通过特殊的跨膜转运载体进行转运。葡萄糖转运体（glucose transporter type，GLUT）是负责将葡萄糖转运至细胞内的载体蛋白，在肿瘤细胞中 GLUT 表达水平明显上调，大大提高了肿瘤细胞对葡萄糖的摄取能力，从而促进肿瘤的糖酵解途径。

糖代谢异常是肿瘤发生发展中最基本的特征，通过靶向肿瘤细胞糖代谢过程，修正细胞代谢异常成为预防肿瘤发生发展和治疗肿瘤的新思路。可从减少肿瘤细胞葡萄糖供应，抑制糖酵解关键酶，促进糖酵解向有氧氧化转变等方向研究靶向性抗肿瘤治疗。

二、肿瘤患者的蛋白质与氨基酸代谢

（一）肿瘤患者的蛋白质代谢

1. 正常蛋白质代谢

蛋白质是以氨基酸为单位组成的一类生物大分子，通常是由五六十个以上氨基酸组成的化合物。蛋白质是人体的重要组分之一，占人体全部重量的 16%~19%。蛋白质作为人体唯一的氮来源，含氮量约为 16%，氮与蛋白质之间换算系数为 6.25，即 6.25g 蛋白质含 1g 氮。蛋白质具有如下生理功能。

① 蛋白质是人体组织的主要成分：参与酶类、激素、免疫蛋白、肌动蛋白、胶原蛋白等的构成，是生命存在的形式，也是生命的物质基础。

② 蛋白质参与组织细胞的更新：随着人体组织细胞不断地新陈代谢，蛋白质也在不断地合成和分解。

③ 调节渗透压：正常人体血浆和组织液之间的水分不停地进行交换，保持平衡。渗透压的大小决定了水分子的流动方向，蛋白质可调节血浆胶体渗透压，使机体细胞内液保持平衡。

蛋白质代谢是指蛋白质在细胞内的代谢，包括合成代谢和分解代谢。蛋白质合成代谢是指由氨基酸形成蛋白质的过程；分解代谢是指蛋白质被分解成氨基酸的过程，也称蛋白质水解。人体每天更新蛋白质为1%~2%，其中绝大部分是骨骼肌蛋白。由蛋白质分解的氨基酸中大约70%被重新利用进而合成新的蛋白质，另外大约30%的氨基酸被机体降解。正常情况下，细胞内蛋白质合成与分解处于动态平衡状态，称之为蛋白质的相互转换。人体摄入氮＞排出氮为正氮平衡，摄入氮＜排出氮为负氮平衡。

2. 肿瘤患者的蛋白质代谢

（1）肿瘤患者蛋白质代谢的改变 肿瘤患者蛋白质代谢改变主要表现为骨骼肌蛋白大量消耗致骨骼肌萎缩、瘦体重减少、低蛋白血症、内脏蛋白质丧失、蛋白质合成减少、蛋白质分解增加、蛋白质转换率升高、血浆氨基酸谱异常以及机体负氮平衡。其中骨骼肌蛋白消耗增加是癌症患者蛋白质代谢的主要特征，也是导致恶病质的主要原因之一。

骨骼肌是瘦组织群的主要成分，骨骼肌蛋白约占人体总蛋白的一半，是机体最大的氮库，蛋白质分解代谢时骨骼肌消耗处于首位。肿瘤组织能分泌促蛋白分解因子，导致骨骼肌蛋白分解增多及合成减少，而这些分解的代谢产物为肿瘤代谢提供了底物，在肝脏合成肿瘤相关蛋白、急性期反应蛋白等，使得骨骼肌蛋白的合成进一步减少，且摄入不足及恶性消耗会导致低蛋白血症、内脏蛋白丢失，加重脏器功能衰退。

（2）肿瘤蛋白质代谢异常的机制 正常情况下细胞内蛋白质处于不断合成、修饰与降解的平衡状态中。蛋白质降解在细胞生长、代谢和凋亡等生命活动中维持细胞稳态方面具有重要作用，肿瘤细胞蛋白质降解增加，主要有以下3种独立的机制：

① 泛素-蛋白酶体系统（UPS）：负责降解大多数细胞内蛋白质且具有特异性。泛素是广泛分布于骨骼肌细胞中由76个氨基酸构成的高度保守多肽链，大部分收缩性蛋白是泛素-蛋白酶体底物。肿瘤细胞可释放促蛋白分解因子（PIF），可通过多种信号转导通路转录激活因子3（STAT3）途径和转录因子NF-κB途径，使泛素激活酶激活泛素，多个泛素结合形成多条泛素链，然后特异性结合底物蛋白质的赖氨酸残基导致大量蛋白质泛素化，最后进入26S蛋白酶体完全降解为含6~8个氨基酸的寡肽，随后这些寡肽被细胞质中蛋白酶降解为氨基酸，从而使恶性肿瘤患者出现不同程度的骨骼肌消耗、营养不良等表现。

② 溶酶体-自噬途径：该途径主要是通过使自噬受体蛋白分别通过泛素结合结构域和 LC3 相互作用结构域与自噬体结合，然后与溶酶体结合，使底物最终被溶酶体降解。选择性自噬能降解蛋白质或细胞器，过程涉及蛋白质泛化。

③ 钙依赖的蛋白酶途径：该途径主要是通过钙蛋白酶对肌原纤维蛋白降解而改变其结构，进而释放肌丝，最后被溶酶体溶解。

（3）肿瘤患者蛋白质的目标需要量　中华医学会肠外肠内营养学分会（chinese society for parenteral and enteral nutrition，CSPEN）对肿瘤患者蛋白质目标需要量的推荐是 1.0~2.0g/（kg·d）。由于肿瘤患者蛋白质分解大于合成，常处于负氮平衡状态，因此推荐恶性肿瘤患者提高蛋白质的摄入量，但对于肿瘤患者的蛋白质目标需要量尚无统一标准，其主要取决于代谢应激和蛋白质消耗程度。欧洲肠外肠内营养学会（european society of parenteral and enteral nutrition，ESPEN）指南推荐，肿瘤患者蛋白质最低摄入量为 1g/（kg·d），目标需要量为 1.2~2.0g/（kg·d）。而近年研究结果显示，将蛋白质目标摄入量提高至 1.5~2.0g/（kg·d）可以达到更理想的效果，主要是因为机体蛋白质合成和瘦体重含量与外源性蛋白质摄入量存在量效关系，在能量供给充足的前提下增加蛋白质摄入量可以促进肿瘤患者肌肉蛋白合成代谢，以纠正负氮平衡、修复受损组织、合成蛋白质。目前认为，对于老年、无体力活动或合并全身性炎症的肿瘤患者，蛋白质目标需要量为 1.2~1.5g/（kg·d），肾功能正常的患者可提高至 2.0g/（kg·d），而急、慢性肾功能不全的患者蛋白质目标需要量应限制在 1.0 g/（kg·d）或 1.2g/（kg·d）以内。

（二）肿瘤患者的氨基酸代谢

1. 正常氨基酸代谢

氨基酸是蛋白质的基本构成单位，是生命活动中一类重要物质，具有广泛的生物学功能。氨基酸参与能量代谢，是构成许多含氮化合物（如血红蛋白、神经递质、核苷酸、谷胱甘肽、辅酶等）的前体。氨基酸种类多，参与蛋白质构成的氨基酸有 20 种，分为必需氨基酸和非必需氨基酸。必需氨基酸在人体内不能合成，必须通过食物补充，有 8 种（儿童 9 种），即苯丙氨酸、蛋氨酸、赖氨酸、苏氨酸、色氨酸、亮氨酸、异亮氨酸、缬氨酸，儿童还包括组氨酸。余下 12 种可在人体内合成，为非必需氨基酸，即丙氨酸、谷氨酸、甘氨酸、丝氨酸、脯氨酸、天冬氨酸、天冬酰胺、精氨酸、谷氨酰胺、组氨酸（儿童除外）、半胱氨酸、酪氨酸，其中半胱氨酸和酪氨酸为条件必需氨基酸。谷氨酰胺是人体血浆中含量最丰富的游离氨基酸，为嘌呤、嘧啶核苷酸的合成提供氮源，参与核苷酸生物合成。

2. 肿瘤患者的氨基酸代谢

氨基酸作为蛋白质合成底物,是细胞内部仅次于葡萄糖的重要能源物质和营养来源。氨基酸代谢异常在肿瘤生长发展及侵袭转移中有着重要作用,下面简单介绍几种重要氨基酸的异常代谢。

(1)谷氨酰胺代谢异常 谷氨酰胺是非必需氨基酸的一种,是人体血浆中含量最多的游离氨基酸。谷氨酰胺和葡萄糖一样,是细胞增殖过程中主要能量底物,肿瘤细胞常常对物质代谢再编程以满足细胞不断增殖所需要的能量和合成代谢,葡萄糖消耗增加及糖酵解途径增强是主要的代谢改变,糖酵解中间物大量用于合成代谢,而使转变为乙酰 CoA 和进入三羧酸(TCA)循环的量减少,为补偿这种代谢改变,确保正常 TCA 循环和能量供应,谷氨酰胺在肿瘤细胞中的消耗与分解代谢都有增强。有研究证明肿瘤细胞消耗谷氨酰胺的量是其他氨基酸的 10 倍,同时发现许多肿瘤细胞不一定消耗大量葡萄糖,而是在低葡萄糖水平时就能进行增殖,那么此时增殖细胞的主要能量来源就是谷氨酰胺。肿瘤细胞对谷氨酰胺的需求量极大,依靠自身合成的谷氨酰胺不能满足其快速增殖的需要,表现出"谷氨酰胺依赖"现象。"谷氨酰胺依赖"被认为是继有氧糖酵解后的另一个重要的肿瘤代谢特征。另外,谷胱甘肽(GSH)是肿瘤细胞中主要的抗氧化剂和解毒剂,能清除体内活性氧(ROS),谷氨酰胺是 GSH 合成必不可少的原料,参与 GSH 的合成过程调控 ROS。

(2)支链氨基酸代谢异常 支链氨基酸(branch-chain amino acid, BCAA)包括亮氨酸、异亮氨酸和缬氨酸三种,荷瘤状态下 BCAA 的代谢改变主要表现为 BCAA 摄入减少,BCAA 氧化及糖异生增加,同时伴有骨骼肌蛋白降解增加和合成减少,最终导致骨骼肌不断消耗。肿瘤细胞具有不断摄取和利用氨基酸的能力,以满足其代谢、增殖和侵袭的需要,在有限的 BCAA 供给的条件下,肿瘤细胞表现出高度活跃地摄取 BCAA,用于蛋白质的合成和氧化分解,其中以缬氨酸高摄取为主要特征。限制缬氨酸后可引起肿瘤细胞能量和蛋白质代谢障碍,引起细胞膜通透性增加,抗肿瘤药物更容易进入肿瘤细胞而发挥抗肿瘤的效果。另外,亮氨酸与缬氨酸结构类似,可竞争性抑制肿瘤细胞对缬氨酸的需求,因此增加亮氨酸的供给,可使肿瘤细胞对缬氨酸的摄取和利用进一步减少。

(3)蛋氨酸代谢异常 蛋氨酸(methionine,Met)是人体必需氨基酸之一,是人体内重要的甲基供体,由同型半胱氨酸(Hcy)接受 N_5—CH_3—FH_4 上的甲基,在转甲基酶作用下合成。正常人体细胞能在没有 Met 条件下有效利用 Hcy 保持生长,但许多类型的肿瘤细胞是依赖 Met 的,即在缺乏 Met 而补充其前体 Hcy 的条件下不能存活。肿瘤细胞对 Met 的依赖可能与 Met 代谢相关酶(如 N_5, N_{10}-甲烯基四氢叶酸还原酶、蛋氨酸合成酶等)的缺陷和损害有关。鉴于肿瘤细胞蛋氨酸依赖这一特点,利用蛋氨酸缺乏抑制肿瘤生长是抗肿瘤治疗的一个方向,可通过营养素干预或应用蛋氨酸水解酶等来导致机体蛋氨酸缺乏。

三、肿瘤患者的脂质代谢

(一)正常的脂质代谢

脂质是不溶于水而溶于有机溶剂的一类有机化合物,包括脂肪和类脂两大类,约占正常人体重的 10%~20%,是人体必需的营养素之一。脂肪是由三分子脂肪酸和一分子甘油形成的酯,也称甘油三酯或三酰甘油(triglyceride 或 triacylglycerol),是机体存储能量的主要形式,占体内脂质总量的 95%,也被称为储存脂肪(stored fat)或动脂(variable fat)。类脂,又称定脂(fixed fat),占脂质量的 5%,主要由磷脂(phospholipid,PL)、糖脂(glycolipid)、胆固醇(cholesterol,Ch)及胆固醇酯(cholesteryl ester,ChE)等组成,是生物膜及脑神经组织的重要组成成分,同时还参与细胞识别及信号传递等。胆固醇及胆固醇酯虽然不能氧化供能,但能转化为胆汁酸、类固醇激素和维生素 D_3,在调节机体物质代谢方面具有重要作用。类脂的含量恒定,不受营养状况和机体活动的影响。甘油三酯通过氧化成脂肪酸为机体提供能量,磷脂、固醇类主要参与细胞生物膜内部结构的组成。

脂质代谢是指脂质在体内吸收、消化、合成、分解和代谢等生理过程,是人体重要的生化反应。脂质是体内主要储能物质,同时也是细胞膜的主要组成成分和细胞生理活动的重要信号分子,脂质代谢的失调导致各种代谢疾病的发展,包括心血管疾病、肥胖症、肝脂肪变性和糖尿病等。许多研究显示脂质代谢改变还可能与人类和动物各种肿瘤的发展和癌症患者的恶病质密切相关。

(二)肿瘤患者脂质代谢的改变

肿瘤细胞代谢活跃,除了葡萄糖代谢的改变外,还常表现出脂质摄取和代谢的变化。

1. 脂肪动员增加及脂肪酸氧化分解增强

脂肪动员增加及脂肪酸氧化分解增强是肿瘤患者脂质代谢的特点之一。储存在脂肪组织中的脂肪,被脂肪酶逐步水解后以游离脂肪酸和甘油形式释放,通过血液循环供其他组织氧化利用的过程称为脂肪动员。脂肪酸氧化分解是指脂肪动员释放的游离脂肪酸被心、肝、骨骼肌等摄取利用。在 O_2 充足的情况下,脂肪酸可彻底氧化分解为 CO_2 和 H_2O 同时产生大量 ATP。脂肪组织的大量分解和脂肪酸的氧化,使机体脂肪储备能力下降,这是肿瘤患者体重急剧下降的一大原因。

2. 脂肪酸从头合成和脂质合成增强

脂肪酸从头合成和脂质合成增强是肿瘤组织及细胞脂质代谢异常的主要表现，这种异常的脂质代谢不仅为其快速增殖提供能量，而且相关的脂质是参与肿瘤信号通路的重要分子。哺乳动物细胞通过从头合成和摄取两种机制获得脂质，正常细胞主要通过摄取食物中的脂肪酸来维持细胞脂质代谢，而肿瘤的脂肪酸大部分是由肿瘤细胞自身完全合成，即从头合成。从头合成是指生物体用简单的前体物质合成生物分子的途径，葡萄糖是脂肪酸从头合成的主要底物。葡萄糖通过糖酵解转化为丙酮酸，丙酮酸进入线粒体形成柠檬酸并释放到细胞质中，作为合成脂肪酸和胆固醇的前体。脂肪酸合成的具体过程为：糖代谢三羧酸循环中的柠檬酸被转运出线粒体后生成乙酰辅酶 A，乙酰辅酶 A 在乙酰辅酶 A 羧化酶作用下形成丙二酰辅酶 A；在NADPH 参与下乙酰辅酶 A 和丙二酰辅酶 A 经脂肪酸合成酶催化作用合成脂肪酸。

3. 胆固醇代谢改变

肿瘤发生发展过程中还存在胆固醇代谢改变。胆固醇是一种重要的膜组分，它可用于合成雌激素、孕酮等类激素药物，机体获取胆固醇以维持稳态平衡的方式主要有两种，一种是内源胆固醇的生物合成，另一种是外源胆固醇的摄取。肿瘤细胞胆固醇代谢异常主要表现为细胞内胆固醇水平上调。研究表明，多种与胆固醇合成相关的基因在肿瘤组织中活性增加，如胆固醇生物合成限速酶 HMGCR 和角鲨烯单加氧酶是肿瘤胆固醇合成上调的主要原因。除了胆固醇合成相关蛋白高表达外，介导胆固醇摄取的 LDL 受体及 HDL 受体 SR-B1 表达在多种肿瘤细胞中也呈上调趋势，异常表达的 LDL 受体和 SR-B1 对胆固醇的摄取在某些类型肿瘤细胞的增殖和侵袭中扮演着重要角色。

4. 肿瘤脂质代谢异常

肿瘤脂质代谢异常还表现为血浆游离脂肪酸含量增高。高脂血症肿瘤患者脂质代谢的整体改变与循环中脂解活性因子有关，由于脂解活性因子的存在，使得肿瘤患者在即使没有营养摄入改变的情况下仍呈现大量脂质被分解后释放入血。肿瘤患者高脂血症的分子机制可能与激活激素敏感性甘油三酯脂肪酶（HSL）和脂蛋白脂肪酶（LPL）被抑制有关。肿瘤患者中存在肿瘤源性脂解促进因子和整体脂代谢改变提示脂质与某些肿瘤之间的相关性。

（三）脂质代谢异常与肿瘤发展的相关因素

1. 参与脂质代谢的相关酶高表达

脂肪酸合成相关的酶包括三磷腺苷柠檬酸裂解酶（adenosine triphosphate citrate lyase，ACLY）、乙酰 CoA 羧化酶（acetyl-CoA carboxylase，ACC）和脂肪酸合成酶

（fatty acid synthetase，FASN）。

ACLY 催化柠檬酸转化为草酰乙酸和乙酰 CoA。ACLY 通过激活 Akt 信号通路增加酶的水平，进而促进代谢活动在肿瘤中发挥作用。ACLY 在不同类型癌症中常表现为过度表达或激活，这是癌症中脂质从头合成增加的一个重要机制。

ACC 是脂肪酸合成过程中的限速酶，它主要促进乙酰 CoA 羧化为丙二酰 CoA。它包括 ACC1 型和 ACC2 型两种亚型。肝细胞癌常表现出多种侵袭性临床病理特征，这与其 ACC1 型表达升高有密切关系。

FASN 主要以乙酰辅酶 A 为原料来合成饱和脂肪酸，是脂肪酸合成途径中重要的限速酶。研究发现肿瘤细胞和其周围正常细胞中 FASN 表达水平存在较大差别，在大多数正常人体组织中几乎无法检测到 FASN，而在转化细胞中表达水平升高。FASN 的产物棕榈酸盐可以改变肿瘤细胞膜的生物物理性质，使微膜区能够有效地组装信号复合物促进肿瘤细胞持续增殖和存活。FASN 也可以作为一个联系点调控和整合其他致癌信号通路，包括 PKC、HER2 和 PI3K/AKT/mTOR 通路。另外，有研究数据显示在乳腺癌、结肠癌、胸膜癌、卵巢癌中检测到 FASN 表达升高，这提示血清中 FASN 有可能成为这些肿瘤的标志物，可帮助人们筛查和诊断肿瘤。

2. 肿瘤脂质代谢信号转导

脂质代谢异常通过调节细胞信号转导通路影响基因和蛋白质的异常表达，促进细胞恶性转化、侵袭和转移，抑或起到相反的作用。脂筏（lipid raft）和溶血磷脂酸（lysophosphatidic acid，LPA）均是与信号转导相关的脂质。

脂筏是质膜上富含胆固醇和鞘磷脂的微结构域，参与细胞信号转导、跨膜物质转运。脂筏标记蛋白是一种脂筏标志物，是位于细胞膜特定的胆固醇富集微结构域的高度保守蛋白质，与各种信号转导通路、细胞黏附、跨膜物质转运有关，参与肿瘤的进展及转移。脂筏标记蛋白与多种细胞信号转导通路相关，如 FGFR 信号转导通路、EGFR 信号转导通路、神经营养因子信号转导通路和胰岛素信号转导通路。研究表明脂筏标记蛋白参与多种癌症的发生发展。

溶血磷脂酸是脂质生物合成途径的副产物，具有促进肿瘤生长的活性，在几种癌症中水平升高。LPA 是 G 蛋白偶联受体（G protein-coupled receptor，GPCR）家族的典型配体，可增强肿瘤的侵袭性。

胆固醇调节元件结合蛋白（sterol-regulatory element binding protein，SREBP）1 是细胞内调控脂质代谢的关键转录因子，可通过调控脂肪酸和胆固醇合成过程中的关键酶来调节脂质合成。在恶性肿瘤细胞中能观察到 LPA 可上调 SREBP1 使脂质合成增加，而在非转化细胞中的 LPA 不能激活 SREBP1，这说明恶性肿瘤细胞可能是通过某种特异性机制使 LPA 激活 SREBP1 的。

3. 肿瘤微环境

在肿瘤特有的微环境下，肿瘤细胞脂质合成增加。肿瘤细胞表现出代谢可塑性，有利于肿瘤细胞在严酷的微环境（如缺氧、酸中毒、营养不良）中生存和增殖。研究中证实在细胞外液呈酸性时，可促进 SREBP2 的活化，SREBP2 被激活后可转运低密度脂蛋白（low density lipoprotein，LDL）受体或 HMGCoA 合成酶的基因操纵子，使细胞内胆固醇水平升高。越来越多的证据表明，肿瘤代谢的改变，代谢产物的积累，可导致肿瘤微环境的局部免疫抑制。肿瘤微环境中免疫细胞比例与脂质代谢基因表达的相关性分析显示，免疫相关的脂质代谢基因（如 HMGCS2、GPX2、CD36）表达存在差异，提示脂质代谢与免疫应答之间存在潜在的相互作用。

4. 相关炎症因子异常

肿瘤的发生、发展与慢性炎症有着密切关系。在肿瘤形成和进展过程中，多种促炎因子、趋化因子及血管生成因子的高表达，都是促进血管生成及肿瘤生长、侵袭和转移的因素。肿瘤脂质代谢过程与炎症反应过程也有一定相关性。脂质代谢紊乱使氧化应激增强，影响慢性炎症反应过程，如 LDL 可以促进炎症因子白细胞介素-6（interleukin-6，IL-6）、肿瘤坏死因子（tumor necrosis factor，TNF）的产生，从而加重炎症反应；而高密度脂蛋白（hig density lipoprotein，HDL）可抑制细胞因子诱导的内皮细胞黏附分子表达以及单核细胞和淋巴细胞的趋化活性，发挥抗炎作用。在有体重减轻的癌症患者的脂肪细胞中，存在能合成 TNF-α 等炎症细胞因子的活化巨噬细胞，所以推测免疫细胞或脂肪细胞可能是参与调节能量途径和脂质动员的细胞因子的来源。在脂肪细胞中，TNF-α 通过抑制脂蛋白脂肪酶活性，使甘油三酯摄取和脂质沉积减少，可导致恶病质。IL-6 由活化的巨噬细胞产生，并可通过刺激肝脏诱导急性期反应。

5. 血脂异常与实体肿瘤

血脂异常是子宫内膜癌、前列腺癌、结直肠癌等多种肿瘤发生、转移的危险因素，然而目前关于血脂异常影响相关肿瘤发生、转移的机制尚不明确。靶向调节脂质代谢的途径已成为一种新的抗癌策略，但由于对调节癌细胞中脂质合成、储存、利用和外流机制的了解仍有限，所以通过靶向变异的脂质代谢来开发癌症治疗方法仍存在很多难点。

四、肿瘤患者的能量代谢

（一）正常的能量代谢

能量代谢（energy metabolism）是指生物体内营养物质（主要指糖类、脂质和蛋白质）在代谢过程中伴随的能量释放、转移、储存和利用的过程。机体内能量底物（如蛋白质、糖类、脂质等）氧化产生能量的过程称为能量消耗（energy expenditure）。人体每日总能量消耗（total daily energy expenditure，TEE）分为三个部分：基础能量消耗（basal energy expenditure，BEE）、食物生热作用（diet-induced thermogenesis，DIT）和身体活动能量消耗（activity induced energy expenditure，AEE）。BEE 是维持人体基本生命活动的能量，其测量通常在清晨空腹、静卧、清醒、室温保持在 18~25℃ 间进行。由于这些条件的限制，BEE 测量比较困难。1985年，世界卫生组织提出用静息能量消耗（rest energy expenditure，REE）代替基础能量消耗。REE 是指机体在禁食 2h 以上、室温下、平卧休息 30min 后的能量消耗。与 BEE 相比，REE 多了食物的特殊动力作用和完全清醒状态时的能量消耗，因此一般较 BEE 高出 10% 左右，但测量较为方便，故现已成为研究人体能量消耗的常用指标，广泛应用于临床。能量代谢可以反映人体代谢基本情况，不同生理或病理时期机体代谢特征不同。影响机体能量代谢的因素有多种，除每日所需能量消耗外，还与身体成分、体温、环境温度、身体活动、精神状态和疾病等密切相关。尤其是在病理状态下，机体能量消耗会发生不同程度的改变。

（二）肿瘤患者能量代谢的特点

1. 肿瘤细胞能量代谢的特点

葡萄糖转化是细胞的主要能量来源，正常细胞以葡萄糖的有氧氧化作为主要供能方式，而肿瘤细胞具有独特的能量代谢方式——Warburg effect（瓦尔堡效应），即即使在氧气充足的情况下，肿瘤细胞仍以糖酵解作为主要的产能方式。虽然糖酵解产能效率低，但它能快速为肿瘤细胞提供能量，还能提供很多大分子物质，可满足快速增殖的肿瘤细胞对于能量和物质的需求。

2. 肿瘤患者静息能量代谢的特点

由于肿瘤生长不受正常生理机能调控，其肿瘤组织代谢变化及由此导致的宿主生理应激会直接影响机体整体能量代谢变化。恶性肿瘤负荷状态下，多数患者处于高能耗状态，但也有部分患者静息能量代谢无明显变化，肿瘤患者能量代谢改变一直存在争议。20 世纪的多项研究显示，恶性肿瘤患者静息能量代谢率明显高于预测值及健康对照人群；而早年一些多中心、大样本的临床研究结果显示，肿瘤患者并非均处于高代谢状态，即使是进展期发生广泛转移的肿瘤患者，其能量消耗也可能处于正常范围。处于肿瘤活跃期的患者中，约 1/4 患者的静息能量消耗高出正常值的 10%，另有 1/4 患者的静息能量消耗低于正常值的 10%，这种能耗差异尚无规律可循，无法对具体患者进行预测。也有学者认为，大多数肿瘤患者发生营养不良或癌性恶病质的原因之一就是机体静息能耗增加，从而导致机体组织消耗。一项大样本配对研究发现，在有体重减轻的肿瘤患者中，处于高代谢状态的患者约占 50%，且与机体活力、身体条件和年龄等因素相关。也有进一步研究发现，新诊断的肿瘤患者中约有 48%处于高代谢状态，且能量消耗增加明显的患者其体重丢失的发生率、丢失程度及机体组成成分的改变也较其他肿瘤患者明显，且更容易进展为癌性恶病质。另有研究结果显示，胃癌或结直肠癌患者的静息能量消耗可能正常，而肺癌或胰腺癌患者则通常升高，这说明肿瘤类型也是影响患者能量消耗的因素之一。由于能量消耗的产生组织主要是机体细胞总体和瘦体重，而肿瘤患者的机体细胞总体和瘦体重消耗明显，因此若对机体细胞总体和瘦体重进行校正，会发现有明显实际体重或瘦体重消耗的肿瘤患者能量消耗要高于正常水平。

（三）治疗对肿瘤患者静息能量代谢的影响

除癌症类型、病理分期及疾病持续时间会影响患者静息能量代谢水平外，治疗手段也会影响患者的能量代谢。未经治疗的肿瘤患者机体处于荷瘤状态，故能量代谢有特殊性，主要表现为 Cori 循环活性增加及蛋白质转化率升高。肿瘤治疗后的患者，影响机体能量代谢变化的因素很多，根治性肿瘤去除、姑息疗法、单纯放疗、化疗及术后其他辅助性治疗均可影响机体的能量代谢，特别是手术后患者，能量代谢会随着术后应激程度的变化而变化。如刚经过手术治疗的肿瘤患者，手术创伤及麻醉等引起的应激反应是影响机体能量代谢的主要因素，这类应激反应可使机体神经内分泌系统活动性增强，交感-肾上腺髓质系统及下丘脑-垂体-肾上腺皮质轴激活，儿茶酚胺、胰高血糖素及肾上腺皮质激素分泌增加，最终使机体处于高能量消耗状态。随着手术创伤的愈合，患者能量消耗逐渐趋向正常。治疗效果也可对肿瘤患者静息能量消耗产生不同影响：治疗有效时，患者静息能量消耗可恢复至正常；治疗无效时，患者静息能量代谢无改善甚至能量消耗增加。

（四）肿瘤细胞能量代谢所需的营养物质

1. 葡萄糖

葡萄糖是肿瘤细胞最主要的能量来源，进入细胞后，经己糖激酶（hexokinase，HK）、磷酸果糖激酶-1（phosphofructokinase-1，PFK-1）、丙酮酸激酶（pyruvate kinase，PK）、乳酸脱氢酶（lactate dehydrogenase，LDH）等催化，通过糖酵解和有氧氧化等过程来产生能量，用于肿瘤细胞的生长增殖。

2. 谷氨酰胺

谷氨酰胺是细胞增殖过程中重要的营养物质之一，可经三羧酸循环产生能量。

在有氧条件下，肿瘤细胞可将糖酵解产生的丙酮酸作为三羧酸循环最重要的代偿底物来产生能量。在缺氧细胞或缺氧诱导因子被激活的细胞中，谷氨酰胺能充当脂肪酸合成的底物。

3. 乳酸

大量乳酸使肿瘤细胞处于酸性环境中，缺氧的癌细胞产生的乳酸可通过单羧酸转运蛋白（monocarboxylate transporters，McTs）转运到氧供充足的癌细胞内被利用。

4. 丙酮酸

丙酮酸是糖酵解途径的终产物。在缺氧条件下，丙酮酸可被 LDH 催化成乳酸；而在氧气充足的条件下，可在丙酮酸脱氢酶的作用下生成乙酰辅酶 A，乙酰辅酶 A 再与草酰乙酸缩合形成柠檬酸，进入三羧酸循环供能。柠檬酸也可以在细胞质中 ATP 柠檬酸裂解酶的作用下，为脂肪从头合成、乙酰化反应、酮体合成等提供原料。

5. 酮体

酮体包括丙酮、β-羟基丁酸和乙酰乙酸，后两者为肿瘤细胞的分解代谢底物。缺氧和营养物质应激可增加细胞对醋酸盐和酮体的依赖，β-羟基丁酸和乙酰乙酸在自噬或自消化的细胞中产生，自噬和自消化主要发生于肿瘤细胞中。

6. 脂肪酸

脂肪酸是肿瘤细胞分解代谢途径的底物，每摩尔脂肪酸氧化产生的 ATP 是每摩尔葡萄糖氧化磷酸化生成 ATP 的 2.5 倍。脂肪酸可作为肿瘤细胞的能量供应物质。

（五）恶性肿瘤患者静息能量代谢变化的可能机制

恶性肿瘤患者机体代谢过程中对底物利用的异常可能是导致 REE 升高的原因之一。肿瘤组织不同细胞增殖周期可影响机体各营养素的代谢过程，从而影响机体的能量消耗。此外，多种细胞因子也可能参与能量代谢的调节。

1. 营养物质代谢异常

肿瘤组织通过糖酵解途径可产生大量乳酸，而由乳酸生成葡萄糖及糖异生作用需要消耗大量能量，故造成宿主能耗增加。研究发现，肿瘤患者单位体重的葡萄糖转化率及再循环率明显高于非肿瘤患者，而胰岛素水平却显著低于非肿瘤患者，并由此推测肿瘤患者葡萄糖无氧酵解增加，但外周组织对葡萄糖的利用率降低。

恶性肿瘤患者的脂质代谢紊乱主要表现为内源性脂肪水解作用增强、氧化速率增加，以及外源性甘油三酯水解减弱，造成体脂丢失、体重下降。在肿瘤负荷状态下，肿瘤组织及其机体对脂肪酸的利用率增加，机体内脂蛋白酶活性降低，导致机体脂肪储量降低，启动储存脂肪分解，最终造成脂肪代谢紊乱。研究发现，在人和动物癌细胞中都存在脂解因子，可引起脂肪动员加快、储备减少，在恶性肿瘤发展期常导致恶病质发生。

恶性肿瘤患者蛋白质代谢改变主要表现为蛋白质周转速率加快,肝脏和肿瘤蛋白质合成增加,肌肉分解代谢增加,蛋白质合成能力下降,造成肌肉萎缩、低蛋白血症的负氮平衡状态。

2. 细胞因子调控作用

肿瘤组织的存在可导致机体持续处于一种炎症反应状态,特点是产生肿瘤坏死因子-α(tumor necrosis factor-α,TNF-α)、白细胞介素-6(interleukin-6,IL-6)、IL-1β 及干扰素-γ(interferon-γ,IFN-γ),并可能导致机体出现急性期反应等。在正常情况下,机体的急性反应如炎症反应是一种保护机制,可上调机体免疫功能,有助于机体从病理状态中恢复。但对于恶性肿瘤患者,肿瘤组织长期存在可引起机体的慢性炎症状态及代谢紊乱,导致患者出现消瘦甚至发展为恶病质。TNF-α 被认为是与肿瘤恶病质发生相关的细胞因子,可激活核转录因子 κB(nuclear transcription factor kappa B,NF-κB)途径,通过泛素-蛋白酶体系统引起机体蛋白质分解加速、氧化增加,从而导致肌肉消耗增加。此外,TNF-α 还可以引起脂肪代谢异常,使脂肪合成减少。IL-1β 是一种多功能促炎症因子,能诱导肝脏合成急性期蛋白,引起代谢性消耗;还具有与 TNF-α 相似的作用,可抑制脂蛋白脂肪酶(lipoprotein lipase,LPL)活性,使脂肪细胞摄取的脂肪酸减少,库存脂肪大量消耗;同时还可以诱发患者厌食,导致体重降低。IL-6 与 IL-1β 功能相似,也可促进急性期蛋白的产生,引起发热,使机体能量消耗增加。IL-6 还能刺激脂分解,加速脂肪酸氧化,促进再酯化过程。

(六)肿瘤患者目标能量推荐

营养不良的肿瘤患者虽然静息能量消耗可能增加,但由于日常活动减少,总能量消耗降低。事实上,肿瘤患者疾病类型、系统性炎症、肿瘤负荷、治疗措施、体力活动情况、饮食摄入改变及肿瘤异质性等都会影响机体能量消耗,导致能量需求产生差异。在进行能量供给时,若能量摄入不足,可导致机体蛋白质不同程度的消耗,影响器官的结构和功能,影响预后。若能量供给过量则可造成机体代谢紊乱。因此,在制订肿瘤患者营养支持计划时,理想情况是采用间接测热法对肿瘤患者的能量消耗进行个体化测量以指导能量供给,使能量摄入量尽可能接近机体能量消耗值,以保持能量平衡,避免摄入过量或不足。目前临床使用最广泛的工具是代谢车(间接测热法原理),其通过氧耗量和二氧化碳产生量来测算机体静息能量消耗。然而,临床上大多数情况下无法通过直接测量每例患者的实际能量消耗值来指导营养供给,此时可采用体重公式计算法估算能量目标需要量。鉴于现有的研究证据、指南与共识，推荐给予非肥胖肿瘤患者与非肿瘤患者相似的能量目标需要量，即25~30kcal/（kg·d），能满足大多数患者的能量需求；如患者合并严重并发症，推荐目标能量为每日 30~35kcal/（kg·d）。

中华医学会肠外肠内营养学分会（CSPEN）的《肿瘤患者营养支持指南》推荐：肿瘤患者的能量目标需要量推荐按照间接测热法实际测量机体静息能量消耗值提供，无条件测定时可按照 25~30kcal/（kg·d）提供。

第三节 肿瘤患者的营养筛查与营养评定

美国肠外肠内营养学会（ASPEN）及 ESPEN 均在指南中建议对所有肿瘤患者进行营养风险筛查和营养评定。CSPEN《肿瘤患者营养支持指南》也推荐肿瘤患者一经确诊，即应进行营养风险筛查及营养评定，且营养风险筛查及营养评定在肿瘤患者治疗过程中应多次进行。

一、营养筛查与营养评定相关概念

1. 营养（nutrition）

人体消化、吸收、利用食物或营养物质的过程，即人类从外界获取食物满足自身生理需要的过程，包括摄取、消化、吸收和体内利用等过程。

2. 营养不良（malnutrition/undernutrition）

营养不良又称营养不足，是由于摄入不足或利用障碍引起能量或营养素缺乏的状态。营养不良可导致人体组成改变，生理和精神功能下降，有可能导致不良临床结局。营养不良经由营养评定可以确定，目前缺乏国际统一的诊断标准。根据发生原因可分为四种类型：第一类是由饥饿引起的原发性营养不良，可以作为独立的疾病诊断；第二类是由于各种疾病或治疗引起的继发性营养不良，作为疾病的并发症诊断及处理；第三类是年龄相关营养不良，包括肌肉减少症；第四类是以上原因的不同组合引起的混合型营养不良。

3. 营养风险（nutritional risk）

营养风险是指因营养有关因素对患者的临床结局（如感染并发症、理想和实际住院日、质量调整生命年、生存期等）发生不利影响的风险，不是指发生营养不良的风险。营养风险的概念内涵包括 2 个方面：①有营养风险的患者发生不良临床结局的可能性更大；②有营养风险的患者更可能从营养治疗中受益。

4. 营养不良风险（malnutrition risk）

营养不良风险是指发生营养不良的风险，不涉及临床结局。

5. 营养筛查（nutritional screening）

营养筛查是指应用营养筛查工具判断患者营养相关风险的过程，是营养支持的第一步，包括应用营养风险筛查（NRS 2002）工具等进行的营养风险筛查、应用微型营养评定简表（MNA-SF）工具进行的营养不良风险筛查等。

6. 营养评定（nutritional assessment）

营养评定又称营养不良评定（malnutrition assessment）或营养不足评定（undernutrition assessment）。营养评定是指对有营养风险的住院患者进一步了解其营养状况的过程，目的在于开具营养用药处方、评定（诊断）营养不良以及实施后监测。由营养支持小组（医师、护师、营养师、药师组成）成员独立或合作完成，包括 2 个步骤。①收集病史中与营养不良评定（诊断）相关的部分，如脏器功能中的肝肾功能、血糖、血脂、血清电解质及酸碱平衡等指标。该部分是住院患者常规采集内容，是制订营养支持疗法计划、开具营养处方及实施后监测的必要内容。②若患者是否需要营养支持疗法仍有疑问，或从评定(诊断)营养不良的要求出发，按 2018 全球 [营养] 领导层倡议营养不良诊断标准共识（Global Leadership Initiative on Malnutrition diagnosis criteria consensus，GLIM）进行评定（诊断）。

二、营养筛查

ASPEN 2011 指南推荐的规范化营养支持疗法步骤包括营养筛查、营养评定、营养干预及监测，其中营养筛查是第一步。

目前常用的营养筛查工具包括营养风险筛查 2002（NRS 2002）、营养不良通用筛查工具（MUST）、营养不良筛查工具（malnutrition screening tool，MST）、微型营养评定简表（mini-nutritional assessment short-form，MNA-SF）。其中 NRS 2002 是营养风险筛查工具，用来判断患者有无营养风险，而 MUST、MST、MNA-SF 是营养不良筛查工具，用来判断患者有无营养不良风险。营养风险及营养不良是规范化营养干预中两个不同的概念，有营养风险的患者不一定有营养不良，如果忽视营养风险，可能会导致营养不良而影响患者预后。

1. 营养不良通用筛查工具

营养不良通用筛查工具是由英国肠外肠内营养学会多学科营养不良咨询小组于 2003 年发布的，主要用于蛋白质热量营养不良及其发生风险的筛查，适用于不同医疗机构，尤其是社区。MUST 是一款简单易行、可快速完成的筛查工具，包括 BMI（体重指数）、体重减轻、疾病所致进食量减少三个评估内容，通过 3 组评分得出总分，分低风险、中风险和高风险。具体见表 1-3-1。

表 1-3-1　营养不良通用筛查工具（MUST）

项目	0分	1分	2分
体重指数/（kg/m²）	>20	18.5~20	<18.5
体重减少（过去3~6个月内）	<5%	5%~10%	>10%
疾病引起饮食减少（>5d）	无		有

注：结果判断（0~6分），0分提示无或低度营养不良风险；1分提示中度营养不良风险；2分及以上提示高度营养不良风险。

2. 营养不良筛查工具

营养不良筛查工具于 1999 年由 Ferguson 提出，能够对门诊及住院患者进行简单快速的营养筛查，美国营养与饮食学会于 2017 年发表的最新成人版肿瘤营养循证指南中建议将 MST 用于门诊及住院肿瘤患者的营养筛查，其优点在于简单、快捷、方便，医护人员、患者及家属均可操作。MST 包含是否有无意识的体重减轻和是否因食欲减退而进食减少，具体见表 1-3-2。

表 1-3-2　营养不良筛查工具（MST）

A. 近期是否有无意识的体重减轻	
否（0分）；	不确定（2分）；
是，体重减轻了多少？	
1~5kg（1分）；6~10kg（2分）；11~15kg（3分）；>15kg（4分）；不确定（2分）	
B. 是否因食欲减退而进食减少	
否（0分）；	是（1分）

注：结果判断（0~7分），0~1分提示无营养不良风险；≥2分提示有营养不良风险。

3. 微型营养评定简表

微型营养评定简表是 2001 年 Rubenstein 由 MNA 简化而来的。1994 年瑞士学者伊夫·古戈士（Yves Guigoz）提出微型营养评定表（MNA），其内容包括人体测量、整体评价、膳食评价及主观评价 4 部分，共 18 条。2001 年美国学者 Rubestein 在 MNA 的基础上省去了检测上臂肌围、腓肠肌围及一些可能回答"不知道"答案的题目，比 MNA 具有更好的可操作性。MNA-SF 是一款针对老年人特异性的营养筛查与评估工具，详见表 1-3-3。

表 1-3-3　微型营养评定简表（MNA-SF）

测定指标	0 分	1 分	2 分	3 分
近 3 个月有无食欲减退、消化不良、咀嚼吞咽困难等引起进食减少	严重进食减少	中度进食减少	无	—
近 1 个月体重减轻	>3kg	不知道	1～3kg	无
活动能力	卧床/轮椅	能活动但不活动	外出活动	—
近 3 个月，有应激或急性疾病	是	—	否	—
神经精神疾病	严重痴呆/抑郁	轻度痴呆	没有	—
BMI/（kg/m²）	<19	19~21	21~23	≥23

注：结果判断（0~14 分），≥12 分提示正常或无营养不良风险；<12 分提示可能存在营养不良。

4. 营养风险筛查 2002

由丹麦学者詹斯·康卓普（Jens Kondrup）牵头的专家组基于 12 篇文献开发（其中 10 篇随机对照研究，2 篇非随机对照研究），利用 10 篇文献（9 篇随机对照研究，1 篇观察性研究）为评分基准，通过 128 篇随机对照研究的回顾性有效性验证，指出营养支持可以改善有营养风险患者的临床结局。营养风险筛查 2002 于 2002 年完成并在欧洲 ESPEN 年会报告，于 2003 年正式发布，适用于住院患者营养风险筛查。2004 年，中华医学会肠外肠内营养学分会主持应用 NRS 2002 对我国大城市三甲医院 15098 例住院患者进行营养风险筛查。结果显示，结合中国人 BMI 正常值，NRS 2002 适用于 99%以上的中国住院患者。NRS 2002 于 2008 年被写入《中华医学会肠外肠内营养学临床诊疗指南》，2013 年成为中华人民共和国卫生部行业标准，2017 年成为国家医疗保险目录肠外肠内营养用药医保支付的基本条件。NRS 2002 适用于 18~90 岁住院患者（包括肿瘤患者），住院超过 24h，不推荐用于未成年人。筛查量表由疾病严重程度、营养受损状况和年龄三方面评分组成。总评分≥3 分提示有营养风险，需要营养干预；总评分<3 分没有营养风险，但应在住院期间每周复查。详见表 1-3-4。

表 1-3-4　营养风险筛查 2022（NRS 2002）

A. 疾病严重程度评分（取最大评分）
评 1 分：一般恶性肿瘤　髋部骨折　长期血液透析　糖尿病　慢性疾病［如肝硬化、慢性阻塞性肺疾病（COPD）］
评 2 分：血液恶性肿瘤　重度肺炎　腹部大手术　脑卒中
评 3 分：颅脑损伤　骨髓移植　重症监护患者［急性生理学和慢性健康状况评价（APACHE）>10］
B. 营养受损状况评分（取最大评分）

续表

评 1 分：近 3 个月体重下降>5%，或近 1 周内进食量减少 1/4~1/2

评 2 分：近 2 个月体重下降>5%，或近 1 周内进食量减少 1/2~3/4，或 BMI<20.5kg/m² 及一般情况差

评 3 分：近 1 个月体重下降>5%，或近 1 周内进食量减少 3/4 以上，或 BMI<18.5kg/m² 及一般情况差

C. 年龄

评 1 分：年龄>70 岁

D. 营养风险筛查评分：A+B+C

总分值≥3 分，患者有营养风险，需要营养支持，应结合临床制订营养治疗计划

总分值<3 分，无营养风险，每周复查营养风险筛查

在上述 NRS 2002 评分系统中，疾病严重程度评分中仅提及 12 类疾病，无法涵盖所有疾病。推荐按患者疾病严重程度结合其对营养素尤其是蛋白质需求情况，由营养支持小组的临床医师和其他成员研讨"挂靠"已存在的疾病严重程度评分。也可以根据 2003 年 Kondrup 文章中关于 NRS 2002 表格说明部分进行分析，见表 1-3-5。

表 1-3-5 营养风险筛查 2002（NRS 2002）说明

对于 NRS 2002 表中没有明确列出诊断的疾病参考以下标准，根据调查者的理解进行评分

1 分：慢性疾病患者因出现并发症而住院治疗；病人虚弱但不需卧床，蛋白质需要量略有增加，但可通过口服补充来弥补

2 分：患者需卧床，如腹部大手术后；蛋白质需要量相应增加，但大多数人仍可以通过肠外或肠内营养支持得到恢复

3 分：患者在加强病房中靠机械通气支持；蛋白质需要量增加而不能被肠外或肠内营养支持所弥补，但是通过肠外肠内营养支持可使蛋白质分解和氮丢失明显减少

营养受损状态评分中，BMI（kg/m²）=体重/身高²。体重和身高的测量：基本要求是空腹、脱鞋脱帽脱去外套，统一穿病员服最好。若是卧床患者无法测量体重时，建议采用差值法，例如护理员/家属抱患者总体重减去护理员/家属体重。若有条件，可应用具有体重测量功能的医疗用床。允许采集患者或家属记忆中的相关体重，但应加"注"。特别是询问体重开始变化时，应尽可能地收集患者或家属记录的日常体重，及体重开始下降的时间和下降程度。如果因为严重胸水、腹水、水肿等情况而无法获得患者的准确体重信息则要注明原因。

饮食状态的评价是主观性较强的项目，目前临床常常根据患者或家属的记忆与描述推算饮食量的减少，为方便患者记忆和描述，提高准确性，可以考虑采用"餐盘法"（plate model），达到半定量的效果。该方法最早应用于糖尿病患者的膳食调查及指导，可作为借鉴，在其他疾病中的应用需要进一步研究验证。

不同的筛查工具结论不同，但目前只有 NRS 2002 具有高级别循证医学基础，

其结论为营养风险，与临床结局相关，是首选的筛查工具，被美国肠外肠内营养学会（ASPEN）、ESPEN 及中华医学会肠外肠内营养学分会（CSPEN）多个指南及共识推荐。NRS 2002 也是现阶段应用最广泛的恶性肿瘤营养风险筛查工具，在我国CSCO（中国临床肿瘤学会）发表的《恶性肿瘤患者营养治疗指南 2019》及 CSPEN发表的《肿瘤患者营养支持指南 2018》中均推荐 NRS 2002 作为住院肿瘤患者的首选营养筛查工具，且营养风险筛查应在患者入院后 24h 内完成。MST 及 MUST 作为二级推荐对肿瘤患者进行营养筛查的工具，MST 主要适用于门诊肿瘤患者，尤其是接受放疗的肿瘤患者。

以上介绍的是用于成人的营养筛查工具，关于儿童营养筛查工具的介绍详见"第六章第一节　儿童肿瘤患者营养护理"。

三、营养评定

营养风险筛查的目的是发现存在营养风险的患者，对这些存在营养风险的患者需进一步进行营养评定，对有适应证的患者给予合理的营养支持。营养评定是通过多种方法对有营养风险的患者的营养代谢和机体功能等进行全面的检查和评定，以确定营养不良的类型及程度，用于制订营养计划。

（一）营养评定工具

营养评定的方法有多种，均存在一定局限性。常用的营养评定工具包括：主观全面评定（subjective globe assessment，SGA）、微型营养评定（mini nutritional assessment，MNA）、患者参与的主观全面评定（PG-SGA）。

1. 主观全面评定（SGA）

主观全面评定也称主观整体评定，是加拿大学者 Detsky 在 1984 年提出，于1987 年发表的主观全面营养评定工具。其内容包括体重变化、饮食变化、胃肠道症状、机体功能异常、身体测量等几部分，是通过询问患者、主观评价的方法，将结果分为正常营养、中度营养不良和重度营养不良三个等级，可用于住院患者的营养评定，适用于接受过培训的专业人员使用，但不宜作为大医院常规营养筛查工具，详见表 1-3-6。

表 1-3-6　主观全面评定（SGA）量表

项目	A 正常营养	B 中度营养不良	C 重度营养不良
过去 2 周内体重变化	无/升高	减少<5%	减少≥5%
过去 1 周内进食变化	无变化或增加	减少	不进食或低热量流食

项目	A 正常营养	B 中度营养不良	C 重度营养不良
胃肠道症状 （持续 2 周）	无/食欲减退	轻微恶心/呕吐/腹泻 （大便 2~3 次/d）	严重恶心/呕吐/腹泻 （大便>3 次/d）
活动能力改变	无/减退	能下床活动	卧床
饮食变化应激反应	无/低度（长期低热、恶性肿瘤）	中度（长期发热、慢性腹泻）	重度（大面积烧伤、高热、大量出血等）
肌肉消耗 （上臂肌围）/cm	无（>26）	轻度（22.5~26）	重度（<22.5）
三头肌皮褶厚度/mm	正常（>8）	轻度减少（6.5~8）	严重减少（<6.5）
踝部水肿	无	轻度	重度

SGA 营养不良说明：评价结果中，满 5 项以上属于中度或重度相应行列者，可被定为中度或重度营养不良。

2. 微型营养评定（MNA）

MNA 是 1994 年由瑞士学者 Guigoz 提出的一种营养评定的量表化评定工具。其内容包括人体测量、整体评价、膳食评价及主观评价 4 部分，共 18 条，通过量化的方法综合评价患者的营养状况，根据不同的评分将结果分为营养状态良好、存在发生营养不良风险及已经发生营养不良。主要适用于 65 岁以上的老年患者及社区人群。详见表 1-3-7。

表 1-3-7　微型营养评定（MNA）

	评分	0 分	1 分	2 分	3 分
第一步 营养筛查	1. 由于食欲减退、消化问题、咀嚼问题或吞咽困难而使过去 3 个月摄入量减少	食欲严重减退	食欲中度减退	食欲正常	
	2. 过去 1 个月体重丢失	体重丢失>3kg	不知道	体重丢失 1 ~ 3kg	无体重丢失
	3. 活动性	卧床或只能坐起	能起床或站立但不能外出	能外出	
	4. 过去 3 个月有心理应激或急性疾病	有		无	
	5. 神经与精神疾病	严重痴呆或抑郁	轻度痴呆	没有精神问题	
	6. 体重指数（BMI）/（kg/m²）	<19	19~21	21~23	>23

A.营养筛查评分：　　　　　　分（最高 14 分）

≥12 分：正常或无风险，不需要完全评价；<12 分：可能存在营养不良，继续评价

续表

评分	0分	0.5分	1分	2分
7. 生活能否自理（不住院或在家被护理）	不能		能	
8. 每天服药超过3种	是		否	
9. 皮肤压力性损伤或溃疡	是		无	
10. 每天进餐次数	1餐		2餐	3餐
11. 选择（蛋白质摄入情况） ①每天至少一次奶制品（牛奶、乳酪、酸乳酪）； ②每周至少两次或更多的豆荚类或蛋类； ③每天有鱼、肉或禽类	满足0项或1项	满足2项	满足3项	
12. 每天两次或更多次水果或蔬菜	不是		是	
13. 进食方式	不能自己进食，需要帮助		能自己进食但有困难	能自己进食且无困难
14.自己对营养状况的看法	认为自己有营养不良		不清楚是否有营养不良	认为自己没有营养问题
15. 与同龄人比较，认为自己的健康状况怎样	不好	不知道	还好	比较好
16. 上臂中围（MAC）	<21cm	21~22cm	>22cm	
17. 小腿围（CC）	<31cm		≥31cm	

行左侧纵向标注：第二步 营养评价

B.营养评价评分：　　　　　　分（最高16分）

总评分（满分30分）=营养筛查部分得分（A）+营养评价部分得分（B）

注：MNA≥24，为营养状况良好；17≤MNA<24，为存在营养不良风险；MNA<17，为已发生营养不良。

3. 患者参与的主观全面评定（PG-SGA）

患者参与的主观全面评定（PG-SGA）是在主观全面评定（SGA）基础上发展起来的，于1994年由美国学者Ottery提出，是专门为肿瘤患者设计的营养状况评定工具，包括患者自我评定和医务人员评定两部分。内容涵盖七个方面：体重、摄食情况、症状、活动和身体功能、疾病与营养需求关系、代谢方面需求和体格检查。其中前4个方面由患者自己评定（见表1-3-8），后3个方面由医务人员评定（见表1-3-9）。结果包括营养不良的定性评定和分级评定。

（1）PG-SGA 内容

表 1-3-8　PG-SGA 量表患者自评部分

1.体重（详见工作表-1）	2.摄食情况（饭量）
我现在的体重是_____kg	与我的正常饮食相比，过去的一个月里饭量：
我的身高是_____m 1 个月前我的体重是_____kg	□ 没有改变（0分）□ 比以前多（0分）□ 比以前少（1分）
6 个月前我的体重是_____kg	我现在进食：
最近 2 周内我的体重：	□ 比正常量少的一般食物（1分）
□ 下降（1分）	□ 一点固体食物（2分）
□ 无改变（0分）	□ 只有流质（3分）
□ 增加（0分）	□ 只有营养补充剂（3分）
	□ 非常少的任何食物（4分）
	□ 仅靠管饲或静脉注射营养（0分）
BOX 1（累加）：	BOX 2（最高分）：
3.症状	4.身体状况
近 2 周内，我存在以下问题困扰，使我无法吃足够食物（注意：请选近 2 周内经常出现的症状，偶尔一次出现的症状不能作为选择）	自我评估过去几个月来，身体状况处于：
□ 没有饮食方面的问题（0分）	□ 正常，没有任何限制（0分）
□ 没有食欲，就是不想吃（3分）	□ 与平常相比稍差，但日常生活起居还能自我料理
□ 恶心（1分）	（1分）
□ 呕吐（3分）	□ 感觉不舒服，但躺在床上的时间不会长于半天（2分）
□ 便秘（1分）	
□ 腹泻（3分）	□ 只能做少数活动，大多数时间躺在床上或坐在椅子上
□ 口吞咽困难（2分）	（3分）
□ 口腔疼痛（2分）	□ 绝大多数的时间躺在床上（3分）
□ 口腔干燥（1分）	
□ 容易饱胀（1分）	
□ 有怪味困扰我（2分）	
□ 吃起来感觉没有味道，或味道变得奇怪（1分）	
□ 疼痛，部位?（3分）	
□ 其他（1分）例如忧郁、牙齿、金钱等方面	
BOX 3 评分（累加）：	BOX 4 评分（最高分）：
（BOX1～4 合计）A 评分：	

BOX 1 和 BOX 3 的得分为每项得分的累加，BOX 2 和 BOX 4 的得分取患者该部分所有选项中的最高得分项，A 评分=BOX1+BOX2+BOX3+BOX4。

表 1-3-9 PG-SGA 量表医务人员评定部分

5.疾病及其与营养需求的关系（详见工作表-2）
主要相关诊断：
主要疾病分期：Ⅰ、Ⅱ、Ⅲ、Ⅳ；其他 _____
年龄_____岁
B 评分：
代谢状态（详见工作表-3）
□无应激（0分） □轻度应激（1分） □中度应激（2分） □重度应激（3分）
C 评分：
体格检查（详见工作表-4）
D 评分：

在进行 PG-SGA 评定过程中，关于体重丢失、疾病和年龄、代谢应激状态及体格检查等评分标准及操作流程可见工作表-1 ~ 工作表-4。

工作表-1 体重丢失的评分

1 月内体重丢失	分数/分	6 月内体重丢失
≥10%	4	≥20%
5%~9.9%	3	10%~19.9%
3%~4.9%	2	6%~9.9%
2%~2.9%	1	2%~5.9%
0~1.9%	0	0~1.9%
2 周内体重下降	1	

总分　　　分

评分说明：

① 体重丢失比例=（1 个月前体重−目前体重）÷1 个月前体重；

总分=1 个月体重丢失评分+2 周内体重下降评分。

② 请以 1 个月内体重丢失来评分，若无此数据则使用 6 个月内体重丢失数据。若过去 2 周内有体重丢失则需另外增加 1 分，体重评分为两者相加之和。

操作时常见问题：

① 患者记不清体重：可采取在目前体重的基础上逐渐加量询问或减量询问，例如患者目前体重 50kg，询问患者 1 个月前大约有 51kg、52kg、53kg、54kg、55kg 或 49kg、48kg、47kg、46kg、45kg，根据患者本人选定的近似值填写。

② 无法准确了解具体体重：可根据体重下降无、轻、中、重、极重等程度自我评估，得分为 0 分、1 分、2 分、3 分、4 分。

工作表-2　疾病和年龄的评分

分类	分数/分
癌症	1
AIDS（获得性免疫缺陷综合征）	1
肺性或心脏恶病质	1
压力性损伤、开放性伤口或瘘	1
创伤	1
年龄≥65 岁	1

评分说明：按工作表-2 做单项或多项选择，累计积分。如果患者存在工作表-2 中没有列举出来的疾病，不予记分。

工作表-3　代谢应激状态的评分

应激状态	无（0分）	轻度（1分）	中度（2分）	重度（3分）
发热	无	37.2~38.3℃	38.3~38.8℃	≥38.8℃
发热持续时间	无	<72h	72h	>72h
糖皮质激素用量（泼尼松）/mg/d	无	<10	10~30	≥30

评分说明：累计评分。如患者体温 37.5℃，记 1 分；持续发热已经 4d，记 3 分；每天使用 20mg 泼尼松，记 2 分；总分为 6 分。

操作说明：

① 患者体温为评估当时实测体温。这里的发热定义为本次调查时刻的体温升高，如果调查时体温升高，需了解此时刻前 3d 的体温及激素使用情况。如果调查时刻体温不高，即记录为无发热。

② 发热持续时间为本次发热已经持续的时间。

③ 激素使用是指因为发热而使用的激素，如果连续多日使用激素，取最大的一日剂量。其他原因如结缔组织病使用激素，不作评估。

工作表-4　体格检查 单位：分

	项目	无消耗 0	轻度消耗：1+	中度消耗：2+	重度消耗：3+
脂肪丢失	眼窝脂肪垫	0	1+	2+	3+
	三头肌皮褶厚度	0	1+	2+	3+
	肋下脂肪	0	1+	2+	3+
肌肉丢失	颞肌	0	1+	2+	3+
	肩背部	0	1+	2+	3+
	胸腹部	0	1+	2+	3+
	四肢	0	1+	2+	3+
体液丢失	踝部水肿	0	1+	2+	3+
	骶部水肿	0	1+	2+	3+
	腹水	0	1+	2+	3+
总体消耗的主观评估		0	1	2	3

评分说明：体格检查的肌肉、脂肪和体液三方面，以肌肉权重最大，所以以肌肉丢失评分作为最终得分。

操作说明：按多数部位情况确定患者脂肪、肌肉及体液分项目得分，如多数部位脂肪为轻度减少，脂肪丢失的最终得分即为轻度，记 1 分；如多数肌肉部位为中度消耗，则肌肉消耗的最终得分为 2 分。不同部位脂肪、肌肉及体液的记分参考标准分别参考工作表-4-1~工作表-4-3。

工作表-4-1　脂肪丢失情况评价

脂肪	检查要点	0分	1分	2分	3分
眼眶脂肪	检查眼眶有无凹陷、眉弓是否凸出	眼眶无凹陷，眉弓不凸出	眼眶轻微凹陷，眉弓轻度凸出	介于两者之间	眼眶明显凹陷，皮肤松弛，眉弓凸出
三头肌皮褶厚度	臂弯曲，不要捏起肌肉	大量脂肪组织	感觉跟正常人相差无几，略少	介于两者之间	两指间间隙很少，甚至紧贴
下肋脂肪厚度	先捏自己肋缘下脂肪，再与患者比较。观察背部下肋骨轮廓	两指之间很厚，看不到肋骨	感觉跟正常人相差无几，可以看到肋骨轮廓	介于两者之间	两指间间隙很少，甚至紧贴，下肋骨明显突出
脂肪丢失得分					

工作表-4-2　肌肉丢失情况评价

肌肉	检查要点	0分	1分	2分	3分
颞部（颞肌）	患者头转向一侧，直接观察	看不到明显凹陷	轻度凹陷	凹陷	显著凹陷
锁骨部位（胸部三角肌）	看锁骨是否凸出	男性看不到锁骨，女性看到但不凸出	部分凸出	凸出	明显凸出
肩部（三角肌）	看肩部是否凸出及形状，手下垂	圆形	肩峰轻度凸出	介于二者之间	肩锁关节方形，骨骼凸出
肩胛骨（背阔肌、斜方肌、三角肌）	患者双手前推，看肩胛骨是否凸出	肩胛骨不凸出，肩胛骨内侧不凹陷	肩胛骨轻度凸出，肋、肩胛、肩、脊柱间轻度凹陷	肩胛骨凸出，肋、肩胛、肩、脊柱间凹陷	肩胛骨明显凸出，肋、肩胛、肩、脊柱间明显凹陷
骨间肌	观察手背，拇指和示指对捏，观察虎口是否凹陷	拇指和示指对捏时肌肉凸出，女性可平坦	平坦	平坦和凹陷	明显凹陷
大腿（股四头肌）	不如上肢敏感	圆润，张力明显	轻度消瘦，肌力较弱	介于二者之间	大腿明显消瘦，几乎无肌张力
小腿（腓肠肌）	—	肌肉发达	消瘦，有肌肉轮廓	消瘦，肌肉轮廓模糊	消瘦，无肌肉轮廓，肌肉松垮无力
肌肉消耗得分					

工作表-4-3　水肿情况评价

水肿	操作要点	0分	1分	2分	3分
踝水肿	患者仰卧，按压5s	无凹陷	轻微凹陷	介于二者之间	凹陷非常明显，不能回弹
骶部水肿	患者侧卧，按压5s	无凹陷	轻微凹陷	介于二者之间	凹陷非常明显，不能回弹
腹水	检查有无移动性浊音、振水音、腹围增大	无移动性浊音、无振水音，腹围无增大	左右侧卧位时有移动性浊音	患者平卧时有振水音	患者感到明显腹胀，腹围增大

（2）PG-SGA 结果评价

① 定量评价。

PG-SGA 总评分=A 评分+B 评分+C 评分+D 评分

表 1-3-10 是根据 PG-SGA 总评分推荐的营养支持方案。

表 1-3-10 营养支持方案推荐

根据 PG-SGA 总评分确定相应的营养干预措施，其中包括对患者及家属的教育指导、针对症状的治疗手段，如药物干预、恰当的营养支持

0~1 分：此时无需干预，常规定期进行营养状况评分

2~3 分：由营养师、护士或临床医生对患者及家属进行教育指导，并针对症状和实验室检查进行恰当的药物干预

4~8 分：需要营养干预及针对症状的治疗手段

≥9 分：迫切需要改善症状的治疗措施和恰当的营养支持

② 定性评价——总体评级（见表 1-3-11）。A 级营养良好；B 级中度或可疑营养不良；C 级重度营养不良。

表 1-3-11 PG-SGA 分级

项目	A 级 营养良好	B 级 中度或可疑营养不良	C 级 严重营养不良
体重	无丢失或近期增加	1 个月内丢失不超过 5%（或 6 个月丢失不超过 10%）或体重持续下降	1 个月内丢失>5%（或 6 个月丢失>10%）或体重持续下降
营养摄入	无不足或近期明显改善	确切的摄入减少	严重摄入不足
营养相关的症状	无或近期明显改善，摄入充分	存在营养相关的症状（BOX 3）	存在明显的营养症状（BOX 3）
功能	无不足或近期明显改善	中度功能减退或近期加重（BOX 4）	严重功能减退或近期明显加重（BOX 4）
体格检查	无消耗或慢性消耗，但近期有临床改善	轻至中度皮下脂肪或肌肉消耗	明显营养不良体征，如严重的皮下组织消耗、水肿

③ PG-SGA 定性评价与定量评价的关系密切，见表 1-3-12。

表 1-3-12 PG-SGA 定性与定量评价的关系

等级评价	定性评价	定量评价
PG-SGA A 级	营养良好	0~1 分
PG-SGA B 级	中度或可疑营养不良	2~8 分
PG-SGA C 级	重度营养不良	≥9 分

PG-SGA 是美国营养师协会推荐用于肿瘤患者营养评定的首选工具，中国临床肿瘤学会（CSCO）制订的《恶性肿瘤患者营养治疗指南》也推荐采用该量表对肿

瘤患者进行营养不良的评定。根据中国抗癌协会肿瘤营养与支持治疗专业委员会推荐：评定结果为营养良好者，无需营养支持，可直接给予抗肿瘤治疗；可疑或中度营养不良者，在抗肿瘤治疗的同时需给予营养教育或营养支持治疗；重度营养不良者，先进行营养支持治疗 1~2 周后再进行抗肿瘤治疗。

（二）综合评定

对于 NRS 2002≥3 分的有营养风险的患者，除使用复合评定工具进行营养评定外，还应对患者进行更为全面的综合评估，包括对肿瘤患者进行病史及膳食调查、体格检查、人体测量、人体成分测定、机体功能测试及体力状态评估、实验室检查等。

1. 病史

了解患者的现病史、既往史、药物史、生活习惯、社会生活方式、医疗保障、宗教及文化背景、经济状况等，这些因素会影响患者对营养治疗的接受程度以及营养治疗具体的实施。

2. 膳食调查

了解患者膳食摄入情况。膳食调查可使用 24h 膳食回顾法、称重食物记录法、估计食物记录法、食物频率法、化学分析法等。另外还需了解患者食欲、摄入食物性状及摄食量变化。

（1）24h 膳食回顾法　由被调查对象尽可能准确地回顾和描述过去 24h 内所摄入的全部食物（包括饮料和零食）的种类和数量，调查员协助确定各种食物的摄入量，并对食物摄入量进行计算和评价，该法简称 24h 膳食回顾法。该方法要求调查者在调查前接受规范的培训，对调查对象的文化程度要求不高，具有通俗简便、容易实施等优点。但由于该调查法主要依靠受试者的记忆来回忆和描述他们的膳食，所以不适用于<7 岁的儿童或>75 岁的老人。在实际工作中，一般选用 3d 连续调查方法，24h 一般是指从最后一餐吃东西开始向前推 24h。食物的量可以通过家用量具、食物模型或图谱来进行估计。询问信息的方法有面对面询问法，也可以使用开放式表格或预编制的调查表通过电话、录音或计算机程序等进行。

（2）称重食物记录法　称重法是运用日常的各种测量工具对食物进行称重，从而了解患者所摄入的食物量。对称重食物进行记录时，需要在每餐食用前对各种食物及时进行记录并称重，进食结束后还要将剩余或废弃部分称重后予以扣除，以得出准确的个人每种食物摄入量。另外，还要注意对三餐外的水果、零食进行称重记录。称重食物记录法是将称重法与记账法相结合的一种方法，也是最准确的一种方法，但因为要使用称量工具，应用时受到一定限制。

（3）估计食物记录法　该方法不使用有度量衡的量具，但对其食用的所有食物按照份额大小进行记录，即使用各种不同大小的器皿（如杯、碗、盘等）对食物份额进行描述。使用者应准确掌握所使用的各种器皿装载的每份食物所对应的生重及食物配料比例。通过记录法获取患者进食的各种食物的重量数据，使用计算机软件或食物成分表数据库进行营养素摄入量的计算和分析。一般连续记录 3d，计算平均每天摄入量。若有特殊情况要求，需要每天记录并计算。

（4）食物频率法　食物频率法是估计被调查者在指定的一段时间内吃某些食物的频率的一种方法。食物频率法是在各种食物都较充裕的情况下，以问卷形式进行膳食调查，以调查个体经常摄入的食物种类，常在膳食与健康关系的流行病学研究调查中使用。食物频率法的问卷应包括两个维度：一是食物清单；二是摄入的频率，即在一定时间内进食某种食物的次数。问卷还可以包含摄入量等信息。食物的名单要根据调查的目的确定，通常选择被调查者经常食用的食物、含所要研究营养成分的食物或者被调查者之间摄入情况差异较大的食物。食物频率法的优点是能迅速得到日常食物摄入种类和摄入量，可反映长期营养素摄取模式，而且可作为研究慢性病与膳食模式关系的依据。其缺点是需要对过去的食物进行回忆，受试者的负担取决于表中所列食物的数量、复杂性及量化的过程等，存在回忆偏倚。

（5）化学分析法　是最精确的膳食调查方法，需在实验室中进行。

3. 体格检查

观察脂肪组织、肌肉组织消耗程度，水肿和腹水，头发和指甲的质量，皮肤和口腔黏膜等，有助于评价能量和蛋白质缺乏的严重程度。

4. 人体测量

常用指标包括身高、体重、体重指数、三头肌皮褶厚度、上臂围、上臂肌围等。

（1）身高体重　动态监测体重是最直接、最方便的体重监测方法，但容易受腹水、胸水、水肿、瘫痪、昏迷及巨大肿瘤等影响。也可以通过计算体重指数（BMI）来判断患者是否处于正常水平，BMI=体重/身高^2，中国人 BMI 正常值为 18.5~23.9kg/m^2。

（2）三头肌皮褶厚度（TSF）　是指肩峰和尺骨鹰嘴连线的上臂中点上 1cm 处的皮下脂肪厚度，是人体测量的一个指标。临床上常使用皮褶厚度计测量皮褶厚度，用于估计患者皮下脂肪的消耗情况。三头肌皮褶厚度的测量需要具备一定的技巧，测量方法不对可能造成一定误差。

（3）上臂中围（MAC）、上臂中断肌围（MAMC）　上臂中围（MAC）的测量是上臂自然下垂情况下用卷尺测量肩峰和尺骨鹰嘴连线中点处的周径。MAC 作为快速而简便的评价指标，可反映肌蛋白储存和消耗程度，也可以反映能量代谢情况。我国男性上臂中围平均为 27.5cm；有国外资料显示美国男性平均值为 29.3cm，女性平均值为 25.8cm；日本男性为 27.4cm，女性为 28.5cm，日本的数据与我国接近。上臂中段肌围（MAMC）可通过上臂中围和三头肌皮褶厚度来计算，计算公式为上臂中段肌围（cm）=上臂中围（cm）-3.14×三头肌皮褶厚度（cm）。我国男性上臂肌围平均值为 25.3cm，女性为 23.2cm。该指标可反映蛋白质储存情况，也可以作为评价患者营养状况好转或恶化的指标。

5. 机体成分测定

目前常用的机体成分测定方法有电子计算机断层扫描（computed tomography，CT）、核磁共振成像（magnetic resonance imaging，MRI）、生物电阻抗法（bioelectric impedance analysis，BIA）、双能 X 线吸收法（dual energy X-ray absorptiometry，DEXA）。其中 CT 和双能 X 线吸收法被视为评估肿瘤患者机体组成的"金标准"，是用来测定机体瘦体重或骨骼肌含量的有效方法，而临床上常用的技术为双能 X 线吸收法及生物电阻抗法。双能 X 线吸收法是根据不同能量的 X 线通过人体组织的衰减和吸收状况，测定人体骨骼肌无机盐、体脂和瘦体重含量的方法。生物电阻抗法是利用生物组织与器官的电特性及其变化规律测定身体组成的方法。该方法借助置于体表的电极向被测者输入单频率或者多频率的微小电流，检测相应的电阻抗及其变化，获取相关的身体成分信息。生物电阻抗法是临床上测定人体成分的常规技术，可测量上臂围及全身去骨去脂质指数等，具有无创、操作简单的特点，但没有 X 线吸收法准确。

中华医学会肠外肠内营养学分会（CSPEN）推荐使用骨骼肌含量作为评价肿瘤患者营养不良及癌性恶病质的有效指标，骨骼肌含量与肿瘤患者生存时间及预后相关。ESPEN 对不同方法测定骨骼肌含量的界定值有推荐：①双能 X 线吸收法，男性 7.26kg/m²，女性 5.45kg/m²；②CT 测定躯干骨骼肌指数，男性 55cm²/m²，女性 39cm²/m²；③生物电阻抗法测定非脂质群指数，男性 14.6kg/m²，女性 11.4kg/m²。

6. 机体功能测试

目前常用的机体功能测试方法包括简易体能评估法（short physical performance battery，SPPB）、日常步速评估法（usual gait speed，UGS）、计时起走测试（timed get up and go test，TGUG）、爬楼试验（stair climb power test，SCP）、6min 步行试验（6-minute walk test，6-MWT）、握力测定（grip）。SPPB 包括平衡试验、行走试验、坐起试验。握力是指用握力计测定出的握手力量的大小，是反映肌肉状况的人体测量指标。6min 步行试验是在体力可耐受并且无症状的前提下，尽快步行 6min 或 12min 并记录行走的最长距离的试验，是运动能力评定的简易方法。

体力状态可通过 WHO/ECOG 量表或 Karnofsky（卡氏，KPS，百分法）活动状态评分标准来评估，详见表 1-3-13、表 1-3-14。

表 1-3-13 体力状况 ECOG 评分标准 Zubrod-ECOG-WHO（ZPS，5 分法）

分级	体力状况
0 级	活动能力完全正常，与起病前活动能力无任何差异
1 级	能自由走动及从事轻体力活动，包括一般家务或办公室工作，但不能从事较重体力活动
2 级	能自由走动及生活自理，但已丧失工作能力，日间不少于一半时间可以起床活动
3 级	生活仅部分自理，日间一半以上时间卧床或坐轮椅
4 级	卧床不起，生活不能自理
5 级	死亡

活动状态（PS）是评价患者一般健康状态的一个重要指标，国际常用的有 Karnofsky 活动状态评分表，分值 0~100 分，得分越高健康状况越好，越能忍受治疗带来的副作用；得分越低，健康状况越差；当低于 60 分时，很多有效抗肿瘤治疗手段的实施会受限。

表 1-3-14 Karnofsky 活动状态评分标准

体力状况	评分/分
正常，无症状和体征	100
能进行正常活动，有轻微症状和体征	90
勉强进行正常活动，有一些症状和体征	80
生活能自理，但不能维持正常生活和工作	70
生活大部分能自理，但偶尔需要别人帮助	60
常需要人照料	50
生活不能自理，需要特别照顾和帮助	40
生活严重不能自理	30
病重，需要住院和积极的支持治疗	20
重危	10
死亡	0

7. 实验室检查

常用指标包括血常规、肝肾功能、血清白蛋白、前白蛋白、C 反应蛋白、转铁蛋白、视黄醇结合蛋白、游离脂肪酸、血乳酸及炎症因子（IL-1、IL-6、TNF）等。

（三）营养不良的评定（诊断）标准

营养不良在肿瘤患者中是常见的致死因素，会直接影响患者治疗效果，增加并发症发生率，降低患者的生存质量。对于营养不良的诊断一直以来都缺乏统一标准，是困扰医学界的难题。多种营养不良的评定标准总结如下。

1. NICE 评定标准

英国国家健康与临床优化研究所（National Institute for Health and Clinical Excellence，NICE）于 2006 年发表了营养不良的评定（诊断）标准。营养不良是营养素缺乏的一种状态，是由于能量、蛋白质、维生素和无机盐等缺乏导致的机体组成、功能或临床结局等多个方面可测定的不良反应，这是 NICE 在 2006 年发表的对营养不良的定义。NICE 提出满足以下 3 条中的 1 条即可评定为营养不良：①BMI<18.5kg/m²；②最近 3~6 个月内，无意识体重降低超过 10%；③BMI<20kg/m²，以及最近 3~6 个月内无意识体重降低超过 5%。NICE 标准重点关注了体重和 BMI 的变化，优点是比较简单，但同时也由于内容单一很难满足评定的全面要求。

2. CSPEN 评定标准

中华医学会肠外肠内营养学分会（CSPEN）于 2008 年发表了营养不良的评定标准。中华医学会《临床技术操作规范：肠外肠内营养学分册》（2008 版）及《临床诊疗指南：肠内肠外营养学分册》（2008 版）对营养不良的定义是因能量、蛋白质及其他营养素缺乏或过度，并对机体功能乃至临床结局发生不良影响。其定义包含营养不足和营养过剩。CSPEN 2008 对营养不良（营养不足）的评定标准为：①BMI<18.5kg/m²，伴有一般情况差；②白蛋白低于 30g/L（无明显肝肾功能障碍患者）。白蛋白受很多因素影响，如肝肾功能、机体炎症等，不能用于诊断营养不良（营养不足），已被取消。

3. ASPEN 评定标准

美国肠外肠内营养学会（ASPEN）于 2012 年发表了《成人营养不良评定共识》，其中提出的成人营养不良评定标准为在下列指标中符合 2 项及以上者，即可诊断为营养不良：①体重丢失；②能量摄入不足；③肌肉损失；④皮下脂肪消耗；⑤可能掩盖体重丢失的局部或全身积液；⑥功能状态降低，如握力下降。该标准的优点是选用的指标相对简单，但是在区别轻度及重度营养不良时较复杂，临床操作性较差。

4. ESPEN 评定标准

ESPEN 于 2015 年发表了《营养不良评定标准专家共识》，共识中提出在营养筛查有"风险"的基础上进行营养不良的诊断，标准如下：①BMI<18.5kg/m²，可直接评定为营养不良；②无意识体重降低（无时间限制的体重降低>10%或 3 个月内体重下降>5%），结合年龄差别的 BMI 下降（小于 70 岁者<20kg/m² 或 70 岁以上者<22kg/m²）或者性别差别的去脂肪体重指数（fat free mass index，FFMI）降低（女性<15kg/m² 或男性<17kg/m²）的其中一项，也可诊断为营养不良。该共识提出的诊断标准是在营养筛查有风险的基础上进行的，这是进步，但其对于营养筛查工具的选择未进行说明，而且其缺乏食物摄入评价，缺乏炎症和机能指标，导致其

发布后遭受居多争议。

2017 年 ESPEN 前任主席 Soeters 教授等人发文对此共识提出批评，认为该共识没有考虑炎症对机体的影响，也没有功能指标测定，此文提出建议营养不良诊断应建立在下列因素基础上：营养不良的程度；炎症状态；机体成分测定；减弱的身体机能；临床结局等。但该文没有对具体的指标提出相应量化标准。

5. CLIM

2016 年 2 月在美国德州奥斯汀举行 ASPEN 临床营养周期间，为解决营养不良评定（诊断）的一致性问题，召开了各国肠外肠内营养学会专家峰会。会议决定由 ESPEN、ASPEN、亚洲肠外肠内营养学会（PENSA）、拉丁美洲肠外肠内营养学会（PELANPE）四大委员会共同完成《全球［营养］领导层倡议营养不良诊断标准共识》，即 GLIM（Global Leadership Initiative on Malnutrition diagnosis criteria consensus）。2018 年 9 月，ASPEN 和 ESPEN 分别在各自官方期刊上发表了由全球四大肠外肠内营养学会共同完成的 GLIM，2019 年初该共识在《Journal of Parenteral and Enteral Nutrition》和《Clinical Nutrition》发表。应用 GLIM 标准诊断营养不良分为三步。第一步营养筛查，使用经过临床有效验证的筛查工具进行营养筛查，明确患者是否有营养风险或营养不良风险；在国内，经过前瞻性临床有效性验证的营养筛查工具是 NRS 2002。第二步是营养不良诊断，在筛查阳性的基础上，至少符合一项表现型指标（非自主体重减轻、低 BMI、肌肉丢失）和一项病因型指标（食物摄入或吸收降低，疾病或炎症负担），即可评定（诊断）为营养不良（表 1-3-15）。目前缺乏中国人群的 CT、MRI 和 DEXA 等测定方法及 BIA 等推算方法的肌肉量的正常值及结合临床研究的切割点，因此暂可不使用肌肉量作为营养不良的表现型指标。第三步是营养不良严重程度分级，即基于表现型指标评定营养不良严重程度（表 1-3-16）。

表 1-3-15 GLIM 营养不良诊断标准

表现型指标	评定标准	病因型指标	评定标准
低 BIM	欧美人群：70 岁以下<20kg/m², 或 70 岁以上<22kg/m²； 亚洲人群：70 岁以下<18.5kg/m², 或 70 岁以上<20kg/m²	食物摄入或吸收降低	摄入量≤50%的能量需求超过 1 周，或任何摄入量减少超过 2 周，或存在任何影响消化吸收的慢性胃肠道症状
非自主体重丢失	过去 6 个月内体重下降>5%或 6 个月以上体重下降>10%	疾病或炎症负担	急性疾病或创伤，或慢性疾病，如恶性肿瘤、COPD、充血性心力衰竭、慢性肾衰竭或任何伴有慢性或复发性炎症的慢性疾病
肌肉减少	人体成分分析提示肌肉减少，目前国内缺乏统一的切割点		

表 1-3-16　GLIM 营养不良分级

指标	中度营养不良 （至少符合 1 个标准）	重度营养不良 （至少符合 1 个标准）
低 BMI	70 岁以下<20kg/m²，或 70 岁以上<22kg/m²	70 岁以下<18.5kg/m²，或 70 岁以上<20kg/m²，伴有一般情况差
体重丢失	6 个月内丢失 5%~10%，或 6 个月以上丢失 10%~20%	6 个月内丢失>10%，或 6 个月以上丢失>20%
肌肉减少	轻、中度减少	重度减少

根据《肠外肠内营养营养学名词》（2019 年版）对于营养评定的定义，如果是为了制订营支持计划，开具营养用药医嘱需要，经筛查 NRS 2002≥3 分的阳性患者，还需要营养评定的第一部分内容，如部分病史、肝肾功能、血糖、血脂、水电解质和酸碱平衡指标等，若患者是否需要营养支持疗法仍有疑问，或从评定（诊断）营养不良的要求出发，应按全球领导层倡议的营养不良评定标准共识（GLIM）的第二步进行营养不良评定（诊断），第三步进行营养不良程度分级。GLIM 标准自颁布以来受到国内外广泛关注，该标准明确了在营养筛查的基础上，利用表现型指标和病因型指标对患者进行营养不良评定和严重程度分级，在某种程度上规范了营养不良的诊断标准。有很多学者将其用于肿瘤患者的营养评定中，有效性得到初步肯定，但还需要在临床中不断应用和验证，尤其是需要更多前瞻性临床实验。另外，由于人种和地区差异，该标准中 BMI、肌肉量降低的最佳切割值仍未有统一标准，期待今后有更多的研究来探讨和界定这些切割值。

第四节　肿瘤患者的营养相关结局

肿瘤患者营养相关结局有营养不良、消瘦、肌肉减少症、恶病质、贫血、凝血功能障碍等，其中恶病质及肌肉减少症是肿瘤患者营养不良较特殊的表现形式，若不给予及时、正确的干预将直接影响患者临床结局，甚至危及生命。本节主要对恶病质及肌肉减少症进行介绍。

一、恶病质

恶病质（cachexia）又称恶液质，它是因饥饿或疾病造成人体严重耗竭的状态，其病理生理学特征是摄入食物减少、营养素代谢异常或肌肉萎缩，可能给疾病的临床结局带来不利影响。恶病质一词来源于希腊语 Kakos（坏的）和 Hexia（状态）。恶病质常伴发于各种慢性疾病，如恶性肿瘤、慢性心力衰竭、慢性阻塞性肺疾病、慢性肾衰竭、肝功能不全、艾滋病及风湿性关节炎等，它是一种全球范围的严重疾病，发病率逐年增高，其中肿瘤恶病质（cancer cachexia）发病率最高。

肿瘤恶病质（cancer cachexia，CC）是指由多种因素导致的肿瘤患者机体骨骼肌进行性丢失，伴或不伴脂肪含量的下降，这种丢失往往不能通过传统的营养支持得到完全纠正，并且可以进一步导致多器官功能障碍的临床综合征。肿瘤恶病质以骨骼、内脏的肌肉消耗为特征，常伴有食欲减退、厌食、饱胀感、体重丢失、肌肉萎缩、乏力、水肿、贫血、低蛋白血症等多种临床表现，常发生于进展期肿瘤，也可见于早期肿瘤患者。根据病因可分为原发性恶病质和继发性恶病质，前者是由恶性肿瘤本身直接引起的，后者是由营养不良或基础疾病导致的。有研究报道称，有60%~80%的进展期肿瘤患者可能出现恶病质，大约20%的肿瘤患者死于恶病质。恶病质并不是传统意义上的骨瘦如柴、病入膏肓，它在早期发现是可以干预的，而且是越早发现，越早干预，治疗效果越好，发展到晚期的恶病质，抗肿瘤治疗及营养支持治疗均很难有效果。

（一）肿瘤恶病质的发病机制

肿瘤恶病质是一组复杂的代谢综合征，发病机制至今仍未有全面的解释，通常认为与下列因素相关。

1. 神经内分泌紊乱

（1）摄食中枢和相关外周信号通路紊乱　摄食信号神经肽 Y 与厌食信号，如阿片-促黑素细胞皮质素原相互制约调节摄食，肿瘤细胞分泌的细胞因子可破坏该摄食平衡，引起饱感及厌食。

（2）脂肪组织　脂肪组织可分泌瘦素和脂联素，瘦素又能抑制摄食，促进蛋白质分解，使能量消耗增加；而脂联素可以增加胰岛素敏感性，促进骨骼肌细胞的脂肪酸氧化及糖吸收。

（3）脑肠肽（ghrelin）　脑肠肽作为生长激素受体的配体，可刺激生长激素分泌，通过摄食和脂肪分解来调节机体能量平衡。另外，脑肠肽能抑制机体炎症反应，激活抗萎缩因子，使骨骼肌的损耗减少。肿瘤恶病质患者多存在脑肠肽抵抗，所以出现厌食和体重丢失等症状。

2. 系统性炎症反应

系统性炎症反应在癌症的发生、发展、转归及恶病质形成中都发挥着重要作用。研究显示肿瘤恶病质患者体内的炎症细胞因子分泌增多，在恶病质发生发展中起关键作用。例如，IL-1、IL-6、TNF-α、IFN-γ分泌增多导致骨骼肌耗损，恶病质加重；PGE2分泌增多直接抑制患者食欲，影响进食；TNF-α会促进营养物质分解；肿瘤细胞分泌的巨噬细胞抑制因子-1（MIC-1）会加重厌食；肿瘤进展中产生急性时相反应蛋白如C反应蛋白和纤维蛋白原，会加速能量分解。

3. 物质代谢异常

肿瘤恶病质患者物质代谢的主要特点是能量消耗增加、蛋白质和/或脂肪分解增加以及蛋白质合成减少。

（1）糖代谢　肿瘤细胞所需的能量，除线粒体有氧代谢提供外，主要为糖有氧酵解提供，糖酵解产生的大量乳酸进入糖异生途径，消耗大量能量。同时癌细胞缺氧状态下缺氧诱导因子高表达，促进肿瘤细胞增殖，逃避细胞凋亡。

（2）蛋白质代谢　肿瘤组织能分泌促蛋白分解因子，导致骨骼肌蛋白分解增多及合成减少，分解产物在肝脏合成肿瘤相关蛋白及急性期反应蛋白，骨骼肌合成进一步减少。蛋白质摄入不足加上恶性消耗导致低蛋白血症、内脏蛋白丢失，加重脏器功能衰退。

（3）脂肪代谢　表现为脂肪动员增加，合成减少，脂肪转化率增高。肿瘤恶病质患者循环中一些促进脂肪动员的细胞因子含量明显上升，如脂肪因子、脂质动员因子、IL-1、IL-6、TNF-α等。荷瘤状态下，脂肪酸是宿主和肿瘤的共同能源物质，肿瘤进展加速脂肪分解为脂肪酸，脂肪分解及脂肪酸氧化增加致使机体脂肪储存减少。另外，肿瘤患者脂蛋白脂肪酶的活性下降，使脂肪合成减少。

（二）恶病质的筛查与诊断

1. 筛查

早期发现和干预是防止恶病质恶化最为关键的手段。做好早期恶病质筛查对逆转肿瘤患者营养状况及改善患者的生存期至关重要。中国抗癌协会肿瘤营养专业委员会在《肿瘤恶液质临床诊断与治疗指南（2020版）》中总结的恶病质筛查方法及内容如表1-4-1所示。

表 1-4-1　恶病质筛查方法及内容

方法	内容
主观症状	食欲减退、早饱、恶心、呕吐、味觉及嗅觉异常、其他胃肠道症状、虚弱、疾病相关心理负担等
病史	体重变化、体重减轻的速度、目前摄食量是平常摄食量的百分数
临床检查	检查口腔、腹部、水肿、体重及自我感受体力状况

续表

方法	内容
实验室检查	CRP、血糖、睾酮
活动监测	体力状态（ECOG PS 或 KPS）、握力测定等
人体成分	体重、BMI、体脂肪率、体脂肪量、肌肉量、身体总水分、细胞外液、细胞内细胞外液比等〔筛查方法可选择横断层面成像（CT 或 MRI）、DEXA、人体测量（上臂中点肌肉面积）、BIA 等〕

基于体重下降、肿瘤类型、食欲减退等预测信息，可将恶病质分为五个不同的发展风险水平，如表 1-4-2 所列。

表 1-4-2　恶病质发展风险分级

风险级别	预测信息		
	体重下降	肿瘤类型	食欲下降
1 级		低危	无或少
2 级	<3%	低危	相当严重
		中危	无或少
3 级		中危	相当严重
4 级	—	高危	—
5 级	3%~5%	—	—

注：肿瘤类型分级——低危（乳腺癌、淋巴瘤、白血病）；高危（胰腺癌、胃癌）；中危（除低危和高危外的其他肿瘤）。

临床中医生可根据风险级别密切追踪患者恶病质的发展，及时诊断及干预。若患者处于风险级别 1 级则发生恶病质的风险很小，若处于风险级别 3 级或以上，则发生恶病质的风险很高，但有待更多临床试验来验证该风险级别的有效性。

2. 诊断

肿瘤恶病质的诊断标准如表 1-4-3 所列。

表 1-4-3　肿瘤恶病质的诊断标准

肿瘤恶病质的诊断标准
（1）无节食条件下，6 个月内体重减轻>5%
（2）BMI<20kg/m² （欧美人）、BMI<18.5kg/m² （中国人）和 6 个月内任何程度的体重减轻>2%
（3）四肢骨骼肌指数符合肌肉减少症标准（男性<7.26kg/m²，女性<5.45kg/m²）和任何程度的体重减轻>2%（采用欧洲姑息治疗协会标准）
（4）常有摄食减少和/或系统性炎症反应

注：在符合第（4）的前提下，满足（1）、（2）、（3）中任何一项即可诊断。

国内郭澄教授团队采用血清和尿液代谢组学分析差异代谢物,构建了一个肿瘤恶病质即时诊断数学方程:

$$lg(P)=-400.53-481.88 \times lg(肌肽)-239.02 \times lg(亮氨酸)+383.92 \times lg(乙酸苯酯)$$

计算结果:≥544 诊断为恶病质,275~544 诊断为恶病质前期,≤275 诊断为无恶病质,准确率达 94.64%,曲线下面积高达 0.991,约登指数为 0.895。但目前此方法难以普及,其可行性有待进一步临床验证。

(三)肿瘤恶病质的分期

除了尽早筛查和诊断,对恶病质进行正确分期也是影响干预措施实施及预测治疗效果的重要因素。目前公认的分期标准是 2015 年中国抗癌协会肿瘤营养与支持治疗专业委员会参照《欧洲肿瘤恶病质临床指南》和中国营养不良的标准制订的,其将肿瘤恶病质按病程分为三期:恶病质前期、恶病质期、恶病质难治期。恶病质分期的意义在于针对不同的分期采取不同的治疗方案,恶病质前期和恶病质期是比较有效的治疗窗。

(1)恶病质前期　表现为厌食和代谢改变,如果有体重丢失则不超过 5%。

(2)恶病质期　6 个月内体重丢失>5%(排除单纯饥饿);或者 BMI<20kg/m^2(中国人 BMI<18.5kg/m^2),同时体重丢失大于 2%;或者四肢骨骼肌指数符合肌少症诊断标准(男性<7.26kg/m^2;女性<5.45kg/m^2),同时体重丢失大于 2%;常有摄食减少或系统性炎症反应。

(3)恶病质难治期　肿瘤持续进展,对治疗无反应;分解代谢活跃,体重持续丢失,无法纠正。WHO 体力评分 3 分或 4 分,生存期预计不足 3 个月。

恶病质最核心的特征是肌肉丢失,但精确测量机体成分在临床中较难开展,因此临床将体重丢失作为恶病质最主要的临床表现。并非所有的肿瘤患者都经历这三个阶段,而且在此分期中对难治性恶病质的诊断尚无共识。

另外,于世英教授团队发明了一个快速诊断恶病质的分期评分表(cachexia staging score,CSS),如表 1-4-4 所列。

表 1-4-4　恶病质分期评分表(CSS)

参数	评价标准	得分/分
6 个月内体重丢失	体重稳定或增加	0
	体重减轻≤5%	1
	5%<体重减轻≤15%	2
	体重减轻>15%	3

续表

参数	评价标准	得分/分
SARC-F	0分	0
	1~3分	1
	4~6分	2
	7~10分	3
ECOG PS	0分	0
	1~2分	1
	3~4分	2
食欲下降（0~10分）	0~3分	0
	4~6分	1
	7~10分	2
实验室检查		
WBC$>10\times10^9$	三项均无异常	0
Alb<35g/L	1项异常	1
Hb<120g/L（男）或110g/L（女）	超过1项异常	2

注：SARC-F，the questionnaire strength，assistance with walking，rising from chair，climbing stairs and falls，力量、行走、起身、爬楼及跌倒问卷；Alb，albumin，白蛋白；ECOG PS，eastern cooperative oncology group performance status，东部肿瘤协作组体能状况评分；Hb，hemoglobin，血红蛋白；WBC，white blood cell，白细胞。

由表1-4-4所列各项的评分相加得出总评分。0~2分，无恶病质；3~4分，恶病质前期；5~8分，恶病质期；9~12分，恶病质难治期。CSS比传统分期操作更简便，临床区分能力更强，预后预测更准确，但仍需更多临床实践来验证其准确性。

（四）肿瘤恶病质的评估

在诊断肿瘤恶病质后，进行营养干预前，还需要进一步评估体重减轻（包括肌肉质量及肌力）、摄入量（包括厌食情况）及炎症状态三方面。

中国抗癌协会肿瘤营养与支持专业委员会推荐将患者参与的主观全面评定（PG-SGA）作为肿瘤恶病质患者的营养评估工具量表，建议每一位入院的肿瘤患者都按照中国抗癌协会肿瘤营养与支持专业委员会制订的肿瘤患者营养治疗临床路径进行营养不良的筛查与评定，并推荐厌食恶病质问卷（the functional assessment of anorexia-cachexia therapf，FAACT）作为厌食症/恶病质治疗的功能性评估。此外，人体成分分析已成为确定患者是否有恶病质风险的重要指标，评估过程中需动态监测，以评估肿瘤对机体的影响，以及肿瘤治疗对身体成分的影响。

（五）肿瘤恶病质的治疗

肿瘤恶病质的治疗目的包括：纠正恶病质状态，控制症状，改善机体功能，改善生存质量，延长预期生命。临床多学科协作进行全方位的干预治疗（营养、药物、心理支持、体育锻炼、社会价值回归等）是提高肿瘤恶病质疗效的最佳诊疗策略。

1. 营养干预

肿瘤恶病质营养治疗的目标是：逆转体重及肌肉丢失；对于难治性恶病质则主要是减轻恶病质相关症状，提高患者生活质量。

恶病质是营养不良的特殊表现形式，营养干预虽不能完全改善癌症恶病质状态，但对延缓恶病质的发生和进展有着重要的意义。恶病质前期和恶病质期，营养干预不仅可以增加患者能量和各种营养素的摄入，改善其营养状况，还可以调节肿瘤患者的异常代谢，有利于抗肿瘤治疗。在难治性恶病质期，营养干预很难完全逆转患者体重丢失及代谢异常，还需考虑其带来的风险和负担也可能超过其益处，但适当的营养摄入对患者的生存质量仍可能有改善，而且可以给患者及家属带来心理安慰。营养干预实施途径遵循中国抗癌协会肿瘤营养与支持治疗专业委员会提供的营养治疗五阶梯原则。

（1）营养教育　首先对于能经口进食的肿瘤患者给予强化营养教育及饮食指导。营养教育是营养干预的基本内容，是营养治疗的首选方法，是指医护人员与患者之间反复进行有目的的交流，通过有效的沟通帮助患者更全面地了解营养知识，改变其不健康的饮食习惯，并且评价患者营养不良的各种因素，制订有针对性、个体化的营养教育计划，为患者提供饮食指导和建议。有研究表明，由专业营养师配合医生开展的对患者的密切随访（包括对营养状况的关注、营养咨询、饮食指导）可提高患者生活质量，甚至延长生存期。在患者不能摄入足够固体食物满足营养需求时，建议补充营养剂。

（2）肠内营养　肠内营养指经胃肠道给予特殊医学用途食品，途径包括口服及管饲，管饲包括鼻胃管、鼻肠管、PEG、PEJ等。对于摄入不足导致体重丢失、预计7d不能进食和大于10d进食量不能满足每日消耗量60%的患者建议给予肠内营养，以提高或维持营养状况。另外，对于无法治愈但未进入濒死阶段的患者，只要患者同意，建议给予肠内营养以减轻症状。但当存在系统性炎症时，单纯通过肠内营养恢复体重非常难。对于进展期肿瘤患者，单纯的营养干预不能给患者带来生存获益，但当联合抗炎治疗或针对代谢异常治疗时，可能会有阳性结果。肠内营养对部分选择性患者是有效的，对于难治性恶病质，在不增加进食相关不适的情况下可给予肠内营养。

（3）肠外营养 有营养不良的肿瘤患者，在抗肿瘤治疗的同时，由于某些原因无法实施肠内营养，建议给予全肠外营养（TPN）或补充性肠外营养（SPN）。在注意避免再喂养综合征的情况下，补充性肠外营养可能使患者获益。但针对进展期的肿瘤患者选择肠外营养（PN），要注重个体化及充分认识可能的并发症风险，PN只在极少数情况下需要使用，大部分情况不推荐使用，尤其是对于难治性恶病质，PN所带来的不良反应往往大于益处。

（4）特殊营养素的应用 ω-3 多不饱和脂肪酸包括二十碳五烯酸（EPA）和二十二碳六烯酸（DHA），是具有抗炎作用的营养素。炎症状态介导高分解代谢，大量消耗患者的营养，在肿瘤恶病质的发生发展中起重要作用，摄入含有 ω-3 多不饱和脂肪酸的饮食、肠内或肠外营养制剂，可抑制炎症细胞因子，降低环氧合酶2（COX-2）表达，抑制骨骼肌分解，提高血清蛋白，同时增强免疫功能，但未来需要更多的临床试验进一步验证。支链氨基酸（BCAA）可以抑制蛋白质分解，同时促进蛋白质合成，具有改善食欲下降的作用，有研究表明 BCAA 对肿瘤恶病质有明显的正效应。

2. 药物治疗

肿瘤恶病质需要临床多学科协作进行全方位干预，药物治疗在综合治疗中占重要地位。目前临床比较常用的药物包括食欲刺激剂、促进合成代谢药、靶向单克隆抗体等。

（1）食欲刺激剂 激素类药物常用的有醋酸甲羟孕酮（medroxy progesterone，MP）、醋酸甲地孕酮（megestrol acetate，MA），是天然孕激素合成衍生物，可以作用于肿瘤细胞表面孕激素受体，可抑制肿瘤细胞生长；还可以用于癌症恶病质，可增加食欲及进食量，提高生活质量；另外它还具有蛋白质同化作用，是目前改善恶病质的首选药。

糖皮质激素也能改善患者食欲，主要通过抑制白细胞介素类致炎因子、肿瘤坏死因子、粒细胞巨噬细胞刺激因子（granulocyte macrophage colony stimulating factor，GM-CSF）的合成分泌来增进食欲，但是效果短暂，而且长期使用不良反应较多。因此，糖皮质激素作为食欲刺激剂使用时，仅限于预期寿命只有几周至几个月的晚期患者。

大麻类似物、盐酸赛庚啶、抗抑郁药物（如奥氮平、米氮平）也都能在一定程度上刺激食欲、改善症状，但由于目前缺乏可靠的临床使用证据，尚未获得一致的认可及广泛的应用。

沙利度胺和来那度胺可以下调 TNF-α 等致炎因子，抑制核因子-κB（NF-κB），从而减少环氧合酶2的表达，抑制恶病质的发生发展，可增加晚期肿瘤患者的食欲，但目前无足够证据支持或反对其用于治疗肿瘤恶病质。

（2）促进代谢合成药　阿那莫林（Anamorelin）是一种选择性 GHS-R1α 激动剂。生长激素释放肽（ghrelin）是由胃底泌酸腺分泌的肽激素，与其受体 CHS-R1 结合，可促进垂体释放生长激素，增加健康人的食欲和能量摄入。阿那莫林与 CHS-R1 受体亲和力强，可发挥类似生长激素释放肽的作用。现有证据表明，阿那莫林可以增加体重，但不能改善握力。阿那莫林已成为肿瘤恶病质治疗的研究热点，有望成为第一款能有效改善肿瘤恶病质的治疗药物。

L-左旋肉碱不仅能增加肌肉质量，还能改善患者体能。胰岛素或胰岛素样生长因子-1（IGF-1）可促进蛋白质合成、成肌细胞分化和肌肉生长。福莫特罗能下调泛素基因的表达，抑制泛素-蛋白酶体系统的过度激活，增加蛋白质合成速率，减少凋亡。但仍需要更多高质量的临床研究来补充这些药物用于肿瘤恶病质的治疗。

（3）靶向单克隆抗体　靶向单克隆抗体治疗是指药物进入体内特异性地选择致癌位点来相结合发生作用，使肿瘤细胞特异性死亡，而不波及肿瘤周围的正常组织的治疗方式，当前已成为恶性肿瘤治疗的研究热点。单克隆靶向药物治疗肿瘤恶病质也是一个有潜力的方向，已有一些动物或临床试验使用克拉扎珠单抗、MEK 抑制剂、依那西普和英夫利昔单抗等用于肿瘤恶病质治疗，但目前研究结果进展不显著。

3. 运动干预

很多人认为恶病质患者应该卧床休息，安逸少动，其实不然，中等强度的运动对于不同阶段的肿瘤患者均是安全的。运动可以通过上调骨骼肌和脂肪组织中的炎症因子，阻断 TNF-α 的作用，促使炎症反应下降，提高免疫反应。另外，运动也能增加胰岛素的敏感性，促进蛋白质合成，增强抗氧化酶的活性，进而可能缓解肿瘤恶病质。阻抗运动是增强蛋白质合成强有力的刺激，对增强肌肉力量和瘦体组织有一定作用。运动结合营养治疗能有效提高患者的身体功能，改善代谢模式，维持肌肉含量。但是肿瘤患者特别是恶病质患者的运动时间并不是越长越好，也不是强度越大越好，要根据患者的体力状态及肿瘤分期制订个体化运动方案。

4. 心理干预

肿瘤患者在承受疾病带来的疼痛、呼吸或胃肠不适的同时往往伴随有心理负担或调节障碍，表现为恐惧、焦虑、抑郁等精神症状。心理社会支持作为多学科肿瘤的一部分，有可能缓解患者痛苦和家庭冲突，减少社会孤立。"四全照顾"（即全人、全程、全家、全队照顾）运用到恶病质患者的治疗中，可以舒缓恶病质患者的痛苦，提高其生活质量；慰藉患者的心灵，保持生命尊严；缓解家属心理压力。

二、肌肉减少症

"Sarcopenia"一词源于希腊语的 sarx（肌肉）和 penia（流失），最早于 1991 年由美国学者 Evans 和 Rosenberg 在 *Biomarkers：The 10 determinants of aging you can control*（NewYork，Simon & Schuster）一书中提出，最开始用于描述伴随年龄增长而出现的骨骼肌质量及力量下降，机体功能减退，导致跌倒、残疾等不良后果为特征的一种身体疾病状态。2010 年欧洲老人肌肉减少症工作组（The European Working Group on Sarcopenia in Older People，EWGSOP）提出了肌肉减少症定义的欧洲共识：肌肉减少症是进行性、广泛性的骨骼肌质量及力量下降，以及由此导致的身体残疾、生活质量下降及死亡等不良后果的综合征。该共识首次提出了诊断及分级标准。2018 年 EWGSOP 更新了肌肉减少症的定义：肌肉减少症是一种综合征，表现为低肌肉力量（low muscle strength），骨骼肌质量和数量下降（low muscle quantity and quality），躯体活动能力下降（low physical performance），导致身体残疾、生活质量下降以及死亡等不良后果。同时也更新了肌肉减少症的诊断方案，与 2010 年定义相比，此次更新更加强调低肌肉强度作为肌肉减少症的关键特征，因为研究发现肌肉力量（muscle strength）比肌肉数量（muscle mass）更能预测不良结局，所以把肌力下降看成诊断肌肉减少症最主要的依据，取代了 2010 年的肌肉质量减少。

基于种族、体型和遗传背景的不同，2014 年亚洲肌肉减少症工作组（Asian Working Group for Sarcopenia，AWGS）基于亚洲数据也提出了肌肉减少症的亚洲共识。2016 年肌肉减少症正式纳入到国际疾病分类（ICD）疾病编码中，标志着肌肉减少症将被医学界广泛重视。2019 年 AWGS 参照 2018 年 EWGSOP 共识重新修订了肌肉减少症的切割值（cut-off value）。

肌肉减少症常见于老年人，EWGSOP 流行病调查显示肌肉减少症在 60~70 岁老年人中的患病率为 5%~13%，80 岁以上的老年人中患病率为 11%~50%。肌肉减少症不仅出现于老年人群，还可见于一些慢性疾病、恶性肿瘤、衰弱和恶病质患者。肿瘤患者由于摄食减少、吸收障碍、代谢异常等常导致骨骼肌质量明显下降，功能严重丧失，增加了肌肉减少症发生的风险。肿瘤患者中肌肉减少症的患病率高于正常人群，成人肿瘤患者中肌肉减少症的患病率为 15%~74%，老年肿瘤患者肌肉减少症的发病率更高。有研究显示，65 岁以上的老年人群中，胃癌合并肌肉减少症患病率高达 28.8%，远高于肌肉减少症的人群患病率。肿瘤相关性肌肉减少症不仅会增加抗肿瘤药物的毒副作用，延长住院时间，增加术后并发症，还会影响患者的生存质量，甚至增加病死率。

（一）肌肉减少症的分类

可以根据肌肉减少症的病理分型和病因进行分类，详见表 1-4-5。

表 1-4-5　肌肉减少症分类

按病理类型分类	生理性	年龄相关性肌少症
	病理性	良性疾病、恶性肿瘤所致肌少症
按病因分类	年龄相关	除衰老之外无其他明显原因
	营养相关	能量和蛋白质摄入不足，营养吸收障碍，胃肠功能失调，或者多重用药导致食欲缺乏，过度营养或肥胖
	活动相关	卧床、久坐、缺乏锻炼，废用性肌肉丢失
	疾病相关	晚期器官衰竭（心脏、肝脏、肾脏、肺、大脑），炎症性疾病，神经障碍疾病，恶性疾病，内分泌系统疾病

（二）肿瘤肌肉减少症的发生机制

肿瘤相关肌肉减少症的发病机制尚未完全阐明，其根本原因是肌肉蛋白合成与分解速率的失衡。肿瘤患者因食欲下降或吸收障碍等原因引起摄入不足，蛋白质合成减少。而系统炎症反应导致促炎症因子促进泛素-蛋白酶体系统的蛋白质降解，晚期肿瘤激活转录因子 NF-κB 促进其介导的肌肉蛋白分解，另外肿瘤高代谢状态造成骨骼肌蛋白分解加速。除蛋白质方面改变，肿瘤条件下加速肌细胞 DNA 的降解，使凋亡的肌细胞数量增多，这也是肌肉减少症发生的机制之一。

（三）肿瘤相关性肌肉减少症的影响因素

肿瘤患者的肌肉减少与多因素相关，如年龄、营养状况、体力活动水平、肿瘤治疗、合并其他疾病等，老龄化是肌肉减少症的重要发病因素，而肿瘤相关性肌肉减少症对患者生活质量及预后生存影响重大。

1. 年龄

年龄相关性肌肉的改变主要包括肌肉质量下降、脂肪质量增加、形态结构和收缩性能的改变。正常人体肌肉量在 20~30 岁达到高峰，从 30 岁开始每年丢失 1%~2%，80~90 岁时肌肉流失达 50%。衰老过程中机体的激素水平发生变化，参与肌肉蛋白合成的雌激素、生长激素等水平下降，导致蛋白质合成减少，引起肌少症。同时，衰老使体内炎症细胞因子（TNF-α、IL-1、IL-6、C 反应蛋白）等高于正常水平，促进泛素-蛋白酶体系统的蛋白质降解，导致肌肉减少症发生。另外，老年人合并多种慢性疾病，器官功能减退、营养不足或吸收障碍等也加速了肌少症的进展。老年人体力活动减少，致使大量具有氧化性的有害物质在骨骼肌线粒体内蓄积，对肌肉造成损害。

2. 营养状况

各种原因导致肿瘤患者营养摄入不足，特别是蛋白质摄入减少，影响患者肌蛋白合成，是造成肌肉质量减少的原因。恶病质是引起肿瘤患者肌肉减少症最主要的原因。研究显示，与一般饥饿或摄入不足所导致的营养不良患者相比，处于恶病质情况下的肿瘤患者，不仅出现体重和脂肪的丢失，而且出现瘦体组织和体细胞的下降，同时伴有不同程度的蛋白质、骨及无机盐等人体成分的消耗，导致肿瘤相关性肌肉减少症发病率高，使患者住院时间延长。另外，肌少症在超重与肥胖患者中普遍存在，且"少肌性肥胖"或"肌肉减少性肥胖"在肿瘤患者中发生率逐年增长，临床实践中要综合肿瘤患者肌肉减少症筛查指标的评价结果，优化治疗方案，减少肌肉丢失。

3. 体力活动

体力活动缺乏（长期卧床、久坐）可导致人体骨骼肌质量减少，肌力下降，增加肿瘤相关性肌肉减少症的风险。规律的体力活动，可促进肌蛋白合成，减少分解代谢，延缓肿瘤患者肌肉丢失，提高其身体功能。

4. 肿瘤治疗

常见的肿瘤治疗手段包括化疗、放疗和外科手术等，常通过各种不同机制加剧肌肉减少。肿瘤相关性肌肉减少症与肿瘤治疗的毒副作用有相关性，如恶心、呕吐、吞咽困难、口腔黏膜炎等，这些毒副作用影响患者正常进食，使患者能量摄入不足，导致肌肉减少症发生。

5. 其他因素

例如，神经肌肉调节失衡使运动神经元功能性萎缩影响运动，导致肌肉质量及肌肉力量下降；内分泌紊乱导致多种激素（如睾酮、生长激素、胰岛素等）分泌减少，影响蛋白质合成与代谢；另外，合并糖尿病及其他慢性疾病也是肌肉减少症的风险因素。

（四）肌肉减少症的评估

1. 肌量评估

目前测定肌肉含量的方法有双能 X 线吸收法（DXA）、MRI、电子计算 CT、生物电阻抗法（BIA）等。CT 和 MRI 是评估肌肉量的"金标准"，但因 CT 辐射高，MRI 成本高，耗时长且仪器场所固定、不便携带等原因，临床使用受限。DXA 可较准确区分局部肌肉、脂肪及骨骼量，具有快速、辐射低等优点，被临床广泛利用，但仪器不方便携带，限制了其在院外的使用。BIA 可根据人体组织不同的电阻抗来测定机体脂肪和瘦体组织含量，由于会受种族、体位、机体含水量等因素影响，测量值不如 DXA 准确，但 BIA 的仪器方便移动，且具有价格便宜、安全快速、易操作、稳定等优点，是肌肉减少症筛查研究的主要工具。AWGS 推荐 BIA 用于肌肉减少症干预研究时的评估与诊断。

2. 肌力评估

握力和下肢肌力相结合的方法是评估骨骼肌肌力及肌功能较好的方法。握力测定是测定上肢肌力简单、易行的方法，标准的握力测定方法为双手各测 3 次，取最大值一侧的握力作为最终结果。体位评测参照美国手治疗协会推荐的标准化指南标准，即受试者采取坐姿，双足自然置于地面，屈膝屈髋 90°，肩内收中立位，屈肘 90°，上臂与胸部平贴，前臂处于中立位，伸腕 0°~30°，并保持 0°~15°尺偏。下肢肌力可通过使用特殊仪器测量伸膝、屈膝时肌肉做功的方法来进行评估，但此方法需要使用特殊仪器，且要经过专门培训，暂时只适用于研究。

3. 机体功能评估

机体功能评估方法包括计时站立行走测试（time up and go，TUG）、简易体能状况量表（short physical performance battery，SPPB）、平衡测试、常规步速测试、坐站测试、6min 步行测试、爬梯测试（stair climb power test，SCPT）等。

（1）计时站立行走测试（TUG） 用于评估受试者的身体功能活动水平，可以快速预判受试者的跌倒风险。

（2）简易体能状况量表（SPPB） 是联合平衡测试、常规步速测试、坐站测试三种方式的一项复合测试，用来评价患者平衡能力、步速、肌力和耐力，每项测试 0~4 分，总分 12 分，得分≤8 分提示身体机能欠佳。因 SPPB 中的每个测试都可以单独作为肌肉减少症的评估方法，故被推荐作为临床和科研评价功能结局的标准。

（3）平衡测试 是测试受试者双脚分别并拢、前后错开一半及前后完全错开三种方式站立 10s 的能力，对于不能行常规步速测试的患者使用该方法进行机体功能评价。

（4）常规步速测试 该方法测量受试者完成行走 6m 所用时间，具有预测运动障碍和死亡率的重要作用。该方法步行速度有较统一的量化标准，具有可比性，且操作简单，省时省力，EWGSOP 2 及 AWGS 2019 均推荐采用 6m 步行测试进行机体功能评估。

（5）坐站测试 该方法测试受试者双臂交叉于胸前，反复 5 次从椅子上站起来再坐回去的时间。

（6）6min 步行测试　可用于评价肌肉耐力。

（7）爬梯测试　可用于评价下肢爆发力。

（五）肌肉减少症的诊断标准

1. 中华医学会骨质疏松和骨矿盐疾病分会推荐的诊断标准

2016 年该分会制订的肌少症专家共识中推荐将步速测试与握力测定作为筛查指标，首推 DXA 进行肌量（经身高校正）测定，将 60 岁或 65 岁作为肌肉减少症的年龄界限，评估肌肉含量、肌力和日常活动能力三维度。测步速＞0.8m/s 时，测握力，若握力正常则排除肌肉减少症；若握力下降（男性握力≤25kg，女性握力≤18kg）或步速≤0.8m/s 时，测量肌肉量，将测出的四肢肌肉量（appendicular skeletal muscle mass，ASM）除以身高的平方（m^2）得出相对四肢骨骼肌指数（relative appendicular skeletal muscle mass index，RASMI），RASMI 小于健康年轻人均值的 2 个标准差即可判断为肌肉减少症，反之则排除。

2. 欧洲老年肌少症工作组的诊断标准（EWGSOP2 2018）

2018 年该组织更新诊断标准，推荐按"筛查→评估→确诊→严重程度分级"流程进行肌肉减少症诊断。使用 SARC-F 五项评分问卷量表对高危患者进行筛查，包括评估肌肉力量、辅助行走、座椅起立、攀爬楼梯及跌倒次数等内容，总分 0~10 分，评分＜4 分为正常，评分≥4 分为可疑肌肉减少症。对于 SARC-F≥4 分的患者采用握力测定或坐站测试的方法评估肌力，肌力正常则暂时排除肌肉减少症；若握力异常（男性＜27kg，女性＜16kg）或 5 次坐站测试＞15s，则为疑似或可能肌肉减少症。进一步通过 DXA、BIA 或 CT/MRI 进行肌肉量的测定，若测得 ASM 男性＜20kg，女性＜15kg，或 RASMI 男性＜7.0kg/m^2，女性＜6.0kg/m^2，则可确诊为肌肉减少症。最后进行体能评估来确定肌少症的严重性，若步速≤0.8m/s，或 SPPB 得分≤8 分，或 400m 步行试验≥6min 或未完成，则为严重肌肉减少症。

3. 亚洲肌少症工作组的诊断标准（AWGS 2019）

2019 年该组织除更新了诊断切割值外，针对不同级别的医疗机构采用不同的肌少症诊断策略也是这次更新的亮点。

（1）社区基层医疗机构　考虑到基层医疗机构仪器设备缺乏的可能，AWGS 2019 提出应早期识别风险人群或"可能肌少症"，及时进行干预，并为基层社区医疗机提供了切实可行的诊疗路径，即筛查→评估→干预。

① 筛查　小腿围男性＜34cm，女性＜33cm，或 SARC-F 量表评分≥4 分，或 SARC-CalF 评分≥11 分（SARC-F 中添加小腿围），满足一项为阳性，进行下一步评估。

② 评估　握力男性＜28kg，女性＜18kg，或躯体功能 5 次起坐时间≥12s，满足一项则为"可能肌少症（possible sarcopenia）"。

③ 干预　通过饮食、运动或健康教育等方式进行干预，也鼓励转院进行诊断。

（2）急慢性医疗机构或临床研究

① 筛查

a. 存在以下任何临床情况即为阳性：功能下降或受限，非意愿性体重下降，抑郁，认知受损，反复跌倒，营养不良，慢性疾病（心力衰竭、慢性阻塞性肺疾病、糖尿病、慢性肾病等）。

b. 无上述临床情况者满足以下任何一项即为阳性：小腿围男性＜34cm，女性＜33cm，或 SARC-F 评分≥4 分，或 SARC-CalF 评分≥11 分。

② 筛查阳性者直接进行综合评估

a. 肌肉力量：握力（男性＜28kg，女性＜18kg）。

b. 四肢骨骼肌指数（RASMI）：DXA 男性＜7.0kg/m²，女性＜5.4kg/m²；或 BIA 男性＜7.0kg/m²，女性＜5.7kg/m²。

c. 躯体功能测试：6m 步行速度＜1.0m/s，或 5 次起坐时间≥12s，或 SPPB 评分≤9 分。

③ 诊断　低骨骼肌含量+低握力或低体能则诊断为肌肉减少症，低骨骼肌含量+低握力+低体能为严重肌肉减少症。

综上所述，肌肉减少症目前暂无统一诊断标准，它的评估方法和诊断指标的切点更多是基于欧美等发达国家的研究结果。我国目前研究尚少，要考虑种族、体型、地域等差异，期待进行更多深入临床的研究，以制订适合国人的肌少症诊断标准。

（六）肿瘤肌肉减少症的治疗

1. 营养治疗

目前尚没有专门针对肿瘤患者营养干预的研究，肌肉减少症的营养干预主要针对老年人，但肿瘤患者可以借鉴。

（1）蛋白质　蛋白质是骨骼肌的重要组分，机体 50%~75% 的蛋白质都以各种形式储存于骨骼肌中，肿瘤患者食欲或消化功能减退，摄食减少，机体蛋白质合成能力降低，常导致蛋白质缺乏，是肌肉减少的原因之一。因此，促进机体蛋白质合成是治疗肌少症的重要措施。2018 年国际肌少症临床实践指南建议临床医师应考虑对患有肌少症的老年人进行蛋白质补充或增添富含蛋白质的饮食。必需氨基酸（essential amino acids，EAAs）是蛋白质合成最重要的营养物质，而其中亮氨酸是肌肉蛋白合成代谢的主要调控因子。所以对于肌少症患者不但要补充蛋白质，更强调补充富含必需氨基酸尤其是亮氨酸的蛋白质。研究表明，每日补充富含亮氨酸的优质蛋白对老年肌肉减少症患者有益。肿瘤肌肉减少症患者每日蛋白质推荐量没有专门的专家共识，可参照《中国老年人肌少症诊疗专家共识（2021）》中推荐的量。

对于明确诊断的肌少症患者建议每日摄入蛋白质 1.2~1.5g/kg；而对合并严重营养不良的肌少症患者每日蛋白质则需要补充到 1.5g/kg 以上；推荐肌少症患者每日亮氨酸的最低摄入量为 55mg/kg。蛋白质应以优质蛋白为主，且应平均分布于每日的 3~5 餐中。

（2）维生素 D　低维生素 D 水平是肌肉量减少和功能下降的危险因素。因缺乏足够证据证明补充维生素 D 在肌少症治疗上有积极的作用，对于维生素 D 治疗肌肉减少症仍存在争议，如 2018 年国际肌少症临床实践指南中不推荐肌肉减少症患者常规补充维生素 D。但是近年来有越来越多的研究倾向于推荐肌肉减少症患者补充维生素 D，如 2019 年 Cru-Jentoft 等在权威杂志《柳叶刀》上发文对维生素 D 改善肌肉功能表示肯定。

（3）肌酸　肌酸是一种可内源性合成，也可外源性摄入（红肉、海鲜和家禽）的有机酸。人体内约 95% 的肌酸以游离肌酸或磷酸肌酸的形式存在于骨骼肌中。研究证明，营养不良的患者补充肌酸后，患者肌力得到提高，且运动后的细胞损伤和炎症反应减轻。但是肌酸的补充剂量如果把握不准，容易发生急性肾炎等不良反应，因此肌酸不作为肌肉减少症的常规治疗用药。

2. 运动干预：抗阻运动

肌肉减少症发生病因复杂，但是比较明确的是缺乏身体活动（physical activity，PA）或 PA 水平下降是所有肌肉减少症共同的主要原因之一，运动被认为是迄今为止促进健康老龄化的最有效的干预措施。2018 年国际肌少症临床实践指南中提出以运动疗法作为肌肉减少症的主要治疗方案。运动干预的方式包括抗阻训练和有氧运动。抗阻训练是肌肉重建最有效的方法，包括俯卧撑、哑铃、杠铃、自己负重等，通过抗阻运动可刺激骨骼肌肌纤维蛋白合成增加，提高肌肉质量和肌力。有氧运动不能增加粗肌纤维，主要是增加衰老的骨骼肌线粒体数量和肌球蛋白重链由快到慢的转变而增强肌肉整体功能，如步行、慢跑、骑自行车、游泳等。不同的运动方式对肿瘤患者肌肉力量及肌肉质量产生的结果不同，且每种运动方式有各自的优缺点，推荐使用多运动形式相结合，且应根据患者的意愿及整体身体状况来考虑运动强度、量及进度，宜制订个体化的运动计划。

蛋白质补充联合运动疗法（抗阻训练或有氧锻炼）尤其是抗阻训练共同刺激骨骼肌蛋白合成，不但能促进肌肉质量的增加，而且会减少因疾病或衰老带来的肌肉质量减少。

3. 药物治疗

目前，针对增加骨骼肌质量及调节机体功能的药物研究较多，但没有针对肌肉减少症的适应证药物，国际上也暂无获批的用于肌肉减少症的特异性药物。迄今为止药物研究集中在性激素、生长激素、活性维生素 D、β 肾上腺素受体激动剂、血管紧张素转换酶抑制剂等，但现有的药物疗效并不理想，需要更多、更深入的研究来开启肌肉减少症药物治疗的大门。

4. 康复治疗

康复治疗主要包括运动疗法和物理因子治疗，对缺乏运动或受身体条件制约不能运动的患者，可使用全身振动、功能性电刺激等物理治疗，如神经肌肉电刺激疗法通过低频电流作用于相应的神经和肌肉，刺激骨骼肌收缩。此外，其他物理因子，如电磁场、超声等在肌肉减少的防治中也有一定的意义，但具体作用机制和应用条件还有待进一步明确。

肿瘤相关性肌肉减少症会影响患者治疗效果，引起或加重毒副作用，是恶性肿瘤不良预后的独立危险因素。虽然近年对于肌肉减少症的关注和研究越来越多，它的诊断和治疗也得到不断地完善和进步，但对于肿瘤患者合并肌肉减少症的研究尚不多，治疗方案更是没有达成共识的标准，期待今后更多的探索和研究致力于肿瘤相关性肌少症。目前，临床中应从多个维度综合评估患者，制订个体化治疗方案，以改善疾病预后，提高患者的生活质量。

第五节　肠内营养与肠外营养

一、肠内营养

肠内营养（EN）又称肠内喂养（enteral feeding），指通过胃肠道途径为人体提供代谢所需营养素的营养支持方法。肠内营养分为部分肠内营养和全肠内营养。部分肠内营养（PEN）是指肠内营养提供患者部分而非全部营养物质和能量；全肠内营养（TEN）是指患者的营养物质和能量全部由肠内营养提供。

肠内营养是一种较好的营养支持方法，它维持了人体各器官的生理功能，尤其是肠黏膜的结构与屏障功能。通过适当的肠内营养，在一定程度上可增加胃肠道的血液供应，"唤醒"肠道，促进肠道功能恢复。与肠外营养相比，肠内营养具有符合生理状态，维护肠黏膜屏障，减少代谢并发症，改善临床结局，安全经济等优点，但不能替代肠外营养。

关于肠内营养与肠外营养的使用，从 20 世纪 60 年代开始理念就在不断变化与更新，由最开始的首选肠外营养，经过不断地临床应用与多中心验证，逐步倾向肠内营养多于肠外营养。到目前，国内外专家对于肠内营养的使用达成共识："If the gut works, and can be used safely, use it"，即只要肠道有功能，能安全使用时，就要使用它。肠内营养成为有胃肠功能患者的首选营养支持手段。

（一）肠内营养的适应证与禁忌证

1. 肠内营养适应证

① 意识障碍、昏迷、肿瘤压迫所致神经系统异常、阿尔茨海默病（老年性痴呆）、神经性厌食症、精神失常等无法正常经口进食的患者。

② 吞咽困难或失去咀嚼功能的患者，如头颈部肿瘤术后或放疗、化疗后患者，或重症肌无力患者。

③ 上消化道梗阻或上消化道术后患者，如食管癌、贲门失弛缓症、胃轻瘫等患者。

④ 部分胃肠道瘘患者，如低流量瘘或瘘后期患者，适用于所提供营养液不会从瘘孔中流出的患者。

⑤ 短肠综合征患者，由于肠扭转、肠系膜血管栓塞、克罗恩病等小肠被部分或广泛切除的患者。

⑥ 炎性肠道疾病，如克罗恩病、溃疡性结肠炎等。

⑦ 高代谢状态的疾病，如大面积烧伤、严重创伤、严重感染。

⑧ 围手术期营养不良。

⑨ 慢性营养不良的患者，如肿瘤辅助放、化疗的患者及免疫缺陷患者。

⑩ 胰腺疾病患者恢复期，病情稳定，且胃肠功能改善后可使用肠内营养。

⑪ 消化吸收不良，如消化道肿瘤、胃轻瘫。

⑫ 脏器功能不全，如慢性肾衰竭、心力衰竭、慢性阻塞性肺疾病等。

⑬ 小儿吸收不良、低体重早产儿可使用新生儿或儿童适用型肠内营养制剂。

⑭ 肠外营养的过渡与补充。

2. 肠内营养禁忌证

① 完全性机械性肠梗阻。

② 肠麻痹。

③ 高流量空肠瘘。

④ 胃肠道出血、严重腹腔或肠道感染。

⑤ 重症胰腺炎急性期。

⑥ 顽固性腹泻和呕吐。

⑦ 小肠广泛切除 4~6 周。

⑧ 胃肠蠕动严重减慢（相对禁忌）。

⑨ 血流动力学不稳定患者应慎用。

（二）肠内营养的营养支持途径

肿瘤患者肠内营养的支持途径应遵循"四阶梯原则"，如图 1-5-1 所示，按给予方式不同肠内营养支持途径可分为口服和管饲。

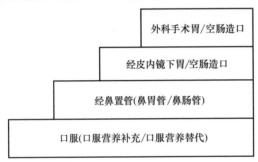

图 1-5-1　肠内营养途径"四阶梯原则"

1. 口服营养补充

口服营养补充是肠内营养支持途径中最安全、最接近正常饮食的方式，具有无创、简单有效、符合生理状态等优点，是肠内营养的首选方法。2006 ESPEN 将 ONS 定义为补充性经口摄入特殊医学用途配方食品（foods for special medical purpose，FSMP）。FSMP 是为了满足进食受限、消化吸收障碍、代谢紊乱或特定疾病状态人群对营养素或膳食的特殊需要，专门加工配制而成的一类配方食品，与日常饮食相比具有一些特殊优势，能量密度和营养配比可以根据需求进行人工调节。

2. 管饲（tube feeding）

管饲主要适用于各种原因导致的无法经口进食或有进食禁忌证的患者，包括经鼻胃/肠管（nasogastric/nasointestinal tube，NGT/NIT）、经皮内镜下胃/空肠造口（percustanous endoscopic gastrostomy/jejunostomy，PEG/PEJ）和外科手术胃/空肠造口。关于管饲途径的选择应用在后面章节有详细介绍。

（三）肠内营养制剂的分类

肠内营养制剂的分类方法很多，按氮源分类可分为整蛋白型、短肽型和氨基酸型；按配方特点可分为标准型（包含无渣型和纤维素型）和疾病特异型（糖尿病型、肿瘤型、肺病型、肾病型等）；按组成成分可分为非要素制剂、要素制剂、组件制剂和特殊治疗制剂；按剂型又可分为乳剂、混悬剂、粉剂和半固体制剂。肠内营养制剂的分类没有统一规定，随着应用领域的扩大和数量的上升，国家卫生健康委员会、中华医学会、劳动和社会保障部均参与其分类。下面根据国家卫生健康委员会颁布的国家标准《食品安全国家标准 特殊医学用途配方食品通则》（GB 29922—2013）按成分不同将其分为全营养配方食品、特定全营养配方食品和非全营养配方食品。

1. 全营养配方食品

全营养配方食品主要是针对有医学需求且对营养素没有特别限制的人群，如体质虚弱、严重营养不良者等，可作为单一营养来源满足目标人群营养需求的特殊医学用途配方食品。全营养配方食品可分为两种：要素制剂和非要素制剂。

（1）要素制剂（elemental diet） 是一种营养素齐全，化学成分明确，无需消化即能被肠道直接吸收利用的小分子结构营养制剂。要素制剂一般以氨基酸或游离氨基酸和短肽为氮源，以葡萄糖、蔗糖或糊精为能源，又称化学成分明确制剂，可口服和管饲。要素制剂的特性包括：①化学成分明确，含量精确；②无需消化或稍加消化即可被人体吸收，无渣；③不含乳糖；④性状为粉剂或液态；⑤渗透压范围为440~610mOsm/L［等渗为300~400mOsm/（kg·H_2O）］，属于高渗范围，易致高渗性腹泻；⑥经口适应差，可加入饮料或冰淇淋中改善口感。

要素制剂适用于：代谢性胃肠功能障碍（如胰腺炎、短肠综合征、克罗恩病、溃疡性结肠炎、肠瘘、消化不良综合征、接受放化疗等）的肠炎患者；危重疾病如大面积烧伤、创伤、大手术后的恢复期；营养不良的术前喂养等。

代表产品有：维沃（Vivonex），氨基酸制剂，为粉剂，含游离氨基酸、脂质、维生素及硒、铬等微量元素，用温水冲调成 1kcal/ml（4.18kJ/ml）标准能量密度，缓慢口服或管饲；百普力（肠内营养混悬液 SP），短肽制剂，含有麦芽糊精、水解乳清蛋白、矿物质、维生素及微量元素，为500ml/瓶的混悬液，能量密度为1kcal/ml，每100ml 含 4g 蛋白质、1.7g 脂肪、17.69g 碳水化合物（即糖类），可口服或管饲，但口感差，口服接受度不高，一般经喂养管重力滴注或营养泵匀速泵入。

（2）非要素制剂（non-elemental diet） 多数以整蛋白或蛋白质水解物为氮源，分子结构比要素制剂大，渗透压（300~450mOsm/L）接近等渗，口感好，适合口服，也可管饲，具有使用方便、耐受性好等优点，对于胃肠功能较好的患者是首选配方。非要素制剂包括以未加工蛋白为氮源的混合奶和匀浆制剂，以及以整蛋白为氮源的肠内营养制剂，其中以整蛋白为氮源的非要素型肠内营养制剂是目前临床上使用最多的肠内营养制剂，包括含牛乳配方、不含乳糖配方及含膳食纤维配方。下面简单介绍几种整蛋白型肠内营养制剂。

① 安素（TP） 为整蛋白配方粉剂，不含乳糖和膳食纤维，可作为全面营养支持或部分营养补充，适用于成人、四岁及四岁以上儿童。在200ml温开水中加入6勺（55.8g）安素粉，搅拌制成250ml溶液，能量密度为1kcal/ml，可口服或管饲。其中每100ml含3.6g蛋白质、3.6g脂肪、13.7g碳水化合物。

② 能全素 整蛋白配方粉剂，以酪蛋白、植物油和麦芽糊精为基质，适用于有胃肠功能或部分胃肠功能，但由于各种原因不能进食足够食物而需要进行肠内营养治疗以满足机体需求的患者。配制时可将9平勺能全素完全溶于50ml温开水后再加入温开水至250ml，也可以将整罐（320g）完全溶于500ml温开水后再加入温开水至1500ml，配制成能量密度为1kcal/L的溶液，分次口服或管饲。每100ml含4g蛋白质、3.94g脂肪、12.2g碳水化合物。

③ 能全力（TPF） 整蛋白配方混悬剂，含膳食纤维，不含乳糖，添加了短链脂肪酸，适用于有胃肠功能或部分胃肠功能，不能或不愿意进食足够常规食物，为满足机体营养需求需要进行肠内营养治疗的患者。该产品为500ml/瓶，有普通型（500kcal）和高能型（750kcal），普通型能量密度为1kcal/L，每100ml含4g蛋白质、3.9g脂肪、12.1g碳水化合物；高能型能量密度为1.5kcal/L，每100ml含6g蛋白质、5.8g脂肪、18.1g碳水化合物。

2. 特定全营养配方食品

特定全营养配方食品是在满足全营养配方食品的基础上，根据特殊疾病对某种营养素需求进行适当调整后的产品，是可作为单一营养来源满足目标人群在特定疾病或医学状况下营养需求的特殊医学用途配方食品。常见疾病特异型特殊医学用途配方食品有糖尿病型、呼吸系统疾病型、肾病型、肝病型、高代谢型及肿瘤免疫型全营养配方食品等。

（1）糖尿病全营养配方食品

① 康全力（TPF-DM） 混悬剂，适用人群为糖尿病及应激性高血糖患者。该产品为1000ml/袋，能量密度为0.75kcal/ml，每100ml含3.2g蛋白质、3.2g脂肪、8.4g碳水化合物。可口服或管饲。

② 瑞代（TPF-D） 乳剂，符合国际及国内糖尿病协会的推荐和要求，适用于糖尿病患者。该产品为500ml/袋，能量密度为0.9kcal/ml，每100ml含3.4g蛋白质、3.2g脂肪、12g碳水化合物。可口服或管饲。另外其蛋白质主要来源为大豆蛋白，适用于牛奶蛋白过敏者。

③ 益力佳 粉剂，不含麸质和乳糖，含膳食纤维，可为糖尿病患者提供全面、平衡的营养，通过提供慢消化淀粉及多种膳食纤维来控制餐后血糖升高幅度，降低

血糖波动水平。400g/罐，具体用法为 200ml 温开水中加入 6 匙粉末，搅拌均匀得到 237ml 液体（220kcal）。

（2）呼吸系统疾病全营养配方食品 益菲佳，液剂，高脂低碳水化合物，适用于 COPD、呼吸衰竭、呼吸机依赖或囊性纤维化的患者。237ml/听，能量密度 1.5kcal/ml。三大营养物质供能比蛋白质占 16.7%，脂肪占 55.1%，碳水化合物占 28.2%。

（3）肾病型全营养配方食品 立适康肾脏疾病专用，粉剂，该配方有足够能量、必需氨基酸、少量脂肪和电解质，适用于肾衰竭患者。360g/罐，可取 5 平勺该粉剂完全溶解于 170ml 温开水后，再加水至 200ml，配制液能量密度为 1kcal/ml，每 100ml 中含 2.5g 蛋白质、2.8g 脂肪、16.2g 碳水化合物。

（4）肝病型全营养配方食品

① 立适康支链氨基酸 粉剂，含丰富的支链氨基酸（占总氨基酸的 50%），适用于肝硬化、慢性肝病患者。360g/罐，取 5 平勺该粉剂完全溶解于 170ml 温开水后，再加水至 200ml，配制液能量密度为 0.9kcal/ml。每 100ml 含 5.42g 支链氨基酸或蛋白水解物、1.6g 脂肪、13.5g 碳水化合物。

② 康全甘（TP-MCT） 混悬剂，含 MCT（中链甘油三酯），用于术前营养、肝胆手术、消化系统疾病、脂质代谢障碍。500ml/瓶，能量密度 1.0kcal/ml，每 100ml 含 5g 蛋白质、3.3g 脂肪、12.6g 碳水化合物。

（5）高代谢型全营养配方食品 瑞高（TP-HE），乳剂，高蛋白、高能量、高 MCT，不含乳糖和果糖，适用于需要高蛋白、高能量、易于消化的脂肪以及液体入量受限的患者，如烧伤患者、心功能不全患者、持续腹膜透析患者等。500ml/瓶，能量密度 1.5kcal/ml，每 100ml 含 7.5g 蛋白质、5.8g 脂肪、17g 碳水化合物。

（6）肿瘤免疫型全营养配方食品 瑞能，肠内营养乳剂（TPF-T），是专为肿瘤患者设计的配方。高能量，高脂肪，低碳水化合物，特别适合癌症患者代谢需要，其能量分布比例为碳水化合物：脂肪：蛋白质=32%：50%：18%，符合 2016 年发布的《肿瘤营养治疗通则》中推荐的荷瘤患者肠内营养三大营养素供能比例（碳水化合物 30%~50%，脂肪 25%~40%，蛋白质 15%~30%）。有研究显示富含 ω-3 多不饱和脂肪酸（ω-3 PUFA）的肠内营养配方相对于标准营养配方更能改善食管癌和头颈部肿瘤患者的营养状况和生活质量。瑞能富含 ω-3 PUFA，可抑制炎症反应，抑制蛋白消耗，符合 2016 ESPEN 及 2016 ASPEN 对肿瘤患者使用添加 ω-3 PFUA 的肠内营养配方的推荐。200ml/瓶，能量密度 1.3kcal/ml，可口服或管饲。

3. 非全营养配方食品

非全营养配方食品是指可满足目标人群部分营养需求的特殊医学用途配方食品，其仅以某种或某类营养素为主，不适合作为单一营养来源。按照其产品组成特征，可分为蛋白质组件、脂肪组件、糖类组件、电解质组件、增稠组件、流质配方、氨基酸代谢障碍配方等。可对完全配方制剂进行补充或强化，也可以采用两种或以上的组件制剂合成配方，以满足患者个体化需求。

（四）肠内营养的输注方式

肠内营养的输注方式分为三种：注射器推注、间歇性重力滴注、营养泵连续性输注。应根据病情、营养制剂种类、输入途径、胃肠耐受性等确定肠内营养液的输注方式，肠内营养液输注应遵循由少到多、由稀到稠、由慢到快的原则循序渐进。

1. 注射器推注

此方法是将配制好的肠内营养液抽至注射器中，按餐次经喂养管推注至胃内的一种方法。留置鼻胃管或胃造口的患者，若病情稳定且胃肠功能正常，推荐使用此方法。可使用 50ml 注射器，每次缓慢推注 200~400ml，每日 4~6 次，此操作方便简捷，且符合正常进食规律，更适合胃部的生理特点。该方法不宜用于置入空肠管或空肠造口患者，以免发生倾倒综合征。

2. 间歇性重力滴注

将配制好的肠内营养液装入管饲容器，经输注管与肠内营养管相连，利用重力作用进行滴注，根据患者耐受情况由慢到快调整滴速。一般情况下，每次可持续滴注 1~2h，平均速度 100~200ml/h，每次滴注量可达 200~500ml，每日 4~6 次，时间间隔接近正常进食。与注射器推注方式相比，胃肠耐受性更好，且相比连续性输注有一定的自由时间，对日常生活影响较小，患者接受度可。

3. 营养泵连续性输注

营养泵连续性输注是指使用营养泵控制输注的速度，每天连续输注肠内营养液达 12~20h 的方式。根据 ASPEN 发布的指南，建议连续性输注速度从 10~40ml/h 开始，耐受性好的情况下，每 8~12h 增加 10~20ml/h，经 3~5d 达需求量。该方法由于输注速度较慢且匀速，可提高胃肠耐受性，降低误吸风险。适用于危重患者、大手术后启动肠内营养的患者、空肠喂养者、血糖波动较大的患者、抗肿瘤治疗致胃肠功能障碍的患者以及对肠内营养"速度"和"浓度"较为敏感的患者，空肠喂养者仅限此方式进行输注。此方式需要使用肠内营养泵，费用成本较前两种高，且限制了患者的自由活动，针对此缺陷，设备不断更新改进，便携式营养泵应运而生。

（五）肠内营养常见并发症

1. 胃肠道并发症

胃肠道不良反应是导致肠内营养中断的原因之一，主要包括腹泻、恶心呕吐、腹胀、胃潴留、便秘。

（1）腹泻 持续不成形或水样便达到 2d 以上，或不成形或水样便 >3 次/d 且每次 ≥200g，可称之为腹泻。腹泻是肠内营养期间最常见的并发症，与肠内营养腹泻相关的因素有很多，包括疾病因素（如低蛋白血症、感染），禁食因素，肠内营养制剂因素（如膳食纤维不足或过度、日用量过大、输注速度过快、温度过低、高渗配方、细菌污染等），药物因素（如抗生素的使用，或其他易致肠痉挛或渗透性腹泻的药物的使用等）。当肠内营养期间发生腹泻，不建议盲目终止肠内营养或改变配方，首先应正确评估患者腹泻的原因，进而进行对症处理。根据研究显示，通过采取调整输入营养液的温度（控制在 37~40℃）、降低营养液输入的浓度和量、控制输注速度、酌情使用止泻药物等措施后，患者的腹泻症状可以得到有效控制。治疗无效可终止肠内营养。

（2）恶心呕吐 指膈肌、腹部肌肉突然收缩，胃内食物被压迫经食管、口腔而排出体外的过程。恶心呕吐是肠内营养常见不良反应之一。营养液输注速度过快、喂养管移位、营养液高渗配方、高脂肪含量、功能性消化不良、异常气味等都是可能引起患者恶心呕吐的因素，对于肿瘤患者而言，还应考虑放疗或抗肿瘤药物所致的胃肠道反应。如发生恶心呕吐，可通过调整输注速度、调整床头角度（抬高床头30°~45°）、降低肠内营养浓度或调整配方、使用促胃动力药物等措施来缓解症状。

（3）腹胀 是指腹部胀满不适或腹部胀大。与腹胀相关原因包括：营养制剂温度过低、输注速度过快等导致肠痉挛，输注量过多、肠蠕动减弱等导致胃内容物滞留，肠道菌群失调导致产气增多等。可通过减慢输注速度、使用加温器控制输注的营养液温度为 37~40℃、减少输注的量、遵医嘱酌情使用促胃动力药或使用益生菌调节肠道菌群等措施来处理腹胀，并应查找原因进行对症解决。

（4）胃潴留 临床中，胃潴留量［即胃残余量（GRV）］监测，常被作为胃动力障碍和肠内营养耐受性评估最常用的方法，尤其是重症监护室常采用。但到目前为止，关于重症患者是否常规进行 GRV 监测以及 GRV 临界值为多少尚无共识，2016 SCCM/ASPEN 指南基于专家共识建议每天监测重症患者肠内营养耐受性（呕吐、腹胀、腹泻、GRV），但不应将 GRV 作为接受肠内营养患者的常规监测指标，对于仍在监测 GRV 的患者，在 GRV<500ml 且无其他不耐受表现时，应避免中断肠内营养。

（5）便秘　便秘是指在多种致病因素作用下，结直肠、肛门的结构和功能发生改变，临床出现排粪困难、排粪量减少、排粪次数减少或排粪不尽及相关不适等主要表现的一类疾病。便秘的原因包括水分摄入不够、膳食纤维摄入不足、长期卧床、药物作用、肠梗阻或肠动力功能紊乱等。可增加水分摄入，选用含膳食纤维型的营养液，鼓励患者下床活动，指导患者进行腹部环形按摩。病理或药物原因引起的便秘，查明原因，对症干预。

2. 代谢性并发症

（1）水代谢异常　肠内营养导致的脱水通常是高渗性脱水，主要原因是肠内营养制剂的高渗性、水分摄入不足、呕吐腹泻、药物原因等。应尽早识别脱水，及时补水，同时查明具体原因对症干预。

（2）电解质及微量元素代谢异常　营养制剂中电解质浓度不足或过高，水潴留或体液丢失过多等都可能导致电解质代谢异常，如低钠/高钠血症、低钾/高钾血症等。另外肾功能降低、药物干扰、再喂养综合征也是导致电解质代谢异常的原因。低钾血症/低磷血症是再喂养综合征典型的表现。长期营养液选择不当或补充不及时也可能导致某些微量元素缺乏。应定期监测电解质和微量元素，根据生化结果及电解质异常的原因进行对症干预。

（3）糖代谢异常

① 高血糖　空腹血糖≥7.0mmol/L 或随机血糖≥11.1mmol/L 即为高血糖。主要与糖尿病、葡萄糖输入过多、胰岛素抵抗、代谢应激或糖皮质激素等药物使用有关，通过调整营养液输注速度和浓度、降低葡萄糖摄入量、添加胰岛素等方法来调节高血糖，要警惕高渗高血糖非酮性昏迷的发生。对于既往无高血糖病史或血糖控制平稳的患者，已适应某种营养液和输入量后突发高血糖，可能是由于营养液输入过快或过量。

② 低血糖　无糖尿病患者血糖<2.8mmol/L，糖尿病患者血糖<3.9mmol/L，即为低血糖。引发低血糖的原因可能是能量供给不足、胰岛素使用过量或肝功能不全，使用降糖药患者突然停止肠内营养时也可能发生低血糖。发生低血糖时首选应立即按低血糖标准诊治流程处理，然后再分析低血糖发生的原因进行纠正，严密监测血糖变化。

3. 机械性并发症

机械性并发症多与喂养管管路位置、材质及长期使用有关，主要包括误吸、脱管、堵塞及消化道损伤等。

（六）肠内营养监测

进行肠内营养支持的患者，需要对肠内营养疗效及并发症进行监测，以达到最大化的营养干预效果。营养监测内容包括胃肠耐受性监测、代谢状况监测、营养状况监测及其他。

1. 胃肠耐受性监测

胃肠耐受性监测包括腹胀、腹痛、腹泻、恶心、呕吐等消化道症状监测，每天询问、评估和记录。可借鉴肠内营养耐受性评估量表来指导肠内营养的实施，有关胃肠耐受性评估量表有很多，如表 1-5-1 展示的是苏观富等制订的量表，简单易行，使用广泛。

表 1-5-1 肠内营养耐受性评估量表

评估内容	0分	1分	2分	5分
腹胀/腹痛	无	轻度	感觉明显，会自行缓解或腹内压 12~20mmHg（1mmHg=133.322Pa）	严重腹胀/腹痛，无法自行缓解或腹内压>20mmHg
恶心/呕吐	无	有轻微恶心感但无呕吐	恶心呕吐，但不需要胃肠减压或胃残余量>250ml	呕吐，需要胃肠减压或胃残余量>500ml
腹泻	无	稀便 3~5 次/d，量<500ml	稀便>5 次/d 且量为 500~1500ml	稀便>5 次/d 且量>1500ml

注：0~2 分者继续肠内营养，增加或维持原速度，对症治疗；3~4 分者继续肠内营养，减慢速度，2h 后重新评估；≥5 分者暂停肠内营养，重新评估或更换输入途径。

2. 代谢状况监测

代谢状况监测包括血清电解质监测及血糖监测，每周监测 1~2 次电解质（血钙、血镁、血磷、血钾、血钠），每周至少监测血糖 1 次，对于长期饥饿或营养不良而重新喂养的患者，特别注意监测血磷、血钾、血镁和血糖，警惕再喂养综合征。

3. 营养状况监测

营养状况监测包括摄入热量及蛋白质达标情况监测，体重监测每周 3 次，营养指标（皮褶厚度、肌酐身高指数、上臂肌围）至少每周 2 次，生化指标如总蛋白、白蛋白、转铁蛋白、前白蛋白、胆红素、甘油三酯、凝血酶原等至少 1 周 1 次。

4. 其他

对于管饲患者实施肠内营养过程中，还需监测导管位置和管饲状态，避免机械性并发症发生。

（七）肠内营养的注意事项

根据中国抗癌协会肿瘤营养与支持治疗专业委员会的《营养不良五阶梯治疗》

指南中对实施 TEN 的基本原则规定，要求掌握"一、二、三、四、五"。

"一"：一个原则，即个体化，根据每一位患者的实际情况选择合适的营养制剂及用量、输注途径及其方法。

"二"：了解两个不耐受，胃不耐受及肠不耐受，前者多与胃动力有关，后者多与使用方法不当有关。

"三"：观察上、中、下三个部位——上，即上消化道表现，如恶心呕吐；中，即腹部，观察腹痛、腹胀、肠型、肠鸣音；下，即下消化道表现，如腹泻、便秘、大便次数、大便性质与形状。

"四"：特别重视四个问题，即误吸、反流、腹胀、腹泻。

"五"：注意五个度，即输注速度、液体温度、液体浓度、耐受程度、液体清洁度。

二、肠外营养

肠外营养（PN）又称静脉营养（intravenous nutrition，IVN），是指通过胃肠外（静脉）途径为人体代谢需要提供基本营养素的营养支持疗法。主要适用于肠内营养不能满足人体代谢需求或不宜给予肠内营养的各类患者，也可以与肠内营养联合使用。肠外营养自 20 世纪 70 年代开始在我国应用，已成为临床所有科室营养治疗的重要手段。肠外营养可分为全肠外营养和部分肠外营养或补充性肠外营养。全肠外营养（TPN）是指患者所需的全部营养素完全由肠外营养支持途径提供；部分肠外营养（PPN）或补充性肠外营养（SPN）是指当肠内营养无法满足能量的目标需求量（≤60%）时，通过静脉途径补充所需营养素的营养支持疗法。

肠外营养在建立好支持途径后操作较简单，对护理工作者而言较轻松；肠外营养制剂营养素较全面，配比合理，同时均匀输入，有利于患者的代谢和利用。但是肠外营养的并发症相对较多，一般情况下只有当肠内营养无法实施或经口进食和肠内营养均无法满足患者营养需求时，才建议使用肠外营养。一旦患者胃肠功能恢复，应尽早停止肠外营养，过渡到全肠内营养或经口进食。若长时间使用肠外营养，缺乏食物刺激，胃肠道处于不工作状态，胃肠黏膜细胞可能出现萎缩，黏膜屏障遭到破坏，肠道激素分泌下降，肠道消化酶活性降低，致使胃肠道功能和形态损伤。

（一）肠外营养的适应证和禁忌证

1. 肠外营养适应证

肠外营养适用于长时间不能进食（＞7d）或不能经肠内途径摄取每日所需营养素者，以及严重胃肠功能障碍或不能耐受肠内营养的患者。

① 胃肠道梗阻，如贲门癌、幽门梗阻、高位肠梗阻、麻痹性肠梗阻等。

② 胃肠道消化与吸收功能障碍，如短肠综合征、肠缺血、炎性肠病、高排量性肠瘘。

③ 顽固性呕吐和腹泻。

④ 由于胃肠功能障碍，患者 7~10d 内无法获得足够的肠内营养（儿童或青少年 4~5d，婴儿 2~3d）。

⑤ 放射性肠炎。

⑥ 重症胰腺炎。

⑦ 腹膜炎、腹腔间隔室综合征（ACS）。

⑧ 严重营养不良伴胃肠功能障碍。

⑨ 高应激或高分解代谢状态。

⑩ 肿瘤恶病质。

⑪ 消化道出血。

⑫ 大手术或创伤的围手术期。

2. 肠外营养禁忌证

① 胃肠道功能正常，为绝对禁忌证。

② 有一定胃肠道功能，EN 可满足 90% 以上需求量。

③ 先前营养状况良好，且预计胃肠道功能能在 7~10d 内恢复正常。

④ 心血管功能紊乱或严重代谢紊乱期间需要控制或纠正。

⑤ 需急诊手术，不因应用 TPN 耽误治疗。

⑥ 不可治愈，无存活希望，生命末期或脑死亡。

⑦ 对肠外营养制剂中任何成分过敏。

3. 无肠外营养明显禁忌，但需谨慎使用的情况

① 严重高血糖症。

② 肾衰竭末期。

③ 多器官功能衰竭。

④ 严重代谢性酸中毒或代谢性碱中毒。

⑤ 严重电解质紊乱。

（二）肠外营养输注途径

肠外营养输注途径包括外周静脉留置针、中线导管、CVC（中心静脉导管）、输液港、PICC（经外周静脉穿刺的中心静脉导管）等，关于通路的选择与建立详见第三章第二节。

（三）肠外营养制剂配方

肠外营养制剂包括葡萄糖、氨基酸、脂肪乳、维生素、无机盐等，要求具有适宜的渗透压和 pH 值，以及较好的相容性和稳定性。一般肠外营养制剂中，碳水化合物提供 40%~60%能量，脂肪提供 30%~40%能量。

1. 葡萄糖

葡萄糖是肠外营养制剂中最常用的碳水化合物，是肠外营养的主要能源物质。静脉用葡萄糖有 5%、10%、25%、50%等不同浓度规格，可根据液体量和能量的需求选择合适的规格。人体利用葡萄糖的能力是有限度的，因此葡萄糖的输注速度和输注量要控制在合理范围内，过多或过快输注可导致高血糖、高尿糖和高渗性脱水，以及脂肪肝变性。目前肠外营养已不推荐单独使用葡萄糖制剂，应与脂肪乳剂合用，以减少葡萄糖用量，减少糖代谢紊乱发生。

2. 氨基酸

氨基酸是机体合成蛋白质及其他生物活性物质的底物，分为可体内合成的非必需氨基酸、不能自行合成的必需氨基酸以及虽可合成但不能满足正常需要量的条件必需氨基酸。肠外营养制剂中的氮源由人工合成的复方氨基酸注射液提供，包含充足的必需氨基酸和条件必需氨基酸。目前市场上有不同浓度、不同配方的氨基酸溶液，主要分为平衡型氨基酸注射液和疾病适用型复方氨基酸注射液。平衡型制剂中必需氨基酸与非必需氨基酸的比例是 1∶（1~3），一般患者均可以选择平衡型复方氨基酸注射液，市售的成人平衡氨基酸溶液中含有 13~20 种氨基酸，常见的如 18AA、18AA-Ⅰ、18AA-Ⅱ、18AA-Ⅲ、18AA-Ⅳ、18AA-Ⅴ等。疾病适用型复方氨基酸注射液为特殊患者设计，以不同疾病的氨基酸代谢特点为处方依据，在为患者提供氮源的同时兼顾治疗作用，包括肝病适用型、肾病适用型和创伤适用型等。如慢性肝病患者，选用含支链氨基酸（亮氨酸、缬氨酸、异亮氨酸）比例更高的制剂，如 20AA、17AA-Ⅲ、6AA 等，可调节血浆支链氨基酸/芳香族氨基酸的比例，不易诱发肝性脑病。因为支链氨基酸主要在骨骼肌中代谢，并非在肝脏中代谢，对肝功能不全的患者有重要意义。慢性肾病特别是肾衰竭的患者，一般需严格控制蛋白质的摄入量，应选用必需氨基酸含量更高的制剂，如 18AA-Ⅸ、9AA。创伤应激型患者，可选用氨基酸浓度、必需氨基酸含量、支链氨基酸含量更高的制剂，如 18AA-Ⅶ、15HBC。

另外，对于肿瘤患者，选用免疫增强型制剂可能是有益的。谷氨酰胺作为免疫营养素的一种，是人体内含量最多的氨基酸，占游离氨基酸的 50%左右。有研究发现，对于恶性肿瘤患者，营养支持配方中添加谷氨酰胺可提高患者免疫功能，降低炎症反应，改善负氮平衡，维持胃肠道屏障和功能完整性等，但由于缺乏充分证据支持谷氨酰胺在肿瘤患者中的临床应用，所以不做常规推荐。

3. 脂肪乳

脂肪乳剂是主要大豆油或红花油经卵磷脂乳化并加注射用甘油制成的,在人体内代谢方式与乳糜微粒相似。脂肪乳剂能量密度高,是肠外营养的重要能源物质之一,同时也是脂溶性维生素唯一载体。临床中常使用的脂肪乳剂有长链脂肪乳($C_{14} \sim C_{24}$)、中/长链脂肪乳($C_6 \sim C_{24}$或$C_8 \sim C_{24}$)、结构脂肪乳、ω-3鱼油脂肪乳、多种油脂肪乳等。

(1)长链脂肪乳 由14~24个碳原子的长链甘油三酯(long-chain triglyceride,LCT)组成,富含ω-6长链多不饱和脂肪酸,一般由大豆油或红花油制成,提供机体必需脂肪酸和能量,但氧化代谢速率较慢。长链脂肪酸脂肪乳剂代表产品为英脱利匹特,其必需脂肪酸含量占60%,且磷脂含量低,有10%、20%和30%三种浓度,其中30%的更适合输液量受限制和能量需求高度增加的患者。英脱利匹特禁用于休克和高脂血症的患者。

(2)中/长链脂肪乳 中链脂肪乳由6~12个碳原子的中链甘油三酯(medium-chain triglyceride,MCT)组成,由可可油或椰子油制成,与长链甘油三酯相比,具有快速供能、不堆积于肝脏、较少影响脂蛋白代谢和网状内皮系统功能、不参与促炎反应、可调节因卡尼汀缺乏所致的脂代谢异常等优点,但它不能提供必需脂肪酸,大量输注还会产生毒性。中/长链脂肪乳是由50%的长链甘油三酯和50%的中链甘油三酯经物理混合制成的,可综合两者的优点,可快速氧化供能,且清除率高,对肝功能损害较小,对某些特殊患者(如感染、严重创伤、肝功能不全等)更为安全。临床常用中/长链脂肪乳剂有力能($C_6 \sim C_{24}$,由纯化大豆油、中链甘油三酯、卵磷脂和甘油组成,有10%和20%两种浓度)和力保肪宁($C_8 \sim C_{24}$,由纯化大豆油、中链甘油三酯、卵磷脂、甘油、甘油酸钠和α-维生素E组成,浓度为20%)。

(3)结构脂肪乳 是一种人工合成的脂肪酸甘油酯,即首先将长链和中链脂肪酸甘油酯水解成长链脂肪酸、中链脂肪酸和甘油;随后通过随机的再酯化作用,使长链和中链脂肪酸结合到同一个甘油分子中,形成的脂肪酸甘油酯。与中/长链脂肪乳相比,结构脂肪乳清除速率更快,有助于改善患者氮平衡状态,适用于肝功能异常的患者。代表产品为力文($C_6 \sim C_{24}$),力文是全球第一个人造脂肪乳剂,含75%的混合链甘油三酯。

(4)ω-3鱼油脂肪乳 代表产品为尤文,由精制鱼油、卵磷脂、甘油和油酸钠组成,富含ω-3长链多不饱和脂肪酸,特别是二十碳五烯酸(EPA)和二十二碳六烯酸(DHA)。ω-3长链多不饱和脂肪酸能够抑制炎症反应,促进免疫,在为机体提供必需脂肪酸的同时,起到抗炎、抗氧化、提高免疫功能的作用,可用于肿瘤患者。但尤文禁用于脂代谢异常、严重出血、未控制的糖尿病、某些急症及危及生命的状况（如休克、心肌梗死、脑卒中、昏迷）等，也不可用于肝肾功能不全或对鱼蛋白过敏的患者。

（5）含橄榄油的脂肪乳剂　含 20% ω-6 长链多不饱和脂肪酸、65% 的油酸（单不饱和脂肪酸）和大量 α-生育酚，可为机体提供充足的必需脂肪酸，同时可减少脂肪过氧化，维护免疫功能。

4. 维生素

维生素有水溶性维生素（B 族维生素、维生素 C 和生物素）和脂溶性维生素（维生素 A、维生素 D、维生素 E、维生素 K）两大类，都是调节机体物质代谢中必不可少的物质。维生素在体内不能合成，为外源性供给，长期肠外营养容易导致维生素缺乏，应常规提供多种维生素预防其缺乏，其中脂溶性维生素需溶于全营养混合液或脂肪乳剂中使用。

5. 无机盐

无机盐包括宏量元素（钠、钾、镁、钙、磷）和微量元素（铁、铜、锌、硒、铬、锰、碘等）。

宏量元素也称电解质，是维持人体水、电解质及酸碱平衡，确保机体内环境稳定，维护各类酶活性和肌肉神经应激性的一类重要物质。肠外营养的电解质应根据患者的生理需求和临床情况进行补给，并定期监测血电解质水平，进行供量调整。临床中多应用其单一制剂，如 0.9%NaCl、10%NaCl、10%KCl、10%MgSO$_4$、5%NaHCO$_3$、格列福斯（每支含 10ml 磷）等。

微量元素是指占人体总重量万分之一以下或日需求量在 100mg 以下的元素，这些元素虽然体内含量甚微，却具有重要的生理意义。如铁和铜可维持人体正常造血功能；碘可促进生长发育及调节新陈代谢；锌、锰、硒参与酶的组成；铬、铜参与三大营养物质代谢。正常饮食或短期肠外营养一般不会出现微量元素缺乏，对于长期肠外营养的患者，应根据患者实际情况进行适量补充，并且定期监测微量元素，以指导配方调整。临床中常用的产品有多种微量元素注射液（安达美），其含 9 种微量元素。

（四）肠外营养的输注方式

1. 多瓶输注

多瓶输注指将多瓶营养制剂通过三通或 Y 形连接管混合串输。适用于不具备无菌配制条件的单位，简单易行，但弊端较多，不宜提倡。

2. "二合一"输注

"二合一"输注指将所有氨基酸与葡萄糖电解质混合后，以 Y 形管或三通与脂肪乳剂体外连接后同时输注。其运用灵活，但不利于营养素的充分利用。

3."全合一"输注

"全合一"输注指将葡萄糖、氨基酸、脂肪乳、电解质、维生素和微量元素等成分按一定比例、步骤配制到一个容器袋中进行输注的方式。"全合一"营养液也称"全营养混合液"（TNA），TNA降低了单用营养素的浓度和渗透压，可减少肝肾代谢负荷，能减少代谢并发症，由于此法更符合生理代谢需求，有利于各种营养素的利用。另外，此法输注肠外营养可减少输注管道、注射器、接头等消耗，可节约操作时间和临床费用。但由于与药物混合可能会影响TNA的稳定性，所以不宜将TNA与其他药物（如抗生素、止血药等）混合输注。"全合一"营养液应现配现用，若暂不输注，可放置于4℃的冰箱内保存，且不得超过24h。

4. 工业化多腔袋

工业化多腔袋包括三腔袋和双腔袋，是即用型隔膜袋包装的全营养液产品，该产品与医院配制的全营养混合液相比，配制方便，使用简单，保存时间长，常温下可保存24个月，且能减少医院内配制差错和污染问题，能满足90%以上住院患者的营养需求。但缺点是无法做到个体化，且成分中微量元素及维生素缺乏，通常需要额外添加。临床常用代表产品为卡文，含葡萄糖11%、凡命18Novum、英脱利匹特20%，有2440ml、1920ml、1440ml三种规格。

《肠外营养安全性管理中国专家共识》中推荐意见：肠外营养输注时，应将各种营养物质按一定比例和规定程序混合于一个输液袋（"全营养混合液"）后输注，推荐使用工业化多腔袋（包括三腔袋和双腔袋），也可使用医院配制的"全营养混合液"。避免单瓶、多瓶平行或序贯串输等形式输注。

（五）肠外营养并发症

1. 代谢性并发症

（1）高血糖及高渗性昏迷　单位时间内过量输入葡萄糖,机体不能及时利用,易导致高血糖及高渗性昏迷。患者可出现脱水、多尿、嗜睡等症状，严重时可导致昏迷。一旦发生，应立即停止葡萄糖或含大量葡萄糖的营养液输注，更换为低渗盐水快速输注。遵医嘱给予胰岛素静脉输入，使血糖水平逐渐下降。

（2）再喂养综合征（refeeding syndrome，RFS）　是指机体长期饥饿或严重营养不良,重新经口、肠内或肠外喂养后,由于营养底物特别是碳水化合物突然入血,引起胰岛素分泌释放后出现的代谢生理改变。营养底物特别是碳水化合物突然入血,引起胰岛素分泌释放,血液中磷、镁、钾等离子向细胞内移位以及大量维生素特别是维生素B_1消耗,导致出现电解质紊乱、维生素缺乏、葡萄糖耐受不良、急性循环超负荷和脏器衰竭，严重者可导致死亡。RFS 典型症状是"四低一高"，即低钾血症、低磷血症、低镁血症、低维生素 B_1、高血糖，其中低磷血症是 RFS 的特征性症状，低钾血症是其死亡的主要原因。除了电解质紊乱，RFS 其他常见症状有：身体功能异常，如肌无力、肌肉酸痛、肢体麻木、四肢瘫痪；心功能异常，如心力衰竭、心律失常、心脏骤停等；呼吸系统功能异常，如呼吸困难、膈肌疲劳、呼吸衰竭等；神经系统异常，如谵妄、韦尼克脑病；免疫功能异常，如免疫抑制、感染等；血液系统异常，如贫血、红细胞脆性增加；另外还有腹泻、感觉异常、横纹肌溶解、肝功能异常等症状。虽然再喂养综合征是潜在致命性并发症，但通过补磷、补充维生素 B_1 的方法预防和治疗效果良好。

再喂养综合征的预防，首先要及早识别高危人群或危险因素。RFS 高危风险因素介绍如下：

① 非自主性体重减轻，1 个月内体重下降 5.0%，3 个月内下降 7.5%，6 个月内下降 10.0%；

② 营养摄入量少，如患者饥饿大于 7d、长时间禁食或低热量喂养、慢性吞咽功能障碍、神经性厌食、酒精成瘾、老年人抑郁症、癌症患者、糖尿病高渗状态、手术后患者、慢性传染病、肥胖伴严重体重减轻；

③ 营养损失增加或吸收减少，如各种原因导致的严重呕吐或腹泻、胃肠道功能障碍、严重炎性肠病、慢性胰腺炎、长期高剂量利尿剂的使用、快速减肥的肥胖症。

再喂养综合征的发生具有诸多危险因素，目前对于再喂养综合征高危人群筛查，较为公认的是英国国家健康与临床优化研究所（NICE）指南标准，其将 RFS 发生的危险因素分为主要危险因素和次要危险因素。主要危险因素包括：BMI＜16kg/m²，过去 3~6 个月内非自主体重下降超过 15%，禁食或进食很少＞10d，再喂养前有低磷、低钾或低镁血症；次要危险因素包括：BMI＜18.5kg/m²，过去 3~6 个月内非自主体重下降超过 10%，没有或很少进食＞5d，酗酒或用药史（如使用胰岛素、抗肿瘤药、抗酸剂、利尿药等）。患者符合 1 项主要危险因素或 2 项次要危险因素即可鉴定为高危患者。

在进行营养干预之前，识别高危患者，对于再喂养综合征高风险人群，应密切关注患者电解质、水负荷、血糖、心电图等，尤其是钾、镁、磷和血糖。在营养干预的前三天内应每天监测上述指标，发现指标异常应及时纠正。对于重度营养不良的患者，禁食时间长或预计营养干预时间长的患者，推荐低能量、慢速度开启营养支持，以 10kcal/（kg·d）低能量开始，待患者耐受后，再逐步增加能量至全量。另外需注意维生素 B_1、电解质和微量元素的补充。

（3）胆汁淤积与肝损伤　是肠外营养最常见并发症，成人以胆汁淤积性肝病、脂肪肝、黄疸、胆囊结石、肝硬化等常见，儿童以胆汁淤积性肝病常见。与长期过高能量供给或葡萄糖、脂肪与氮量的提供不合理，造成肠外营养相关性肝损伤有关；另外，长期完全肠外营养，肠胃缺乏食物刺激，肠道激素的分泌受抑制，容易造成胆汁淤积；不仅如此，肠外营养制剂中缺乏胆碱、必需脂肪酸、卡尼汀等，也会影响脂肪酸的代谢，导致脂肪酸氧化和运输异常。建议完全肠外营养的患者定期监测肝肾功能，必要时行肝、胆囊超声检查。一般肠外营养引起的胆汁淤积是可逆的，停止肠外营养后可缓解或恢复正常。但若进展到肝硬化、肝衰竭等肝脏疾病，则不可逆。

（4）代谢性骨病　主要表现为骨钙丢失、尿钙排出增多、骨密度降低、高钙血症、血碱性磷酶增高等，患者常并发骨关节疼痛，骨折风险也增高；长期肠外营养治疗的儿童，由于营养液中的钙磷不能满足生长需要，易并发佝偻病。对长期肠外营养的患者适量补充钙、磷和维生素 D，可减少代谢性骨病的发生。

2. 消化道功能损伤

长期 TPN 可破坏肠道黏膜正常结构和功能，使肠道黏膜屏障功能减退，进而会导致肠道细菌移位引起肠源性感染。在肠外营养中添加谷氨酰胺，可增强肠黏膜的屏障功能，防止肠源性败血症的发生。尽早启动肠内营养是防治胃肠屏障功能受损的关键。

3. 感染性并发症

营养液污染、导管感染、肠源性感染等均会导致感染性并发症。预防导管感染和营养液污染的关键是遵守无菌操作原则，营养液应按要求进行配制和保存，发现污染及时丢弃，若发生导管感染，应明确诊断后进行抗感染治疗，必要时拔管。

4. 机械性并发症

机械性并发症与导管相关，包括气胸、血气胸、神经血管损伤、导管堵塞、导管断裂、血栓性静脉炎等。

（六）肠外营养的监测

为减少和预防肠外营养输注过程中并发症的发生，提高肠外营养输注的安全和疗效，持续性的临床监测是必不可少的。监测内容包括临床表现、出入量、实验室检查、导管监测和体重等。

1. 临床表现

包括生命体征（体温、血压、脉搏、呼吸）、水肿或脱水情况、黄疸等。生命体征出现异常时予以优先处理纠正，根据生命体征变化观察有无肠外营养并发症。例如，体温升高提示有感染的可能；水肿或脱水情况有助于判断肠外营养补液是否过量或不足；黄疸反映肝功能状态，若新发黄疸或已存在黄疸加重，应积极查找原因，调整肠外营养支持方案，必要时给予药物治疗。

2. 出入液量

详细记录 24h 出入液量，可协助判断体液平衡，指导肠外营养方案。

3. 实验室检查

肠外营养前期，代谢状态未稳定，应每日监测血糖及电解质（钙、磷、钠、钾、镁、氯等），隔日监测尿素氮和肝病酶学，每周监测血清甘油三酯、血小板、血红蛋白及血细胞比容等；当患者代谢处于稳定状态时，每日监测临床表现的同时，每周监测电解质 1~2 次，血糖每周 3 次（高血糖患者应每天 3~4 次），血小板、血红蛋白、血细胞比容、肝肾功能、白蛋白、甘油三酯等每周 1 次。

4. 导管监测

观察静脉导管有无堵塞、异位、脱落、断裂等，观察导管周围皮肤有无红肿热痛，对外周导管或中心静脉导管进行正规维护，发现异常及时对症处理。

5. 体重

体重的变化是反映肠外营养支持效果的指标之一，可结合肱三头肌皮褶厚度、上臂肌围及其他生化指标判断营养支持方案的效果，指导方案的调整。

（七）"全营养混合液"使用的注意事项

根据中华医学会肠外肠内营养学分会药学协助组《规范肠外营养液配制》专家共识推荐，对 TNA 应用的注意事项如下。

1. 避光输注要求

① 不推荐 TNA 输注过程中使用避光输液袋和装置；

② 应避免阳光直射肠外营养液。

2. 普通胰岛素的使用

① 不推荐血糖正常者输注 TNA 时常规补充胰岛素；

② 不推荐直接在 TNA 中加入胰岛素，推荐使用胰岛素泵单独输注；

③ 若需要在 TNA 中加入胰岛素，以每克葡萄糖 0.1U 胰岛素的起始比例加入；

④ 推荐使用非 PVC 材质的三升袋，因为 PVC 材质可吸附胰岛素等药物，还会析出邻苯二甲酸二酯（DEHP）。

3. 终端滤器

① 推荐不含脂肪乳的 TNA 使用 0.2μm 的终端滤器；

② 推荐含脂肪乳的 TNA 使用 1.2~5μm 的终端滤器。

4. 渗透压摩尔浓度

① 推荐渗透压摩尔浓度≤900mOsm/L 的 TNA 可通过外周静脉输注；

② 推荐使用冰点渗透压仪测定 TNA 的渗透压摩尔浓度，或使用以下公式估算：

渗透压摩尔浓度＝［葡萄糖（g）×5＋氨基酸（g）×10＋20%脂肪乳（g）×
（1.3~1.5）＋电解质（mmol）］/总体积（L）

5. TNA 的保存时间

① 添加了维生素和微量元素的 TNA 应在 24h 内输注完毕；

② 不含维生素与微量元素的 TNA 在室温下可保存 30h，2~8℃可保存 7d。

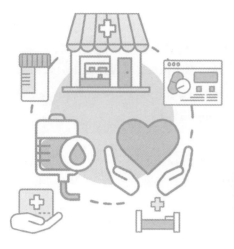

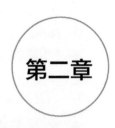

第二章

肿瘤营养相关性症状与护理

接受抗肿瘤治疗的患者，在经过手术、放疗、化疗等多重治疗方式的作用下，容易出现消化系统黏膜及腺体的损伤，继而出现各类营养相关的症状，如食欲缺乏、吞咽障碍等。而此类症状持续时间长，甚至伴随整个治疗周期，同时症状严重时也直接影响患者的肿瘤预后。肿瘤营养相关性症状包括食欲缺乏、恶心呕吐、吞咽障碍、疼痛、呛咳、腹胀、腹泻、便秘、癌因性疲乏、口腔异味、呃逆、口干、口腔溃疡、味觉障碍等，本章将详细阐述九种常见的肿瘤营养相关性症状。

第一节 食 欲 缺 乏

一、定义

食欲是一种主观感受，建立在条件反射基础上，在进食前或进食时对食物产生愉快的感受，是机体获得营养物质和能量的基础，身体和精神的不适都会影响食欲。食欲缺乏（inappetence）则是指患者因缺乏进食的兴趣，食欲明显减退，食之无味，程度严重时称为厌食（anorexia）。癌性厌食是指肿瘤患者出现的与慢性病相关的食欲减退。食欲缺乏是肿瘤患者最常见的临床主诉之一，研究表明超过80%的肿瘤患者曾出现不同程度的食欲缺乏。

二、病因

食欲缺乏的影响因素很多，主要包括消化系统疾病因素、肿瘤疾病本身及治疗因素、患者精神心理因素。

1. 消化系统疾病因素

消化系统疾病是引起食欲下降最常见的因素之一。患者患有如口腔溃疡、胃溃疡、十二指肠溃疡、胃炎、食管反流、慢性便秘、肠梗阻、肠粘连、肝硬化、腹水、胆道疾病等基础疾病均可能引发食欲缺乏。

2. 肿瘤疾病本身及治疗因素

肿瘤会消耗宿主营养，干扰机体调节分泌活性物质；而抗肿瘤治疗可以导致贫血等血常规异常、免疫力下降，进而诱发感染；肿瘤放化疗会导致恶心呕吐、电解质紊乱、酸碱平衡失衡及微量元素缺乏等，这些均会导致患者产生食欲缺乏的症状。

3. 患者精神心理因素

肿瘤患者承受一定的心理压力，情绪波动大，容易出现精神紧张、焦虑、抑郁、感觉过敏等不良心理状态，这些不良精神心理因素也会加重食欲缺乏。

三、发病机制

进食过程通过下丘脑控制，外周信号将进食的信息传递给下丘脑，下丘脑的神经元参与形成神经通路刺激进食或抑制进食。与肿瘤相关食欲缺乏的发病机制主要与调节进食的中枢生理机制紊乱有关。

四、临床表现

患者食欲缺乏常表现为摄食量减少、早饱、味觉及嗅觉改变、厌恶荤腥、恶心、呕吐，患者只要出现一项上述症状就可考虑为食欲缺乏。

五、评估方法

临床医护人员可通过询问法及简单评估表对患者食欲进行初步评估。

1. EORTCQLQ-C30

国际上使用欧洲肿瘤研究与治疗组织的生存质量问卷（EORTCQLQ-C30）来评价肿瘤患者的生活质量，该量表涉及患者食欲的问题为：你食欲缺乏（没有胃口）吗？评估结果分为4个等级，即没有、有点、相当、非常。

2. VAS

在流行病学中，视觉模拟评分法（visual analogue scale，VAS）常用于肿瘤患者的食欲评估，但该工具对细微的食欲变化不敏感。视觉模拟评分法以一条长度为 100mm 或 150mm 的线段为依托，线段两端分别指向"我一点也没有食欲"和"我的食欲非常好"，详见图 2-1-1。患者根据自身的食欲感受程度在线段上标记，测量线段从左端到标记点的距离来定量评价食欲。因食欲是患者一种多维度的主观感受，可向患者询问以下 7 个问题：

① 你现在有多饿？

② 你现在有多想吃？

③ 你能吃多少？

④ 你有多饱？

⑤ 你有没有想吃一点甜的东西？

⑥ 你有没有想吃一点咸的东西？

⑦ 你有多渴？

用 VAS 评估患者上述问题的感受程度，最后综合评价患者食欲，如测量的线段＜50mm 或 70mm 可判定患者存在厌食症。

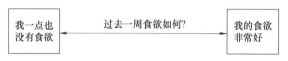

图 2-1-1　视觉模拟评分法（VAS）

六、护理

1. 一般护理

为患者创造轻松、舒适、愉快且无异味的就餐环境（如播放轻松的音乐，使用喜爱的餐具等）；条件允许的情况下，可让家人陪同患者就餐。常备有食物在容易获取的地方，以便食欲好的时候多进食（一般在早上）；少食多餐，一日六至七餐。饮食的温度适当，避免进食富含脂肪等不易消化的食物。

2. 营养治疗的护理

评估患者进食的量、临床症状、体重、血清白蛋白等指标，可采用 NRS 2002 进行营养筛查，PG-SGA 进行营养评定，适时给予营养指导及营养干预。

3. 病因治疗的护理

遵医嘱积极根治原发性消化系统疾病以及对症治疗肿瘤及抗肿瘤治疗引发的恶心、呕吐、便秘等症状。

4. 药物治疗的护理

遵医嘱予以改善食欲的药物，如甲地孕酮片、皮质类固醇类、抗细胞因子等，并观察用药后反应。

5. 中医治疗的护理

中医认为食欲缺乏是脾胃虚弱、情志失调等原因造成的脾胃运化受损、气机升降失调所致，可采用针灸、穴位贴敷、中药封包等方式来健脾和胃、温补脾胃，从而改善食欲。

6. 心理干预

采用松弛疗法等缓解患者紧张、焦虑情绪，必要时可进行专业的心理治疗。

第二节　恶心呕吐

一、定义

恶心（nausea）是一种上腹部不适，欲将胃内容物经口吐出的紧迫感，不伴或伴有呕吐。呕吐（vomitting）是指在膈肌、腹部肌肉收缩及胃部肌肉的剧烈收缩运动下，胃内容物（和）部分小肠内容物通过食管逆行经口排出的过程。恶心和呕吐是肿瘤患者的常见症状，恶心常表现为呕吐的前驱症状，也可单独出现，常表现为上腹部不适感，可伴有头晕、脉缓、血压下降等迷走神经兴奋症状。

二、病因

呕吐根据发病机制的不同分为中枢性呕吐、反射性呕吐和心因性呕吐。

1. 中枢性呕吐

中枢性呕吐是由于中枢神经系统化学感受器触发区的刺激引起呕吐中枢兴奋而发生的呕吐。它包括由各类感染性疾病、内分泌及代谢紊乱、药物反应、中毒、中暑、休克与缺氧、放射治疗等全身性疾病引起的呕吐，由颅内原发或继发肿瘤、继发颅内感染、颅内损伤、放疗引发颅内水肿等中枢神经系统疾病因素激活呕吐中枢引起的呕吐，以及由迷路炎、晕动症这样的前庭功能障碍引起的呕吐三大类。

2. 反射性呕吐

反射性呕吐是由于内脏末梢神经传来的冲动刺激呕吐中枢引起的呕吐，这种类型呕吐的发病原因包括来自消化系统和其他系统的原因。

（1）消化系统　肿瘤转移刺激咽部；原发或继发肿瘤致胃肠道蠕动减缓引发胃排空障碍及消化道梗阻；胃肠道疾病，如急性胃扩张、倾倒综合征、细菌性食物中毒等。

（2）其他系统　泌尿生殖系统，如急性肾盂肾炎、泌尿道结石；心血管疾病，如心肌炎、心肌梗死；眼部疾病，如青光眼。

3. 心因性呕吐

心因性呕吐又称神经性呕吐，常表现为患者无器质性病变，而出现反复不由自主发作的呕吐，多发生在心理及精神紧张的情况下。此类呕吐与心理社会因素有关，患者无明显恶心症状，呕吐后可继续进食。

三、发生机制

1. 恶心呕吐反射的形成

呕吐是一个复杂的反射动作，其过程包括恶心、干呕、呕吐三个阶段。

恶心时胃部张力下降及蠕动减弱，十二指肠平滑肌张力增强，十二指肠内容物进入胃内。

干呕时膈肌和腹肌收缩，胃窦持续收缩，但胃内容物不排出。

呕吐时膈肌收缩下降，腹部压力增高，食管下段括约肌松弛，胃内容物急速从胃部反流，途经食管、口腔排出体外，是不受意识控制的反射活动。需要区分返食与呕吐，返食不伴恶心呕吐动作而有胃内容物经食管及口腔溢出体外。

2. 恶心呕吐反射的传导

当前研究认为呕吐反射与中枢神经系统的两个区域密切相关，即呕吐中枢（vomiting center）和化学感受器触发区（chemoreceptor trigger zone）。呕吐中枢是指脑干内参与呕吐控制的神经核团的集合，位于延髓外侧网状结构的背侧；化学感受器触发区是脑干内化学感受器的分布区域，位于延髓第四脑室的底面。呕吐中枢直接支配呕吐的反射，接受来自大脑皮质、内耳前庭、冠状动脉、消化系统及化学感受器触发区等传入的神经冲动。而化学感受器不能直接支配呕吐反射，但能接受机体内生的代谢产物（如酸中毒、酮中毒、尿毒症等）、外来化学物质或药物（如洋地黄、麦角制剂）的刺激，并发出神经冲动，传导至呕吐反射中枢，从而引起呕吐。由中枢神经系统化学感受器触发区的刺激引起呕吐中枢兴奋而发生的呕吐，称中枢性呕吐。由内脏末梢神经传来的冲动刺激呕吐中枢引起的呕吐，称为反射性呕吐。

神经冲动刺激呕吐中枢，达到一定阈值，再由呕吐中枢发出神经冲动，通过控制咽、喉部的迷走神经，食管及胃的内脏神经，膈神经，肋间肌及腹肌的脊神经，与肌肉的协调反射动作，完成呕吐的全过程。

3. 抗肿瘤药物所致恶心呕吐机制

多项研究表明抗肿瘤药物刺激呕吐中枢和化学感受器触发区可能是产生抗肿瘤药物所致恶心呕吐的中枢机制。抗肿瘤药物刺激胃黏膜和近段小肠黏膜，肠嗜铬细胞所释放的神经递质刺激肠壁迷走神经，将信号传导至呕吐中枢的神经核，或通过化学感受器触发区间接激活呕吐反射。

此外，在呕吐形成中神经递质及受体同样发挥着重要作用。研究显示抗肿瘤药物引发恶心呕吐主要与 5-羟色胺（5-hydroxytryptamine，5-HT）、P 物质和大麻素密切相关，还与多巴胺、乙酰胆碱和组胺等其他神经递质有关，如顺铂化疗后 8~12h 的恶心呕吐主要由 5-羟色胺介导。在不同的呕吐类型中，不同神经递质的作用和重要性存在一定差别。抗肿瘤药物所致恶心呕吐机制尚有待进一步的探索。

四、临床特点

不同原因引发的恶心呕吐有不同的特点，表现为时间、伴随症状等差异。

1. 呕吐的发生时间

① 脑转移引发颅内压增高、鼻咽部恶性肿瘤刺激咽部常表现为晨起恶心呕吐；消化系统肿瘤致肠道梗阻常表现为夜间恶心呕吐（累及幽门梗阻时为进食后恶心呕吐）。

② 放射治疗患者常在放疗后出现恶心呕吐，且与照射部位、范围、剂量相关，大剂量放疗患者出现恶心呕吐的时间更早，发生率更高。根据放疗部位不同可将放疗相关性恶心呕吐风险分为高度致吐风险、中度致吐风险、低度致吐风险、极低度致吐风险，详见表 2-2-1。

表 2-2-1　放疗相关性恶心呕吐风险分级

严重程度	放疗部位
高度致吐风险	全身
中度致吐风险	上腹部/全腹部、全脑脊髓
低度致吐风险	下腹部（盆腔）、头颈部、咽喉部
极低度致吐风险	四肢、乳腺

③ 化疗相关性呕吐（chemotherapy related vomiting，CNIV）与输注药物相关，根据发生时间分为急性恶心呕吐、迟发性恶心呕吐、预期性恶心呕吐，详见表 2-2-2。

表 2-2-2　化疗相关性呕吐分类

类型	发生时间	发生机制
急性恶心呕吐	化疗 24h 以内。高峰期一般发生在治疗后 5~6h	与化疗药物诱发肠嗜铬细胞释放 5-羟色胺有关
迟发性恶心呕吐	化疗 24h 之后出现，通常发生在化疗后 24~48h，有时可持续一周	引发迟发性恶心呕吐的机制尚不明确，研究显示可能与 P 物质介导、肾上腺素分泌有关
预期性恶心呕吐	既往化疗过程出现恶心呕吐，患者再次化疗时出现恶心呕吐	与化疗药物无关，既往化疗时止吐效果不佳，因患者精神心理因素引发

根据美国国立综合癌症网络（NCCN）止吐临床实践指南，常见抗肿瘤药物的潜在致吐风险评估分为以下 4 类，详见表 2-2-3。

表 2-2-3　常见抗肿瘤药物的潜在致吐风险

风险程度	急性呕吐发生率	常见药物
高度	>90%	顺铂、达卡巴嗪（氮烯咪胺）、环磷酰胺（≥1000mg/m²）
中度	30%~90%	卡铂、异环磷酰胺、多柔比星、紫杉醇、阿糖胞苷（200mg/m²）
低度	10%~30%	依托泊苷、甲氨蝶呤（浓度 50~250mg/m²）、氟尿嘧啶、长春花碱、长春新碱、丝裂霉素
极低	<10%	门冬酰胺酶、博来霉素（平阳霉素）、阿糖胞苷<100mg/m²、羟基脲、长春瑞滨、甲氨蝶呤

2. 恶心呕吐的伴随症状

因颅内原发及继发肿瘤引发颅内压增高出现的呕吐，表现为喷射样呕吐，与进食无关，恶心症状不明显，患者通常伴有头痛，且呕吐后头痛症状缓解。

当肿瘤侵犯幽门导致幽门梗阻出现呕吐时，患者通常伴有上腹部胀痛，出现迟发性、喷射性恶心呕吐。

当肿瘤累及十二指肠出现呕吐时，常伴恶心，部分患者伴呕血和/或间歇性与体位变化无关的腹痛等症状，也表现为迟发性呕吐。

当肿瘤侵犯肠道时，患者表现为反复性、剧烈恶心呕吐，局部出现腹痛，肛门停止排便排气，呕吐后腹部症状无明显缓解。

3. 呕吐物的性质

不同病变引发的呕吐其呕吐物有不同的特点，详见表 2-2-4。

表 2-2-4 不同病变呕吐物的特点

病变	呕吐物特点
幽门梗阻	宿食，不含胆汁，有腐败味
十二指肠瘀滞	胃内容物，伴呕血
肠梗阻	早期以食物、胃液、胆汁为主； 中期为胆汁样液体，随后呈浅绿色或棕褐色； 晚期呈伴恶臭的类粪质

五、评估方法

目前用于恶心呕吐的评估量表分为非患者自陈式和患者自陈式两类。

1. 非患者自陈式的 CINV 评估方法

（1）WHO 标准　WHO 对恶心、呕吐的分级标准将恶心、呕吐分为 5 级，详见表 2-2-5。

表 2-2-5 恶心、呕吐的分级标准（WHO）

分级	临床表现
0 级	无恶心、呕吐
Ⅰ级	只有恶心，能够吃适合的食物
Ⅱ级	一过性呕吐伴恶心，进食明显减少，但能够吃东西
Ⅲ级	呕吐需要治疗
Ⅳ级	顽固性呕吐，难以控制

（2）欧洲临床学术会议标准　该标准是在 1989 年第 5 届欧洲临床学术会议上制订的，其将恶心、呕吐分开评估，各分 4 个等级，详见表 2-2-6 及表 2-2-7。

表 2-2-6 恶心程度分级（欧洲临床学术会议标准）

恶心程度	临床表现
0 度	无恶心
Ⅰ度	恶心，不影响进食和日常生活
Ⅱ度	恶心，影响进食和日常生活
Ⅲ度	因恶心而卧床

表 2-2-7 呕吐程度分级（欧洲临床学术会议标准）

呕吐程度	临床表现
0 度	无呕吐或只有轻微恶心
Ⅰ度	每日 1~2 次呕吐
Ⅱ度	每日 3~5 次呕吐
Ⅲ度	每日 >5 次呕吐

（3）CTCAE 3.0 标准 国家癌症研究制订的常见不良事件评价标准（common terminology criteria for adverse events，CTCAE）3.0 版本，关于胃肠不良反应的评价标准将恶心和呕吐各分为 5 个等级，详见表 2-2-8 及表 2-2-9。

表 2-2-8 恶心程度分级（CTCAE 3.0）

恶心程度	临床表现
0 度	无恶心
Ⅰ度	食欲缺乏，但无饮食习惯的改变
Ⅱ度	进食量减少，但无明显的体重降低、脱水或营养不良，输液补液 <24h
Ⅲ度	摄取热量或体液量不足，需静脉补液、管饲或全肠外营养 ≥24h
Ⅳ度	出现危及生命的后果
Ⅴ度	死亡

表 2-2-9 呕吐程度分级（CTCAE 3.0）

呕吐程度	临床表现
0 度	24h 内无呕吐
Ⅰ度	24h 内呕吐 1 次
Ⅱ度	24h 内呕吐 2~5 次，需静脉补液，但 <24h
Ⅲ度	24h 内呕吐 6 次，需静脉补液或全肠外营养 ≥24h
Ⅳ度	出现危及生命的后果
Ⅴ度	死亡

2. 直接的自陈式 CINV 评估工具

由于恶心呕吐是非常主观的感受，用简单的问与答很难判定，所以目前临床中越来越倾向于患者自陈式 CINV 评估工具。

（1）INVR 量表（index of nausea and vomiting and retching） 该量表主要用于评估消化道恶心及呕吐症状，包括恶心 3 个维度（分别为持续时间、发生频率及恶心造成的不适感）和呕吐 2 个维度（分别为呕吐量和发生频率）。采用李科特 0~4 分共 5 级计分，0 分代表完全没有，4 分代表非常严重、难以忍受。

（2）MANE 量表（morrow assessment of nausea and emesis）　该量表主要用于评估急性恶心呕吐、预期性恶心呕吐和化疗后恶心呕吐以及治疗效果。该量表将干呕排除在呕吐范围之外，采用的是问题式评估。共 6 项条目，包含化疗后恶心、化疗后呕吐、化疗前恶心、化疗前呕吐、治疗效果。恶心、呕吐程度的评估分为 6 级，最高等级为无法耐受；止吐药使用效果评估分为 4 级，1 级为最有效，4 级为无效。

（3）中文版 MASCC 止吐评价工具（MASCC antiemesis tool，MAT）量表　该量表是用于评估 CINV 发生情况的简明量表，分为急性恶心呕吐评估和延迟性恶心呕吐评估 2 个子量表，共包含 8 条目，前 4 条及后 4 条分别是关于急性恶心及呕吐的发生、持续时间与发生频率和延迟性恶心及呕吐的发生、持续时间与发生频率。化疗开始 24h 后评估急性恶心、呕吐情况，化疗开始 1 周后评估延迟性恶心、呕吐，有研究表明该量表对评估化疗 2 周和 3 周后的恶心呕吐仍然有效。MAT 量表使用方便，评估周期长，也适用于患者主要照顾者对其进行评估。

六、护理

1. 饮食指导

尽量选择清淡易消化、营养丰富的食物，如馄饨、面包、鸡蛋羹等，少食多餐，可适当进食有芳香舒缓作用的水果（如橙子、柠檬等），注意水分的补充，忌浓茶、咖啡、烟酒，避免进食过辣、过咸、油腻的食物。进食时间可选在无恶心、呕吐反应的早晨，或化疗前 2~3h。进餐后取半卧位，以促进食物消化，预防食物反流。

2. 营养支持

应根据患者恶心呕吐的严重程度来合理进行肠内肠外营养。对间断呕吐的患者，可酌情给予肠内营养，对呕吐频繁完全不能进食的患者应遵医嘱予以肠外营养。

3. 病因治疗的护理

对于有基础胃肠道疾病的患者应积极治疗原发病；对颅内压增高所致恶心呕吐，应合理使用脱水利尿药物；肠梗阻所致恶心呕吐，使用解痉药物，如东莨菪碱；胃潴留或胃排空延迟所致恶心呕吐，选择促胃动力药，如多潘立酮；阿片类药物所致恶心呕吐，选用吩噻嗪类药物；放疗及化疗所致恶心呕吐，参考新近止吐药物指南来进行预防及治疗，且口服化疗药物宜尽可能睡前给药或分次餐后服用，如替莫唑胺。

4. 药物治疗的护理

遵医嘱使用药物缓解患者呕吐。如使用 5-羟色胺受体拮抗剂（如第一代的托烷司琼、第二代的帕洛诺司琼），糖皮质激素（如地塞米松、氢化可的松），促胃动力药（如甲氧氯普胺、多潘立酮），神经激肽-1 拮抗剂（如阿瑞匹坦），抗精神疾病药物（如奥氮平）等止呕。针对 CNIV 首选 5-羟色胺受体拮抗剂来止吐，必要时联合质子泵抑制剂或 H2 受体拮抗剂，在化疗前 0.5~1h 和化疗后 4~6h，遵医嘱使用镇吐药。使用方法包括口服、肌内注射、静脉注射等。对严重恶心、呕吐者使用糖皮质激素（如地塞米松）静脉注射。放疗患者恶心呕吐可参照 CNIV 的预防及治疗。

5. 病情观察

注意观察呕吐物的色、量和性质。如出现血性呕吐物等异常情况时及时报告医生并留取标本，做好相关记录。患者呕吐后，协助其漱口，及时清除呕吐物，防止误吸、窒息的发生。观察剧烈呕吐患者的皮肤弹性、尿量，注意电解质平衡，及时补液治疗。

6. 中医治疗

可通过穴位针灸、穴位注射、耳针减轻恶心呕吐症状，常见穴位如内关、中脘。

7. 心理干预

可通过行为疗法（如放松训练）来缓解患者紧张焦虑情绪，从而减轻恶心呕吐反应，对于心因性呕吐可进行系统脱敏治疗。

第三节　吞　咽　障　碍

一、定义

吞咽障碍（dysphagia）又称吞咽困难，最初的含义是指进食紊乱，现指食物和/或水经口腔后部到胃运送受阻，产生咽部、胸骨后或食管的梗阻感。该症状可能造成营养不良、误吸。神经系统疾病与非神经系统疾病均可能引发吞咽障碍。

二、病因

1. 非肿瘤相关因素

神经系统疾病，如重症肌无力、多发性肌炎、有机磷中毒；口咽部疾病，如口咽炎、口咽损伤、咽后壁脓肿；食管疾病，如食管炎、食管异物、食管肌功能失调；其他疾病，如甲状腺极度肿大。

2. 肿瘤相关因素

肿瘤与抗肿瘤治疗导致吞咽障碍，头颈肿瘤患者几乎都存在吞咽障碍，其他肿瘤出现颅底、颈部、纵膈转移时也可能造成吞咽障碍。

三、发生机制

自主吞咽反射受大脑皮质驱动，非自主吞咽反射主要受延髓调节。正常的吞咽过程是能将食物或液体经口腔、咽、食管送到胃内的完整过程，包括三个时期：一是口腔期，又分为口腔准备期和口腔吞咽期，前者将食物与唾液充分混合且咀嚼；后者关闭口唇，靠吞咽反射触发；二是咽部期，此期喉部关闭，推动食糜入食管内，是吞咽最重要的时期；三是食管期，食管蠕动推动食物下行至胃。

根据吞咽受损的原因可将吞咽障碍分为机械性吞咽障碍和运动性吞咽障碍。

1. 机械性吞咽障碍

食物的吞咽腔道发生狭窄，以食管狭窄最为常见。

2. 运动性吞咽障碍

吞咽起始时随意控制发生障碍，随之出现反射运动障碍。与支配吞咽的神经中枢及参与吞咽的肌肉发生结构和功能障碍有关，以延髓性麻痹为常见。

四、临床表现

1. 口腔期

对舌的控制减弱，液体过早溢出，容易发生误吸。

2. 咽部期

咽部肌肉无力或功能紊乱，食管上括约肌开放受阻，造成食物残留会厌。

3. 食管期

食管蠕动减慢或消失，食物停滞在食管，导致机械性梗阻。

五、评估方法

1. 临床吞咽障碍评估流程

（1）全面的病史评估　病史查阅，主观评估（沟通/认知等）。

（2）口颜面功能和喉部功能评估　包括与静止及活动状态相关的反射能力。

① 通过吞咽实验进行初步筛查及评估　常用筛查及评估方法有洼田饮水试验、多伦多床旁试验（toronto bedside swallowing screening test，TOR-BSST）、容积-黏度吞咽测试（volume-viscosity swallowing test，V-VST）。

② 仪器监测　为吞咽功能障碍的病理生理学评估，以确定适合的治疗策略。吞咽造影检查（video fluoroscopic swallowing study，VFSS）和软式喉内镜吞咽功能检查（flexible endoscopic examination of swallowing，FEES）是确定吞咽障碍的"金标准"，应用这些检查可直观、准确地评估口腔期、咽期和食管期的吞咽情况。VFSS一般由放射科医生和语言治疗师或主管医生合作完成，检查前应向患者充分说明检查目的、风险，签署知情同意书；检查时减少辐射暴露时间。VFSS和FEES应结合病例和医院技术选择性应用，条件许可时，可两者结合应用。选择肌电图诊断肌肉病变；超声、CT、MRI等用于评估黏膜、黏膜下、腔外病变及相关组织器质性改变。

（3）动态评估　床旁定期评估、动态监测并调整干预措施。

2. 常用筛查及评估方法

（1）洼田饮水试验　洼田饮水试验是由日本学者洼田俊夫提出，用于评定吞咽功能的试验方法，操作简单，便于筛选出需要治疗的患者。因本试验依据的是患者的主观感受，可能与实验室检查结果及临床症状不一致，存在一定的局限性。

① 适用人群　格拉斯哥昏迷评分（GCS）>12分的患者，且患者处于放松自然的状态，不知自己正进行试验。

② 检查方法及分级　患者端坐，喝下30ml温开水，观察所需的实际时间和呛咳情况。

1级：1次能顺利地将水咽下（1次就是5s内，下同）。

2级：分2次以上，能不呛咳地咽下。

3级：能1次咽下，但有呛咳。

4级：分2次以上咽下，但有呛咳。

5级：频繁呛咳，不能全部咽下。

③ 结果评定　分为三种情况，正常、异常和可疑，与分级的对应情况分别是：正常为1级，可疑为2级，异常为3~5级。吞咽功能1~2级者可经口进食；3~4级，说明患者存在吞咽功能障碍，5级则存在严重的吞咽功能障碍，应严禁经口进食。

④ 疗效判断标准　疗效包括治愈、有效和无效。治愈说明吞咽障碍消失，饮水试验评定1级；有效是吞咽障碍明显改善，饮水试验评定2级；如果吞咽障碍改善不显著，饮水试验评定≥3级则为无效。

（2）多伦多床旁吞咽筛查试验　多伦多床旁吞咽筛查试验是在2009年由Rosemary Martino等制订的，包括舌的活动、饮水试验、饮水前发声和饮水后发声4个条目。使用TOR-BSST的人员需先接受4h的培训，通过培训的护士能在10min之内完成评估。该筛查试验对于有鼻饲喂养、意识障碍和肺炎等并发症患者的评估准确度有限。

在患者神志清楚、可在支撑下坐直，且能完成简单指令的情况下，对患者进行以下四个方面的评估：舌肌运动是否受损，Kidd 50ml饮水试验（将50ml水分为10等份，每次饮用5ml）中是否出现误吸或呛咳，饮水试验前及饮水试验后是否存在发声困难。出现其中任何一项异常即被认为存在吞咽障碍。下面介绍该试验的操作、记录与注意事项。

① 基本信息　包括科室、床号、姓名、性别、年龄、住院号、文化程度、诊断、损伤部位、发病时间、入院时间、记录时间。

② 任务一　饮水前。每一项任务在相应结果前的小框里划"√"。

第一步　让患者说"啊"并记录患者的嗓音　□异常　　□正常

第二步　让患者伸舌，左右摆动　□异常　　□正常

③ 任务二　饮水。让患者端坐饮水，每次喝完后让患者说"啊"，出现呛咳、嗓音改变、流涎这些体征则为异常。信息记录详见表2-3-1。如异常，则停止饮水并跳转到任务三。

表 2-3-1　饮水体征观察记录表

①1勺水吞咽（5ml/勺）	吞咽时/后呛咳	吞咽后声音改变	吞咽时/后流涎	正常
第1勺				
第2勺				
第3勺				
第4勺				
第5勺				
第6勺				
第7勺				
第8勺				
第9勺				
第10勺				
②茶杯				

④ 任务三　饮水后的评估。评估时机为完成任务二至少1min后进行；评估方式是让患者说"啊"并记录患者的嗓音　□异常　　□正常。

⑤ 任务四　结果判断。分为通过和失败，结果为"通过"的患者没有异常体征；结果为"失败"的患者有一项或更多的异常体征，这种情况转至语言治疗师干预。

⑥ 记录解释/填表所花的时间，如"计时（解释时间）：　分　秒，计时（填表

时间）： 分 秒"，填表人（患者/陪护/家属），检查者（医生/护士/语言治疗师）。

⑦ 多伦多床旁吞咽筛查试验注意事项。

a. 任务一。饮水前的指导语：请说"啊"，维持 5s；饮水前向患者示范，声音要清晰，发"啊"；提示患者不要哼唱，也不要低声说；可让患者延长"华"的最后一个音节；记录患者说话发音的嗓音情况，如果在发"啊"的时候有异常，用上述建议再次指导患者正确发声；观察声音总的呼吸声、呼噜声、嘶哑或过清音，假如发现一种，哪怕过程很轻，也要记为异常。

b. 任务二。饮水时给患者 10 茶勺水，在每勺水咽下后让患者说"啊"，假如正常，让患者用杯子喝水；患者应一直使用茶勺喝水，保证每勺均为满勺量。

（3）容积-黏度吞咽测试 V-VST 评估是 20 世纪 90 年代西班牙 Pere Clave 教授设计的，V-VST 是一种可以在床旁进行的吞咽功能筛查方法，用于鉴别吞咽的安全性和有效性，也是一种敏感鉴别方法，以确定患者是否有误吸和营养不良风险。V-VST 通过给予患者不同稠度及容积的液体，来评估吞咽的安全性和有效性（见表2-3-2）。

表 2-3-2 容积-黏度吞咽测试（V-VST）

项目		糖浆稠度			液体——水			布丁状稠度			蛋羹/蜂蜜稠度		
		5ml	10ml	20ml	5ml	10ml	20ml	5ml	10ml	20ml	5ml	10ml	20ml
安全性受损相关指标	咳嗽												
	音质改变												
	血氧饱和度下降												
有效性受损相关指标	唇部闭合												
	口腔残留												
	分次吞咽												
	咽部残留												

测试结果的评估/解释如下。

① 无安全性/有效性受损 评估结果为患者无吞咽障碍。

② 有效性受损，但无安全性受损 评估结果为患者有口咽性吞咽障碍且患者可安全吞咽，但有效性受损，这可能危及患者的营养和补水状况。

饮食指导原则：保证患者吞咽过程不出现有效性问题的前提下，最佳方案是选择最低稠度和最高容积的液体。

③ 安全性受损（伴/不伴相关有效性问题） 评估结果为患者有口咽性吞咽障碍。吞咽过程的安全性下降提示该患者可能已经发生误吸。

饮食指导原则：最安全的摄取液体体积和稠度相当于患者能够安全吞咽时液体的稠度。安全性一致的前提下，在保证患者吞咽的有效性和优先的稠度下，须优先考虑尽可能大的容积。

六、护理

1. 一般护理

创造安静舒适放松的就餐环境，保证按时就餐，患者取平稳坐位，餐前患者若感觉喉部紧张，可指导其通过打哈欠放松。

2. 营养指导

避免暴饮暴食，避免将液体与固体食物混合，根据吞咽障碍筛查和评估结果来准备食物质地，喂食的顺序遵循少量食物→闭唇→咀嚼→停止→吞咽→停止。营养治疗推荐由临床医生、护士、注册营养师组成的营养管理小组共同决定，充分考虑营养摄入量、供给方式、食物性状、膳食调配。

3. 病因治疗的护理

对存在口腔疾病的患者，遵医嘱积极改善或解除局部肿瘤引发的梗阻感。积极配合治疗各类食管的原发病，对不能经口进食的患者，根据患者病情及营养治疗原则留置鼻饲胃管、空肠管、胃造口给予肠内营养，对拒绝鼻胃管及胃造口的患者可根据情况使用口饲管，必要时通过肠外营养补充营养。存在神经肌肉性吞咽障碍的患者应针对原发病治疗，此类患者吞咽液体食物更困难，进食时用枕头稳定头部，吞咽时气管趋于关闭，可预防食物误吸入气管。缺铁性吞咽障碍的患者，经过纠正贫血、脾大，吞咽功能可迅速改善。

4. 药物治疗的护理

对神经肌肉性吞咽障碍的患者可遵医嘱在餐前半小时口服新斯的明 15mg 改善吞咽功能。对于缺铁性吞咽障碍的患者可通过补充铁剂来治疗。

5. 康复锻炼指导

可通过口腔训练、针灸治疗来进行康复。直接训练是促进吞咽功能康复最直接有效的方法，首先从空吞咽练习开始，逐步进行交互吞咽、仰头点头吞咽、侧方吞咽、头颈部旋转等练习。

6. 心理干预

吞咽功能恢复应循序渐进，在康复训练过程中要为患者做好心理建设，安慰鼓励患者。

第四节　疼　　痛

一、定义

国际疼痛研究协会（the international association for the study of pain，IASP）将疼痛（pain）定义为一种令人不愉快的主观感受和情绪体验，伴随现存的或潜在的组织损伤。目前发表的研究表明，肿瘤患者晚期疼痛发生率在 70%~90%。从生理角度看，疼痛是机体对有害刺激产生的一种保护性防御反应。疼痛有双重含义，包括痛觉和痛反应，具有个体差异性。痛觉是个人的主观感知觉体会，痛反应是机体对疼痛刺激产生的一系列生理、病理、心理改变。

二、病因及分类

1. 病因

研究表明肿瘤患者晚期出现疼痛是生理、心理社会等多重因素作用的结果。

（1）生理因素　肿瘤压迫周围组织引发疼痛；抗肿瘤治疗（如手术、放疗、化疗等）导致疼痛；肿瘤引发便秘、肌力下降、恶病质等并发症导致疼痛；其他疾病（如强直性脊柱炎、骨关节炎）引发的疼痛。

（2）心理社会因素　罹患肿瘤的患者常出现焦虑、恐惧、烦躁、抑郁、愤怒、孤独感，这些不良情绪会加重疼痛。

2. 分类

疼痛是患者的主观感受，具有多维性，了解疼痛的分类是采取有效措施缓解疼痛的第一步。

（1）根据发作时间　分为急性疼痛、慢性疼痛。

① 急性疼痛　短期存在（少于 2 个月），通常是在伤害性刺激之后发生的疼痛，常见的有软组织及关节急性损伤疼痛、手术后疼痛、腹部脏器疼痛。

② 慢性疼痛　时间界限说法不一，世界卫生组织（WHO）指出慢性疼痛是指持续或反复发作 3 个月以上的疼痛，常无明显组织损伤，但存在软组织及关节劳损性或退变性疼痛。

③ 爆发性疼痛　患者使用镇痛药物治疗之后，在基础疼痛控制相对稳定的基础上，突然出现短暂又剧烈的疼痛，其中也包含因走路、进食、翻身出现的偶发性

疼痛（又称活动相关性疼痛）。

（2）根据强度　分为无痛、轻度疼痛、中度疼痛、重度疼痛。

（3）根据患者的主观感受　分为钝痛，如胀痛、闷痛、酸痛；锐痛，如针刺样痛、刀割样痛、烧灼样痛、撕裂样痛、钻顶样痛。

（4）根据部位　分为躯体痛、内脏痛、神经痛。躯体痛可准确定位，常见于肿瘤压迫软组织引发的疼痛。内脏痛常为定位不明确的弥漫痛，伴自主神经功能的紊乱，常见于肿瘤压迫内脏或包膜引发的疼痛。神经痛常引发烧灼样痛或电击样痛，部分患者可见局部感觉或运动功能异常，常见于肿瘤浸润或抗肿瘤治疗神经末梢或中枢神经受损引发的疼痛。

（5）根据病理生理学机制　分为伤害感受性疼痛、神经病理性疼痛。

三、发生机制

疼痛的发生包括三个环节：感受器、神经纤维、神经中枢。近几十年来，癌痛研究虽取得一定进展，但关于癌痛的发生机制尚不明确。根据动物研究模型得出结论，当机体处于肿瘤微环境中时，肿瘤细胞及免疫细胞产生分泌物能激活伤害感受器，进而增加伤害感受器神经元的活性，放大热、冷及机械三类伤害性刺激。一般认为癌性疼痛发生机制与以下三个方面有关。

1. 肿瘤及其微环境

当前研究表明，位于骨、软组织、血管、淋巴管、内脏受机械刺激或化学刺激激活或激敏相应的机械感受器及化学感受器，通过 Aδ 纤维或 C 纤维传至中枢神经系统，产生痛觉。肿瘤细胞及其相关的基质细胞在肿瘤发生发展时，分泌多种活性物质，多数被证实可直接激活或激敏初级感觉传入神经元，从而致痛。常见的基质细胞包括内皮细胞、成纤维细胞、炎症和免疫细胞（如巨噬细胞、肥大细胞、中性粒细胞和 T 淋巴细胞）。

2. 肿瘤引发骨的不稳定性

肿瘤迅速生长压迫周围神经组织，持续刺激局部导致疼痛。随着肿瘤骨转移的发生，肿瘤激活破骨细胞诱导骨溶解和骨形成的失衡，造成明显的骨质破溃，骨失去原有结构的完整性，因此骨骼的不稳定和骨折的风险增加，造成骨痛。此外，破骨细胞还可破坏感觉神经纤维，引发神经病理性疼痛。

3. 肿瘤诱导神经损伤、神经纤维芽生和神经瘤样结构形成

肿瘤引起的疼痛既有伤害感受性疼痛，也有神经病理性疼痛。而神经病理性疼痛可能与肿瘤诱导的神经纤维芽生和神经瘤样结构形成有关。在神经纤维异位芽生

和神经瘤样结构形成过程中，Netrin-1、降钙素基因相关肽发挥一定的作用。

四、临床表现

① 以慢性疼痛为主（持续时间大于 3 个月），常表现为长期、复杂、渐进、弥漫等特点，暴发痛、难治性疼痛发生率高。

② 疼痛的发生与肿瘤病情进展、抗肿瘤治疗（手术、放疗、化疗）、神经浸润、感染有关。

③ 对患者生活质量造成的影响是全方位的。全方位疼痛（total pain）包括生理、心理、社会、精神等多方面。在数周或数月疼痛之后，病人经常感到很难精确地描绘出疼痛的部位或性质。

④ 伴有自主神经异常及心理学异常。多数患者对持续疼痛的反应体现在自主神经功能紊乱，患者精神和体力变差，表现为抑郁。部分患者表现为焦虑，或焦虑和忧郁同时存在，常存在"失眠→疲乏→疼痛→失眠"的恶性循环。

⑤ 伴有躯体化症状，部分患者通过躯体症状表达消极情绪，如功能性腹部疼痛（肠激惹综合征）。

⑥ 心理痛苦与疼痛同时存在。疼痛和痛苦并不完全等同，痛苦可能因疾病及其治疗产生，不局限在躯体症状，囊括来自社会、经济、生活等各方面的威胁。患者既遭受着疾病和治疗对其外貌及各项能力影响的痛苦，也经受着未来不确定带来的痛苦。

五、评估方法

疼痛是一种主观感受及体验，受生理、心理、个人经历和社会文化等多方面因素的影响，个体对疼痛的理解和认知也存在一定差异，故正确地评估疼痛十分关键。

肿瘤患者的疼痛可以采用自评量表、行为测试和生理测量等进行评估。其中疼痛量表是最便捷、经济的评估方式，且经医护人员简单培训后，患者及家属也可以进行评估，这对患者自我评估非常重要。因此，自评量表评估法被认为是疼痛评估的"金标准"。中国临床和科研使用的主要都是外文原版的中文翻译版，分为单维度疼痛量表、多维度疼痛综合评估量表、神经病理性疼痛筛查专用量表。

单维度疼痛评估量表有评估快速、内容简洁、患者容易理解等特点，因此在临床快速诊疗方面占优势。但由于疼痛本身是一种多维度综合性的主观体验，多维度疼痛综合评估量表虽然耗时相对较长，却可以更好、更全面地对疼痛进行描绘，因此更适用于进行临床科研或非急性期的健康调查。还应指出，由于神经病理性疼痛患者的治疗方法与非神经病理性疼痛患者不同，临床上需要对神经病理性疼痛患者进行筛查，此时需要使用神经病理性疼痛筛查专用量表。

1. 单维度疼痛评估量表

单维度疼痛评估量表对患者的疼痛强度单方面进行评估，是临床上最常用的疼痛评估量表类型。单维度疼痛评估量表通过数字、文字、图像等形式让患者可以将主观疼痛感受客观地表达出来。总体来讲，单维度疼痛评估量表具有简单易行、评估快速等特点。经过简单解释，患者一般都能很快地理解量表的要求，并在 1min 之内完成评估。因此，单维度疼痛评估量表是进行疼痛快速评估的首选。

（1）视觉模拟评分法（VAS） VAS 是最常用的一种疼痛强度的单维度测量评估工具。量表主要由一条 100mm 的直线组成，直线的一端为"完全无痛"，另一端为"能够想象到的最剧烈的疼痛"或"疼痛到极点"。患者在这条线上相应的位置做标记（用一个点或一个"×"等标记），表示他们当时的疼痛强烈程度（如图 2-4-1 所示）。

完全无痛 ————————————————————————— 疼痛到极点

图 2-4-1　视觉模拟评分法（VAS）

（2）脸谱 VAS（facial VAS） 脸谱 VAS 是在上述线性 VAS 直线上加上若干卡通表情（高兴、中性、痛苦等），评分更加直观，适合儿童及有智力问题的老年人（如图 2-4-2 所示）。

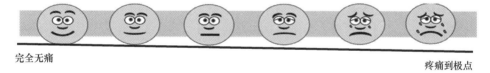

完全无痛　　　　　　　　　　　　　　　　　　　疼痛到极点

图 2-4-2　脸谱 VAS（facial VAS）

（3）面部表情疼痛评估量表（Faces Pain Scale-revised，FPS-R） FPS-R 对患者整体疼痛进行评估，评分从 0（无痛）至 10（剧烈痛），同时提供了 6 种面部卡

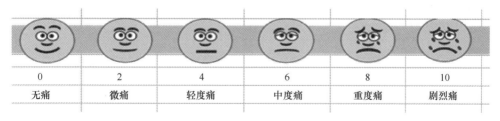

0	2	4	6	8	10
无痛	微痛	轻度痛	中度痛	重度痛	剧烈痛

图 2-4-3　面部表情疼痛评估量表（FPS-R）

通表情（微笑、悲伤、痛苦等）来形象表达疼痛程度。评估时，患者直接指向对应疼痛刻度或卡通表情即可，详见图 2-4-3。适用于 3 岁以上儿童、老年人、文化程度较低、表达困难、意识不清、认知障碍的患者。

（4）数字评定量表（NRS） 评分准确简单，曾被美国疼痛学会视为疼痛评估的"金标准"。NRS 有多个版本，其中最常用的是 NRS 0~10 版，将疼痛分为 4 类，共 11 种评分（0~10）：无疼痛（0）、轻度疼痛（1~3）、中度疼痛（4~6）、重度疼痛（7~10），详见图 2-4-4。NRS 分类比较清晰客观，但需要患者有一定理解能力及文字阅读理解能力。因此，NRS 比较适用于 10 岁以上有一定文化程度的慢性疼痛患者，口头采访（如电话采访）也可使用。

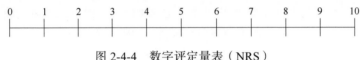

图 2-4-4　数字评定量表（NRS）

（5）口头评分法（VRS） VRS 是加拿大 McGill 疼痛问卷的一部分，常用的为 5 点评分法，优势是评估简单快捷，但要求被评估对象有一定语言理解能力，另外该量表易受文化程度及方言影响。其疼痛等级为：0—无痛；1—轻微的疼痛；2—引起不适感的疼痛；3—比较疼痛/难受；4—严重的疼痛；5—剧烈的疼痛。

（6）长海痛尺　长海痛尺用 VRS 对 NRS 的刻度进行解释、限定，综合两者的优点，既有比较精确的 0~10 的刻度来评分，而文字的描述也便于患者理解，护士对患者进行宣教也相对比较容易，从而可保证评价结果能够真实反映患者的疼痛感觉（如图 2-4-5 所示）。对于无力指示量尺上数字的患者，可嘱患者眨眼来帮助评估疼痛；此外，还可利用患者拇指和食指之间张开的角度来表示自身的疼痛，两个手指张开角度越大，表示痛觉强度越高。

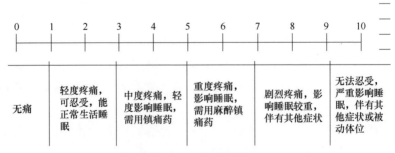

图 2-4-5　长海痛尺

2. 多维度疼痛综合评估量表

多维度疼痛综合评估量表除用于测量疼痛强度外，同时还可测试疼痛对患者心理、情绪、睡眠等的影响程度。相较于单维度疼痛评估量表，多维度疼痛综合评估量表更全面，但使用也更复杂。常使用多维度疼痛综合评估量表全面评估疼痛给患者带来的影响。

（1）简明疼痛评估量表（BPI）该量表由 WHO 癌症护理评估合作中心疼痛研究小组专为癌痛评估开发。目前 BPI 有长表（17 项）和简表（9 项）两种版本，临床以简表版（表 2-4-1）使用为主。

BPI 用于评估过去 24h 或过去 1 周内出现的疼痛。评估内容包括疼痛程度（0 无痛~10 剧烈痛）、疼痛性质（如刀割痛、闪电痛）、疼痛部位（在人体轮廓图上通过涂色的方法表示疼痛的位置，详见图 2-4-6，并以"×"标记出最疼的部位）、疼痛对日常生活能力的影响程度（0 无影响~10 非常影响）。BPI 可以反映神经病理性疼痛的问题，但国际公认 BPI 不能用于神经病理性疼痛的诊断。

表 2-4-1　简明疼痛评估量表（BPI）

患者姓名：　　性别：　　　年龄：　　病案号：

诊断：　　　评估时间：　　　评估医师：

（1）大多数人一生中都有过疼痛经历（如轻微头痛、扭伤后痛、牙痛）。除这些常见的疼痛外，现在您是否还感到有别的类型的疼痛？　　①是　　②否

（2）请您在下图中标出您的疼痛部位，并在疼痛最剧烈的部位以"×"标出。

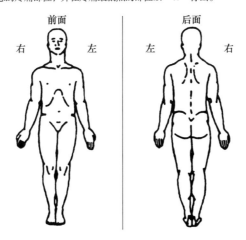

图 2-4-6　人体轮廓图

（3）请选择下面的一个数字，以表示过去 24h 内您疼痛最剧烈的程度。

（无痛）0　1　2　3　4　5　6　7　8　9　10（最剧烈的疼痛）

（4）请选择下面的一个数字，以表示过去 24h 内您疼痛最轻微的程度。

（不痛）0　1　2　3　4　5　6　7　8　9　10（最剧烈的疼痛）

（5）请选择下面的一个数字，以表示过去24h内您疼痛的平均程度。

（不痛）0　1　2　3　4　5　6　7　8　9　10（最剧烈的疼痛）

（6）请选择下面的一个数字，以表示您目前的疼痛程度。

（不痛）0　1　2　3　4　5　6　7　8　9　10（最剧烈的疼痛）

（7）您希望接受何种药物或治疗控制您的疼痛？

_____

（8）在过去的24h内，由于药物或治疗的作用，您的疼痛缓解了多少？请选择下面的一个百分数，以表示疼痛缓解的程度。

（无缓解）0　10%　20%　30%　40%　50%　60%　70%　80%　90%　100%（完全缓解）

（9）请选择下面的一个数字，以表示过去24h内疼痛对您的影响。

① 对日常生活的影响

（无影响）0　1　2　3　4　5　6　7　8　9　10（完全影响）

② 对情绪的影响

（无影响）0　1　2　3　4　5　6　7　8　9　10（完全影响）

③ 对行走能力的影响

（无影响）0　1　2　3　4　5　6　7　8　9　10（完全影响）

④ 对日常工作的影响（包括外出工作和家务劳动）

（无影响）0　1　2　3　4　5　6　7　8　9　10（完全影响）

⑤ 对与他人关系的影响

（无影响）0　1　2　3　4　5　6　7　8　9　10（完全影响）

⑥ 对睡眠的影响

（无影响）0　1　2　3　4　5　6　7　8　9　10（完全影响）

⑦ 对生活兴趣的影响

（无影响）0　1　2　3　4　5　6　7　8　9　10（完全影响）

（2）整体疼痛评估量表（GPS）　GPS是全面综合的疼痛评估工具，包含20个有关疼痛的评估条目，分为疼痛、情绪感受、临床表现、日常行为（即疼痛影响）四个部分：对疼痛强度进行评估；对害怕、沮丧、精疲力竭、焦虑、紧张等情绪感受进行评估；对睡眠质量、独立工作能力、整体躯体感受等临床表现进行评估；对影响购物、人际关系等日常生活的程度进行评估。GPS测量疼痛信效度高，能较好地反映慢性疼痛患者近期的心理状态及其日常生活的受影响程度。

（3）神经病理性疼痛筛查专用量表

① ID疼痛量表（ID Pain）　该量表为常用的神经病理性疼痛筛选评估工具，量表简单、易于操作，适用于快速筛选。量表包含对6个选项进行是否评分，其中有5项感觉描述项（针刺、烧灼、麻木、过电、痛觉过敏，每个项目正向计1分）和1项关节疼痛（疼痛是否只出现于关节部位，用于排除伤害感受性疼痛，反向

计 1 分)。

ID 疼痛量表总分值为 –1~5 分。当患者 ID 疼痛量表评分≥3 分时，可考虑采取神经病理性疼痛相关的治疗。ID 疼痛量表研发者明确指出：ID 疼痛量表的评判标准的制订是在追求敏感性而牺牲了特异性。研究也表明 ID 疼痛量表更适合作为判断神经病理性疼痛的参考工具，而不是最终的评判标准。

② DN4 神经病理性疼痛量表 该量表最初版本有 10 个选项，包括 7 个症状自评项目（烧灼、冷痛、电击样、麻、如坐针毡、麻木与瘙痒）和 3 个临床检查项目（触摸、针刺感觉减退、触诊诱发疼痛）。目前，临床上使用 DN4 简版，包含 7 个症状自评项目，删减了临床检查项目。DN4 简版的优点是简单易懂，而且简单培训后患者可以自评。每个评估项目回答"是"赋值 1 分，回答为"否"赋值 0 分。DN4 总分为 0~10 分（简版为 0~7 分），总分≥4 分时为神经病理性疼痛。

③ NPQ 神经病理性疼痛问卷 该量表是 2003 年由 Krause 和 Backonja 共同研发的含 12 项的神经病理性疼痛筛查量表，对神经病理性疼痛评估最为全面，其中有 10 项症状描述项（例如麻木感、针刺痛和触发痛）和 2 项自评项目，每个项目是 0～100 整数评分，能反映微小差别。但 NPQ 总分计算要使用一个较为复杂的公式，总分区间为 –1.4~2.8，当患者的评分≥0 时被认为是神经病理性疼痛。

六、护理

1. 一般护理

疼痛影响患者的日常生活能力，造成卧床时间增加。住院期间应加强对疼痛患者的基础护理，如保持皮肤清洁及床单位整洁，做好口腔护理，预防呼吸道及泌尿道感染等。同时，保持病房环境清洁、舒适、安静、宽敞、通风，有助于增加患者对疼痛的耐受性。

2. 营养支持

根据患者情况，选择清淡、易消化、富含优质蛋白的食物，如鸡蛋、豆腐、酸奶；增加水分摄入，保证 2000～3000ml 的液体摄入量；平衡膳食，主食选择五谷杂粮，多吃深色蔬菜；使用阿片类镇痛药的患者，增加富含膳食纤维食物（如芹菜、绿叶蔬菜、红薯）的摄入，非糖尿病患者补充水果或果汁。

3. 病因治疗的护理

减轻引起疼痛的原因。如胸腹部肿瘤切除后，因咳嗽引发伤口疼痛，应指导患者有效咳嗽及深呼吸，协助患者按压伤口再咳嗽。

4. 药物治疗的护理

药物治疗是癌痛的主要治疗方法，根据患者疼痛程度，遵医嘱合理地选择镇痛药物，并观察用药反应。根据 WHO 提出的癌痛治疗三阶梯原则用药。

（1）口服给药　首选口服给药，有利于患者长期服用，减轻注射的痛苦。

（2）按时给药　严格按照镇痛药物半衰期规律给药。

（3）按阶梯给药　根据患者疼痛程度，合理选择镇痛药物。WHO 更新的癌痛指南指出：对于癌痛治疗，不需严格按三阶梯原则给药，三阶梯给药仅作为疼痛全程管理的普遍性指导原则。轻度疼痛：第一阶段选择非甾体类抗炎药（NSAIDs）；中度疼痛：第二阶段如果 NSAIDs 不能缓解疼痛，可以选用弱阿片类药物或者低剂量的强阿片类药物，并可联合应用 NSAIDs；重度疼痛：第三阶段如果疼痛仍然无法控制，可选用强阿片类药物，并可联合应用 NSAIDs。此外，三阶梯用药的同时，可依病情选择三环类抗抑郁药或抗惊厥类药等辅助用药。

（4）个体化给药　根据患者性别、年龄、体重、用药史、耐受程度选择适当剂量。

（5）注意细节　用药后观察患者的疼痛减轻程度，有无药物不良反应。

目前临床上用于癌痛控制的方法还包括自控镇痛泵（PCA）、神经阻滞等。护理人员应向患者及家属解释疼痛有关的生理学知识，教会患者及家属简单的疼痛评估方法。指导患者及家属掌握阿片类药物取药和贮存的方法，并使患者及家属了解常见镇痛药物的不良反应及预防方法。告知患者及家属不应自行调整药量，指导患者主动报告疼痛、药物不良反应。

5. 中医治疗

根据疼痛部位，针灸镇痛，其原理是穴位的针刺信号和来自疼痛部位的痛觉信号在中枢神经系统相互作用及整合。

6. 病情观察

观察患者的疼痛部位、性质、程度、伴随症状，观察患者的用药疼痛控制情况，有无爆发痛，以及用药反应（如有无恶心呕吐、便秘、呼吸困难等不良反应）。

7. 心理护理

建立良好的护患关系，主动热情关心患者，耐心倾听，适时安慰患者，帮助患者排解紧张焦虑的情绪。充分调动患者的家庭及社会支持，鼓励患者，帮助患者摆脱心理及精神上对疼痛的恐惧。另外，可采取非药物措施（如参加活动转移注意力、音乐疗法、绘画疗法、芳香疗法、松弛疗法、认知-行为训练等）来减轻患者疼痛。

第五节　呃　　逆

一、定义

呃逆（hiccup）俗称打嗝，是正常呼吸之间横膈膜肌肉不受控制地痉挛，伴有吸气期声门突然关闭，发出短促响亮的呃呃声，声音短促频繁，不能自行停止的症状。西医学中的单纯性膈肌痉挛即属呃逆。中医学中的呃逆是指胃气上逆动膈，以气逆上冲，喉间发出呃呃连声，声短而频，不能自止为主要临床表现的病证，呃逆古称"哕"，又称"哕逆"。

顽固性呃逆是指呃逆持续时间大于 48h。

肿瘤性呃逆是指肿瘤本身的病变、肿瘤转移、抗肿瘤治疗（如手术、放疗、化疗）等因素诱发的呃逆。相关文献报道指出恶性肿瘤患者在放化疗过程中或治疗结束后顽固性呃逆的发生率为 2%。

二、病因

呃逆分为一过性和顽固性两种，前者容易自愈，是生理上常见的现象。连续性或顽固性呃逆则为病理症状，按病变部位其病因分为中枢性和外周性。

1. 中枢性原因

器质性病变部位以延脑最为重要，可致呃逆反射弧的抑制功能丧失，包括颈椎及颅脑外伤、脑肿瘤、脑血管意外、颅内感染及其他原因（如多发性硬化症等）。肿瘤所致中枢性顽固性呃逆主要由高位颈椎肿瘤、颅后窝肿瘤［包括小脑、延髓以及脑室（第四脑室）的肿瘤］压迫或颅内高压等刺激呃逆反射中枢而产生。

2. 外周性原因

外周性原因即呃逆反射弧的向心路径受刺激。如膈神经的刺激，包括纵隔肿瘤、食管癌等；膈肌周围病变，如肺癌、膈下脓肿、食管裂孔疝等；迷走神经刺激，如胃扩张、胃癌、胰腺癌等。肿瘤所致外周性顽固性呃逆，常见于肿瘤直接侵犯膈肌（如胰腺、胃等与膈肌邻近部位），或肿瘤转移在膈肌邻近部位（如膈下转移、腹腔淋巴结转移等），均会刺激膈肌兴奋而致呃逆。此外，胸腔及上腹部手术后刺激膈肌也可发生呃逆；恶性肿瘤继发中等量以上胸腹腔积液时，胸腹腔积液刺激膈肌的末梢神经也可导致膈肌痉挛。

3. 代谢障碍性原因

代谢障碍性呃逆可因电解质或酸碱平衡失调、肝性脑病等引发。如小细胞肺癌时血钠、血钙降低，膈肌及其他肌肉出现颤动或抽搐，可引起呃逆。

4. 医源性原因

医源性呃逆可能在放化疗后、腹部及纵隔术后、腹腔镜检查或术后出现。胸部或腹腔等部位接受放射治疗时会因放射线的刺激导致呃逆；化疗时药物引起胃肠道反应而刺激迷走神经亢进易导致呃逆；动脉介入治疗时（肺癌、肝癌），因插入导管，并注入化疗药物及免疫制剂，刺激膈肌致膈肌痉挛而发生呃逆。

5. 其他原因

其他原因如全麻术后、内耳及前列腺病变、服用药物、进食生冷及辛辣食物，或情志郁怒等精神心理因素等，亦可引起呃逆。

三、发生机制

西医认为呃逆是一种神经反射活动，是膈肌的异常短暂痉挛现象，受延髓呼吸中枢的控制，其反射弧向心路径是迷走神经、膈神经及第 6~12 胸交感神经向心纤维，反射中枢为第 3~5 颈髓的膈神经、脑干的呼吸中枢、延髓网状结构和下视丘间相互作用。呃逆反射的离心路径是膈神经、声门及呼吸辅助肌的离心纤维。当外周刺激通过迷走神经或膈神经的感觉纤维传导至中枢，或中枢疾病均可致膈神经的运动纤维传出冲动增多，引起呃逆。中医则认为呃逆多由胃气逆乱动膈所致。

四、临床表现

顽固性呃逆主要以引起一侧或双侧膈肌的阵发性痉挛为体征，伴吸气期声门突然关闭，发出短促响亮的特别声音，呃逆频繁，症状顽固，持续时间长。由于诱因难以去除，常规治疗常无效，对患者生理及心理产生不良影响，严重干扰患者休息，引发患者失眠、烦躁不安，阻碍患者治疗。

五、评估方法

1. 评估患者临床表现

评估患者呃逆发生的时间、频率、持续的时间等。

2. 实验室检查

如查看血常规、生化、动脉血气分析等检查以明确病因。

3. 其他辅助检查

怀疑中枢神经病变引发顽固性呃逆时，可酌情完善头部 CT、磁共振、脑电图等检查。怀疑胸腔脏器病变引发顽固性呃逆时，可进行胸部的 CT 及磁共振检查、呼吸功能检测，完善心电图（判断有无心包炎和心肌梗死）等辅助诊断。怀疑消化系统病变引发顽固性呃逆时，可进行腹部 X 线检查、B 型超声、胃肠造影，必要时做腹部 CT 和肝胰功能检查，结合临床生化检查排除中毒与代谢性疾病。顽固性呃逆发作时胸部透视可判断膈肌痉挛为一侧性或两侧性，必要时做胸部 CT 检查，排除膈神经受刺激的疾病。

六、护理

1. 饮食指导

为患者创造一个舒适、轻松、愉快的就餐环境，可播放舒缓的音乐缓解患者紧张情绪，根据患者顽固性呃逆程度选择禁食或进食。宜选择在呃逆间歇期进食，食物宜清淡易消化（如小米粥等），避免进食坚硬、辛辣刺激的食物，避免进食过快，进食时不宜交谈，以免进食空气进入胃肠道加重呃逆。不应指责患者，并嘱咐患者戒烟戒酒，养成良好的饮食习惯。进食时取半卧位，进食后做好口腔护理，并指导患者坐半小时或者在病情允许的情况下适当散步。

2. 行为疗法

行为干预主要通过机械刺激降低迷走神经的兴奋性，从而干扰呃逆的反射活动。正确地指导患者进行行为疗法，如饮水法、深吸气后屏气法、按压双眼球法、按压眶上神经法、牵舌法、轻摩软腭法。有严重心肺疾病的患者不宜使用深吸气后屏气法，防止心脏负担增加而出现意外。心脏病患者慎用按压双眼球法，青光眼、高度近视患者禁用。此类方法适用于精神性或急性呃逆，对于肿瘤性顽固性呃逆效果不明显。

3. 病因治疗的护理

根据患者病情选择合适的治疗方案，预防或减轻相关诱因引发的顽固性呃逆。如放疗及化疗时，遵医嘱在患者进食前给予肌内注射利他林、甲氧氯普胺等药物缓解症状。

4. 药物治疗的护理

对于顽固性呃逆，以上方法治疗效果不佳时，遵医嘱使用药物对症治疗。促胃动力药物，如莫沙必利；抑制胃酸分泌的药物，如西咪替丁；肌松药，如巴氯芬、盐酸乙哌立松片；抗精神病药等（抑制膈肌的兴奋性），如氟哌啶醇、氯丙嗪；抗抑郁药，如多虑平、阿米替林；中枢兴奋剂，如利他林、尼可刹米；麻醉剂，如利多卡因、磷酸可待因等；抗胆碱药，如安坦、东莨菪碱、阿托品等；抗癫痫药，如丙戊酸钠、苯妥英钠等；此外，止吐药、碳酸酐酶抑制剂、镇咳药等也有止呃逆的作用。按医嘱及药物说明正确给药，注意观察患者用药反应。例如，莫沙必利等促胃动力药应该在进食前给药；氯丙嗪易引起体位性低血压，应注意观察血压的变化；东莨菪碱易引起尿潴留，前列腺肥大者禁用。

5. 非药物治疗的护理

配合医生完成神经阻滞疗法、颈椎横突旁注射疗法、体外膈肌起搏器治疗，观察治疗效果及患者情况。

（1）神经阻滞疗法　对用药浓度及剂量要求严格，以单侧阻滞为宜，做好处理病情变化的准备。双侧喉返神经同时被阻滞，可导致呼吸困难。需进行双侧膈神经阻滞时，必须在一侧神经阻滞后观察 30min，患者无声音嘶哑、呼吸困难或无椎管内麻醉或局部麻醉毒性反应等并发症时，再进行对侧膈神经阻滞，并做好一切急救准备。

（2）颈椎横突旁注射疗法　向第 3、4、5 颈椎横突处穿刺注入药物后，药物通过扩散作用使构成膈神经的第 3~5 颈神经前支达到阻滞，扰乱呃逆反射弧的形成，减弱膈肌运动，打断其恶性循环。进行此操作时，护士向患者做好解释工作，减轻其紧张焦虑情绪，指导患者取合适体位，协助医生完成该操作。

（3）体外膈肌起搏器治疗　该仪器常用于呼吸衰竭的抢救和慢性阻塞性肺气肿膈肌康复治疗，也可用于顽固性呃逆的治疗，注意观察疗效。

6. 中医治疗的护理

中医认为呃逆的发生与饮食不当、情志不遂、脾胃虚弱等有关，与脾胃的病变相关，主要通过调理脾胃缓解患者的呃逆。呃逆症是传统针灸的适应证之一，针灸治疗从经络功能失调入手，根据局部取穴和远端取穴相结合的原理，常选择膈经脉和一些特定腧穴，通过疏通经络，调整气血及脏腑功能而达到治病目的。针灸主要用于治疗顽固性病理性呃逆症。故在组方取穴方法上，通过对包括辨证组方、辨病选穴及应用经验穴等的大量观察，筛选总结出多种有效穴方。临床上常见的中药方剂包括温胃汤、清胃汤以及养阴汤等三种。穴位刺激方法常用的有体针、针灸、指针、耳针、眼针、指按、穴位注射、温针灸、电针治疗等，对缓解呃逆有较为满意的效果。施针前询问患者有无晕针史，观察患者留针期间局部是否清洁干燥，定时按压，防止出现意外。

7. 病情观察

肿瘤患者出现呃逆多为病情加重的一种表现，呃逆频繁发作常为疾病进展的前兆，遵医嘱对症处理时，需关注患者有无病情进展，如胸腔积液、腹腔积液的加重或出现电解质的紊乱及其他的并发症等。长期留置胃管的肿瘤患者，应观察有无应激性溃疡或消化道出血，每次鼻饲时抽取胃液，观察胃液颜色，如出现咖啡色胃液及时报告医生，遵医嘱经胃管内注入止酸剂、胃黏膜保护剂和止血剂，待胃部病变好转后呃逆可缓解。

若患者突发肢体抽搐或意识障碍，出现尿失禁或肢体活动障碍时，可能提示颅内转移或颅高压，应遵医嘱进行降颅内压、给氧、控制血压、控制抽搐等对症处理。

肿瘤患者合并冠心病、高血压时，患者突发呃逆伴胸闷胸痛、心前区不适则应考虑患者是否发生心脏急症，及时通知医生，遵医嘱给予积极抗凝、扩张冠脉、给氧等处理。

患者表现为表情淡漠、乏力、倦怠时，及时报告医生检验血钠，低钠且进食障碍或因呃逆进食困难的患者，遵医嘱静脉补充。

腹部膨隆、叩诊浊音、自觉憋气的患者，出现呼吸困难时应及时行腹部 B 超检查。放化疗期间积极预防及治疗相关的不良反应，如恶心、呕吐等消化道不适，避免诱发或加重呃逆。

8. 心理护理

肿瘤患者容易出现烦躁、焦虑、紧张等不良情绪，持续呃逆严重影响患者休息，会加重患者的不良情绪，亦有研究表明顽固性呃逆患者是抑郁的高发人群。在护理患者时，应尊重患者，对待患者态度温和、耐心细致，解除患者的心理顾虑，耐心解释治疗方法，了解患者对于顽固性呃逆的认识及态度，积极引导。

第六节　腹　　胀

一、定义

腹胀（abdominal distention）又称腹满，是指腹部部分或全部胀满的一种自我感觉症状，可伴腹部膨隆和腹围增加，常伴有呕吐、嗳气等症状。腹胀既是消化系统常见症状，也是常见体征。肿瘤患者常受腹胀的困扰，因腹胀加重肿瘤患者的身心负担，缩短患者生存时间，因此应当尽早纠正肿瘤患者的腹胀。

二、病因

肿瘤相关性腹胀与肿瘤本身、肿瘤相关治疗、饮食及患者精神心理状态有关。

1. 肿瘤本身

（1）消化道积气　正常人每天排出气体量约为 600~700ml，胃肠道气体不超过 200ml。健康人一般集中在饭后缓慢持续地排出大量气体。腹腔肿瘤及盆腔肿瘤等压迫局部，容易造成肠腔狭窄或闭塞，从而导致近端肠腔气体及液体重吸收及排出障碍，同时肠道细菌产生大量气体，尤其以结肠胀气为主。此外，肿瘤晚期患者，发生 II 型呼吸衰竭时，血中二氧化碳分压增高，难以弥散入血，容易引发腹胀。

（2）胃肠蠕动减慢　腹部占位性病变、腹腔积液、肠梗阻等使肠道受压；肿瘤侵犯腹腔、盆腔减弱排便力量，肠道积气、水分丢失、大便干结可引发便秘等造成排便困难；部分肿瘤所致保钠排钾的激素（如肾上腺皮质激素或醛固酮）分泌增加，导致出现低血钾。以上原因均可引发胃肠蠕动减慢。

（3）患者全身情况　因肿瘤发生发展，患者晚期卧床时间增多，活动减少，营养吸收障碍，容易出现恶病质，造成肠道功能下降，出现腹胀。

2. 肿瘤相关治疗

（1）药物原因　化疗药物作用的结果，如使用长春新碱易造成自主神经功能紊乱；止吐药物（如帕洛诺司琼）的使用，致肠道蠕动减慢；镇痛药物（如阿片类药物）的使用引发便秘；恶心呕吐、药物及激素等引发低钾，导致肠道蠕动减慢。

（2）腹部手术　腹部肿瘤患者全麻术后受麻醉药物干扰、伤口疼痛及活动减少等因素影响容易出现腹胀；胃大部分切除后容易出现功能性胃排空障碍，与手术影响了神经系统对胃排空的调节有关。

3. 饮食结构不当

肿瘤患者在食物选择上过于精细，过分强调营养价值，而忽视了饮食的均衡。当食物中缺乏膳食纤维的摄入时，粪便体积缩小，黏滞度增加，肠道蠕动减缓。

4. 患者精神心理状态

肿瘤患者容易产生紧张、抑郁、焦虑、烦躁不安的情绪，常不自主地发出叹息，将大量空气吞入胃肠道；另外这些情绪也影响消化液的分泌及肠道运动，造成消化不良而出现腹胀。

三、发生机制

健康人群胃肠道气体的产生和排出维持一个动态平衡，当从外界进入胃肠道的气体量增多，或/和胃肠道内产生的气体量增多，以及胃肠道吸收与排出的气体量减少时，导致停留在胃肠道的气体增多，出现腹胀。此外，腹胀还与肿瘤患者消化道功能退化、消化液的异常分泌及消化道运动功能调节紊乱等因素有关。

1. 消化道气体增多

（1）进入消化道的气体量增多　肿瘤患者因顽固性呃逆、长期精神紧张及焦虑，在反复嗳气恶心或吞咽唾液时，一并吞入大量的空气；肿瘤压迫致肠梗阻时，患者因腹痛而致腹式呼吸减弱，呼吸加快，大量空气也随呼吸加快而经口进入胃肠道。上述原因均使胃肠道内产生的气体量增多。

（2）消化道气体产生增多　肿瘤患者因治疗、活动减少及饮食影响等，易出现消化不良，肠道细菌分解食物中的糖类、脂肪、蛋白质产生大量气体。

（3）消化道吸收与排出的气体量减少　当肿瘤患者发生肠梗阻（幽门梗阻，完全性或不完全性肠梗阻等）时，消化道对气体的吸收功能减弱甚至消失，造成压迫部位近端大量积气积液，下端气体从肛门排出体外发生障碍，导致气体在胃肠道内积聚。另外，正常肠道二氧化碳分压高于静脉血中二氧化碳分压，肠道二氧化碳可弥散入血液经肺排出，当晚期肿瘤患者发生 II 型呼吸衰竭时，血中二氧化碳弥散至肠道造成肠道气体增多，引发腹胀。

2. 消化道功能减退及消化液的异常分泌

① 消化道肿瘤直接侵犯消化道，压迫局部，造成消化面积减少，致消化不良而出现腹胀。恶性肿瘤（如胃癌、肝癌等）癌细胞迅速增殖感染正常细胞，从而造成正常细胞代谢障碍，进而造成腹胀、恶心呕吐等消化功能紊乱。

② 肿瘤患者的不稳定精神心理状态刺激中枢神经系统，在下丘脑及边缘系统的作用下，自主神经功能改变，通过释放神经递质、内分泌等方式致消化道功能失调，最终导致消化道气体增多。

3. 消化道运动功能调节紊乱

胃肠运动功能通常受到中枢神经系统、周围神经系统(交感与副交感神经)及肠神经系统的调节，当以上神经系统发生病变或功能障碍时，胃肠运动的调节也受到影响，如脑干肿瘤等神经系统病变可影响肠道神经系统中的胆碱能神经，致使肠道运动发生紊乱。肠道平滑肌病变、肌间神经丛病变导致肠道运动功能障碍，使其对消化道气体吸收明显减少。

四、临床表现

1. 单纯肠道积气

单纯肠道积气主要表现为不同程度的腹胀，其他症状不明显。

2. 积气积液,肠腔扩张,腹部膨隆

腹胀严重时可见肠道积气积液、肠腔扩张、腹部膨隆,当发生肠麻痹时肠鸣音减弱或消失。

3. 常见与原发肿瘤相关性腹胀

(1)消化道肿瘤　胃癌患者常表现为消化不良、过早饱腹感、上腹部腹胀;大肠癌侵犯邻近组织及器官时,出现不完全性肠梗阻,引发腹胀,其腹胀程度为左半边结肠癌较右半边结肠癌明显;完全性肠梗阻时腹胀明显;肝癌患者常伴有腹腔积液、恶心呕吐、腹胀,部分肝功能损伤患者伴黄疸。

(2)非消化道肿瘤　卵巢癌的患者常伴腹胀及嗳气;淋巴瘤致腹腔淋巴结肿大的患者容易出现食欲减退、腹胀。

五、评估方法

配合医生,指导及协助患者完成相关检查。首先对肿瘤腹胀患者进行体格检查,初步判断病情,随后根据患者的具体情况选择血常规检查、粪便检查、肝功能检查、X线检查、CT 检查、MRI 检查、胃镜检查、结肠镜检查、腹腔穿刺抽液检查等,以明确患者腹胀的病因。

1. 腹部体格检查

腹部体格检查宜注意顺序,遵循视诊→听诊→叩诊→触诊的顺序。视诊时,注意观察腹部是否对称,局部膨隆情况。听诊时,尤其注意检查肠鸣音是否正常。叩诊时,留意有无移动性浊音。触诊时检查有无肌紧张、压痛、反跳痛等异常情况。

2. 实验室检查

完善血常规、肝功能、粪常规等检查。

3. 影像学检查

(1)X 线检查　腹部透视或平片检查有助于诊断穿孔、肠梗阻。

(2)CT 或 MRI 检查　有助于判断腹内占位性病变的位置、大小。

(3)B 超检查　主要对腹腔积液、腹腔实质器官占位性病变有诊断价值。

(4)其他检查　如胃镜检查、结肠镜检查、腹腔穿刺抽液检查等。

六、护理

1. 饮食指导

创造一个安静、轻松的就餐环境,指导患者养成良好的用餐习惯,少食多餐,避免进食过快及进食时说话。食物选择上，避免选择产气食物，如土豆、豆类、萝卜、薯类、洋葱、大蒜、芹菜等，大米是唯一不产生气体的淀粉；避免进食含气饮料，如汽水、可乐、啤酒；避免进食不易消化的食物，如油炸食物、坚硬带壳食物。增加膳食纤维的摄入，如进食绿叶蔬菜。血钾低的患者进食富钾食物，如香蕉、柑橘、西瓜、山楂、葡萄、桃等水果，蘑菇、白菜、番茄、空心菜等蔬菜。有腹腔积液的患者应予以高蛋白、高热量、高维生素、低钠食物。一般腹腔积液患者不需限制饮水量，当血钠在 130mmol/L 以下时需限制饮水量＜1500ml/d。

2. 营养支持

患者因腹胀进食减少或肠梗阻禁食时，遵医嘱予以肠外营养。已配制的肠外营养液应在 24h 输完，输注时选择合适的输液通路，保持输液通路通畅，注意输液速度，同时预防导管相关性感染。输注结束后，观察患者有无不适，有无电解质紊乱、便秘等症状发生。指导患者定期测量体重，一般一周一次，评估患者营养状况，当患者出现体重减轻、代谢紊乱时，报告营养师及时调整营养支持方案。

3. 药物治疗的护理

了解常见对症治疗药物的给药方式、保存方法，遵医嘱正确给药，观察用药后反应。胃动力药，如多潘立酮、莫沙必利直接作用于胃、肠壁，增加食管下端括约肌的张力，防止食物反流，应在进食前给药。益生菌及其代谢产物制剂，主要菌群为双歧杆菌及乳酸杆菌，常用制剂包括双歧杆菌三联活菌胶囊（培菲康）、双歧杆菌乳杆菌三联活菌片（金双歧）、地衣芽孢杆菌活菌胶囊（整肠生）等，主要通过调节肠道菌群、调节肠道 pH 值，从而刺激肠道蠕动、排便排气，此类药物一般需要冷藏保存。

4. 中医治疗的护理

中医认为癌性腹胀形成的原因是阳气不足、胃肠动力缺乏，故临床中医治疗癌性腹胀中最常用温法及通法。其中温法包括中药热熨包疗法、温灸疗法等。通法是使用具有通行之力的中药，外敷局部穴位、经络，如中药外敷、中药灌肠、针灸治疗、穴位按摩等。使用温法治疗腹胀的患者，护士应观察患者局部皮肤情况，预防过敏及灼伤；使用通法的患者，护士应观察患者局部药物或针灸有无移位，留意患者用药后腹胀缓解情况。

5. 病情观察

观察患者腹胀出现的时间、频率、持续时间、缓解或加重的因素。观察患者抗肿瘤治疗的情况，手术患者观察伤口情况，注意保持伤口清洁，防止感染。观察化疗患者对化疗药的耐受程度及不良反应。使用药物治疗缓解腹胀时，观察患者用药后腹胀缓解情况。肠梗阻的患者观察患者胃肠减压时排出物颜色、性质及量，观察患者有无脱水及电解质紊乱症状。使用肛管排气的患者，应注意持续时间不可超过20min。对有腹腔积液的患者，护理人员应每日监测患者腹围和体重，观察其变化，做好记录；应用利尿药期间，要准确记录出入量，观察患者用药后的反应，预防水、电解质紊乱的发生。

抽吸腹腔积液的护理：操作中应密切观察患者生命体征、神志和面色；严格无菌操作，预防感染，腹腔积液抽吸后穿刺部位应用无菌纱布覆盖，同时注意有无液体渗出；详细记录腹腔积液颜色、性状和量，每次放腹腔积液不宜过多，应＜2500ml/次；大量放腹腔积液后患者应卧床休息 8~12h。

6. 运动锻炼指导

在患者病情允许的情况下，按摩腹部，每日进行适量的锻炼，可选择如散步、太极、八段锦等舒缓的运动方式，运动过程指导家属陪同，必要时协助患者，防止跌倒等不良事件发生，运动后观察患者有无不适症状。

7. 心理干预

肿瘤患者容易出现抑郁、焦虑、愤怒等负面情绪，护士在护理患者时可运用倾听、陪伴、同理心等沟通技巧，还可使用松弛疗法、芳香疗法等帮助患者缓解不良情绪。如患者长期情绪低落、失眠，对生活失去信心，护理人员应及时告知医生，必要时申请心理科会诊。

第七节　腹　　泻

一、定义

腹泻（diarrhea）俗称"拉肚子"，腹泻时正常排便习惯及粪便性状发生改变，每日排便次数增加（3 次以上），排便量增加（每日粪便总量大于 200g），排出松散稀薄的粪便，且粪便呈稀溏或水样，有时含脓液（含水量大于 85%）。

正常人每日大约有 9L 液体进入胃肠道，通过肠道对水分的吸收，最终粪便中水分仅约 100 ~ 200ml。若进入结肠的液体量超过结肠的吸收能力或/和结肠的吸收容量减少，就会导致粪便中水分排出量增加，便产生腹泻。腹泻是肿瘤患者进展期比较严重的消化道症状，严重腹泻易造成患者虚弱，长时间腹泻易造成患者水、电解质紊乱，严重影响患者的生活及治疗。

肿瘤相关性腹泻（Diarrhea in cancer)是因肿瘤发生、抗肿瘤治疗以及继发感染等引起的腹泻，是肿瘤患者常见的并发症之一。

二、病因及分类

1. 病因

（1）肿瘤压迫肠道　肿瘤的发生及不断发展导致压迫肠道，致肠道动力发生改变，局部肠壁缺血，引发肠黏膜溃疡、坏死，肠道分泌物增多，导致腹泻发生。

（2）肿瘤引发激素分泌或代谢异常　肿瘤细胞可直接或间接促进机体分泌激素，如肺癌细胞致 5-羟色胺分泌引发腹泻；生长抑素瘤分泌大量生长抑素，抑制胰岛素、胰高血糖素、促胃液素等激素分泌，进而引发糖尿病、消化不良、腹泻等症状。

（3）抗肿瘤治疗　肿瘤患者接受化疗、放疗及抗生素的使用也可能造成肿瘤性腹泻。

2. 分类

（1）根据持续时间　分为急性腹泻、迁延性腹泻和慢性腹泻三种。

① 急性腹泻　病程在 2 周以内。

② 迁延性腹泻　病程在 2 周至 2 个月。

③ 慢性腹泻　病程超过 2 个月。

（2）根据发生机制　分为分泌性腹泻、渗出性腹泻、渗透性腹泻、动力性腹泻、吸收不良性腹泻和复合性腹泻。

① 分泌性腹泻　因胃肠黏膜分泌过多液体而引起，常见于霍乱、沙门菌属感染。某些胃肠道内分泌肿瘤，如胃泌素瘤也可导致腹泻。

② 渗出性腹泻　因肠黏膜炎症、溃疡或浸润性病变使病变处血管通透性增高致血浆、黏液、脓血渗出而引起。见于各种肠道炎症性疾病。

③ 渗透性腹泻　因肠腔内容物渗透压增高，阻碍肠内水与电解质吸收而引起。如口服硫酸镁、甘露醇等所致的腹泻。

④ 动力性腹泻　因肠蠕动过快,肠内食糜停留时间过短未被充分吸收而引起。见于肠炎、胃肠功能紊乱、甲状腺功能亢进症等。

⑤ 吸收不良性腹泻　因肠黏膜面积减少或吸收障碍引起。见于小肠大部切除、吸收不良综合征等。

⑥ 复合性腹泻　是含上述两种或两种以上原因引发的腹泻。

（3）根据发生部位　分为小肠性腹泻和大肠性腹泻。

（4）根据感染情况　分为感染性腹泻和非感染性腹泻。

三、发生机制

肿瘤相关性腹泻与患者反复放化疗及使用激素、免疫抑制剂、抗生素有关，相关危险因素包括原发肿瘤、化疗、老年人、二氢嘧啶脱氢酶缺乏症和尿苷二磷酸葡萄糖醛酸转移酶的基因多态性。

1. 化疗相关性腹泻（chemotherapy-induced diarrhea，CID）

常见化疗方案中，CapeIRI方案（氟尿嘧啶+亚叶酸钙+奥沙利铂+伊立替康）最容易引发CID，3~4级发生率高达20%~47%。容易导致腹泻的常见化疗药物有伊立替康、氟尿嘧啶、多西他赛及针对表皮生长因子受体的靶向药。CID与肿瘤患者紧张焦虑引发胃肠道自主神经功能紊乱及化疗药物直接对肠黏膜产生毒性作用，造成肠壁细胞坏死炎症，影响肠道吸收和分泌紊乱有关。伊立替康致腹泻的危险性分为早发型和迟发型两种。早发型腹泻是在滴注伊立替康时或结束后的短时间内发生，其发生主要与胆碱能神经的兴奋性增高有关，抗胆碱能药物对症治疗有效。迟发型腹泻通常发生用药24h之后，与血液中伊立替康（CPT-11）中间代谢产物（SN-38）的峰浓度有关，也与水分、电解质吸收不佳及高度分泌黏蛋白有关，涉及渗透、分泌和渗出三方面。

2. 放疗相关性腹泻（radiotherapy-induced diarrhea，RID）

放疗相关性腹泻常见于盆腔恶性肿瘤（如直肠癌、膀胱癌、前列腺癌、宫颈癌等）放疗后，因放疗破坏肠黏膜，导致前列腺素释放及胆汁盐吸收障碍。

3. 感染相关性腹泻

肿瘤患者因抗肿瘤治疗免疫力受抑制，造成大量肠道细菌繁殖，引发腹泻。

4. 抗生素相关性腹泻

抗生素杀死消化道正常定植菌群，造成菌群失调，继发引起肠道功能紊乱，引发腹泻。

5. 药物及肠内营养相关性腹泻

服用胃动力药物或肠内营养液受污染、对肠内营养液过敏、肠内营养液温度过低、脂肪含量过高等，导致患者肠道黏膜不耐受，均可能引发腹泻。

四、临床表现

腹泻表现为大便次数增加、粪便稀薄、肛门坠胀感、排便不尽、便意频繁、肠鸣音亢进，有时还伴有腹痛、里急后重、发热等。患者长期腹泻还会出现脱水、消瘦、乏力等症状。急性腹泻起病急，病程在 2~3 周之内。感染性腹泻常伴有腹痛、恶心、呕吐及发热等症状或体征。慢性腹泻常表现为大便次数增多，每日排便在 3 次以上，便稀或不成形，粪便含水量大于 85%，有时伴黏液、脓血，持续两个月以上，或间歇期在 2~4 周内的复发性腹泻。化疗引发的胃肠道症状包括剧烈腹泻、呕吐、恶心、食欲减退、腹痛，上述症状常与严重脱水、中性粒细胞减少、发热、电解质失衡并存，剧烈的腹部绞痛常为化疗相关性腹泻的早期症状。

五、评估方法

1. 评估

（1）病史采集　询问患者腹泻发生的时间、起病原因或诱因、起病的缓急、病程长短；大便次数，粪便的性状、量、气味和颜色；有无腹痛及疼痛的部位、性质、程度；有无里急后重、恶心呕吐、发热等伴随症状；有无口渴、疲乏无力等失水表现；有无精神紧张、焦虑不安等心理因素。

（2）体格检查　监测患者生命体征、神志、尿量、皮肤情况、腹部体征，检查有无腹胀、腹部包块、压痛，肠鸣音有无异常等。

（3）实验室检查　急性腹泻者遵医嘱及时监测血常规、血清电解质及酸碱平衡情况。指导患者正确采集大便标本并及时送检。掌握异常大便的可能提示：粪便油光发亮、恶臭且肉眼可见未消化纤维及脂肪滴，常提示脂肪泻；放射性腹泻、大肠癌所致腹泻有时可见脓血便；粪便镜检见大量白细胞提示肠道急性细菌感染；粪便中无脓细胞但见红细胞，常提示肠道肿瘤。

（4）影像学检查　通过 X 线、CT、MRI、B 超等尽早识别腹泻病变部位及病因。

2. 分级

腹泻分级采用常见不良反应术语评定标准（common terminology criteria for adverse events，CTCAE）5.0 分级标准。该分级标准由美国国立癌症研究所（National Cancer Institute，NCI）针对消化道不良反应制定，适用于肿瘤相关性腹泻。

1 级：与日常相比，大便次数增加，每天 <4 次；与日常相比，造口排出物轻度增加。

2 级：与日常相比，大便次数增加，每天 4~6 次；与日常相比，造口排出物中度增加；工具性日常生活能力受限。

3 级：与日常相比，大便次数增加，每天 ≥7 次；基础性日常生活能力受限，需入院治疗；与日常相比，造口排出物重度增加。

4 级：危及生命；需要紧急治疗。

5 级：死亡。

六、护理

1. 一般护理

创造一个舒适、安静的休息环境，让患者身心放松，充分休息。指导患者增加卧床休息时间，减轻机体肠蠕动，注意腹部保暖，对自理能力受限的患者及时予以便盆，协助排便。保持患者床单位平整，及时更换污染床单被套及衣物，保持局部清洁干燥。对年老体弱或者儿童，每次排便后用柔软的纸巾轻轻擦拭肛门，用温水清洁肛周皮肤，并予以油剂保护局部皮肤，尽量保护患者皮肤完整性。向患者及家属宣教腹泻相关知识，指导其养成良好的饮食卫生习惯。

2. 营养支持

鼓励患者多饮水，保证每日 2000~3000ml 的水分摄入，根据患者情况予以清淡少渣流质或半流质食物，少量多餐，避免摄取乳制品，避免进食辛辣刺激、油腻、高膳食纤维的食物，严重腹泻患者需遵医嘱禁食。腹泻严重者遵医嘱予以合理静脉补液，以保证患者摄入足够的水分及营养。

3. 病因治疗的护理

根据引发腹泻的原因，积极配合医生治疗腹泻。感染性腹泻，根据大便培养及药敏试验结果，遵医嘱予以抗生素治疗；发生 CID 和 RID 时，对于 1~2 级腹泻，指导患者包括服用口服补液盐、调整饮食、保护肛周皮肤，遵医嘱使用止泻药物，如洛哌丁胺（loperamide）。如果 1~2 级腹泻伴有腹痛、恶心、呕吐、白细胞增多、发热、感染、出血、脱水等或出现 3~4 级腹泻，可以考虑静脉输液补充液体和电解质，在洛哌丁胺治疗无效时可考虑奥曲肽（octreotide）。奥曲肽通过抑制胃肠道消化液的分泌和延迟肠道运送时间，以促进水、钠的重吸收，还可通过抑制血管活性肠肽的释放来减轻腹泻程度。

4. 药物治疗的护理

掌握常见止泻药及抗生素的给药方法、药物剂量、给药时间，观察患者用药反应。常用止泻药包括洛哌丁胺、奥曲肽、益生菌和思密达。洛哌丁胺从 4mg 开始（2 片），在此之后，每次腹泻后或每隔 4h 服用 2mg（1 片）（最高剂量 16mg/d），直到排便停止达 12h 为止。如伴有肠狭窄或肠梗阻，应避免使用洛哌丁胺等止泻药物，这类药物虽然可以改善患者的临床症状，但并不能解除病因，很容易复发。奥曲肽具体用法：100~150μg，每 8h 皮下注射一次，或 25~50μg/h 持续静脉注射，若症状明显加重可加量至 500μg，q8h。对洛哌丁胺和奥曲肽无法控制的腹泻，可以给予抗生素治疗并进行血液和粪便微生物病原学检测，常用的抗生素有氟喹诺酮类、左氧氟沙星或广谱抗生素。

5. 中医治疗的护理

中医学认为，腹泻因外湿及内湿所致，顽固性腹泻多由内湿引起，治疗时以运脾化湿为核心，常用方剂为四君子汤、补中益气汤等，在指导患者使用中药及中药饮片时，注意观察患者药物配伍禁忌，注意给药时间及频率。

6. 病情观察

观察患者腹泻的频率、诱因、缓解或加重原因，有无里急后重、发热、腹痛等伴随症状，观察大便颜色、性状、量，有无因排便频繁及粪便刺激引起的肛周皮肤糜烂。慢性腹泻时应注意患者的营养状况，观察有无消瘦、贫血的体征，观察患者腹部体征，检查有无腹胀、腹部包块、压痛、肠鸣音等异常。急性严重腹泻时，应观察患者生命体征、神志、尿量、皮肤弹性等，注意患者有无眼眶凹陷、神情淡漠等水及电解质紊乱、酸碱失衡的表现，有无畏寒、湿冷等血容量减少的表现。

7. 心理干预

持续腹泻时，患者常伴紧张焦虑情绪。护理时应关注患者的情绪，耐心倾听，转移患者注意力，通过松弛疗法及想象减轻患者心理负担。

第八节 便 秘

一、定义

便秘（constipation）是指正常排便形态改变、排便次数减少、大便干结排出困难的现象。正常成人每日排便 1~3 次，当每周排便次数小于 3 次，则考虑为便秘。因肿瘤引发的便秘称为癌因性便秘（cancer-related constipation）。癌因性便秘是恶性肿瘤患者常见症状之一，便秘延缓患者体内毒素排出，造成毒素堆积，引发腹胀、腹痛、食欲减退。部分患者还因排便困难，常用力排便引发肛裂，这在一定程度上影响了患者生活质量，严重时还可诱发心肌梗死、脑出血等意外事件。

二、病因

1. 肿瘤本身

腹腔、盆腔原发或继发肿瘤压迫肠腔，肠内容物排出受阻导致便秘；肿瘤侵犯腰椎致脊髓受损或神经受损，使便意传导受阻，造成排便困难。

2. 抗肿瘤治疗

以下原因均可导致便秘：手术后患者卧床时间增加，肠蠕动减慢甚至发生肠道粘连；患者接受放疗时，因放疗并发症造成进食减少、活动减少；化疗患者因输注化疗药物，胃肠道功能受到抑制；使用阿片类药物镇痛，造成胃肠道平滑肌痉挛，胃排空延迟；使用止呕药物（如 5-羟色胺受体拮抗剂），抑制消化液分泌，减缓肠道蠕动；长期使用缓泻剂，肠道平滑肌萎缩等。

3. 饮食结构不当

多数肿瘤患者存在饮食不均衡现象，为补充营养，患者进食高蛋白、高脂肪食物增多而水及膳食纤维摄入不足。

4. 患者精神心理因素

部分患者在确诊肿瘤后，长期处于紧张、焦虑的心理状态，易引发自主神经功能紊乱，影响食欲的同时，也造成胃肠蠕动减慢、消化道分泌减少。

5. 其他

患者合并低钾血症、甲状腺功能减退时也可出现便秘。

三、发生机制

食物在消化道经消化吸收后，剩余的食糜残渣从小肠输送至结肠，在结肠内大部分水分和电解质被吸收，形成粪团，最后输送至乙状结肠及直肠，通过一系列的排便活动将粪便排出体外。就排便过程而言，包括以下生理活动。

① 粪团在直肠内膨胀所致的机械性刺激，引起便意及排便反射和随后一系列肌肉活动。

② 直肠平滑肌的推动性收缩。

③ 肛门内、外括约肌的松弛。

④ 腹肌与膈肌收缩使腹压增高，最后将粪便排出体外。

从形成粪团到产生便意和排便动作的各个环节，均可因神经系统活动异常、肠平滑肌病变及肛门括约肌功能异常或病变而引发便秘。

四、临床表现

便秘表现为排便次数减少和排便困难，多数便秘的肿瘤患者排便次数少于 3 次/周，严重者长达 2~4 周排便一次。部分便秘患者主要表现为排便困难，排便时间可长达 30min 以上，或每日排便多次，但排出困难，粪便硬结如羊粪状且数量很少。

体格检查时可扪及左下腹存在粪块状肠袢，肛诊有粪块。患者可伴随呕吐、腹胀、肠绞痛、腹部包块、便秘与腹泻交替等症状或体征。此外，患者用力排便时，腹腔内压升高可引起或加重痔疮，强行排便时损伤肛管，可引起肛裂等其他肛周疾病。粪便嵌塞后可能引发肠梗阻、粪性溃疡、尿潴留及大便失禁。

急性便秘者多有腹痛、腹胀甚至恶心、呕吐，多见于各种原因的肠梗阻。慢性便秘多无特殊表现，部分患者伴口苦、食欲减退、腹胀、下腹不适或有头晕、头痛、疲乏等自主神经功能紊乱症状，但上述症状一般不严重。便秘严重者排出粪便坚硬如羊粪，排便时出现左腹部或下腹痉挛性疼痛及下坠感，可在左下腹触及痉挛的乙状结肠。长期便秘者可因痔加重及肛裂而有大便带血或便血，患者亦可因此而紧张、焦虑。

五、评估方法

1. 评估

（1）病史采集　详细了解患者便秘的起病时间和治疗经过、近期排便时间的改变，询问患者排便次数，有无排便困难、费力，大便是否带血，是否伴有腹痛、腹胀，记录胃肠道症状及其他全身表现，帮助发现引起便秘的消化系统疾病及其他系统疾病，尤其是器质性疾病。如病程在几年以上，病情无变化者，多提示功能性便秘。

（2）体格检查　监测患者生命体征，监测患者腹部体征，检查有无腹痛、腹肌紧张、肠鸣音等异常情况。

（3）实验室检查　遵医嘱正确采集血培养，进行肝肾功能、粪常规等检查。

（4）影像学检查　配合医生指导患者完成腹部平片、B 超等检查，识别引发便秘的病因。

2. 分级

根据《2017 版便秘的分度与临床策略专家共识》将便秘分为三度，即轻度、中度、中度。

（1）轻度便秘的判定标准

① 病程<6 个月。

② 病程虽>6 个月，但排便困难的相关症状较轻，对患者的生活工作影响不大。

③ 保守治疗有效，如使用药物、生物反馈治疗及中医非药物治疗等有效。

④ 轻度便秘分为Ⅰ型、Ⅱ型两型：Ⅰ型是经精神与心理专业评估无精神心理

障碍者；Ⅱ型是经精神与心理专业评估有不同程度的精神心理异常者。

（2）中度便秘的判定标准　轻度便秘Ⅰ型经以上各种治疗无效或疗效很差者，即为中度便秘，判定中度便秘重要的指标为经精神科医师判断无明显精神心理异常者。

① 病程＞6个月。

② 病程虽＜6个月，但排粪障碍的相关症状较重，患者自觉特别痛苦。

③ 经精神心理专业评估无精神异常者。

④ 经保守治疗无效或效果很差，痛苦大，严重影响患者生活质量。

（3）重度便秘的判定标准　符合中度便秘诊断标准，伴有精神心理障碍者均属于重度便秘，可以由轻度Ⅱ型转变而来，或者由中度转变而来。根据精神症状的严重程度又分为A期和B期。

① A期患者存在焦虑、抑郁等精神症状，但症状较轻。自知力完好。社会功能完整，或社会功能轻度受损：生活自理，人际交往正常；工作感到吃力，但尚能胜任，能基本胜任家庭职责。未查及明显精神病性症状，尚处于焦虑症、抑郁症等精神疾病前期。

② B期患者存在焦虑、抑郁等精神症状，且症状较重。自知力不全。社会功能严重受损：生活不能自理，不能胜任工作或家庭职责；查及明显精神病性症状；已符合焦虑症、抑郁症、精神分裂症等疾病的诊断。

六、护理

1. 饮食指导

指导患者膳食平衡，养成健康的饮食习惯，饮食结构要多元化，粗细粮混合、荤素搭配。便秘患者增加水和食物中膳食纤维的摄入，这是最基础的治疗。建议每天饮水可在 2000ml 以上；在病情允许的情况下增加五谷杂粮、绿叶蔬菜、水果等富含膳食纤维的食物，膳食纤维每天推荐剂量 25~30g，其中水溶性膳食纤维与不可水溶性膳食纤维比例一般推荐为 1∶2。多进食豆类，供给足量的 B 族维生素。适当进食易产气食物，促进肠蠕动加快。不过饮食疗法对于改善轻度至中度便秘是有效的，但对于严重便秘效果不明显。

2. 定时排便指导

帮助患者养成良好的排便习惯，如晨起排便，避免排便时玩手机、看报纸等。便意来袭时，若刻意憋回将导致便意的消退，长此以往将造成功能性便秘。人天生有两个排便"天然时段"：一个时段为晨起的起立反射；另一个是吃完饭后的胃-结肠反射。晨起，由卧位变坐位再到站位，肠道蠕动增多，肠道便会产生一种巨大的蠕动波，帮助大便。早餐后，胃-结肠反射明显。唤醒天然的排便反射对于改善功能性便秘有事半功倍的效果。

3. 药物治疗的护理

遵医嘱合理使用通便药物，掌握常见通便药物的剂量、使用方法、适应证、常见不良反应等。

缓泻药如乳果糖，使用较安全，是不被吸收糖类的电解质混合液，这类泻药起温和的缓泻作用，起效较慢。

开塞露有两种制剂，一种是甘油制剂，另一种是甘露醇、硫酸镁制剂。两种制剂成分不同，但原理基本一样，都是利用甘油或山梨醇的高浓度，即高渗作用，软化大便，刺激肠壁，反射性地引起排便反应，再加上其具有润滑作用，能使大便容易排出，可以长期使用，不产生耐药性。开塞露使用方法：药液经肛门全部挤入直肠后，患者保留 5~10min 后排便。如果急于排便，可能导致开塞露导便失败。

还可使用肠道益生菌调节肠道微生态。中国医师协会便秘治疗指南明确指出："口服补充微生态制剂，调节肠道微生态平衡，对缓解便秘与腹胀起到一定作用。"

但要避免经常使用刺激性泻药，刺激性泻药对肠壁的作用，很可能会导致患者对药物过分依赖，随着药物使用时间增长，肠壁对刺激的敏感性会变得越来越弱，最终导致通便药物再难发挥作用。

目前便秘有多种治疗方法，暂缺乏统一标准，对使用药物仍无法解除便秘的患者，可遵医嘱灌肠通便。

4. 中医治疗的护理

中医学认为便秘是指由于大肠传导功能失常致以大便排出困难、排便时间或排便间隔时间延长为临床特征的一种大肠病证。临床常使用四磨汤和麻仁丸等中成药，对缓解便秘效果较好。针灸疗法如针刺或温针、艾灸大肠俞、天枢、支沟、长强、足三里、上巨虚等穴位也可促进排便。临床护理时，要注意观察患者口服中成药或针灸后排便效果。

5. 病情观察

观察患者排便次数、量及性状，有无恶心呕吐、腹胀、食欲缺乏等伴随症状，使用通便药后的反应，关注患者心理状态、日常生活状态。

6. 运动锻炼指导

指导患者适当增加活动，可通过局部被动按摩腹部及全身运动增加肠道蠕动，从而达到通便目的。局部腹部按摩可选在用餐后半小时，以肚脐为中心，沿顺时针方向用手掌的根部轻轻地按摩腹部，条件允许时可局部滴少量精油，注意按摩时无需力量过重，以患者无不适为宜，每次按摩 10~15min。指导老年女性患者进行提肛运动，加强会阴部肌群功能有助于改善便秘。另外，肿瘤患者适合轻度强度的全身运动，如散步、太极等。

7. 心理干预

功能性便秘与抑郁型和焦虑型心理障碍有密切关系。肿瘤患者本身就承受着巨大的心理压力，更应该强调精神心理治疗的重要性，包括健康教育、心理治疗、认知行为治疗等。

第九节　癌因性疲乏

一、定义

癌因性疲乏（cancer-related fatigue，CRF）又称肿瘤相关性疲乏，表现为令人沮丧的、持久的、主观的疲乏或衰竭感，包括身体、情绪和认知方面的疲乏，该症状为与恶性肿瘤或抗肿瘤治疗有关的主观感受，与体力活动不成正比。CRF 发生快、程度重，难以通过休息来缓解，干扰了患者正常的身体功能，这是该症状的一个关键点，也是患者痛苦的根源。研究显示超过75%的转移性肿瘤患者存在癌因性疲乏。

二、病因

1. 肿瘤本身

多项研究显示，癌症直接或间接破坏正常的下丘脑-垂体-肾上腺轴（HPA 轴），引起内分泌紊乱，从而诱发 CRF。另外，肿瘤细胞产生细胞生长因子抑制素抑制机体正常细胞代谢，直接或间接释放炎症因子，炎症因子的释放可以导致抑郁、嗜睡和食欲缺乏等不适；肿瘤细胞坏死产物的分解及肿瘤生长消耗机体能量也可能导致 CRF。

2. 抗肿瘤治疗

肿瘤切除手术造成创伤、放化疗引起的毒副作用都可能导致疲乏的发生。手术过程中，不同程度的损伤导致机体产生不同程度的代谢改变和应激反应。化疗非特异性地针对骨骼肌，尤其是骨骼肌细胞中的线粒体结构，一旦线粒体的结构和功能被破坏，细胞能量供应就会减少，从而导致各种令人不快的状况，例如疲劳、肌肉消瘦、运动能力下降、疼痛以及与抗肿瘤相关的严重神经系统疾病等。

3. 肿瘤并发症或合并症等相关因素

抗肿瘤治疗的合并症如疼痛、贫血、营养不良、肾功能不全、心力衰竭、肝功能不全、药物滥用等引发及加重 CRF。

4. 精神心理因素

肿瘤患者常因疾病治疗及担心预后，长时间出现紧张、焦虑、抑郁等不良情绪，影响睡眠。当前研究表明，癌因性疲乏与睡眠障碍、焦虑、抑郁或疼痛有关。焦虑、抑郁、疼痛的发生加重失眠，产生恶性循环，导致重度疲乏产生。患者白天睡眠增加和缺乏运动，则会干扰体内稳态的睡眠驱动力和昼夜节律，从而导致夜间睡眠减少，增加疲劳感。

三、发生机制

CRF 是肿瘤患者发生率最高的症状之一，发病机制复杂，尚未明确其病理生理学机制，当前认为可能的机制包括中枢性疲乏机制和外周性疲乏机制。中枢性疲乏机制包括细胞因子失调、下丘脑-垂体-肾上腺（hypothalamic-pituitary-adrenal，HPA）轴紊乱、昼夜节律紊乱、5-羟色胺（5-hydroxytryptamine，5-HT，又称血清素）失调和迷走神经传导激活等假说，外周性疲乏机制主要包括肌肉代谢失调假说。

1. 中枢性疲乏机制

（1）细胞因子失调假说　CRF 的发生，炎症持续发挥了重要作用。化疗或/和放疗引发组织损伤，升高细胞因子活性。细胞因子 C 反应蛋白（C-reactive protein，CRP）、白细胞介素（interleukin，IL）-1β、IL-6、干扰素（interferon，IFN）、肿瘤坏死因子-α（tumor necrosis factor-α，TNF-α）等可通过贫血、恶病质等机制诱发中枢性疲乏。同时，大量研究显示，CRF 患者体内细胞因子标志物水平显著高于非 CRF 患者和健康对照者。

（2）HPA 轴紊乱假说　HPA 轴调节如消化、免疫、情绪、能量储存和消耗等身体活动。当癌症或其治疗直接或间接扰乱 HPA 轴时，将引发内分泌紊乱，诱发CRF。细胞因子（如 IL-1、TNF-α）、5-羟色胺水平和睡眠障碍可能导致 HPA 轴紊乱。研究表明，发生 CRF 的患者血液中皮质醇浓度低于健康人群。

（3）昼夜节律紊乱假说　昼夜节律紊乱致机体免疫功能下降，可能与肿瘤相关细胞因子如 IL-6、TNF-α、转化生长因子-α（transforming growth factor-α，TGF-α）的增加有关。HPA 轴功能障碍的标志是皮质醇分泌的改变和昼夜节律的紊乱，而 HPA 轴功能障碍又与各种临床条件下细胞因子信号的增加和疲劳有关。研究表明，CRF 受试者皮质醇的昼夜节律水平改变与疲劳有关。

（4）5-HT 失调假说　5-HT 对食欲、睡眠、记忆、学习、体温等进行调节，对心情、行为、心血管功能、肌肉收缩、激素分泌等进行控制。大脑 5-HT 水平异常高或低可能导致 CRF。

（5）迷走神经传导激活假说　癌症或其治疗引起的外周神经递质（细胞因子、前列腺素和 5-羟色胺）释放，激活迷走神经传入通道，致躯体运动活动减少，引起与疲劳相关的大脑区域持续性改变。

2. 外周性疲乏机制（肌肉代谢失调假说）

多数细胞的能量来自三磷腺苷（ATP），而大多数细胞的 ATP 主要在线粒体内生成。恶性肿瘤治疗时，不同信号的转导途径破坏了线粒体的规则结构和功能，造成线粒体功能障碍，进而引发 ATP 合成受阻。而人体骨骼肌是高度代谢的器官，需要足够的 ATP，当线粒体功能发生障碍时，患者易出现疲乏症状。

四、临床表现

CRF 临床表现为持续 2 周以上倦怠，常伴有认知功能障碍及情绪低落等，且妨碍日常生活。主要包括身体疲倦、精神迟钝和情感顺应性缺乏等感觉。该症状为非特异性的疲劳、虚弱、无力、注意力不集中、记忆力减退、沮丧、嗜睡等。CRF 不同于一般的疲乏，它从体力、心理、精神、情绪等多方面影响患者，发生快，程度重，持续时间长，并且不能通过休息来缓解，妨碍了患者的正常身体功能。

CRF 已被纳入《国际疾病分类》第 10 版（ICD-10），其临床表现为在过去一个月内持续 2 周及以上，每天或几乎每天出现以下症状或情形。

（1）在最近的活动水平上，有明显的疲劳感、无力感或需要更多的休息，亦或有不成比例的变化，同时伴有如下症状中的 5 个及以上。

① 全身无力或肢体沉重。

② 不能集中注意力。

③ 情绪低落，兴趣减退。

④ 失眠或嗜睡。

⑤ 睡眠后仍感到精力未恢复。

⑥ 活动困难。

⑦ 存在情绪反应（如悲伤、挫折感或易激惹），进而感觉疲乏。

⑧ 不能完成原先能胜任的日常活动。

⑨ 短期记忆减退。

⑩ 疲乏症状持续数小时不能缓解。

（2）临床症状对社交、职业或其他重要功能性领域造成显著的困扰和损害。

（3）有既往史、体检报告及实验室检查报告，证明 CRF 症状是由癌症或癌症治疗所引发的。

（4）CRF 症状并不是主要来自肿瘤及其治疗伴发的精神紊乱（如重症抑郁症、躯体性疾患或谵妄）。

五、评估方法

1. 评估要点

（1）评估时机　患者在初次就诊时应使用适合其年龄阶段的评估工具进行疲乏筛查，在治疗期间和治疗结束后也应定期进行评估，动态评估。

（2）评估工具　使用简单有效的工具进行 CRF 筛查。

（3）全面评估　针对中重度 CRF 患者，应进行更加全面的评估，旨在确定合并症和可治疗的因素。

2. 评估内容

（1）病史采集　评估主要针对患者当前疾病状况，包括疲乏开始时间、模式、持续时间、随时间的变化、伴随症状和缓解因素及对机体功能的影响、治疗类型和时间长度、导致疲乏的因素、患者对治疗的反应、最近的住院情况等。确定疲乏是否与患者的癌症复发或进展有关。癌症复发或进展是对患者疲乏进一步评估的重要因素，若确定疲乏与癌症复发或进展无关，需及时告知患者及其家属。

（2）体格检查　监测患者的生命体征、肢体活动能力、体重、肌力等，排除功能性障碍。

（3）实验室及影像学检查　正确留取实验室标本如血常规、电解质（E4A）、甲状腺功能三项、肝肾功能等，指导患者完善影像学检查，根据相关结果评估引发CRF 发生、加重但可治疗的因素，如贫血、维生素缺乏。非癌性伴发疾病的评估应包括心、肺、肾、胃肠、肝、神经、内分泌系统的疾病（如潮热、甲状腺功能减退、性腺功能减退、肾上腺功能不全）和感染等。

3. 筛查

应在患者初次就诊时进行 CRF 筛查，可采用数字分级评分法（numerical rating scale，NRS）筛查和记录，其中 0 分表示无疲乏，1~3 分为轻度疲乏，4~6 分为中度疲乏，7~10 分为重度疲乏。数字分级评分法筛查简单且直接，适用于一般患者，当患者 NRS≥4 分时，应进行更加详尽的评估，遵循"量化、全面、及时、动态"的原则。同时建议使用与患者年龄相适应的疲乏评估工具进行 CRF 筛查，即年龄

＞12 岁的患者采用 0~10 量表（0：无疲乏；10：能想象到的最为严重的疲乏程度），7~12 岁的患儿采用 1~5 量表（1：无疲乏；5：最疲乏），5~6 岁的患儿询问患儿累或者不累。无疲乏或轻度疲乏的患者，患者及其家属应共同接受疲乏管理策略的教育，建议定期进行筛查和评估。评估量表一般分为单维评估量表（简单测量疲乏程度）和多维评估量表（测量疲乏的性质、严重性、影响疲乏的因素等）。

（1）单维评估量表　常用的有美国癌症中心疼痛研究小组制定的简易疲乏量表（brief fatigue inventory，BFI）与简易疲乏量表中文版（brief fatigue inventory-Chinese，BFI-C）。BFI 由美国 Anderson 癌症中心疼痛研究小组制定，共 9 个问题，其中 3 条评估患者现在与过去 24h 内的疲乏程度，6 条评价过去 24h 内疲乏对患者一般活动、情绪、行走能力、正常工作、与他人关系、享受生活的影响，每条采用 0~10 评分法，见表 2-9-1。BFI 简短、使用方便，在多项临床试验中被用为监测疲乏的工具，其评分系统较易鉴别出严重疲乏的患者。BFI-C 由 Xin Shelley Wang 进行了修订和检测，发现有良好的信度和效度，在国内应用广泛，其具体内容如下。

表 2-9-1　简易疲乏量表　　　　　　　　　单位：分

（1）基本信息（姓名、性别、学历、职业、床号、诊断、治疗方式等）

（2）请标记一个数字，最恰当地表示您现在的疲乏程度（疲劳，劳累）（单选题）

0（没有）1　2　3　4　5　6　7　8　9　10（最严重）

（3）请标记一个数字，最恰当地表示您在过去 24h 内通常的疲乏程度（疲劳，劳累）（单选题）

0（没有）1　2　3　4　5　6　7　8　9　10（最严重）

（4）请标记一个数字，最恰当地表示您在过去 24h 内最疲乏的程度（疲劳，劳累）（单选题）

0（没有）1　2　3　4　5　6　7　8　9　10（最严重）

（5）请用圆圈标记一个数字，最恰当地表示在过去 24h 内疲乏对您下述方面的影响（一般活动）（单选题）

0（无影响）1　2　3　4　5　6　7　8　9　10（完全影响）

（6）请用圆圈标记一个数字，最恰当地表示在过去 24h 内疲乏对您下述方面的影响（情绪）（单选题）

0（无影响）1　2　3　4　5　6　7　8　9　10（完全影响）

（7）请标记一个数字，最恰当地表示在过去 24h 内疲乏对您下述方面的影响（行走能力）（单选题）

0（无影响）1　2　3　4　5　6　7　8　9　10（完全影响）

（8）请标记一个数字，最恰当地表示在过去 24h 内疲乏对您下述方面的影响（正常工作，包括外出工作和户内家务）（单选题）

0（无影响）1　2　3　4　5　6　7　8　9　10（完全影响）

（9）请标记一个数字，最恰当地表示在过去 24h 内疲乏对您下述方面的影响（与他人关系）（单选题）

0（无影响）1　2　3　4　5　6　7　8　9　10（完全影响）

（10）请标记一个数字，最恰当地表示在过去 24h 内疲乏对您下述方面的影响（享受生活）（单选题）

0（无影响）1　2　3　4　5　6　7　8　9　10（完全影响）

（2）多维评估量表　癌因性疲乏是多维度的主观体验，使用多维评估量表更适宜，既可评估疲乏的持续时间、程度、性质，还可评估疲乏对认知、情感、行为等各个方面的影响。但因涉及的方面较多，导致问题较多，答卷时间较长，可能会引起患者情绪的波动，从而影响评估。常见多维评估量表：Piper 疲乏量表、癌症疲乏量表、欧洲癌症研究与治疗组织开发的生命质量测定量表。

① Piper 疲乏量表（revised Piper fatigue scale）　Piper 疲乏量表于 1998 年由 Piper 等在原始 Piper 疲乏量表基础上修订而来。该量表由 22 个条目包括 4 个维度（行为、情感、躯体和认知）组成，每个条目采取 0~10 视觉模拟评分法，量表各条目得分相加除以条目个数即为量表得分，每个条目总分均为 10 分。得分越高表示患者程度越严重。该量表已广泛用来评估治疗中的 CRF，但只能用来评估当时的疲乏，解释总分的意义有一定困难，对于定期或重复测量显得过于冗长。So 等根据 Piper 疲乏修订量表修订的中国版有良好的信度和效度，是目前国内使用最多的量表之一，具体内容介绍见表 2-9-2。

表 2-9-2　**Piper 疲乏量表**（中国版）

请根据您的情况回答下面的问题（1~3 分表示轻度，4~6 分表示中度，7~10 分表示重度）：
①您现在感到疲乏吗?（单选题）
□有　　　□没有（无需回答以下的问题，请跳至问卷末尾，提交答卷）
②您现在所感到的疲乏维持多久了?(只需填写其中的一个时间，如填"1 个星期")（填空题）
＿＿＿＿分钟;＿＿＿＿小时;＿＿＿＿星期;＿＿＿＿月
其他（请注明）:
③您现在感到的疲乏，为您带来多大程度的忧虑?（单选题）
0（毫不忧虑）1　2　3　4　5　6　7　8　9　10（非常忧虑）
④您现在感到的疲乏，有没有妨碍您完成工作或学习活动的能力?影响有多大?（单选题）
0（毫无影响）1　2　3　4　5　6　7　8　9　10（影响非常大）
⑤您现在感到的疲乏，有没有妨碍您探望朋友或与朋友的社交活动?影响有多大?（单选题）
0（毫无影响）1　2　3　4　5　6　7　8　9　10（影响非常大）
⑥您现在感到的疲乏，有没有妨碍您的性生活?（单选题）
□有（请回答第 7 题）　□没有（请跳至第 8 题）　□不适用（请跳至第 8 题）
⑦如第 6 题回答"有"，其影响力有多大?（单选题）
0（毫无影响）1　2　3　4　5　6　7　8　9　10（影响非常大）
⑧总体而言，您现在感到的疲乏，有没有妨碍您做自己喜欢的事?影响有多大?（单选题）
0（毫无影响）1　2　3　4　5　6　7　8　9　10（影响非常大）
⑨您如何形容您现在感到的疲乏?您疲乏的密度和严重性达到什么程度?（单选题）
0（轻度）1　2　3　4　5　6　7　8　9　10（重度）

⑩您如何形容您现在感到的疲劳?您所感到的疲乏有多大程度?（程度：0分表示没有，1~3分表示轻度，4~6分表示中度，7~10分表示重度）（单选题）

A题：0（感到愉快的） 1　2　3　4　5　6　7　8　9　10（感到不愉快的）

B题：0（并不讨厌的） 1　2　3　4　5　6　7　8　9　10（惹自己讨厌的）

C题：0（没有破坏的） 1　2　3　4　5　6　7　8　9　10（有破坏性的）

D题：0（正面的） 1　2　3　4　5　6　7　8　9　10（负面的）

E题：0（正常的） 1　2　3　4　5　6　7　8　9　10（异常的）

⑪您现在有多大程度感到以下特征?（程度：0分表示没有，1~3分表示轻度，4~6分表示中度，7~10分表示重度）（单选题）

A题：0（身体强壮） 1　2　3　4　5　6　7　8　9　10（身体虚弱）

B题：0（清醒） 1　2　3　4　5　6　7　8　9　10（有睡意）

C题：0（有冲劲） 1　2　3　4　5　6　7　8　9　10（懒洋洋）

D题：0（有精神） 1　2　3　4　5　6　7　8　9　10（疲倦）

E题：0（有活力） 1　2　3　4　5　6　7　8　9　10（无活力）

F题：0（有耐性） 1　2　3　4　5　6　7　8　9　10（不耐烦）

G题：0（轻松） 1　2　3　4　5　6　7　8　9　10（紧张）

H题：0（开心） 1　2　3　4　5　6　7　8　9　10（抑郁）

I题：0（能集中精神） 1　2　3　4　5　6　7　8　9　10（难以集中精神）

J题：0（记忆力良好） 1　2　3　4　5　6　7　8　9　10（无记性）

K题：0（能清晰地思考） 1　2　3　4　5　6　7　8　9　10（不能清晰地思考）

② 癌症疲乏量表（Cancer Fatigue Scale，CFS） 于2000年由日本学者Okuyama等设计，包括躯体疲乏、情感疲乏和认知疲乏3个维度，每个维度5个条目，共15个条目，采用1~4分评法，得分越高，提示疲乏越重。量表已在不同癌症患者包括放化疗患者中得到验证。中国版CFS每个条目采用1~5级评分，并已经过验证，证实其信度和效度均较好。该量表简洁、易于完成，可用于晚期癌症患者。

③ 生命质量测定量表（European Organization for Research and Treatment Quality of life Questionnaires，EORTCQLQ-C30） 由欧洲癌症研究与治疗组织开发，主要用于评估者的生存质量，共计30个条目，包括5个功能（躯体功能、角色功能、认知功能、情绪功能、社会功能）、3个症状（疲乏、恶心呕吐和疼痛）以及1个整体生命质量和6个单项（呼吸困难、失眠、食欲丧失、便秘、腹泻和经济困难），该量表已在癌症患者包括放化疗患者中得到验证。中文简体版已在国内应用，由万崇华等证明有较高的信度、效度和可行性。但与其他量表相比心理测量特性弱，且由于条目少，难以进行深入研究。

六、护理

1. 一般护理

创造黑暗、安静、舒适的睡眠环境，促进患者夜晚良好睡眠，保证患者良好的睡眠质量。患者应避免长时间的午睡，建立规律的生物钟，有睡意立刻就寝，每晚同一时间睡觉，保持规律的起床时间，如果 20 min 内无法入睡就起床。夜间饮水量不宜过多，避免因夜尿影响睡眠。通过想象性放松、冥想放松、渐进性肌肉放松、腹式呼吸训练、自我暗示法等放松患者，另外对患者疼痛进行管理，嘱患者进食高蛋白、高热量、高维生素的食物，有助于预防和改善癌因性疲乏。

2. 营养支持

约半数恶性肿瘤患者确诊时，存在营养不良。对肿瘤患者进行营养风险筛查与评估，做到营养问题早发现、早诊断和早治疗，根据营养治疗三阶梯原则进行管理。早期予以营养教育帮助患者全面了解营养知识，提出个体化的营养管理计划，给予患者及其家属正确饮食指导和合理的饮食调整建议（如调整饮食结构、增加饮食频次、优化食物加工制作、改善就餐环境等）。当患者通过饮食摄入仍达不到营养目标时，在医生及营养师的指导下增加口服营养补充剂。当营养咨询+口服营养补充剂不能满足患者营养需求目标时，过渡至肠内营养；当肠内营养提供的营养需求仍不足，或患者不适宜采用肠内营养时，应过渡至肠外营养。

3. 药物治疗的护理

掌握药物的给药时间、常用剂量及不良反应，观察用药反应。重度疲乏患者常用代表性药物包括哌醋甲酯，老年患者所需剂量低于年轻患者，应谨慎使用，部分患者服用此药可能会出现头痛、恶心等不良反应。

4. 中医治疗的护理

掌握常见中药方剂的给药时间及患者用药反应，掌握常见针灸穴位及局部症状观察。中医治疗癌因性疲乏以辨证论治、治病求本、调补气血、健脾补肾为治疗重点。根据 CRF 的肾阳虚证、肝气郁结证、脾胃阴虚证、寒湿困脾证、肺气亏虚证、脾气亏虚证 6 大临床证型对症治疗，另外按摩和针灸疗法对癌因性疲乏也有一定改善。有研究表明用腹背温针灸治疗晚期肿瘤合并 CRF 的患者，能提高患者生活质量，缓解 CRF 症状。

5. 病情观察

观察患者治疗类型、疲乏出现的时间、随时间的变化、伴随症状和缓解因素、对机体功能的影响、导致疲乏的因素，监测治疗不良反应、药物反应，观察患者疼痛控制情况、睡眠情况、心理状态、相关实验室检查指标。监测患者运动期间的生命体征及耐受情况。

6. 运动锻炼指导

鼓励正在接受抗癌治疗或治疗后的患者进行中等强度运动。具体的运动计划应根据患者的年龄、性别、肿瘤类型、接受治疗的情况及身体状况来定,应循序渐进,并根据患者的具体情况适时调整。多项研究推荐,每周进行 180~300min 中等强度运动可改善患者 CRF 症状。患者慎用运动疗法的情况如下:骨转移、血小板减少、贫血、发热、活动性感染及由于肿瘤转移或其他疾病导致的限制。推荐的运动方式有瑜伽、八段锦等。美国国立综合癌症网络(National Comprehensive Cancer Network,NCCN)指南指出瑜伽适用于积极抗肿瘤患者。此外,八段锦是重视"意""气""形"的综合有氧运动锻炼,有助于改善癌因性疲乏。

7. 心理干预

临床医护人员可对 CRF 患者进行的心理干预包括支持性干预和教育性干预。支持性干预是通过倾听、解释,帮助患者处理痛苦情绪,告知患者自身已存在的优势,促进对疾病的适应性应对。教育性干预是通过健康教育来告知患者及家属疾病及治疗相关信息、非药物干预措施、应对策略等。专业性的心理干预方法需专业的心理治疗师进行,包括认知行为疗法(cognitive behavior therapy,CBT)、正念减压训练(mindfulness-based stress reduction,MBSR)等多种干预方法。CBT 涉及情绪、行为和认知过程,并将它们应用于目标导向的系统活动。松弛疗法主要包括想象性放松、冥想放松、渐进性肌肉放松、腹式呼吸训练、自我暗示法等。CBT 常用于帮助患者应对癌症及担心疾病复发、改善睡眠障碍及活动异常、给予社会支持和转变负社会互动等情形。MBSR 将冥想练习与心理教育元素、认知行为干预和运动练习结合起来,关键方法有静坐冥想和集中注意力、瑜伽、步行冥想和洞察力冥想。

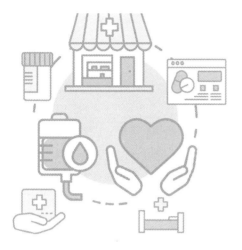

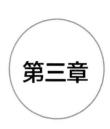

第三章

营养治疗通路的建立与护理

如前所述营养治疗对改善恶性肿瘤营养不良患者抗肿瘤治疗的临床结局具有重要意义，而为需要营养治疗的肿瘤患者建立合适的营养支持通路是确保营养治疗顺利进行的前提。营养支持通路包括肠内通路和肠外通路，本章将对常见肠内和肠外营养通路的护理相关操作逐一介绍。

第一节 肠内营养治疗通路

肠内营养是指经口或者喂养管提供维持人体正常代谢所需营养素的一种方法。肠内营养对营养素的吸收和利用符合生理特征，使用方便，价格低廉，并且有助于维持肠黏膜屏障的结构和功能。因此，只要患者胃肠道功能存在，并且没有禁忌证时，通常首选肠内营养支持。

肠内营养途径分为口服和管饲途径，其中管饲途径又分为两大类：无创置管技术和有创置管技术。无创置管包括鼻胃管、鼻肠管、间歇性经口至食管置管和间歇性经口胃管；有创置管技术包括经皮内镜下胃造口、经皮内镜下空肠造口、腹部手术术中胃造口及空肠造口等。经管饲输注过程中，因输注速度、一次性输注量、温度等差异，可对患者血糖、胃肠道耐受性、肠内营养并发症的发生情况产生影响。因此，应根据患者的疾病种类、使用肠内营养的时间、胃肠功能状况、肠内营养的目的等因素，选择正确的管饲途径，以确保肠内营养的实施安全有效。

一、鼻胃管

留置胃管是指导管经过患者咽部，通过食管插入胃内的治疗技术。经鼻腔置入者称为鼻胃管，依据管路留置时间不同分为临时置管与长期置管两种，前者多用于洗胃、胃液检查等，后者则多用于管饲食物、持续胃肠减压、胃内给药等，应用广泛。鼻胃管是临床中最常用的管饲途径，具有无创、简单、经济等优点；但其缺点是容易造成鼻咽部刺激、溃疡、出血，易脱落、堵塞，以及造成误吸和吸入性肺炎等。

（一）适应证

① 短期（≤4周）的肠内营养支持。

② 胃排空正常。

③ 因神经或精神障碍所致的进食不足。

④ 昏迷患者或不能经口进食者，如口腔疾患、口腔和咽喉手术后的患者，烧伤、部分消化系统疾病、接受放化疗的患者等。

⑤ 全肠外营养至肠内营养的过渡。

（二）禁忌证

① 严重腐蚀性食管炎、胃炎，有食管穿孔、胃穿孔、食管狭窄或梗阻倾向。

② 严重的胃排空障碍。

③ 头面部严重创伤，疑有颅底骨折。

④ 高误吸风险。

（三）置入方法

1. 清醒患者

① 置管前予以患者宣教，告知置管目的、具体步骤及操作中可能出现的不适和潜在风险，获取患者的理解和配合。

② 有义齿者取下义齿，协助患者取坐位或半卧位，将治疗巾围于患者颌下，弯盘置于便于取用处，观察患者鼻腔是否通畅，选择通气顺利一侧鼻孔，用棉签清洁患者鼻腔。

③ 测量胃管插入的长度，并标记。

④ 用液状石蜡润滑胃管前段，一手持纱布托住胃管，一手持镊子夹住胃管前段，沿选定的鼻孔轻轻插入胃管，缓慢插入至咽喉部（10~15cm），嘱患者做吞咽动

作，或以少量温水促进吞咽，当患者吞咽时顺势将胃管向前推进，直至预定长度。

⑤ 初步固定胃管，检查胃管是否盘曲在口中，观察患者有无恶心、呕吐现象，确认胃管是否在胃内。

2. 昏迷患者

① 患者取去枕平卧位，头向后仰，将治疗巾围于患者颌下，弯盘置于便于取用处，观察患者鼻腔是否通畅，选择通气顺利一侧鼻孔，用棉签清洁患者鼻腔。

② 测量胃管插入的长度，并标记。

③ 用液状石蜡润滑胃管前段，一手持纱布托住胃管，一手持镊子夹住胃管前段，沿选定的鼻孔轻轻插入胃管，当胃管插入约 15cm 到达会厌部时，左手将患者头部托起，使下颌靠近胸骨柄，加大咽部通道的弧度，使管端沿后壁滑行，插至所需长度。

④ 初步固定胃管，检查胃管是否盘曲在口中，观察患者有无恶心、呕吐现象，确认胃管是否在胃内。

3. 胃管长度

预先估算患者所需胃管长度（大致为耳垂—鼻尖—剑突的距离或前额发际至胸骨剑突处的距离），成人一般为 45~50cm。但在临床实践中，由于置管目的不同以及患者的性别、身高、体型、疾病等差异，按此标准长度置入胃管，胃管尖端有时仅到达食管下段或贲门部，增加了反流误吸的可能。近年大量研究发现，在原有标准长度上再加上 10cm，即一般长度在 55~70cm，能够确保胃管尖端在胃体内。胃管长度的准确测量有利于胃残余量的监测，可减少患者反流误吸等并发症的发生。

4. 确认胃管位置

（1）影像学检查法　是确认胃管在胃内的"金标准"，可采用 X 线检查或在胃管内注射造影剂检查。

（2）胃液抽吸法　在胃管末端连接注射器抽吸，能抽出胃液。

（3）气过水声法　将听诊器置于患者胃部，快速经胃管向胃内注入 10ml 空气，可听到气过水声。

（4）观察有无气泡冒出法　将胃管末端置于盛水的治疗碗内，应无气泡逸出。

（5）pH 试纸测量 pH 值法　检测胃管内抽出物 pH 值可以作为临床一线的检查手段，未服用胃酸抑制剂患者可将 pH 值≤4 作为判断胃管在胃内的标准，服用胃酸抑制剂患者可将 pH 值≤6 作为标准。

（6）标记外露胃管长度法　每次喂养前观察有无长度改变，发生明显改变时，立即床旁检测胃管位置。

（7）其他方法　对于机械通气的成人患者，推荐利用二氧化碳分析仪或比色式二氧化碳测定仪测定二氧化碳浓度，以判断胃管是否误入气管内；对于非机械通气患者，可采用弹簧压力测量仪测量管腔的压力来判断胃管是否误入气道；超声波检查可以判断有金属重力头的胃管的置管位置。

临床上不宜单独采用听气过水声法、胃液抽吸法及标记外露胃管长度法中的一种来完全确认胃管的位置。

（四）并发症

1. 机械性损伤

（1）置管错位

① 原因　操作者缺乏熟练的操作技能，未全面掌握留置技巧，或未考虑患者的个体差异，盲视下留置鼻胃管，误将胃管插入气道中，可引起肺炎、气胸、血气胸、脓胸、气管胸膜瘘及肺出血。

② 预防措施　预防的方法是仔细操作，严格遵守插管的操作程序和原则。一旦发现鼻胃管错位，应立即将导管拔出，并观察有无气胸、血气胸等并发症，及时做相应处理。

（2）鼻窦炎和鼻出血

① 原因　经鼻置管长期放置后或固定不妥压迫鼻黏膜可造成鼻窦炎和鼻出血，如图 3-1-1 所示。

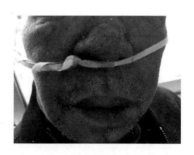

图 3-1-1　鼻胃管留置者鼻出血

② 预防措施　选用管径较细、质软的鼻饲管不仅能够降低鼻窦的感染，同时也不会阻塞气道影响呼吸；妥善固定可以减轻导管对鼻腔黏膜的压迫；对于有严重的血小板减少症者，要做好鼻腔的日常护理，防止鼻出血的发生；对需长期置管者，可考虑改做胃或空肠造口术。

（3）堵管

① 原因　黏稠营养液、食物残渣或碎粉不全的药片黏附于管腔可引起营养管堵塞。

② 预防措施　每次喂养前后用温水冲洗管道，给药前将药品充分研成细末并充分溶解，定期更换营养管。若发生堵塞可用温水、胰酶冲洗或用无菌导丝疏通。

2. 感染并发症

吸入性肺炎是肠内营养最严重的并发症，症状包括呼吸困难、呼吸急促、喘息、心动过速、焦虑和发绀。

（1）原因　胃管移位，此外患者的咽部受到留置胃管的慢性刺激，咽部环状括约肌会存在不同程度的损伤和功能障碍。对于没有充分胃排空和呕吐反射的患者，行肠内营养易造成胃潴留，引起呕吐、反流、误吸，导致吸入性肺炎，严重时可引起窒息。

（2）降低误吸风险的主要措施　选择长度和管径合适的胃管，必要时置入鼻肠管，每次鼻饲前要检查确认胃管在胃内才能进行。输注营养液时将床头抬高30°~45°，充分地吸痰，及时清理口腔分泌物，抽吸过量的胃内容物。一旦发生误吸，应立即停止输注，帮助患者迅速咳出误吸液，及时抽吸胃内容物，彻底清理呼吸道。必要时应用抗生素预防肺部感染。

3. 代谢并发症

（1）高血糖

① 原因　高血糖与大量鼻饲高渗营养液及疾病的应激反应有关。无论患者既往是否有糖尿病史，应用肠内营养的患者30%会出现高血糖。危重患者由于肾上腺素水平增高，代谢加快，多数存在应激性高血糖，因此行肠内营养的危重患者更易并发高血糖。

② 预防措施　特别对于糖尿病患者，应选用糖尿病配方的营养液，在管饲过程中应严密监测血糖水平，避免过度营养，同时规范使用降糖药物。既往无高血糖或血糖控制稳定者，突发高血糖则可能是由于过快和（或）过量地输入营养物质所致，此时应仔细查看输注速度和输注量。

（2）低血糖

① 原因　多发生于长期行肠内营养而突然停止者。

② 预防措施　在停用肠内营养时，应逐步过渡至经口进食，并定期监测血糖，预防低血糖的发生，必要时可适当补充葡萄糖。

（3）电解质紊乱和高碳酸血症

① 原因　严重腹泻、鼻饲营养液量不足或量过多，可导致低钠血症、高钠血症或低钾血症等。

② 预防措施　预防和治疗的关键在于认真地监测血清电解质变化，及时纠正，积

极治疗原发病，根据患者病情和机体营养需求量制订合理的营养治疗计划。肺功能不佳的患者，应避免摄入过多的碳水化合物，以免进入机体后分解产生大量的二氧化碳，导致高碳酸血症。

（4）再喂养综合征（refeeding syndrome，RFS）　是指饥饿、慢性酒精中毒、神经性厌食症、外科干预等需要长期禁食的患者在刚接受营养支持（肠内或肠外）时出现的一组严重的临床症状和体征。其主要特点是以低磷血症为主的电解质紊乱，同时还会伴有低钾血症、低镁血症、糖代谢异常、维生素（特别是硫胺素）及微量元素缺乏，从而导致心血管、呼吸、神经、血液等各系统出现异常，严重时造成多器官衰竭而死亡。其治疗的关键在于及时补充磷酸盐，对于钾、镁、维生素、微量元素等在治疗的过程中也一起补充。治疗初期采取低热量、低糖的全肠外营养支持，待电解质紊乱纠正后建立肠内营养支持途径，并逐渐过渡到全肠内营养。

4. 胃肠道并发症

（1）腹泻、腹痛

① 原因　长期未进食或初次行肠内营养；输注速度过快（＞150ml/h），浓度或渗透压过高，单次输注量过多（＞500ml）；营养液温度过低；营养物质不耐受，如乳糖不耐受、脂肪吸收不良；胃肠道蠕动过快；低蛋白血症，＜30g/L。

② 预防措施　开始肠内营养之前，可先输注温开水、葡萄糖、生理盐水等；控制输注速度、浓度、渗透压及输注量；控制营养液的温度在 38~40℃；对于营养物质不耐受的，可选用无乳糖配方、低脂配方的营养液；调节肠道菌群，调节胃肠道蠕动功能；纠正低蛋白血症。

（2）腹胀、恶心、呕吐

① 原因　胃潴留；营养液渗透压过高，输注速度过快，单次输注量过多；营养物质不耐受，如乳糖不耐受、营养液脂肪含量高。

② 预防措施　加用胃动力药，改置鼻肠管；选择等渗营养液，降低输注速度和输注量，延长输注间隔时间；鼻饲时床头摇高 30°~45°；选择无乳糖配方、低脂配方。

（3）便秘

① 原因　脱水；膳食纤维摄入不足；长期卧床。

② 预防措施　摄入充足水分；选择富含膳食纤维的肠内营养配方；增加活动；必要时用通便药物或者灌肠。

（五）护理

（1）输注方式。基于患者病情及生活便利度的考虑，选择连续性输注或间歇性输注，对于危重患者而言，连续性输注很少引起代谢紊乱，且不易引起腹泻。

（2）妥善固定，防止打折，避免脱出。

① 固定方法。使用低敏性胶布，将胶带剪成"工"字形或"Y"形，将"工"字形或"Y"形胶布粘于上鼻梁上（如图 3-1-2 所示），顺着导管环绕包裹鼻胃管，再将另一端以同样方式包裹环绕，再采用高举平台法将导管固定在同侧脸颊。

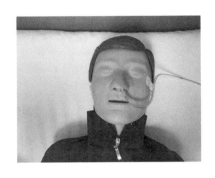

图 3-1-2　鼻胃管固定方法

② 患者翻身、下床活动时应防止胃管脱出或打折。

③ 每日检查胃管的置管深度及通畅度。

④ 观察胶布固定处皮肤有无红肿、破溃，避免胃管向头部翻折而压迫鼻孔上方的黏膜，从而避免器械相关的压力性损伤。

⑤ 定期改变胶布粘贴位置。更换胶布时，须将脸部皮肤拭净再贴，并注意勿贴于同一皮肤部位。

⑥ 意识不清或躁动不合作者，需预防鼻胃管被拉出，必要时可将患者双手做适当的约束保护。

（3）保证胃管通畅，定时冲洗。每 4h 用 20~30ml 温水冲洗管道一次，每次中断输注、输注完毕或给药前后用 20~30ml 温水冲洗管道。

（4）保持口腔清洁。每日清洁口腔，意识清楚合作的患者可以使用牙刷清洁，鼓励患者刷牙漱口，养成良好的卫生习惯；生活不能自理的患者或昏迷的患者给予口腔护理。

（5）行肠内营养时，摇高床头 30°~45°，可以减少吸入性肺炎的发生。

（6）管饲结束后盖紧胃管尾端。

（7）可涂抹复方薄荷油于鼻黏膜，以减轻黏膜充血及干燥，提高留置鼻胃管的耐受性。

（六）胃管鼻饲操作流程

胃管鼻饲操作流程如图 3-1-3 所示。

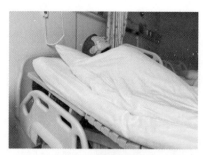

(a) 患者取半坐位或摇高床头30°~45°

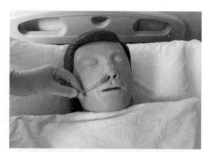

(b) 检查胃管刻度及皮肤是否有压力性损伤

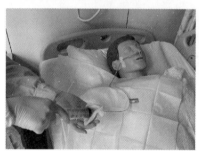

(c) 回抽胃液，检查胃管是否在胃内

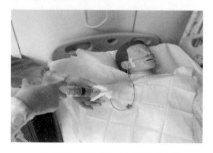

(d) 用20~30ml温开水脉冲式冲管

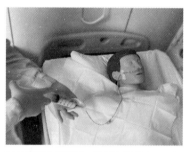

(e) 缓慢注入鼻饲液，鼻饲液温度38~40℃

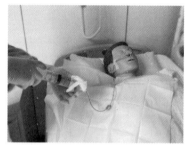

(f) 鼻饲过程观察患者情况，鼻饲后用温开水冲管(鼻饲量不超过200ml，间隔时间>2h)

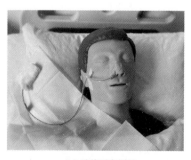

(g) 妥善固定胃管

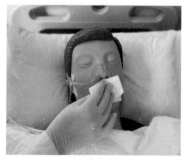

(h) 协助患者清理口鼻

图 3-1-3　胃管鼻饲操作流程

二、鼻肠管

鼻肠管喂养是在幽门后置管喂养。管道直接通过幽门进入十二指肠或空肠，因其导致的胃潴留发生率极低，从而降低了呕吐、误吸及吸入性肺炎等发生的风险，患者对肠内营养的耐受性增加。

（一）适应证

① 短期（≤4 周）的肠内营养支持。
② 误吸风险高或经胃喂养后表现不耐受。
③ 部分消化系统疾病（如幽门或十二指肠不全梗阻、胰腺炎、严重的食管反流等）无法进行经胃喂养。

（二）禁忌证

① 肠梗阻、肠坏死、肠道穿孔等严重的肠道疾病。
② 严重腹胀，无法耐受肠内营养。

（三）置管方法

鼻肠管置管是将鼻肠管尖端置于十二指肠或空肠内以提供肠内营养的置管方式。根据置管过程中采用的技术手段可分为非手术置管和手术置管两种。各种置管方法的适用范围不同，需根据临床实际情况合理选择。

1. 盲插法

盲插法可在床旁进行，由经过专科培训且具有丰富盲插技术资质的医护人员进行，不使用任何辅助工具，置管前后可使用促胃动力药物，置管后借助胃的蠕动和螺旋导管头端的重力作用及促胃动力药物的作用，用手法使导管的头端通过幽门进入十二指肠和空肠，置管 24h 后通过 X 线摄片判断导管头端是否准确到达位置。营养管尖端应到达屈氏韧带以下 30~60cm 处。该方法侵袭性小，经济方便，但对胃肠动力、置管手法要求高，置管成功率低。

2. 内镜引导下置入鼻肠管

利用内镜辅助置管，不仅可以避免反复插管，缩短置管的时间，更可以在屏幕直视下将导管尖端置入预定位置，成功率可达 95%，特别适合危重患者。此法对内镜操作有较高的技术要求，需要有经验的内镜医生来完成。缺点是置管时需患者至内镜室，而危重患者常不能搬动，实际操作起来比较困难，而床边胃镜及床边纤维支气管镜（纤支镜）的运用则改善了这一状况。置管过程患者不适感较强，且费用较高。

3. X线引导下置入鼻肠管

在X线辅助下操作，利用血管造影导丝，先在透视下放入十二指肠，然后循导丝将喂养管置入，再取出导丝。此法患者的耐受性较好，成功率高于盲插，但不及内镜引导下置管成功率高，且无论患者还是医护人员都要受到辐射的威胁。

4. 手术中置入鼻肠管

术中鼻肠管置管适用于腹部手术或食管手术患者，该方法是先在术前将鼻肠管置于胃内，待术中吻合完毕后，再根据手术需要将管道送入十二指肠或空肠。在术中置管，可避免患者情绪不安、紧张，减轻患者心理负担，同时术中无菌条件下进行置管，可减少污染，降低感染率，成功率可达100%。

5. 超声引导下鼻肠管置管

超声引导下置管可于床旁进行，无需搬动患者，操作者可随时观察鼻肠管的位置；超声引导无放射性损伤，无创，患者痛苦小；相对介入、胃镜等方法费用较低；规避了鼻肠管置入带来的一系列风险和隐患，降低了并发症发生风险，可重复操作；操作方法简单易学。

（四）并发症

留置鼻肠管进行肠内营养在改善患者营养状况、减少误吸的同时可以带来多种相关的并发症，如机械性损伤、感染性并发症、代谢性并发症和胃肠道并发症。这些并发症发生的原因及预防措施与鼻胃管并发症的原因与预防措施类似。

有Meta分析结果显示，鼻肠管肠内营养所致反流、误吸、肺部感染及腹胀发生率显著低于鼻胃管肠内营养，由此得出结论：采用鼻肠管行肠内营养支持，患者反流、误吸、肺部感染及腹胀发生率低于鼻胃管肠内营养。

另外由于鼻肠管管径细、管道长，从进入鼻腔至最终到达预定位置经历的弯曲多，导管堵塞是留置鼻肠管患者的常见并发症。

（五）护理

1. 输注方法

通常采用连续输注。

2. 固定

经鼻十二指肠/空肠营养导管通常使用低过敏性胶布，采用"工"字形或"Y"形固定。

3. 监测

定时评估鼻肠管的置管深度、通畅度，观察胶布固定处皮肤有无红肿或破溃。特别是留置三腔管的患者，三腔管管腔粗且硬，易压迫鼻黏膜引起器械相关压力性损伤，因此应每天观察鼻黏膜受压情况，定期更换胶布粘贴位置，预防器械相关压力性损伤。带管期间应定期询问患者的感受，注意有无恶心、呕吐、不适等主诉。

4. 维护

鼻肠管管腔较细，特别是三腔管的空肠喂养端管腔细，易发生管道堵塞，应定时脉冲式冲洗管道，禁止给予不适当的药物，对肠内营养液的质量要求较高，建议使用肠内营养输注泵。每次喂养前后冲洗导管，连续输注时每 4h 冲洗导管 1 次。如需灌注药物，应将药物充分溶解后注入，以免堵塞导管。为预防喂养管堵塞，可以定期预防性使用碱性胰酶溶液或 5%碳酸氢钠注射液冲管。

三、间歇性经口至食管置管

间歇性经口至食管管饲法（IOE）是根据需要间歇经口途径放置导管至食管，将流质营养物质通过该导管注入食管内，通过自身胃肠消化吸收提供机体营养支持的方法。

（一）适应证

① 中枢神经系统疾病导致吞咽障碍。
② 老年人器官衰退相关的吞咽困难。
③ 各种原因所致持续、顽固性呕吐（如肿瘤化疗等）。
④ 头颈部肿瘤放疗或手术前后吞咽困难。
⑤ 呼吸功能障碍行气管切开、气管插管或机械通气辅助呼吸。

（二）禁忌证

① 意识不清、认知障碍、不配合、严重痴呆。
② 既往有食管黏膜糜烂、穿孔史以及出血、水肿。
③ 咽反射过强。
④ 长期使用类固醇激素，有出血倾向。
⑤ 咽部或颈部畸形、胸主动脉瘤、呼吸窘迫综合征（SNP）。

（三）置入方法

① 核对床号、姓名，向患者及家属说明间歇经口至食管管饲法的主要作用、具体操作方法以及注意事项等，并针对患者的实际反应对其进行必要的心理安抚，取得患者的配合。

② 取坐位或半卧位。

③ 铺治疗巾，观察口腔，清理口腔分泌物。

④ 洗手，选择粗细、大小及软硬度适中的营养管（图 3-1-4），检查营养管及灌食器。

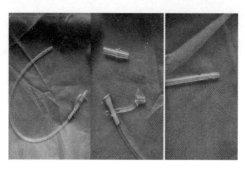

图 3-1-4　营养管 40cm

⑤ 一手托住营养管，另一手持营养管前端，以温水或液状石蜡湿润营养管前端，嘱患者张口，沿一侧口角缓缓插入。

⑥ 营养管通过咽喉部时（约 14~16cm 处），嘱患者做吞咽动作，在吞咽时顺势将营养管插入食管（约 30cm），插入位置如图 3-1-5 所示。

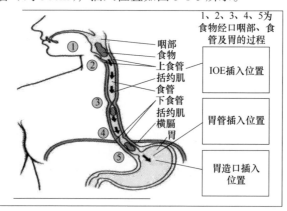

图 3-1-5　IOE 插入位置示意

⑦ 检查营养管是否在食管内。

⑧ 用灌食器注入糊状食物，注完后再注入少量温开水冲净营养管。

⑨ 根据患者每天的进食频次和进食量进行插管，一般每日插管 3~5 次，每次进食量约 300~500ml。

⑩ 拔出营养管，拔管时需要提醒患者深呼吸，并将前端夹闭后迅速拔出，以防止导管中的残留物误吸而产生呛咳，交代注意事项。

⑪ 如何判断营养管在食管内？

a. 左右转动，上下提插营养管，观察患者有无不适。

b. 将营养管末端置于盛水的治疗碗内，观察有无气泡溢出。

c. 用灌食器注入少量的温开水，不少于 10ml，观察是否呛咳。

（四）并发症

IOE 的相关并发症及不良反应报道相对较少，相对于持续留置鼻胃肠管，间歇置管的应用人群更少，有部分患者会担心反复置管带来更多的痛苦，护士也不希望增加插管的时间。国外相关报道也有指出，IOE 有发生血性痰、恶心、消化不良和食物反流等不良反应的风险。

（五）护理

① 胃管拔出后清洗、晾干、保存、备用，当胃管末端变色或变硬时及时更换。

② 选择糊状食物，保证无渣、营养均衡且温度适宜（38~40℃）。

③ 摆好体位，摇高床头 30°~60°，如患者身体下移，要将患者向床头移动，脚部垫枕头支撑，以免下滑。

④ 每次完成管饲后，让患者保持半卧位姿势 30~60min，以免食物反流，可以减少误吸的发生。

⑤ 口腔护理、雾化吸入、翻身拍背、吸痰等操作均要在喂饭前或者饭后 2h（即空腹时）进行。

⑥ 如插入不畅，应观察是否盘曲于口腔；插管过程中患者出现呛咳、呼吸困难、发绀等，表示误入气管，应立即拔出，休息片刻再插。

⑦ 只改变进食方式，不改变进食量；加量 30~50ml，循序渐进，逐渐加量；1 周内可增至最大胃内容量或安全容量，一般为 500ml 左右。

四、间歇性经口至胃管

间歇性经口至胃管管饲：指不将导管留置于胃内，仅在需要补充营养时将导管经口插至胃内，进食结束后即拔出。

（一）适应证

① 各种原因所致的经口摄食障碍，但食管功能和胃肠功能正常，或单纯经口摄取会产生低营养和水分摄取困难。

② 经口进食不能满足生理需求量。

③ 各种中枢神经系统疾病导致吞咽障碍。

④ 头颈部肿瘤放疗或手术前后吞咽困难。

⑤ 老年人年龄相关的吞咽困难。

⑥ 呼吸功能障碍行气管切开、气管插管等需长时间营养支持。

⑦ 吞咽正常，但摄入不足。

⑧ 婴幼儿喂食困难或吞咽器官发育不完全所致的吞咽困难。

⑨ 各种原因所致的持续性、顽固性呕吐。

（二）禁忌证

① 食管病变。

② 胸主动脉瘤。

③ 呼吸窘迫综合征。

④ 昏迷、意识不清或不能配合。

⑤ 有出血倾向。

⑥ 既往有穿孔史。

⑦ 长期使用类固醇激素。

⑧ 咽部或颈部畸形。

（三）置入方法

① 评估患者是否有间歇插管禁忌证，向患者及家属说明间歇经口至胃管的主要作用、具体操作方法以及注意事项等，并针对患者的实际反应对其进行必要的心理安抚，取得患者及家属同意。

② 患者清洁口腔后采取坐位或者半卧位（床头至少摇高 30°）。

③ 铺治疗巾，观察口腔，清理口腔分泌物。

④ 洗手，选择粗细、大小及软硬度适中的营养管。

⑤ 戴手套，导管前段用温水或液状石蜡润滑，手持导管前端沿口腔正中插入，并向咽后壁推进导管，插至咽喉部时嘱患者做吞咽动作，同时将导管顺势插入食管，

长度约为 45~55cm。

⑥ 检查导管是否在胃内。

⑦ 将温度适宜的食物注入胃内，注完后再注入少量温开水冲净营养管。

⑧ 拔掉导管，保持喂食时的体位 30min。

⑨ 用后的导管用水冲洗干净，自然晾干后以便下一次使用。

（四）并发症

并发症同 IOE。

（五）护理

① 根据患者情况每天插管 4~6 次。

② 开始管饲饮食前，应评定营养状态，以确定营养素的需求量。

③ 插管时如发生呛咳、呼吸困难、发绀等情况，可能是误入气管，应立即拔出，休息片刻后再插。

④ 注食量应从少量开始,观察 2~3d 无明显不适后,再逐渐增加注入量和次数。

⑤ 注食空针每天更换。

⑥ 对于脑出血、脑干损伤等颅高压患者，务必动作轻柔，慎用将头部抬高至下颌骨靠近胸骨柄的方法。如搬动不当或受到剧烈震动，可能造成再次出血。

⑦ 观察并记录患者摄入量及营养状态，监测体重。

五、胃造口管

胃造口管是通过内镜、放射和手术的方法来建立经皮途径，将导管一端放置胃内，一端引出体外，并固定于皮肤的造口肠内营养通路。

（一）经皮内镜下胃造口（PEG）置管技术

经皮内镜下胃造口（PEG）置管技术在内镜的辅助下使用非手术的方法建立经皮进入胃腔的通路，利用胃造口主要进行肠内营养输注或进行姑息性胃肠减压等治疗。造口管留置时间长，可达 6 个月以上，且并发症少。患者出院后可以继续行家庭肠内营养、胃肠减压或胆汁回输。该项治疗适用于体质差、营养情况差、危重患者，能够改善患者的营养状况。

经 PEG 建立管饲通道，可以减少经鼻管饲对口腔和咽喉的刺激，这对于需要长期接受管饲肠内营养的患者显得十分重要。因此，现有研究证据和临床实践经验提示，PEG 可能是需要进行长期管饲治疗患者的首选途径。

1. 适应证

① 胃肠功能正常而经口摄食障碍。

② 预计肠内营养支持时间＞4 周。

③ 中枢神经系统疾病，如脑血管意外、脑外伤、运动神经元疾病、多发性硬化、阿尔茨海默病、脑外伤等导致的吞咽障碍。

④ 头颈部肿瘤放疗或手术前后。

⑤ 有正常吞咽功能，但摄入不足，如烧伤、获得性免疫缺陷综合征（AIDS）、厌食、骨髓移植后。

⑥ 慢性疾病，如囊性纤维化、先天性心脏病。

⑦ 胃扭转的治疗。

⑧ 胃瘫、幽门梗阻、恶性肿瘤导致的肠梗阻，利用 PEG 进行胃肠减压治疗。

2. 禁忌证

即便 PEG 可能有益处，有些情况仍需避免使用该途径。

（1）绝对禁忌证

① 完全性口咽或食管梗阻，无法通过胃镜。

② 预计生存时间不超过数天或数周。

③ 各种原因导致的胃前壁与腹壁不能贴近。

④ 严重而无法纠正的出凝血机制障碍。

⑤ 疾病急性期。

⑥ 无法进行透视者（内镜灯光透过腹壁可见）。

（2）相对禁忌证　大量腹水、重度肥胖症、胃次全切除术后、腹膜透析、肝肿大、门脉高压食管静脉曲张、胃壁肿瘤或受肿瘤侵犯、巨大裂孔疝、腹壁皮肤有感染、心肺功能衰竭等。

3.PEG 的置入方法

内镜通常在患者意识清醒镇静状态下进行，需要按照外科手术流程在无菌条件下进行操作。侵入皮肤的位置要用局部麻醉剂浸润。

目前使用的 PEG 置管技术分几种，最常用的是由 Gauderer 和 Ponsky 提出的拖出法。

（1）拖出（pull）法　是 PEG 最常用的置管方法。

主要步骤：

① 正确的术前准备有助于减少并发症的发生，如术前对口腔、牙齿、咽部进行广泛清洁，患者术前 8h 禁食。

② 腹部皮肤准备，放置胃造口管前后均常规应用抗生素预防感染。

③ 充分镇静及镇痛。

④ 患者取平卧位，进行全面的上消化道内镜检查，证实无幽门梗阻、胃壁肿瘤及溃疡等病变。

⑤ 胃造口部位定位于左锁骨中线，剑突至脐部的上 1/3 处。胃镜插入胃腔后注气使胃充分膨胀，通过胃镜将胃前壁顶向腹前壁，使肝叶上移及横结肠下移，确定胃壁及腹壁紧密接触。

⑥ 关闭胃镜室灯光，通过腹壁观察胃镜灯光，将胃镜灯光调整至拟造口部位后，见中上腹光点最亮处用手指轻压有浮球感，辨明胃腔部位。

⑦ 相应皮肤及皮下组织处做浸润麻醉，切 0.5~1cm 的小口，用套管针经腹壁穿刺入胃腔，拔除针芯，置入导丝进入胃腔。

⑧ 内镜下用活检钳抓住导丝，然后退出穿刺针。

⑨ 内镜及活检钳抓住导丝一同退出口腔。

⑩ 将导丝与胃造口管连接后，拖拉腹部皮肤切口外的导丝使得胃造口管经口腔、食管进入胃内。

⑪ 再次插入胃镜至胃内观察造口管情况，使胃造口管蘑菇头与胃壁紧密接触后，腹壁局部消毒固定胃造口管，内端的缓冲垫固定于胃腔内，使用外端的缓冲垫固定胃造口管于腹壁，使造口管盘片与腹壁保持轻度紧张状态，见图 3-1-6。

（2）推入（push）法 类似于拖出法，同样可以在超声或者放射引导下进行。区别在于胃造口管的置入方式不同。拖出法是通过一根导丝引导，胃造口管通过口腔、食管、胃从腹壁拖出；而推入法是使用球囊导管通过导丝引导推入胃腔，这种方法增加了由于球囊偏移而放置错位的风险。

（3）插入（introducer）法 采用的是 Seldinger 技术，使用套管针经过腹壁进入胃腔，沿着一根导丝进行扩张后再将胃造口管置入胃腔，采用双向胃固定术和剥离鞘结合在胃内置入球囊导管的方法。这种方法可能适用于那些不适合采用拖出法的患者。

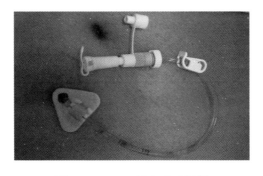

图 3-1-6 PEG 置入术后局部

4. PEG 并发症

由于使用技术不同，熟练的消化内镜医师可以达到 99%的成功率以及低死亡和并发症发生率。PEG 的并发症不常见，发生率在 3%~5.9%，病死率在 0.3%~1%。PEG 的严重并发症包括出血、误吸、腹膜炎、内垫包埋综合征，发生率约为 3%。轻微并发症的发生率为 4%~16%，包括切口感染、导管移位、造口旁渗漏、导管堵塞、切口疼痛和血肿等。由于行 PEG 的患者原本病情较重，常不能耐受并发症的进一步发展，因此在并发症发生的早期及时治疗尤为重要。

（1）腹壁疼痛 局部的疼痛可能是由于局部感染造成的，但一些患者会出现持续性的神经性疼痛。治疗上只能移除 PEG 管，在不同的部位重新放置。也有局部使用麻醉药者，可以暂时缓解疼痛。

（2）伤口感染 发生率为 5%~30%，是 PEG 术后最常见的并发症。内科治疗大部分可以好转，仅有不到 2%的患者需要外科干预。多由于操作区污染或者操作不当造成，严重感染者还会出现局部蜂窝织炎。发现感染后应立即通过 PEG 管或者外周选择广谱抗生素治疗。还有非常少的一部分免疫功能低下患者有可能出现真菌感染，可以表现为切口感染、蜂窝织炎、腹壁内脓肿。

预防措施：术前预防性地使用抗生素；患者腹部皮肤的准备及碘伏消毒；术前使用漱口液准备，减少口咽部的细菌污染；胃造口的切口必须足够，以减少胃内分泌液或细菌沿 PEG 管周围进入软组织；保持造口周围皮肤清洁干燥，外固定垫松紧适宜，严密观察皮肤有无红肿及分泌物产生，术后 2 周内每日清洁、消毒造口管及周围皮肤；术后 2 周后不再每日进行消毒，可用温水进行清洗及擦拭，且可以开始淋浴，擦拭后自然干燥。

（3）坏死性筋膜炎 也称筋膜层坏死，虽然是非常少见的并发症，但是患有糖尿病、营养不良或者免疫系统功能低下者存在发病的危险。坏死性筋膜炎多由于牵拉和过度的挤压造成，外侧衬垫紧贴腹壁的患者比离开腹壁 1 ~ 3cm 的患者更容易发生伤口感染和筋膜炎。

（4）出血 发生率约为 2.5%。常见原因是内垫处的胃溃疡，由于压迫性坏死或磨蚀所致。消化性溃疡及近端食管糜烂可能与 PEG 放置过程的损伤有关。术前加强凝血系统检查和出血评估，在进行 PEG 前需停用肝素，使凝血正常，患者可以暂时使用华法林代替肝素。对长期使用抗凝药的患者进行 PGE 时需特殊考虑，术前暂时停用 2 周抗凝和抗血小板治疗药物，对于放置血管支架并联合使用两种抗血小板药物的患者，PEG 操作推迟至至少 6 个月后。术后少量出血可遵医嘱应用止血药及敷料吸收渗血。患者出现呕血、黑粪和腹痛，从 PEG 管中可以抽到血，表明有出血存在，需进行内镜诊断并进行相应治疗。

（5）吸入性肺炎 发生率低，但约有57%的病死率。误吸与患者病情有关，应用PEG治疗的患者常常伴有体弱、中枢神经系统异常，气道的保护反射消失，以及PEG的体位、胃内吹气、麻醉等可能增加了误吸的危险性。PEG术后出现发热、白细胞增多、肺部症状，应怀疑误吸的可能；胸片可以帮助确诊，确诊后使用广谱抗生素进行治疗。吸入性肺炎不仅仅是因为胃食管反流所致，口咽部误吸可能是另外的原因之一，不能通过PEG预防。抬高床头30°~45°，间断输送食物，保持口腔清洁，应用促胃动力药物，可以减少吸入性肺炎的发生。

（6）腹膜炎 发生率低，为0~1.2%，但病死率高达31%。常见原因为窦道未形成时装置移出。其他原因包括内垫变形、胃壁与腹壁的位置差、形成内瘘。当胃造口窦道未能形成，发生导管脱位时，可以进行鼻胃管引流和使用广谱抗生素。如果存在发热、白细胞增多、局部腹痛、肠鸣音减弱，应考虑腹膜炎，行剖腹探查术。

（7）内垫包埋综合征 由于在造口管拖出时过度紧张，导致胃黏膜缺血坏死和内垫移位至胃壁或腹壁。此并发症常见于推入法胃造口时，常发生于术后4个月。典型表现为导管移动有阻力，腹壁处可扪及硬结。内镜检查发现溃疡形成、黏膜内陷、不见内垫。处理方法：拔除胃造口管，原位再次置入PEG管。外垫与皮肤之间保留约1.5cm的缓冲距离，以减少压迫性坏死，定期松动胃造口管可以帮助预防内垫包埋综合征。经皮内镜下胃造口置管术后2周内窦道未形成前，应每天将外垫松开，清洁管口及周围皮肤，转动导管，将导管进1~2cm再拖回原位，减少胃内壁局部受压，防止导管固定板被包埋入胃壁，预防内垫包埋综合征。

（8）PEG管渗漏 多发生在营养不良或者有糖尿病的患者放胃PEG管后的最初几天，发生率1%~2%。由于自身修复伤口的能力差，此外外固定器放置过紧使外侧腹壁过度受压，影响了血流，就容易造成伤口破损和渗漏。对这类患者首先要改善营养不良和控制好血糖，调节外固定器使其不要过紧。置换一个较大管径的PEG管只能进一步造成瘘管的扭曲和变形，不会对组织修复和生长起到作用。对于已经破损泄露的伤口，局部可使用例如氧化锌等膏剂处理。在放置了PEG管后1个月以上出现渗漏的，因为已经有成型的瘘管存在，可以将PEG管拔出24~48h，使其收缩后再置入新的PEG管，但要注意有的患者在24h内管腔就可以闭合，因此需要留下一个导丝在孔道内。

（9）溃疡 长期放置PEG管的患者在内缓冲器承受较大压力的情况下会出现溃疡，应保持内外缓冲器之间合适的压力，避免胃黏膜过度受压，若血液循环好，就不容易出现溃疡。

（10）堵塞 送入黏稠的食物或者药物时会发生管腔阻塞。因此药物最好是压碎并溶解在水中或者其他液体溶剂中送入，每次注药或者食物前后都要用温开水冲管，并且每 4h 冲 1 次。

（11）PEG 管脱出　发生率 1.6%~4.4%，往往发生在意识有问题的患者中。

5. 护理

（1）固定　尽管胃造口导管通常有固定板或气囊可防止导管滑脱，但仍建议使用低过敏性胶布，采用高举平台法固定，通常经皮内镜下胃造口置管后 2 周内固定稍紧，以压迫胃壁防止出血和渗漏。

（2）输注方式　基于患者病情及生活便利度的考虑，选择连续输注或间歇输注。

（3）监测　观察穿刺置管处皮肤情况，有无出血、红肿、压痛或消化液渗出。评估导管通畅度，查看有无滑脱。

（4）维护　管饲前后、给药前后及管饲期间定时冲洗造口管，每次用 20~30ml 温水脉冲式冲管，防止堵塞。禁止给予不适当药物，禁止缓释药及糖衣药研碎后管内给药，给药前后用温水冲洗；给药时暂停肠内营养；球囊导管应定期将囊内的灭菌蒸馏水全部抽出，然后再按规定量注入。

（5）其他注意事项　造口后 24h 禁食，之后少量、多次逐渐增加喂食量。每天局部消毒更换敷料 1 次直至造口形成。每次管饲后予以 20~30ml 温开水冲洗导管，保证导管畅通。每次喂食抬高床头使患者处于半卧位或坐位，喂食完毕后保持此姿势 30 ~ 60 min，以减少胃食管反流的发生。

（二）透视下胃穿刺造口术置管技术

由于头部肿瘤或食管梗阻等原因内镜无法通过时，可通过透视下胃穿刺造口术可为患者建立长期营养支持的途径。

置入方法：

① 在透视下向胃内置入细鼻胃管并注入 500~1000ml 空气，观察胃的位置。

② 在 X 线引导下，沿左肋缘下经腹壁穿刺胃体前壁入胃腔，抽到空气后注入少量造影剂确认进入胃腔内。

③ 分别置入 2 个锚钉将胃壁固定于腹壁，锚钉间距 2cm。

④ 在 2 个锚钉的中间进行细针穿刺入胃腔，在透视下将可剥离式扩张导管置入胃腔，造影证实后取出扩张导管，沿外鞘管置入胃造口管，去除外鞘，造影证实导管位置正确后缝线固定。

⑤ 固定的锚钉缝线手术后 2~3 周待窦道成熟后剪断，锚钉可以通过胃肠蠕动排出。

透视下胃穿刺造口术的并发症、预防与处理同 PEG。

（三）外科胃造口术置管技术

通过手术或腹腔镜技术，将导管置入胃内，一端引出体外固定于皮肤，可为患者建立长期营养支持的途径。

通常采用 Stamm 或 Witzel 式胃造口术。外科胃造口术可采用较粗的喂养管，置管成功率为 100%，可以避免腹腔内脏器官的穿孔和损伤，且胃和腹壁安全固定，从而降低了腹腔内渗漏的危险，且操作相关死亡率低。但手术患者需要更长时间恢复，费用也更高。主要并发症为吸入性肺炎和伤口感染。

六、空肠造口管

空肠造口管可以通过空肠穿刺造口术、PEG-空肠喂养（PEG-J）、直接经皮内镜空肠造口术（D-PEJ）三种方式置入。

（一）空肠穿刺造口术

对于那些上消化道大手术（如食管切除术、胃切除术、Whipple 手术）术后的患者，目前较适宜的方法是采用空肠穿刺造口术（needle catheter jejunostomy，NCJ），它是在腹部手术术中在屈氏韧带远端或吻合口远端 40cm 处经空肠穿刺放置空肠造口管，并经导管提供肠内营养支持。

当患者不能经鼻肠管或胃造口方法来进行肠内营养而且又不希望手术时，可在腹腔镜下行空肠穿刺造口术，其主要优点是肠内营养可在术后早期进行。

1. 适应证

① 在行消化道或消化器官手术（如食管、胃、十二指肠、胰腺手术等）时，短时间内不能进食或进食量不能达到需要量的患者。

② 术后可能出现严重并发症而无法正常进食的患者，如术后发生胃轻瘫、胰瘘、吻合口瘘风险者。

③ 手术后需进一步治疗而影响正常摄入患者，如恶性肿瘤患者术后需要放化疗。

④ 腹部手术后家庭内较长时间需要额外补充营养的患者。

2. 禁忌证

包括凝血功能障碍、伤口愈合障碍、败血症、腹膜炎、免疫抑制、腹水、腹膜肿瘤、肠梗阻、急腹症和克罗恩病。

3. 置管方法

经开腹手术或者在腹腔镜下完成，术中经空肠穿刺放置空肠造口管。首先，聚氨酯喂养管在穿刺针的引导下经腹壁穿入腹腔。穿刺点一般选择脐与左肋弓最低点连线中 1/3 处为佳。然后，用带有导芯的套管针在第 2 或第 3 空肠襻的肠系膜对侧缘做一长 4~5cm 的黏膜下隧道。黏膜下隧道的作用在于防止拔管后出现肠瘘。退出导芯，将聚氨酯喂养管从套管针中穿入肠腔。然后做一荷包将喂养管固定在小肠上，最后缝 2~3 针将该肠襻固定在壁腹膜上。再将固定用硅片在喂养管皮肤穿刺部分缝两针以防喂养管滑脱。喂养管末端有多功能接头，以保证其与各种类型的营养管相连。

4. 并发症

空肠穿刺造口术危及生命的并发症（如腹腔渗漏、腹膜炎及肠梗阻等）很少发生。小肠坏死可能是一个严重的并发症。轻度并发症有喂养管堵塞、穿刺点感染、导管滑脱等，可通过细致的护理而避免。

5. 护理

（1）预防切口感染　早期每日清洁、消毒造口穿刺点、周围皮肤及固定盘片，保持造口周围皮肤清洁干燥，严密观察造口管经皮穿刺点有无红肿、渗液，造口周围皮肤有无红疹、皮肤溃烂等。

（2）固定　建议使用低过敏性胶布，采用高举平台法进行导管固定。避免牵拉以防意外脱管，固定敷料的胶布松动时应及时更换。

（3）测量　测量管道外露部分的长度，以辨别置管有无脱出。

（4）维护　空肠造口术后即可进行小肠内营养，应逐渐增加输注速度和浓度。由于空肠造口管管腔较细，注意避免管道堵塞，定时脉冲式冲洗管道，禁止给予不适当的药物，若对肠内营养的质量要求较高，建议使用肠内营养输注泵。

（二）PEG-空肠喂养（PEG-J）

PEG-J 主要是经 PEG 而完成，是经胃造口管的外口置入一根导丝，再在内镜辅助下将导丝送入空肠内的简易置管方法。胃输出端有狭窄的患者或危重患者，由于存在吸入性肺炎的危险，可将 PEG 扩展为 PEG-空肠喂养（PEG-J）。PEG-J 主要用于严重的胃食管反流或胃动力障碍的患者。

1. 适应证

① 不能直接通过胃造口营养或胃液排空障碍需要引流的患者。例如胃梗阻、幽门梗阻、十二指肠梗阻、输出襻梗阻等，无法进行胃内输注营养液。

② 重度食管反流，反复出现因反流导致的吸入性肺炎。

③ 急、慢性胰腺炎，假性胰腺囊肿等（营养液通过十二指肠可能会诱发胰腺

炎或导致病情加重），PEJ 是一种有效的营养供给方法。

2. 禁忌证

① 大量腹水。

② 严重门脉高压。

③ 腹膜炎。

④ 既往腹部手术史，炎症导致解剖异常等。

⑤ 咽或食管梗阻妨碍内镜通过。

⑥ 肠梗阻无法行肠内营养。

3. 置入方法

可在原胃造口管上再附加一空肠喂饲管，用内镜将空肠喂饲管经幽门送入空肠。为了达到胃肠减压和肠内营养的目的，并能防止食管反流及吸入性肺部感染，因此最好将饲管置入十二指肠远端。由于饲管易在胃内结圈，难以进入十二指肠，因此通常在内镜及导引钢丝辅助下完成。即首先通过 PEG 管将软导丝在内镜及 X 线透视监视下插入十二指肠及屈氏韧带远端，然后在导丝引导下插入软细管，拔出导丝。再次插入胃镜，用异物钳夹住 PEJ 导管（空肠喂养管）头端，交替轻柔推送胃镜及异物钳，将空肠营养管送至屈氏韧带以下，固定空肠营养管，缓慢后退胃镜至胃腔后，再轻轻松开异物钳并退出，轻轻缓慢拔除导管内导丝，观察空肠营养管是否从十二指肠降部滑出或有无返折，情况良好后退出胃镜，剪去导管过长部分，连接 PEJ 和 PEG 导管各相应扣件，用少量生理盐水冲洗 PEJ 管腔，确认通畅后穿刺部位用无菌纱布覆盖。PEJ 术后行腹部 X 线检查，再次确定导管位置良好后可以给予肠内营养液输注。

此方法可置入较粗的 24F 饲管，更有利于胃肠道营养。

PEG-J 法允许在胃肠减压的同时进行幽门后的肠道喂养。目前还有待进一步证实幽门后营养是否消除了吸入性肺炎产生的危险。喂养管位置放置不对，以及口咽部分泌物的持续吸入，已被认为可能是导致 PEG-J 患者反复发生误吸的原因。空肠喂养管由于管径小，具有较高的堵塞率，并且容易折断和渗漏。

4. 并发症

（1）切口感染 是术后最常见的并发症，约占并发症的 30%，临床表现为术后数天造口处局部发红、轻度压痛、局部水肿，患者有发热或白细胞升高。如早期发现，可局部换药或在局部麻醉下切开引流。若发现和处理不及时，有可能引起腹壁感染性坏死，甚至造成死亡。预防性应用抗生素，切口尽量小，甚至有报道称不切开皮肤直接牵拉导管，可以减少切口感染的发生。

（2）导管尖端移位 置入的空肠管较长、较细、不固定，易发生尖端移位、缠绕、堵塞等并发症。导管移位后患者表现为恶心、呕吐症状，可以通过放射影像学造影诊断。通过再次胃镜可以将移位的导管放置回空肠上段。

（3）PFJ 导管断裂　因使用时间过长、机械性损伤所致，如窦道已形成，则比导管早期断裂、导管脱落危害小。加强导管护理，避免折叠弯曲，可以延长使用寿命。

5. 护理

（1）输注方式　通常采用连续输注。

（2）维护　由于 PEJ 空肠造口管管腔较细应注意避免管道堵塞，每次管饲前后用温开水 20~30ml 冲管，并定时脉冲式冲洗管道，防止造口管堵塞。禁止给予不适当的药物，经导管给药时，应将药物充分捣碎并充分溶于水中，经管注入并冲管，避免导管堵塞。

（3）导管固定　妥善固定 PEJ 管，避免牵拉、扭折、压迫 PEJ 管。

（4）外垫固定松紧适当　过紧可压迫腹壁组织造成缺血坏死，过松则可能导致 PEJ 管滑脱、移位。

（5）营养液输注护理　术后第 1 天经 PEJ 管开始缓慢输注 500ml 生理盐水，无不适后，第 2 天开始持续输注肠内营养液。依照"先缓后快、由少到多、从低到高"的原则，有条件者宜使用营养输注泵，逐渐增加输注速度、总量和浓度，注意适当加温。

（6）PEJ 管周围皮肤护理　保持 PEJ 管周围皮肤清洁干燥，每天用络合碘消毒 1 次，观察皮肤有无红肿及分泌物，有无疼痛，有无皮温升高，有无脓肿形成，管口周围有无营养液或饮食残渣渗漏。

（三）直接经皮内镜空肠造口术（D-PEJ）

对胃大部切除、Billroth Ⅱ（比尔罗特Ⅱ）式手术后和频繁 PEG-J 移位的患者，可以选择 D-PEJ。

根据 PEG 拖出法，将肠镜或结肠镜引入小肠内。如果透视可见，首先用 21 标准单位的麻醉针刺破腹壁和空肠壁，进入空肠腔，用活检钳夹住针尖固定空肠段，在麻醉针的引导下，用较大的套管针引导丝，抽出 15F 喂养管并定位。在回顾性研究中，操作成功率已经达到 72%~88%。潜在并发症的发生率和护理类似于 PEG。

第二节　肠外营养治疗通路

肠外营养（PN）治疗通路包括经外周静脉肠外营养（PPN）治疗通路和经中心

静脉肠外营养治疗通路。PPN 的概念在 1945 年由 Brunschwing 及其同事提出，直到 1968 年 Dudrick 才提出经中心静脉肠外营养支持的概念，并逐渐开始在临床广泛应用。根据患者和医院实际情况，为需要肠外营养治疗的患者建立合适的治疗通路是患者肠外营养治疗顺利进行和患者安全的保障。

常用的 PPN 通路装置包括一次性使用头皮针、外周静脉留置针、中线导管；经中心静脉途径营养治疗通路装置有 PICC、CVC 和 port（输液港），它们的尖端位置、留置时长和适合输注的肠外营养液性质详见表 3-2-1。

表 3-2-1 常用 PN 治疗通路工具的特点

工具	装置尖端位置	可以留置时长	适合输注的肠外营养液
一次性使用钢针		4h 内	渗透压：<400mOsm/L 时发生静脉炎的风险为低风险；400~600mOsm/L 时为中风险；>600mOsm/L 时为高风险
外周静脉留置针	外周静脉	96h	
中线导管		28d	pH 值：5<pH<9
PICC		1 年	
CVC	中心静脉	28d	任何渗透压和 pH 值的肠外营养液
port		20 年	

一、PN 治疗通路常规的护理操作

（一）PN 输注装置的更换

常用的 PN 输注装置包括输液器和输血器，其中输液器根据是否避光分为避光的、不避光的；根据制作的材质不同分为含 PVC 和不含 PVC 的；根据滤器中滤孔直径的大小分为 0.2μm 和 1.2~5μm 两种类型。

1. 原则

① 在输入液体规定的间隔时间以及在装置怀疑受到污染或完整性受损时立即更换输注装置，包括附加装置。

② 更换外周血管通路装置（vascular access device，VAD）以及置入中心血管通路装置（central vascular access device，CVAD）的同时，更换包括附加装置在内的输注装置。

③ 输注脂肪乳剂等脂质液体时，不得使用含有邻苯二甲酸二（2-乙基己）酯的输注装置。

④ 所有输注装置、附加装置以及无针接头均采用鲁尔锁设计，以确保连接固定。

⑤ 输注肠外营养液之前，连接输注装置并排气。

⑥ 尽量减少操作次数和进入血管通路的次数。

⑦ 连接或再连接任何输液设备之前，每次护理过渡到新的环境或服务时，跟踪观察患者和溶液容器之间的所有导管/输注装置/附加装置，作为交接流程的一部分。

2. 注意事项

① 带有排气功能的输注装置用于玻璃或半硬性容器中供应的溶液，无排气功能的输注装置用于塑料容器中的液体。

② 尽可能减少使用给药附加装置，如延长管、三通等，因为每个装置都有可能污染、错误使用和断开。

③ 对于 24h 内使用超过一次的间歇性输注装置，在每次间歇使用之后，以无菌的方法连接一个新的、无菌的、相匹配的保护帽到输注装置的公鲁尔端。不得将已暴露公鲁尔端的输注装置连接到同一装置的输液接口上。

④ 对通过 VAD 输液的输注装置标记开始日期或更换日期。

⑤ 不同输入液体的输注装置及更换频率如表 3-2-2 所列。

表 3-2-2　不同输入液体的输注装置及更换频率

输入液体	输注装置	更换频率
全血和成分血	持续性使用或一次性使用输注装置	每 4h 或结束时
脂肪乳剂（IVFE）	持续性使用或一次性使用输注装置	每 12h 或对于每个新容器
肠外营养液	采用 IVFE 的连续性	每 24h
	不采用 IVFE 的持续性输注：周期性或间歇性输注	每 24h
异丙酚		每 6～12h

（二）PN 治疗通路装置通畅性的维持：冲管与封管

1. 原则

① 在每次输液前，冲洗和抽吸 VAD 获得血液回流，以评估导管功能，预防并发症。

② 在每次输液后，冲洗 VAD，以便将输注的营养液从导管腔内清除，降低不相容溶液之间的接触风险。

③ 在完成最终冲管之后，应当封闭 VAD，以减少管腔内堵塞和导管相关性血流感染（CR-BSI）的风险。

④ 使用一次性冲管和封管系统。

⑤ 切勿用力对 VAD 进行冲管。

⑥ 使用 10ml 注射器评估 VAD 的通畅性，以降低导管损坏的风险。

2. 注意事项

① 像袋子或瓶子这种容器里的静脉注射溶液，不能作为获取冲管液的来源。

② VAD 冲管使用的量至少为 VAD 系统内部容积的 2 倍。

③ VAD 封管使用的量等于 VAD 系统内部的容积加上 20%。

④ 使用 10ml 注射器确认通畅性之后，使用规格合适的注射器给药和封管。

⑤ 无针接头阻止血液反流的内部机制有 3 种，这些机制决定夹闭和断开的顺序。

⑥ 对于封管液建议：外周静脉留置针使用 0.9%NaCl；中线导管按照中线导管和无针接头的使用说明，使用 10U/ml 的肝素或 0.9%NaCl；CVAD 按照 VAD 和无针接头的使用说明，使用 10U/ml 的肝素或 0.9%NaCl；对家庭病房患者的经外周静脉穿刺的中心静脉导管（peripherally inserted central venous catheter，PICC）考虑使用 10U/ml 的肝素进行封管。

⑦ 抗菌封管液用于治疗和预防下列导管相关性血流感染：长期带有 CVAD 的患者、具有多次导管相关性血流感染史的患者、高风险患者群体，在已经采用了其他方法来减少中心导管相关性血流感染（central line associated-bloodstream infection，CLABSI）的发生率但是 CLABSI 仍不可减少的机构。

a. 抗生素封管液含有超治疗浓度的抗生素，并且可以与肝素结合应用。

b. 抗菌封管液包括乙醇、甲双二嗪、柠檬酸钠、26%NaCl、亚甲蓝、梭链孢酸、乙二胺四乙酸，可单独使用或者将这些溶液联合使用。

c. 使用乙醇进行管腔内封管，遵循 VAD 的说明。由聚氨酯材料制成的 CVAD 会导致导管破裂和开裂，硅胶制成的 CVAD 不会受影响。

d. 不存在明确的证据来指引抗菌封管液留置在 CVAD 管腔内的时长，每天可能需要长达 12h。这将限制在连续或频繁间歇性输液的患者中使用。

3. 操作流程

（1）评估 确认目前留置在 VAD 内的封管液是否需要抽吸和丢弃，或者可以作为冲管操作的一部分输注。

（2）事项说明 和患者说明该操作的预期情况，可能经历的味道和气味干扰，该医院和其他照护机构之间冲管和封管操作已发现的差异问题。

（3）用物准备 如手套、消毒湿巾、0.9%NaCl、预充式注射器、指定的封管液（如 0.9%NaCl、10U/ml 的肝素封管液或预充式注射器中的其他溶液）、用于抽吸封管液的 10ml 注射器。

（4）冲管的操作步骤

① 核对医嘱。

② 使用 2 种独立的标识核对患者身份，不包括患者的房号和床号，下同。

③ 执行手卫生。

④ 备齐用物。

⑤ 戴手套。

⑥ 消毒无针接头。如果使用的是消毒帽，则取下并丢弃，不得重复使用该消毒帽；如果使用手动消毒，则采用消毒棉片用力摩擦并完全待干。

⑦ 将装有 0.9%NaCl 的注射器连接到无针接头上，同时保持注射器乳头的无菌性。

⑧ 打开 VAD 的夹子（如果存在）。

⑨ 将 0.9%NaCl 注射到 VAD 内，注意推注过程中是否存在阻力或迟缓，缓慢抽吸，直至获取强烈的血液回流。

a. 提示：如果是使用的抗菌封管液，则在冲管之前从 CVAD 管腔中抽取溶液并丢弃。让封管液进入患者的血流中，可能会增加抗生素耐药性形成和其他不良反应。

b. CVAD 无法冲管或者无血液回流时，需要进一步查找原因（如机械性问题、VAD 尖端纤维蛋白/血栓形成、尖端位于血管外）。

c. 外周静脉留置针（SPC）或中线导管无法冲管或者无血液回流时，需要进一步评价导管的通畅性；必要时更换导管。

d. 以短暂停顿的脉冲式冲管技术，每次推注 1ml 液体，连续 10 次，可有效地清除固体沉积物。

e. 切勿对抗阻力注射。

⑩ 取下注射器并丢弃。

⑪ 遵医嘱启动输液治疗。

⑫ 当输注装置使用时间长达 24h 时断开输注装置，并用无菌帽盖好公鲁尔端。

⑬ 用无菌消毒棉片擦拭无针接头。

⑭ 将装有 0.9%NaCl 的注射器连接到无针接头上，同时保持注射器乳头的无菌性。

⑮ 将 0.9%NaCl 缓慢注射到 VAD 中，冲管液的给药速度与留在 VAD 管腔内溶液的速度相同。

⑯ 如果连续输液则确保正确的流速，或者继续对 VAD 进行封管。

（5）封管的操作步骤

① 执行手卫生。

② 备齐用物。

③ 戴手套。

④ 运用摩擦和擦洗动作，对无针接头进行消毒，待干燥。

⑤ 将装有封管液的注射器连接到无针接头上，同时保持注射器乳头的无菌性。

⑥ 将封管液缓慢注射到 VAD 中。

⑦ 根据使用的无针接头类型，遵循适当的夹闭顺序减少血液反流。

a. 正压无针接头：在断开注射器之后夹闭。

b. 负压无针接头：保持注射器活塞上压力的同时夹闭 VAD 或延长管上的夹闭器，然后断开注射器。

c. 恒压无针接头：不取决于冲管技术，在注射器断开之前或之后均可夹闭。

⑧ 将注射器和用过的物品丢弃到适当的容器中。

⑨ 脱下手套，执行手卫生。

（6）病历记录　包括冲管/封管液和量，给药日期、时间、途径，用于给药专用的 VAD 或管腔，患者对操作的反应。

（三）PN 治疗通路装置的局部护理

1. 原则

① 对所有外周的、非隧道式的、PICC、穿刺置入的 VAD 使用无菌敷料并予以维护。

② 外周短期通路的局部护理和敷料更换的时机：敷料完整性受损；存在潮湿、渗液或渗血，或者为了进一步评估局部是否有感染或发炎。

③ CVAD 和中线导管的局部护理和敷料更换的时机：到了既定间隔时间；敷料完整性受损时立即更换；存在潮湿、渗液或渗血，或者为了进一步评估局部是否有感染或发炎。

④ 纱布敷料每 2d 更换一次。

⑤ 透明的半透膜（TSM）敷料每 5~7d 更换一次。

2. 注意事项

① 皮肤消毒剂首选氯己定含量大于 0.5% 的乙醇溶液；如果患者禁忌使用乙醇氯己定溶液，也可以使用碘酒、碘伏（聚维酮碘）或 70% 乙醇等其他消毒液。

② 当管腔外途径是感染的主要来源时，在 CVAD 上方使用氯己定敷料可以降低感染的风险。即使组织机构表明 CLABSI 基线低，经证明使用氯己定敷料也可以进一步降低 CLABSI 发生率。

③ 使用护肤液降低医用黏合剂相关性皮肤损伤（medical adhesive related skin injury，MARSI）的风险。避免使用安息香复合酊剂，因为会增加 MARSI 的风险，当移除基于黏合剂的固定装置（ESD）时，会增加皮肤上的黏合剂，引起皮肤损伤。

④ 不要使用卷状绷带来固定任何类型的 VAD，不论它是否具有弹性。

3. 操作流程

（1）评估

① VAD 评估包括检查整个输液系统（从溶液容器到 VAD）的完整性、输液准确性以及注入液、输注装置和敷料的失效日期。

② 通过目测检查和触摸完整的敷料，并通过患者的不适感报告，包括疼痛、感觉异常、麻木或刺痛，评估 VAD 导管-皮肤连接部位和周围区域是否有发红、压痛、肿胀和渗液。

③ 外周静脉留置针（SPC）：至少每 4h 评估 1 次；危重症患者/镇静患者或有认知功能缺陷的患者，每 1~2h 评估 1 次；儿科患者，每小时评估 1 次。

④ CVAD 和中线导管：至少每天评估；评估与使用基于黏合剂的 ESD 有关的 MARSI，MARSI 表现在接触医用黏合剂的区域存在发红、撕裂、皮肤糜烂或形成水疱或大疱，并在清除黏合剂之后持续 30min 或以上。

⑤ 有临床指征时，测量上臂臂围的周长，评估是否存在水肿和可能的深静脉血栓。在肘前窝上方 10cm 处采集该测量值；确定位置和其他特征，如凹陷性或非凹陷性水肿。与基线测量相比较，检测可能的导管相关性静脉血栓。

⑥ 观察 CVAD 或中线导管的外部长度，如果怀疑导管发生滑脱，则与导管置入时记录的外部长度相比较。

（2）向患者解释　包括如下内容：该操作的预期情况；如出现发红、疼痛或肿胀之类的体征或症状；接待门诊或家庭病房的患者时指导患者或照护者每天至少检查一次 VAD 部位是否有并发症迹象，并将体征/症状或敷料脱位立即报告给医护人员；对于通过 SPC 连续输液者，指导患者或照护者在患者清醒时应每 4h 检查 1 次穿刺部位；在家庭病房或替代机构中的敷料更换和程序可能不同于在住院机构中的经历；隧道式袖套 VAD 已愈合的出口部位无需覆盖敷料；在 VAD 附近使用剪刀、剃刀和其他锐器时务必要谨慎。

（3）外周静脉留置针的局部护理

① 用物准备　包括口罩、手套、消毒液、固定装置、护肤液、部位敷料（纱布垫和胶带、TSM 敷料）、标签。

② 操作步骤　包括核对医嘱；核对患者身份；执行手卫生；备齐用物；向患者解释操作步骤；戴手套；评估置入部位有无发红、压痛、肿胀或渗液，如存在则应当拔除导管；从装置接口处开始取下现有的敷料，为了避免导管与敷料相粘连而无意中滑脱，应垂直于皮肤朝着置入部位轻轻拉动敷料；按照使用说明取下固定装置；用消毒液清洗皮肤，首选氯己定溶液来回摩擦消毒至少 30s，使用聚维酮碘消

毒棒涂擦时消毒液留在皮肤上 1.5~2min 或更长时间，以便完全干燥，充分消毒；应用护肤液；应用固定装置；在置入部位覆盖 TSM 敷料（或纱布和胶带）；垃圾分类处置；脱下手套，并丢弃；执行手卫生；在敷料上标记执行日期。

（4）CVAD 或中线导管的局部护理

① 用物准备　包括口罩、清洁手套、无菌手套、消毒液，如有需要，备无菌卷尺、固定装置、护肤液、敷料（根据需要备，抗菌敷料、纱布和胶带、TSM 敷料）、标签；建议使用 CVAD 敷料换药包。

② 操作步骤　包括核对医嘱；核对患者身份；执行手卫生；备齐用物；向患者解释操作步骤；戴口罩；在无菌区域组装用物；戴清洁手套；评估置入部位有无发红、压痛、肿胀或渗液；触诊局部查看是否有压痛，如果存在则联系主管医师或静脉治疗专科护士，以便做出有关干预的决定，包括潜在的器械取出；从装置接口处开始取下现有的敷料；按照使用说明取下固定装置，每次更换敷料时，皮下 ESD 不用取出；脱下手套；执行手卫生；戴无菌手套；用消毒液清洗皮肤；覆盖抗菌敷料（如使用）；应用护肤液，不得将该溶液直接应用于抗菌垫或敷料凝胶下方；应用固定装置；在置入部位覆盖 TSM 敷料（或纱布和胶带）；垃圾分类处置；脱下手套，并丢弃；执行手卫生；在敷料上标记执行日期。

（5）病历记录　应记录如下内容：操作的执行，包括消毒液和敷料的类型；患者对操作的反应；向患者提供的指导。

（四）PN 治疗通路装置的拔除

1. 原则

① 当治疗完成、有临床指征或护理计划认为不再需要时，遵医嘱拔除 VAD。

② 24~48h 内更换在任何医疗机构中在不理想的无菌条件下置入的 VAD。

③ 每天评估 SPC 和非隧道式 CVAD 的临床需要。

2. 注意事项

① 拔除期间可能会有阻力，特别是在拔除 PICC 时，切勿对抗阻力拔除，因为存在发生导管断裂、导管栓塞或静脉壁损伤的风险。静脉痉挛或纤维蛋白鞘可能是引起阻力的原因。当简单干预无法拔除 VAD 时，需要转诊到放射介入科。

② 如果护理计划中不再需要，或者 24h 或更长时间没有使用，则应当拔除 SPC。

3. 操作流程

（1）评估

① 由指定人员使用标准化工具对 VAD 需求进行每日评估。

② 对于手术放置的 CVAD（即隧道式袖套导管和植入式输液港），定期评估临

床需要，考虑未来康复治疗的可能性。

③ 评估是否有暴露的皮下袖套或输液港主体，如果发现则立即通知主管医师。

④ 了解拔除的原因和已经发现的并发症的处理方法。存在外渗的情况下，拔除之前，需要从 VAD 中抽吸注入液和回血。

⑤ 因并发症而计划外或提早拔除 CVAD，应评估并向主管医师报告所有的症状和体征。评估输注的液体以及对患者病情稳定性的影响。可能时通过 SPC 开始输液治疗，或者联系主管医师，以便更改外周输液的医嘱，直至置入新的 CVAD。

⑥ 确定患者是否在服用抗凝剂或是否有任何持续出血的风险，因为这些情况下可能需要较长的时间才能止血。

⑦ CVAD 存在相关性静脉血栓的情况下，当导管正确定位于心房腔静脉交界处，导管功能正常有回血，而且没有任何感染证据，没有严重深静脉血栓相关症状引起的疼痛时，则不要拔除 CVAD。

⑧ 如果体温升高，则评估引起升高的所有明显来源或原因。若无导管相关性感染的确定证据，不要单凭体温升高而拔除正在使用的 SPC 或 CVAD。如果在其他地方发生了感染或怀疑非感染性原因的发热，则应临床判断做出是否拔除导管的决定。

（2）向患者解释　包括如下内容：该操作的预期情况；拔除导管后 48h 内如果出现发红、疼痛或肿胀加重的体征或症状，及时报告并告知患者报告的对象；可在其他照护机构中拔除非隧道式 CVAD、PICC、中线导管和 SPC，在这些机构中不得拔除隧道式袖套 CVAD 和植入式输液港。

（3）SPC 的拔除

① 用物准备　包括清洁手套、无菌纱布、胶带、用于 SPC 的创可贴。

② 操作步骤　包括核对医嘱；核对患者身份；执行手卫生；戴手套；向患者解释操作步骤；断开所有注入液，并且（或者）夹闭延长管；将患者置于坐位或卧位；从置入部位拆除敷料；取下固定装置（如果存在）；检查穿刺点；用非优势手将纱布轻轻固定到置入部位上，用优势手轻轻地均匀施压，保持导管平行于皮肤，缓慢取出导管；用纱布按压穿刺点持续至少 30s 直至止血；用纱布和胶带或者创可贴；检查导管是否完好无损，应确保尖端不呈锯齿状，长度与产品匹配，以确保拔除完整的导管；垃圾分类处置；脱下手套，并丢弃；执行手卫生。

（4）中长导管和非隧道式中心静脉导管的拔除

① 用物准备　包括专用的个人防护装备、清洁手套、缝线拆除装置（需要时准备）、无菌纱布、无菌凡士林油膏、TSM 敷料。

② 操作步骤　包括核对医嘱；核对患者身份；执行手卫生；戴手套；向患者解释操作步骤，指导所有接受 CVAD 拔除操作的患者进行瓦尔萨尔动作，如果患者禁忌使用瓦尔萨尔动作，则让患者在拔除导管操作期间呼气；断开所有注入液，并且（或者）夹闭延长管；中线导管患者取坐位或卧位，任何类型的 CVAD 患者采用仰卧平躺或特伦德伦伯卧位，除非禁忌使用；从置入部位拆除敷料；移除固定装置或拆除缝线（如果存在）；检查穿刺点；用非优势手将纱布轻轻固定到置入部位上，优势手缓慢拔除导管，轻轻地均匀施压，拔除 CVAD 时预防空气栓塞；如果遇到阻力，则停止拔除，用无菌敷料重新固定导管，尝试干预措施，如在穿刺点上方热敷，放松技巧以及抬高肢体，15~30min 之后重新尝试取出，如果仍有阻力则咨询主管医师；用纱布按压穿刺点至少 30s 或直至止血；凡士林油膏应用到出口部位，用封闭性纱布敷料或 TSM 敷料覆盖；拔除 CVAD 后，患者应当保持仰卧位 30min；检查导管是否完好无损，尖端不呈锯齿状，长度与产品匹配，以确保拔除完整的导管；敷料留在原位至少 24h，每 24h 更换敷料，直至出口部位愈合。

（5）病历记录　包括操作的日期、时间；拔出时导管的长度；患者对操作的反应；给予患者的指导。

二、输注肠外营养液的要点及注意事项

（一）包括身体评估在内的营养评估

（1）营养不足的体征（如：毛发、皮肤、指甲、口腔变化）。

（2）人体测量（身高、体重）。

（3）电解质失衡的体征/症状。

（4）感染的体征/症状，与 PN 相关的严重并发症是导管相关性血流感染。查看所有实验室检查结果（如血清白蛋白、血清转铁蛋白、前白蛋白、葡萄糖、氮平衡、血红蛋白/血细胞比容、电解质、维生素/微量元素水平）。

（5）周期性输液时需监测的时间点及内容。

① 首次的 PN 输注，在开始输注时和输注完毕后需监测血糖。

② 输注结束后 1h 以及出现任何低血糖相关症状（如颤抖、出汗、焦虑、嗜睡）时检测反跳性低血糖。

③ 因为短时间内快速输注 PN 有导致液体负荷过重的危险，应监测心血管状况。

（二）输注的要点

（1）2μm 的过滤器用于三合一的 PN 溶液（含有葡萄糖、氨基酸和脂肪乳剂）。

（2）输注之前或期间，注意配伍禁忌和稳定性，如未咨询药剂师则不得添加该药物或与 PN 溶液/乳剂混合输注。

（3）PN 溶液使用时间不得超过 24h；脂肪乳剂使用时间不超过 12h。

（4）所有 PN 溶液的输注装置每 24h 更换。

（5）用于静脉注射脂肪乳剂等脂质注入液的输液器不含邻苯二甲酸二酯。

（6）若 PN 溶液/乳剂的最终浓度超过 10%葡萄糖，或者渗透压超过 900mOsm/L，则通过 CVAD 输注。

（7）根据医院要求与流程获取知情同意。

（8）确认输注肠外营养液的医务人员的能力。

（三）输注的注意事项

（1）只要可能，相对于肠外途径，首选肠道用于营养支持。

（2）建议使用标准化的医嘱表格或模板和计算机处方输入医嘱，以降低 PN 处方相关错误的风险。

（3）因为 PN 成分可能发生周期性短缺，所以考虑制订由负责医师批准的针对 PN 成分替换或保留方法的书面方案。

（4）PN 给药时使用具有抗逆流保护的 EID。

（5）以连续输液或周期性输液的形式输注 PN，如在家庭病房中。周期性输液在一天中的部分时间持续，通常是夜间（如 8~16h）。该输注方法的优势包括不使用输液泵、活动性增强、更大的生理激素反应、与连续 PN 有关的肝毒性的预防/治疗。

（6）降低接受 PN 患者血流感染风险的措施有避免通过输注 PN 的 CVAD 采血，或使用指定的一腔导管输注含有脂肪的 PN 溶液。

（7）给药前冷藏避光保存 PN 溶液，以免维生素氧化。

（8）所有 PN 液都具有高渗性，通过外周静脉输注时会增加静脉炎风险。

（9）应当使用缓解静脉炎发生的技术。

（四）患者教育

（1）PN 的目的和预期持续时间。

（2）低血糖和高血糖的症状和体征。

（3）电解质改变的症状和体征（如钾、钙）。

（4）对于需要在家接受 PN 的患者，嘱其做好如下事项。

① 指导自我监测对 PN 反应的必要性，包括监测体重、体温、血糖、出量（尿液/大便/造口/伤口）、CVAD 部位。

② 指导需要监测实验室检验的结果。

三、输血的要点及注意事项

（一）评估

1. 获取输血之前的身体基线评估

生命体征；呼吸音；识别可能增加输血相关不良反应风险的状况（如当前处于发热状态，心力衰竭，肾病或液体容量过量风险）；VAD 的通畅性；当前实验室检查结果，特别是血红蛋白和血细胞比容水平。

2. 输血期间/之后监测速发性输血反应的体征和症状

（1）溶血反应 发热、寒战、心动过速、低血压、呼吸困难、红色尿/尿色加深。

（2）非溶血性发热反应 体温升高、寒战、头痛、呕吐。

（3）过敏 发痒、荨麻疹、潮红、流眼泪、血管性水肿。

（4）输血相关性急性肺损伤 发热、寒战、呼吸困难、发绀、血氧不足、低血压、双侧肺水肿。

（5）输血相关性循环负荷过重。

（二）要点

（1）本程序适用于输注人体全血和成分血，包括全血、红细胞、血浆和血浆成分、血小板、粒细胞、冷沉淀物。

（2）只有在考虑了其他疗法之后，才能输注全血和成分血。按照循证用血指征输注全血和成分血，以确保患者安全、优化患者结果，消除不必要的输血。

（3）适合输血的 VAD 包括以下几种。

① 外周静脉留置针。根据静脉粗细和患者偏好，选择 20~24G。需要快速输血时，推荐使用较大规格的导管（14~18G）。

② CVAD 用于输血。由于导管长度和管腔大小的影响，采用 PICC 时可能减缓输血速度。

③ 对所有血液成分进行过滤，使用过滤器时请阅读使用说明。

④ 标准输血套件包括消除血凝块和有害颗粒的 170~260μm 的过滤器。

⑤ EID 可以用来输送没有显著的红细胞溶血风险的血液或血液成分；使用有

输血标签说明的 EID，遵循制造商的使用说明。

⑥ 必要时，如大剂量或快速输血、交换输血、有临床显著状况的患者，使用血液加温装置。当通过 CVAD 输血时，出现体温过低的风险增加。

⑦ 当需要快速输血时，可在血袋外部使用加压设备或电子快速输液设备。外部加压设备应当配备压力表，完全包住血袋，对血液容器的所有部件均匀施压。压力不应超过 300mmHg。

⑧ 需要快速输液时，使用型号大的导管比使用压力设备更有效。密切监测输血容器中的血液平面变化，因为加压装置与空气栓塞有关。通过以下措施可预防或早期检测到循环负荷过重。

a. 有心力衰竭或肾脏疾病的患者发生循环负荷过重的风险增加。

b. 为高危患者输液时给予利尿药，控制输血速度。

c. 监测摄入量、排出量和每日的体重。

d. 监测生命体征以及输血反应的症状和体征。

e. 使用电子流量控制设备，确保输血流速的准确性。

⑨ 每个单位的全血或成分血必须在 4h 内输完。需要减缓输血时（如儿科患者，有循环负荷过重风险的成人），要求输血科将红细胞或全血单位分装成更小的单位。

（三）操作流程

1. 用物准备

手套、0.9%NaCl 溶液容器、成分血、输血器、消毒湿巾。

2. 操作前准备

（1）核对输血的医嘱。

（2）执行输血前评估，包括生命体征。

（3）建立适当的血管通路，或检查现有 VAD 的通畅性。

（4）按照医院要求和/或患者同意获取知情同意。

3. 操作步骤

（1）从输血科获取血液制品。取血时进行患者和血液的信息核对：受血者的 ABO 血型和 Rh 类型（如需要）；供血者的识别编号；交叉配血检测结果；特殊输血要求；失效日期/时间；发布日期/时间。

（2）输血前检查血液成分是否正常、容器是否完整、外观是否正常（如过度溶血，与管道相比血袋有显著变色，存在絮凝物、外观浑浊），否则不得使用，并将它返回给输血科。

（3）到患者床边，由 2 名医务人员独立检查核对患者身份和血液：使用 2 种独立的标识核对患者身份，如果可能，要求患者说出其姓名；核对成分血；核对输血医嘱；患者血型与需要输注血液的血型是否一致；交叉配血检测报告；供血者识别编号；血液失效日期/时间；任何改良血制品，如辐照或巨细胞病毒血清阴性。

（4）准备输血。执行手卫生；戴手套；打开输血器，关闭所有夹子；用Y形输血器的1根穿刺针插入0.9%NaCl溶液容器；挂在静脉输液架上，对输血器进行排气；将已排气的输血器连接到消毒之后的VAD，直接连接到导管座或无针接头；启动0.9%NaCl溶液的缓慢输注。

（5）启动输血。将Y形输血器的另一根穿刺针插入成分血；关闭氯化钠容器的夹子；打开开关，开始输血；输血前15min以每分钟约2mL的速度缓慢输血，医护人员留在患者床边密切观察；如果没有不良反应则加快输血速度，确保在4h内完成1个输血单位。

（6）监测患者。开始输血后5~15min内、输血后，以及根据患者情况视需要监测生命体征；与输血前的生命体征相比较，识别输血反应的任何早期体征；观察VAD部位。

（7）如果出现输血反应的症状和体征应立即停止输血；断开输血器和导管座的连接。为保持静脉通路的通畅，更换已排气输血器，输注0.9%NaCl溶液。通知负责医师和输血科，遵医嘱输注急救药物，留取血标本，用于其他实验室检测。将带有剩余血液和附加装置的血液容器送至输血科检测。

（8）在4h内完成红细胞/血小板输注；在1h内完成血浆输注；完成后关闭血液制品的夹子；打开0.9%NaCl的夹子，冲洗干净输血器和VAD中的血液；将空血液容器和输血器丢弃在生物学有害物质容器中。

（9）因输血后可能发生迟发性输血反应，应继续监测患者情况，并嘱咐患者出现症状和体征时及时报告。

4. 记录

输血前评估和生命体征；VAD置入（如有指征）以及VAD评估；血液成分，血液单位/供血者/受血者ID，交叉配血检测结果和失效日期；输血后的生命体征和评估；输注的0.9%NaCl的量；患者教育；患者对输血操作的反应；血小板输注时间应当为30min以上，4h以内。

（四）注意事项

（1）使用一体式或附加的过滤器过滤全血和成分血。
（2）输血前核对患者身份和血液制品信息。
（3）在4h内输完每个单位的全血或成分血。

（4）输完每个单位的全血/成分血或每输注 4h 之后更换输血装置。

（5）根据操作规程获取患者知情同意。

（6）确认执行输血的医务人员的能力。

（五）患者教育

（1）输血的依据。

（2）输血期间频繁监测的依据。

（3）需要报告的输血反应的症状和体征（如发痒、肿胀、晕眩、呼吸困难、下背痛/胸痛）。

（4）VAD 相关并发症的症状和体征（如疼痛、肿胀、局部发红）。

四、PN 液输注过程相关并发症的识别和处理

（一）空气栓塞

1. 识别

空气栓塞的症状和体征包括突然发作的呼吸困难、咳嗽、胸痛、低血压、心率加快、喘息、呼吸急促、精神状况变化、语言改变、外貌改变、麻木、麻痹，听诊时可能在心前区上听到大声的连续磨轮样音。

2. 处理

（1）立即采取措施。

① 找到空气进入的源头并解决。闭合、折叠、夹闭或覆盖现有导管，必要时手动施压，如果导管已拔除，则用密闭敷料或衬垫覆盖穿刺部位。

② 如果没有颅内压增高、眼科手术或严重心脏疾病或呼吸道疾病等其他禁忌证的状况，则将患者体位置于左侧特伦德伦伯卧位或左侧卧位，以便尽量减少栓子移位。

（2）视需要启动基础生命支持。启动快速反应小组，"紧急抢救"；如果在患者家中或其他照护机构中（如门诊/医生办公室），则致电紧急服务。

（3）通知主管医师。

（4）继续监测生命体征，观察患者。

（5）按医嘱执行干预（如吸氧）和治疗。

（6）在患者病历中记录患者评估资料、采取的干预措施和结果、通知的医师、患者的状况以及对干预的反应。

（7）按照要求填写"不良事件报告"。

3. 预防

① 所有的附加装置、无针接头和输注装置均采用鲁尔锁设计，并适当拧紧以确保连接安全。

② 注射器、输注装置、无针接头和所有其他附加装置中的空气都应被排除。

③ 在断开/重新连接新的输注装置、无针接头或任何其他附加装置时，确保VAD牢牢夹闭。

④ 可能时，在CVAD管腔开启的任何时候（即在更换输注装置、无针接头或任何其他附加装置期间），对患者进行平躺仰卧位摆位。如果无法获得这种摆位，则牢牢夹闭导管是防止空气进入管腔的唯一方法。

⑤ 跟踪导管和溶液容器之间的所有管线。

⑥ 切勿在血管装置附近使用剪刀或剃刀。

⑦ 将有消除空气功能的过滤器适当地用于输注装置，包括当患者患有右向左心分流缺损时。

⑧ 安全拔除中心静脉通路装置。

⑨ 指导患者及家属切勿从导管连接处断开或重新连接导管座中的任何静脉输注装置或接头，除非接受了静脉给药的特殊指导，且经过评估确认具备进行这项操作的能力，如家庭病房中的患者/照护者。

（二）过敏反应

过敏反应是一项可以引起呼吸和循环衰竭、导致死亡的医疗紧急事件。过敏和过敏反应由免疫系统［通常为免疫球蛋白E（IgE）］介导。过敏样反应由肥大细胞的物理或化学刺激（如红人综合征）介导，与IgE的存在无关；过敏样反应与置入中线导管和PICC有关。

导致过敏反应的常见原因包括：坚果、鱼贝类海鲜、奶、蛋和芝麻等食品；乳胶；全血和成分血。有些情况下可以操作前预防用药，如苯海拉明用于已知的轻微的输血过敏反应。过敏反应可能发生在暴露后的任何时间点，需要抗原刺激以形成抗体。

1. 识别

（1）过敏反应相关的症状 出现以下情况可能是发生过敏反应：症状突然发作并快速进展；危及生命的气道/呼吸/循环症状，如喉头水肿、喘鸣、严重呼吸困难/喘息、神志不清、休克体征、心动过速、低血压、心搏骤停；皮肤或黏膜出现潮红、风疹、血管性水肿等改变。

（2）非严重过敏反应的有关症状　可能包括：神经科的晕眩、头痛、无力、晕厥、癫痫发作；精神科的焦虑；呼吸科的呼吸困难、喘息、支气管痉挛、呼吸急促；心血管科的心动过速、低血压、心律失常；皮肤科的潮红、红斑、瘙痒、荨麻疹、血管性水肿。

2. 处理

① 立即停止输液。

② 若怀疑是营养液引起的反应，则停止用药。

③ 视需要启动基础生命支持。

④ 用 0.9%NaCl 通过新的输注装置维持血管通路，以便进行紧急支持性治疗。

⑤ 遵医嘱或组织机构方案，实施干预措施和治疗。预计采用肾上腺素、氧气、静脉输液进行治疗。

⑥ 遵医嘱给予肾上腺素或类固醇等应急药物。

⑦ 监测患者的生命体征。

⑧ 在患者病历中记录：过敏/过敏反应的表现；观察和患者评估；通知独立执业医师；采取的干预措施和结果；患者状况以及对干预措施的反应；按照医院要求填写"不良事件报告"。

3. 预防

① 对患者进行已知的过敏/过敏反应评估。获取全面的过敏史和用药史，注意任何交叉敏感性，注意有无严重的药物反应史和家族史。

② 在整个护理过程中对患者进行过敏反应监测。对于首剂给药，确保根据医嘱随时可以获得应急药物（如肾上腺素、苯海拉明），并且临床医生已获得基础生命支持认证；在首剂药物输注的整个过程以及输注完成后至少 30min，临床医生必须陪同患者。

③ 在非住院机构进行输液治疗时考虑患者安全。

④ 血液制品应在临床医生具备识别和管理严重不良反应能力的机构中使用。

⑤ 在治疗机构中可以获得用于治疗不良反应（包括过敏反应）的药物。

⑥ 只要可能,患者应当在能够得到急救医疗设备和药物的受控环境（如医院、门诊输液中心）中接受首剂的药物输注。

⑦ 告知患者报告对药物或其他物质严重反应病史的重要性；发生反应时的症状和体征以及采取的措施；鼓励佩戴/携带标有过敏标识的腕带或卡片（包括住院机构）。

（三）循环负荷过重

循环负荷过重可由快速输注大量等渗或高渗性晶体溶液引起，患有心肺疾病或肾脏疾病的患者风险加大。3%和5%的高渗性氯化钠溶液具有潜在危险性,用于血清钠水平极低以及出现神经体征的危重情况。若在重症监护环境中输注此等溶液,应当密切监测循环负荷。此外,快速输注血液制品也可能导致循环负荷过重。红细胞和血浆制品与25%白蛋白是与循环负荷过重最相关的成分,婴儿与70岁以上老人以及当前患有心肺疾病的人群风险最大。临床医生采取预防性措施,识别体征/症状,在患者疑似循环负荷过重时及时采取干预措施。

1. 识别

循环负荷过重的症状和体征包括:血压升高,心率加快,洪脉;摄入量大于排出量;体重增加;中心静脉压升高;颈静脉怒张;咳嗽;水肿;肺水肿,如湿啰音,严重气短,焦虑/烦躁不安,血性痰,苍白,发绀,缺氧;尿量减少。

2. 处理

① 立即将症状和体征连同输液类型、速度、特定期间输液总量等详细信息一起报告给医师;等待处理医嘱时减缓输液速度;患者取半坐卧位。

② 遵医嘱准备和执行干预:给予利尿药;给氧。

③ 监测生命体征、心血管和肺脏功能状态,将变化报告给负责医师。

④ 在患者病历中记录:患者评估资料;采取的干预措施和结果;通知负责医师;患者的状况和对干预措施的反应。

⑤ 按照医院要求填写"不良事件报告"。

3. 预防

通过以下措施可预防或早期检测到循环负荷过重:识别存在风险的患者(如心力衰竭或肾病);以较慢的速度进行输注;高危患者开始输液时使用利尿药;监测摄入量与排出量,每日监测体重;监测生命体征以及与循环负荷过重相关的症状和体征;使用电子流量控制设备,确保医嘱要求的流速的准确性;指导患者报告任何类型的疼痛或感觉变化。

(四)渗出与外渗

非发疱性药物不慎输注到周围组织中为渗出,发疱性药物不慎渗透到周围组织中为外渗。非发疱性药物可能在新生儿和婴儿中引起组织损伤。大量刺激性药物可能引起局部组织损伤。发疱剂是从预期血管通道逸出到周围组织中时能够引起组织损伤的制剂,包括抗肿瘤药以及许多非细胞毒性药物,与多种形式的组织损伤有关。大量任何溶液(即发疱性、非发疱性和/或刺激性)都可能引起筋膜室综合征,可能导致截肢以及引起复杂性局部疼痛综合征的神经损伤。预防渗出/外渗至关重要,因为许多药物渗出/外渗没有成功的治疗方法。需要通过频繁的全面评估和早期识别,控制逸出到血管外间隙的量。电子输液泵的警报并不是为了检测是否存在渗出/外渗而设计的。渗出/外渗的原因包括机械性问题、输入溶液的药理特性以及 VAD 近端的静脉阻塞。不应对置入部位加压，因为这样将会迫使溶液接触更多组织。临床医务人员在每次输液前和/或定期对外周和 CVAD 部位的渗出和外渗症状和/或体征进行评估，及时启动适当的干预措施，因为时间对于减轻组织损伤是关键要素。肠外营养液的性质因为 pH 值和渗透压偏离机体生理特性，多为强刺激性液体，渗出后如果不及时发现和处理将对机体造成严重的后果。

1. 识别

① 疼痛可以是快速注射药物时的最初症状；可以突然发生并很严重；可以与损伤不成比例；可以在肢体肌肉被动伸展时出现；疼痛强度可以随时间增加。

② 水肿表现为外周 VAD 部位附近皮肤下方隆起或因液体在局部蓄积引起肢体肿胀和紧张。

③ 比较两侧肢体的周径。

④ 由 CVAD 所致水肿可能表现为颈部或胸部隆起。

⑤ 颜色变化为苍白；而深部组织的外渗可能不会引起明显的颜色变化。

⑥ 液体可能会从穿刺部位、皮下隧道或输液港囊袋中泄漏。

⑦ 水疱可能在几个小时内出现（如造影剂）。局部进展为溃疡的时间可能从几天到 1~2 周不等，这取决于外渗溶液的性质。

2. 处理

（1）当患者报告在输注装置置入部位或周围、导管尖端或整个静脉路径上发生了疼痛、灼热、刺痛和/或肿胀时应立即停止输液，因为这种情况对于任何输液都非"正常"。需要进一步评估以确定适当的干预措施。

（2）评估 VAD 部位远心端区域（下方）的毛细血管再充盈、感觉和运动功能。

（3）抽吸查看有无血液回流。为了增强血液回流，缓慢轻柔地拉回注射器活塞杆和/或使用小号注射器（如 3ml 或 5ml）。外周导管尖端可能处于静脉腔内，然而额外穿刺静脉壁会引起液体泄漏。CVAD 无血液回流，可以由许多原因引起，可能需要诊断性检查。

（4）对 SPC 或中线导管的渗出。拔除导管，覆盖敷料；抬高肢体；对于高渗性（>350mOsm/L）液体渗出进行冷敷；对等渗液或低渗液进行热敷；评估毛细血管再充盈、感觉和远端关节活动功能；皮肤标记，画出有明显迹象的区域，以评估变化；估计从静脉中逸出的液体量；有关神经血管评估改变，通知独立执业医师。

（5）对 CVAD 渗出，包括 PICC 渗出。评价通过 CVAD 输注的液体的类型；停止输液；如果可以通过外周静脉输注液体，则置入外周导管，启动输液；立即与负责医师协作，以便进行患者管理，特别是外周静脉无法耐受输注溶液时；可能需要诊断性检查，以找到血管外尖端位置，制订适当的拔除计划；估计从静脉中逸出的液体量。

（6）对所有渗出事件。定期监测症状和体征的进展和/或对治疗的反应；按照医院要求，定期对部位拍照，包括日期和时间；视需要，与其他专科医生共同会诊（如手外科医生），采用物理或职业疗法的康复，进行疼痛管理。

（7）在患者病历中记录以下内容。所涉及 VAD 的类型、规格和位置的详细信息；事件之前、期间和之后的 VAD 通畅性评估，包括血液回流；患者评估资料；涉及的所有溶液，输注方法（如注射、输液速度），估计组织中的溶液用量；即时使用的护理干预措施以及患者的反应；医疗干预和结果；通知负责医师和转诊到其他专科医生；随访评价；患者教育。

注意：用可靠有效的标准化工具评估和记录事件；在处理过程中持续使用相同工具；运用标准化格式来记录初始事件和各次持续评估，确保考虑了所有因素。

（8）按照医院要求填写"不良事件报告"。

3. 预防

（1）在输注前确定营养液的性质（如刺激性），并准备对营养液使用正确的热敷。

（2）风险因素包括以下几类。

① 机械性因素　a. 置入部位在手部、肘前窝、上臂、足部和踝部；b. 超声引导下深静脉置入的导管长度不够（如：肥胖症患者、上臂静脉）；c. 在第一次置入之后的部位继续置入外周导管；d. 外周导管留置时间超过 24h；e. 难以获得静脉通路，之前已多次静脉穿刺，或者有长期输液治疗史；f. 由于固定不充分以及像呼吸和心搏这样的机体活动引起 CVAD 尖端位置的血管侵蚀和外渗。

② 药理因素　包括：a. 营养液浓度；b. 逸出到组织中的量；c. 高渗；d. 非生理性 pH 值；e. 用于有些营养液配方中的辅料，如酒精或聚乙二醇。

③ 限制血流的阻塞性因素，引起输注的溶液从穿刺部位溢出　a. 置入部位和尖端位置近心端（上方）的静脉血栓或狭窄；b. 淋巴水肿。

④ 患者相关因素　a. 不能描述或难以主诉疼痛、肿胀或其他不适感；b. 精神状况变化或认知变化（如情绪激动、神志不清、镇静）；c. 与年龄相关的血管、皮肤和皮下组织变化；d. 引起血管变化或血液循环受损的疾病（如糖尿病、淋巴水肿、系统性红斑狼疮、雷诺现象、周围神经病、外周血管疾病）；e. 改变痛觉（如麻醉剂）或抑制炎症反应（如类固醇）的药物；f. 当前处于感染状态。

（3）通过以下措施降低风险。

① VAD 计划、部位选择、置入、固定以及 VAD 敷料覆盖时选择适宜的方法。

② 避免使用一次性头皮针进行输液。

③ 对于难以获得静脉通路的患者，让具有最高技能水平的临床医务人员执行

静脉穿刺。

④ 对于间歇性输液，在每次输液前评估；对于连续性输液，定期评估所有 VAD 的通畅性和是否存在渗出、外渗的症状和体征。

⑤ 外周静脉留置针（SPC）的评估频率如下：最低限度，至少每 4h 进行评估；对于危重症患者/镇静患者或有认知功能缺陷的患者，每 1～2h 进行评估；对于新生儿/儿科患者，每小时进行评估。

⑥ 仔细观察置入部位和导管走行处是否有颜色和/或温度变化、是否存在水肿、是否存在置入部位渗漏。

⑦ 当局部水肿不明显时，比较肢体周径。

⑧ 在敷料外轻轻触诊导管置入部位。

⑨ 冲管，以识别导管阻力。

⑩ 抽吸回血。

⑪ 听取患者报告的任何疼痛或不适。

⑫ 与药剂师协作，选择合适的稀释剂类型和药物用量。

⑬ 与负责医师协作，选择合适的 VAD 类型。

（4）告知患者　不同照护场所 VAD 的护理方法；需要报告的症状和体征；治疗措施、目的和治疗时长；渗出部位保护；如果出院后局部问题加重，可采取的适当措施；需要负责医师随访。

如表 3-2-3 所示为渗出操作的解毒剂。

表 3-2-3　渗出操作的解毒剂

渗出溶液	解毒剂	解毒剂剂量	给药方法	备注
非细胞毒性制剂： ● 钙等电解质，碳酸氢盐，钾溶液，高渗性氯化钠 ● 10%或以上的葡萄糖	透明质酸酶	儿科患者使用 15U 成人使用不超过 1500U	皮下注射 用葡萄糖酸氯己定清洗整个部位；使用 25 号针或更小号的针，每次注射予以更换	立即给药。延迟超过 1h 将会减弱有效性
肠外营养液： 低渗性和高渗性制剂	硝酸甘油软膏	2%浓度的软膏	局部外用 如需要，每 8h 重新使用	

五、PN 治疗通路装置相关并发症的识别和处理

（一）导管尖端异位

CVAD 的尖端因患者体位、呼吸和手臂运动而移动。体位从卧位到站立所引起的膈膜和腹部内容物下沉、肥胖和乳腺组织都与 CVAD 尖端位置的变化相关联。

原发性异位可以发生在导管置入过程中，导致其尖端位于血管内或血管外。原发性异位的风险因素包括获得性和先天性解剖结构变化（如狭窄、血栓、压迫静脉的恶性或良性病变、永存左上腔静脉以及下腔静脉、奇静脉和肺静脉畸形）。与其他 CVAD 相比，PICC 的原发性异位更加常见。继发性异位亦称为尖端异位，可能在导管留置期间的任何时间发生；与胸内压突然变化（如：咳嗽、呕吐）、尖端初始位置在上腔静脉内过高、深静脉血栓、充血性心力衰竭、颈部或手臂的运动以及正压通气等有关。

血管内异位包括主动脉、对侧的无名静脉和锁骨下静脉、同侧或对侧颈内静脉和分支、奇静脉、右侧或左侧胸廓内静脉、心包膈静脉、乳内静脉、右心房深静脉（心房腔静脉交界处下方超过 2cm）、右心室、无名静脉和上腔静脉的一些小分支静脉。大腿置入部位可在腰部、髂腰和髂总静脉产生导管尖端异位。血管内继发性异位的最常见位置包括颈内静脉、无名静脉（头臂）、锁骨下静脉、腋静脉和奇静脉以及右心房深处。当 CVAD 长时间留置时，婴幼儿和儿童的生长会造成尖端在血管内的位置欠佳。

血管外异位包括尖端位置在纵隔内产生渗出/外渗；在胸膜腔内产生血胸或胸腔积液；在心包膜内产生心包积液或心脏压塞；在腹膜内产生腹膜内出血。血管外继发性异位与导管尖端侵蚀穿过血管壁以及静脉和动脉或静脉与其他结构之间的瘘管形成有关。

切勿将已接触皮肤的 CVAD 的任何外露部分推进置入部位。研究显示通过耐高压 PICCs 进行高压注射会引起尖端异位。

1. 识别

（1）每次通过 CVAD 输液之前，评估患者和 CVAD，获得导管功能障碍和相关并发症的症状和体征：各导管腔内无血液回流；从各导管腔回血的血液颜色和脉动性改变；CVAD 冲管困难或不能冲管；从连接的压力转换器获得动静脉波形对比；房性和室性心律失常；血压和/或心律变化；肩膀、胸部和背部疼痛；颈部或肩部水肿；呼吸变化；主诉在导管置入侧听见咯咯声或者血流声；逆行输液到颅内静脉窦中引起感觉异常和神经系统影响。

（2）查看 CVAD 体外刻度，并与置入时所记录的 CVAD 外部长度相比较。导管脱出提示导管尖端的位置未达到最佳位置，这增加了导管相关性血栓的风险。

2. 处理

（1）置入期间

① 置入操作期间使用动态超声减少不慎置入动脉的风险；使用尖端定位技术提高对 CVAD 原发性异位的识别。

② 如果怀疑在动脉中置入了 CVAD，可使用压力转换器评估波形，评估通过 CVAD 采集样本的血气值，或评估使用造影剂的计算机断层扫描血管造影图片。动脉血的颜色并不总是判断置入动脉的可靠指标。从穿刺的动脉（如颈动脉）内拔出大号导管后采用局部加压会因血流量不足、血肿或血栓而增加脑缺血的风险。从动脉中拔除之前应与负责医师协商确定适于外科拔除，还是使用经皮闭合装置。

③ 若置入位置在心房腔静脉交界处下方超过 2cm 处于心脏内，可根据心电图结果撤回导管，或根据胸片上测量的特定距离来撤回导管。

④ 颈静脉位置：单用或联合使用无创技术，包括抬高患者的头部，冲洗导管和步行。如果无创技术无效，可以使用往外回调导管、在推送或回调导管时冲管以及荧光透视下推送导管的侵入性技术。

（2）CVAD 留置期间

① 向负责医师报告体征/症状；预测诊断性检查包括有或没有注射造影剂的胸片、荧光透视、超声心动图、CT 扫描和/或磁共振成像。

② 将临床信息提供给放射科以提高放射科医生识别问题的能力。

③ 暂停通过异位的导管进行输液，直至确定导管尖端位置正确。评估正在进行的输液治疗，如果可能，置入 SPC 继续治疗。如果不能通过外周静脉进行输液治疗，则评估中止治疗的潜在风险，就改变输液治疗咨询负责医师，直至再次确定了 CVAD 的尖端位置正确。

④ 如果怀疑发生心脏压塞，则在拔除 CVAD 之前通过导管进行液体抽吸并咨询负责医师。

⑤ 当 CVAD 发生渗出或外渗时，针对涉及的溶液制订针对性的治疗计划。

（3）患者病历记录　患者/CVAD 评估资料；通知负责医师；采取的干预措施和结果；患者状况以及对干预措施的反应。

3. 预防

（1）告知患者需要报告的症状和体征。

（2）通过导管进行首次输液前，需确认 CVAD 置入时尖端所处的解剖位置。

（3）识别异位的症状和体征，当怀疑导管发生异位时及时干预。

（二）静脉炎

临床医生采取预防性干预措施，识别静脉炎的症状和体征，发现静脉炎时及时干预。

1. 识别

在敷料外轻触穿刺部位并观察，评价患者的主诉，以确定静脉炎的症状和体征：

穿刺部位疼痛/压痛；红斑；温热；肿胀；硬结；脓性渗液；可触及静脉索状硬化。

2. 处理

（1）中止输液。

（2）拔除导管。

（3）评价可能引起静脉炎的原因，如化学性、机械性、细菌性。

（4）对于严重静脉炎（3级或4级），通知负责医师。

（5）实施干预措施，如抬高肢体、应用热敷、按医嘱镇痛，减轻与静脉炎相关的不适。

（6）根据静脉炎发生的可能原因，重新评估血管通路。在对侧肢体中置入新的外周静脉留置针，如果是化学性原因引起的静脉炎，且需要持续输液治疗时，与患者、医疗护理团队讨论考虑CVAD置入。

（7）拔除所有导管之后，观察穿刺部位输液后静脉炎的表现。即使拔除时没有体征/症状，后续也可能出现静脉炎；或者在拔除时存在体征/症状时，后续可能发生恶化。

（8）在患者病历中记录：患者评估资料；采取的干预措施和结果；通知负责医师；患者的状况以及对干预措施的反应。使用标准化静脉炎量表中的定义，对静脉炎等级进行评分（参见表3-2-4）。

（9）按照医院要求，根据静脉炎严重性，填写"不良事件报告"。

表3-2-4 INS静脉炎量表

等级/级	临床标准
0	无症状
1	穿刺部位发红，伴有或不伴有疼痛
2	穿刺部位疼痛，伴有发红和/或水肿
3	穿刺部位疼痛，伴有发红 条索状物形成 可触及条索状静脉
4	穿刺部位疼痛，伴有发红 条索状物形成 可触及条索状静脉，其长度>2.54cm 脓性渗液

3. 预防

化学性、机械性或细菌性原因均可能导致静脉炎。其中化学性原因包括：高渗性溶液；刺激性溶液（如氯化钾、异丙嗪、胺碘酮、某些抗生素）；微粒物；置入导管之前未等待消毒液干燥。机械性原因包括：输液导管多次置入操作；大号规格的导管；导管材料和直径；导管固定不充分；如果不得已采用关节或关节附近部位穿刺时，未妥善固定关节。细菌性原因包括：手卫生不充分，和/或未使用手套；静脉穿刺之前皮肤消毒不充分；导管置入和输液给药期间未遵守无菌技术；导管或关节固定不佳，引起导管移动，将皮肤微生物带入穿刺部位；置入操作时污染。

减少风险因素可降低静脉炎发生，包括以下方法。

（1）使用满足治疗需要的最小型号的导管。

（2）避免在屈曲部位留置导管。

（3）置管和连接输液装置及给药时遵守无菌技术。

（4）导管置入前，确保消毒液彻底干燥。

（5）妥善固定导管，尽量减少导管在置入部位的移动。

（6）对于已确定会引起静脉炎的液体，根据输液时长和预期治疗持续时间，考虑使用中线导管或CVAD。

（7）告知患者静脉炎的症状和体征以及报告的重要性。

（三）导管堵塞

对CVAD的通畅性和功能进行评估，功能正常的导管能够无阻力冲洗导管并产生血液回流，否则就存在导管堵塞。通过对患者和CVAD的全面评估明确导管堵塞的潜在原因，遵医嘱给予适当的导管清除剂，以保持导管通畅性；若多腔的CVAD中的一个管腔被堵塞，并不能因为另一个管腔通畅而不处理该堵塞管腔。

沉淀物清除剂或溶栓剂等导管清除剂只能与CVAD配套使用，不能同时用于多根导管。如果导管通畅性不能恢复，且已实施了其他适当的处理措施（如影像学检查以确定导管尖端位置），应报告医师。

1. 识别

（1）确定导管部分或完全堵塞的迹象。确认方法：无法回抽血液或血液回流缓慢；输液速度缓慢；无法冲管或输液；EID上发出频繁的堵管报警；输液部位肿胀。

（2）为了识别发生导管堵塞最可能的原因，评估CVAD使用史和性能，包括出现症状和体征的时间（如流速突然下降或数日内流速缓慢下降）、冲管技术以及最近输注的溶液。

（3）评价/识别导管堵塞的潜在原因

① 机械性　外部由于缝合过紧、导管夹闭、夹子安装不正确、管路扭曲、滤

器阻塞；内部由于导管移位、导管扭结、夹闭综合征。

② 非血栓性 接受三合一肠外营养液的患者发生脂质堆积，药物沉淀。肠外营养液相互接触时容易产生沉淀物。

③ 血栓性 最常见，由于导管管腔内或导管尖端周围纤维蛋白堆积、血栓形成（如管腔内堵塞或纤维蛋白鞘/尾）。

（4）根据导管性能和使用中的相关问题，确定合适的导管清除剂处理沉淀物/血栓性堵塞。

（5）评估患者使用导管清除剂的禁忌证。

2. 处理

（1）考虑使用沉淀物清除剂或溶栓药物之前，排除 CVAD 堵塞的机械性原因。

（2）利用负压缓慢灌注的原理采用单注射器法或旋塞法处理完全性堵塞。

（3）当 CVAD 还能够进行冲洗，但无法回抽血液或回抽困难时，该导管为部分堵塞，可采用直接灌注法。

（4）沉淀物清除剂的用量约等于 CVAD 内部管腔的容量。

（5）溶栓药物的用量参照药物的使用说明。

（6）考虑滴注乙醇等酒精溶液时应查阅 CVAD 制造商的使用说明，因为它们可能会损坏某些由聚氨酯材料制成的导管。

（7）用于部分堵塞的单注射器方法

① 用物 手套、消毒液、装有沉淀物清除剂或溶栓药物的 10ml 注射器、装有 0.9%NaCl 的 10ml 注射器、无针接头。

② 操作步骤 核对医嘱；核对患者身份；执行手卫生；向患者解释操作步骤；戴手套；消毒无针接头，待干燥；夹闭 CVAD；将装有沉淀物清除剂或溶栓药物的注射器连接到无针接头上，或者取下无针接头，因为它可能是感染微生物和/或血栓的来源，将准备好的注射器直接连接到 CVAD 接口上；松开 CVAD 的夹子，垂直握持注射器，轻轻抽吸，直至活塞到达大约 8ml 的标记处；保持注射器处于垂直状态，缓慢释放活塞，重复步骤，直至将溶液抽吸到 CVAD 中，切勿对活塞施加压力，夹闭 CVAD；将注射器留在原位并固定，在注射器上标记"不得使用"以及日期、时间和姓名首字母；按照溶栓药物的使用说明，让溶液留置于 CVAD 管腔内；如果使用沉淀物清除剂，则让溶液在管腔内保留 20~60min；适当的留置时间之后，松开 CVAD 的夹子，尝试回抽血液，回抽血液顺畅且呈全血的颜色和黏稠度则提示通畅，如果导管恢复通畅，则抽出 4~5ml 血液，夹闭 CVAD，取下注射器，并丢弃到生物危害容器中，如果导管未恢复通畅，则重复上述操作步骤；连接装有 0.9%NaCl 的 10ml 注射器，松开 CVAD 的夹子，使用正压法冲管；根据医嘱恢复输液治疗，或

者在适当的情况下对导管进行封管；垃圾分类处置；脱下手套；执行手卫生；如果无法恢复通畅，则通知负责医师。

（8）用于完全堵塞的三通旋塞法

① 用物 手套、消毒液、三通旋塞阀、10ml 注射器、装有沉淀物清除剂或溶栓药物的 10ml 注射器、装有 0.9%NaCl 的 10ml 注射器、无针接头。

② 操作步骤 核对医嘱；核对患者身份；执行手卫生；向患者解释操作步骤；戴手套；消毒无针接头，待干燥；夹闭导管；取下无针接头，以无菌方法将三通旋塞阀连接到 CVAD 接口上；关闭从患者到 CVAD 的接口；将空置的无菌 10ml 注射器连接到旋塞阀的 1 个端口；将装有沉淀物清除剂或溶栓药物的 10ml 注射器连接到旋塞阀端口；打开与空置注射器相连接的旋塞阀端口；对空置注射器进行抽吸，使活塞位置到达 8~9ml，然后闭合端口，由此在导管管腔内形成负压；打开与装有沉淀物清除剂或溶栓药物的注射器相连接的旋塞阀，让溶液进入 CVAD 管腔；将旋塞阀/注射器固定到患者身上，并在注射器上标记"不得使用"以及日期、时间和姓名首字母，在溶液保留期间可选择取下旋塞阀和注射器，将其更换为无菌无针接头；按照溶栓药物的使用说明保留溶液；如果使用沉淀物清除剂，则允许保留 20~60min；消毒无针接头，待干燥；以无菌方法连接 10ml 注射器，尝试抽吸血液（如果上一个注射器仍然连接在旋塞阀上，则不需要重新另外使用一个注射器），如果导管恢复通畅，则抽出 4~5ml 血液，夹闭 CVAD，取下注射器，并丢弃到生物危害容器中；如果导管未恢复通畅，则重复上述操作步骤；连接装有 0.9%NaCl 的 10ml 注射器，松开 CVAD 的夹子，使用正压法冲管；在适当的情况下，根据医嘱恢复治疗或对导管进行封管；垃圾分类处置；脱下手套；执行手卫生；如果无法恢复通畅，则通知负责医师。

（9）用于部分堵塞的血栓性或非血栓性堵塞的直接灌注法

① 用物 手套、消毒液、无针接头、10ml 注射器、装有沉淀物清除剂或溶栓药物的 10ml 注射器、装有 0.9%NaCl 的 10ml 注射器。

② 操作步骤 核对医嘱；核对患者身份；执行手卫生；向患者解释操作步骤；戴手套；消毒无针接头，待干燥；夹闭 CVAD；将装有沉淀物清除剂（表 3-2-5）或溶栓药物的注射器连接到无针接头上，或者取下无针接头，将准备好的注射器直接连接到 CVAD 接口上；松开 CVAD 的夹子，缓慢注射沉淀物清除剂或溶栓药物，不得将溶液强行推入 CVAD；夹闭 CVAD，让注射器保持连接。在 CVAD 上标记"不得使用"以及日期、时间和姓名首字母；按照溶栓药物的使用说明保留药液，在使用沉淀物清除剂的情况下，允许保留 20~60min；保留适当的时间之后，松开CVAD 的夹子，尝试回抽血液，如果恢复通畅，则抽出总量为 4~5ml 的血液，夹闭

CVAD，取下注射器，并丢弃到生物危害容器中，如未恢复通畅，可重复上述操作步骤；连接装有 0.9%NaCl 的 10ml 注射器，松开 CVAD 的夹子，使用正压法冲管；根据医嘱恢复输液治疗，或在适当的情况下对导管进行封管；垃圾分类处置；脱下手套；执行手卫生；如果无法恢复通畅，则通知负责医师。

（10）在患者病历中记录患者和 CVAD 评估资料、执行的干预措施和结果、通知负责医师、对干预措施的反应。

表 3-2-5　清除 CVAD 中药物沉淀物的制剂

药物沉淀物	清除剂	禁忌证
酸性药（pH<6）	盐酸（0.1mol/L）	—
碱性药（pH>7）	8.4%碳酸氢钠 氢氧化钠 0.1mmol/L	—
脂肪乳剂注射液	70%乙醇	谨慎用于聚氨酯 CVAD，因为乙醇可能引起导管损坏；查阅乙醇的使用说明

3. 预防

通过以下干预措施可预防 CVAD 堵塞的并发症：使用适当的冲管和封管操作；不让溶液容器"滴空"；对电子输液装置（EID）的警报及时做出反应；根据无针接头的类型，以正确的顺序夹闭导管，最后断开注射器，以减少血液反流到导管尖端；启动输液之前确保所有夹子均已开启。

（四）导管损坏

导管损坏包括导管断裂和栓塞以及外部导管的完整性缺失（如导管中有裂纹或孔隙）。导管栓塞的原因包括夹闭综合征、植入式输液港的导管与港体脱离以及导管更换期间导管的损坏。夹闭综合征是相对罕见的并发症，但是它所导致的后果严重且不易被识别。在 CVAD 通过肋锁间隙的内侧到达锁骨下静脉，定位于以锁骨、第一肋和肋锁韧带为边界的狭窄区域中的锁骨下静脉的静脉腔之外时，发生夹闭综合征。导管受压引起间歇性或永久性导管闭塞，由于受锁骨和第一肋骨的"剪切"作用引起导管受压，可能导致导管撕裂、横断和导管栓塞。

1. 识别

（1）导管外部损坏　无法回抽血液；局部疼痛和/或皮下肿胀；从导管-皮肤连接部位延伸至导管座的导管外部部分的孔隙、切口和撕裂；输液或冲管期间发生液体外漏或敷料浸湿。

（2）导管内部损坏　拔除之后检查 VAD 的尖端和长度，比较拔出的长度与置入的长度，以查看导管是否有损坏和折断。

（3）导管栓塞的体征/症状　无法回抽血液；与患者的原发性疾病或合并症无关的心悸、心律失常、呼吸困难、咳嗽或胸痛；可能没有症状。

（4）夹闭综合征（锁骨下静脉置入部位）　难以回抽血液、冲洗有阻力、患者主诉疼痛，置入部位可能发生肿胀，临床表现随着手臂或肩部运动发生变化。

2. 处理

在修复或更换血管通路导管前应对患者进行风险-获益比评估；根据负责医师的医嘱执行导管修复；根据负责医师的医嘱执行 CVAD 更换；处理导管破坏或破裂的措施包括导管修复（外部损坏）、导管原位更换或在不同的部位置入新的导管可供选择。做出这些决定要考虑的因素包括但不限于：患者的年龄、免疫状态、剩余输液治疗的时间、输液治疗的特性（如药物的渗透压）、外部导管长度以及修复后合适的尖端位置所产生的变化。

（1）如果已确定或怀疑导管外部损坏，闭合现有的夹子，或添加夹子，用黏合性敷料覆盖受损区域，或折叠导管体外部分并固定，密封导管；在等待修复决定时，对导管标记"不得使用"；如果无法获得特定器械修复工具包，则联系负责医师，就其他替代性选择展开协作，如更换导管或置入新导管。

（2）如果已确定或怀疑导管内部损坏，则联系负责医师；需要拍摄胸片或进一步评价。

（3）导管修复

① 用物　个人防护装备、夹子、由制造商提供的针对 CVAD 的修复工具包。

② 操作步骤　获取负责医师修复受损的导管的医嘱，是否修复导管，应当对导管修复的风险对比获益的评估展开讨论，决策因素包括但不限于患者的免疫状态、剩余输液治疗的持续时间或外部导管长度，当怀疑皮肤下方有导管损坏或不适宜进行导管外部修复时，适当的选择是拔除导管并采用原位更换或在新部位重新置入予以取代；获取制造商针对 CVAD 各种类型和规格提供的无菌修复工具包；在修复操作过程中运用无菌技术，遵守标准预防措施；执行手卫生；戴口罩和无菌手套；在患者可以耐受的情况下，让患者处于仰卧位，头部放平；夹闭靠近患者端的外部导管；消毒导管的外部，待干燥，并将外部导管置于无菌巾上；根据制造商的使用说明完成修复；覆盖无菌敷料；修复之后重新评估导管尖端位置。

（4）在患者病历中记录：观察和患者评估；通知负责医师；采取的干预措施和结果；患者的状况以及对干预措施的反应。

（5）按照医院要求填写"不良事件报告"。

3. 预防

（1）使用 10ml 注射器来评估 VAD 的通畅性。

（2）在有阻力的情况下，任何规格的注射器均不能强行对 VAD 进行冲管。

（3）在有阻力的情况下，不得强行拔除 VAD。

（4）置管时不得从穿刺针中抽出导管或导丝。

（5）应让有资质和有相应能力的操作者来置入 VAD。

（6）使用超声引导放置 CVAD。

（7）对于未标识可用于高压注射的 VAD 不得进行高压注射。

（8）患者教育。切勿通过任何 VAD 强行冲洗或输注药液；不得在 VAD 附近使用剃刀、剪刀或任何其他类型的剪切工具。

（五）导管相关性感染

临床医生采取预防性干预措施，识别体征/症状，当疑似 VAD 相关性感染时及时干预。

1. 识别

（1）导管出口部位感染的症状和体征：压痛、红斑、硬结、导管-皮肤连接部位 2cm 内的脓性分泌物。

（2）输液港-囊袋感染的症状和体征：红斑、植入式输液港植入部位的手术切口裂开、植入式输液港港体上覆盖的皮肤坏死、压痛、硬结、针穿刺部位有脓性液、包含港体的皮下囊袋中有脓液流出。

（3）皮下隧道式导管通路感染的症状和体征，如红斑、压痛及距离导管出口部位超过 2cm 处和导管的上方出现组织硬结。

（4）导管相关性血流感染的症状和体征，如寒战、背痛、发热、体温过低、恶心、乏力、呕吐、头痛、低血压。注意只有发热一个体征时不是拔除 CVAD 的指征。

2. 处理

（1）如果存在出口部位感染的症状和体征　采集脓性渗出物标本进行培养；就症状和体征通知负责医师；评估输液治疗的需要，如果可能，评估更换治疗途径的可能性；在适当的情况下执行医嘱（如抗菌治疗），通常包括拔除 VAD。

（2）如果存在输液港囊袋或隧道-通路感染的症状和体征　就症状和体征通知负责医师；择期移除装置。

（3）如果存在导管相关性血流感染的症状和体征　立即通知负责医师；根据医嘱采集 VAD 和独立外周血管通路部位的血液进行培养；根据医嘱，在适当情况下，如果存在输液相关污染的可能性，则进行输注液体的培养；根据医嘱，启动静脉抗感染治疗；如果对疑似血流感染的治疗无效，则可能需要移除 VAD。

（4）其他的干预措施　监测患者，包括持续评估 VAD 部位、生命体征，回顾实验室检查结果以及对干预措施的反应；如果未拔除 VAD，则进行穿刺部位的护理和维护；按照下文所述更换输注装置：

① 用于输注除脂质、血液或血液制品以外其他溶液的主要和次要的连续性输注装置，更换频率不超过每 96h 一次。

② 至少每 24h 更换用于肠外营养液（全营养混合液和氨基酸/葡萄糖制剂）的输注装置。

③ 每当更换外周导管置入部位或放置新的 CVAD 时，更换输注装置。

④ 每 24h 更换间歇性输注装置，并在每次间歇性使用之后，以无菌方法将一个新的相匹配的无菌帽连接到输注装置的公鲁尔端。不得将输注装置已暴露的公鲁尔端连接到同一装置的输液接口上（"循环"）。

（5）在患者病历中记录　患者评估资料、通知负责医师、采取的干预措施和结果、患者的状况以及对干预措施的反应。

（6）按照医院要求填写"不良事件报告"。

3. 预防

（1）感染和导管相关性血流感染的风险因素，包括：置入 VAD 之前皮肤消毒不充分；多次操作 VAD 接口和输液输送系统；患者年龄，病情严重程度；另一个解剖位置存在感染（如泌尿系统、手术部位）；临床医生的教育背景和技能；VAD 置入方法不当；护理和维护操作不当。

（2）风险因素缓解时，可以预防感染，包括以下方法：

① 在置管及提供任何 VAD 相关干预之前，执行手卫生。

② 置入 CVAD 和中线导管时采用最大化的无菌屏障。

③ 选择最佳 CVAD 的留置部位；锁骨下静脉是非隧道式导管的首选部位。

④ 置入 CVAD 之前，使用氯己定消毒皮肤。

⑤ 置入外周导管之前，使用可耐受的消毒剂消毒皮肤。

⑥ 应用皮肤消毒剂之后，戴无菌手套，触诊置入外周导管的部位。

⑦ 每次经 VAD 管腔输注药物之前，对无针接头进行消毒。

⑧ 所有输液给药和 VAD 维护期间保持无菌操作。

⑨ 根据推荐的时间间隔更换输注装置以及任何附加装置。

⑩ 尽量减少使用附加装置。

⑪ 不再需要 VAD 时及时拔除。

⑫ 淋浴或盆浴时对置管部位采取适当的保护措施。

（3）患者教育。指导所有患者，在洗手或洗浴时避免溅湿 VAD 敷料和已连接的输注装置；对于将自行管理其 VAD/输液的患者/照护者，提供手卫生、无菌技术、无针接头消毒和洗浴时置管部位保护方面的指导。

（六）导管相关性血栓

临床医生应采取预防措施，及时识别体征/症状，并在发现 CVAD 相关性静脉血栓之后及早干预。存在静脉血栓的情况下，当导管定位正确，抽吸时血液回流功能正常并且没有任何感染证据时，一般不拔除 CVAD。患者将接受系统的抗凝治疗。

1. 识别

（1）置入 PICC 之前、评估是否存在水肿和 DVT 形成的临床指征时，在肘前窝上方 10cm 处测量上臂的周径。

（2）对带有 CVAD 的所有患者进行症状和体征评估。通常患者无明显的症状和体征。

① 肢体、肩部、颈部或胸部的疼痛。

② 肢体、肩部、颈部或胸部的水肿。

③ 肢体出现红斑。

④ 肢体、肩部、颈部或胸壁上的浅表静脉充盈。

⑤ 颈部或肢体活动困难。

⑥ 肺栓塞的症状和体征，包括呼吸困难、焦虑不安、胸膜炎性不适或疼痛、出汗、心动过速、发绀。

2. 处理

（1）在出现肺栓塞症状和体征的情况下立即采取措施：

① 根据情况启动基础生命支持（如严重呼吸困难）。

② 启动快速反应团队，如启动医院急救流程。

③ 如果在患者家中或其他替代性医疗照护环境中（如门诊/医生办公室），则拨打电话请求急救服务（如 120）。

④ 继续监测生命体征，观察患者。

⑤ 按医嘱执行干预措施和治疗。

（2）对于非紧急的体征/症状，预期将采取以下措施：

① 诊断性检查，如多普勒超声用于上肢静脉（无创，无辐射暴露），或者注射造影剂实施静脉造影术、计算机断层扫描或磁共振成像用于被锁骨或肋骨遮挡的静脉评估。

② 应用治疗剂量的抗凝药物，通常在 CVAD 拔除后持续用药至少 3 个月。

（3）记录评估患者的资料、通知主管医师、采取的干预措施和结果、患者的状况以及对干预措施的反应。

（4）按照医院要求填写"不良事件报告"。

3. 预防

（1）与静脉血栓有关的风险因素

① 深静脉血栓（DVT）病史。

② 存在癌症、糖尿病、肠易激综合征、先天性心脏病和终末期肾衰竭等与高凝状态有关的慢性疾病。

③ 手术和创伤患者。

④ 重症监护患者，非糖尿病的高血糖危重症儿童。

⑤ 已知存在遗传性凝血功能异常（如莱登第五因子、凝血酶原突变）。

⑥ 妊娠或口服避孕药。

⑦ 体液不足。

⑧ 有多次 CVAD 的置入史；特别是置入困难或者创伤性置入以及存在其他血管内装置（如起搏器）。

（2）如下文所述，恰当地选择和放置 VAD，可降低 CVAD 相关性静脉血栓的风险。

① 危重症患者和/或癌症患者，PICC 相比较其他类型的 CVAD，其静脉血栓风险较高。

② 通过颈内静脉置入 PICC 与经上肢臂静脉置入相比，其相关 DVT 的发生率较低。

③ 使用直径较小的导管；选择导管与静脉比率小于或等于 45%的 PICC 导管，因其在静脉内所占据的空间较小。

④ 确保最佳导管尖端位置处于上腔静脉（SVC）的下 1/3 段至心房腔静脉交界处；导管尖端位于 SVC 中-上部的 DVT 风险增大。

（3）冲管和封管操作不影响 CVAD 相关性静脉血栓，因为此等干预是针对 CVAD 的内部管腔，而非静脉管腔。

（4）患者教育，如 CVAD 相关性静脉血栓的体征/症状以及如何报告/向谁报告，预防血栓的非药物策略，包括置入导管的肢体及早活动、日常生活的正常活动、温和的肢体锻炼和足够的水分补充。

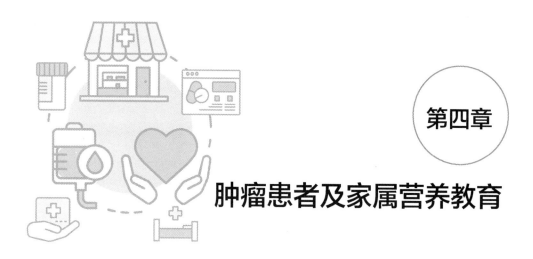

第四章

肿瘤患者及家属营养教育

　　肿瘤患者的营养教育是实用、经济且行之有效的一项措施。营养教育是通过传授膳食营养知识，让患者及照护者学会调整饮食行为，建立良好的饮食营养习惯，改善营养状况及身体健康。肿瘤患者接受抗肿瘤治疗，营养不良发生率更高。营养不良易造成机体抵抗力下降，可影响抗肿瘤治疗的效果。因此，肿瘤患者及家属有必要且需要接受系统的营养教育。数据显示，有效的营养教育可缩短肿瘤患者的住院时间，减少并发症，改善临床结局，提高生活质量，延长生存时间。

一、营养教育概述

（一）营养教育的定义

　　世界卫生组织认为营养教育（nutrition education）是通过改变人们的饮食行为从而改善其营养状况的一种有目的、有计划的活动。美国饮食协会将营养教育定义为："依据个体需要及食物来源，通过知识、态度、环境作用及对食物的理解，逐步形成科学、合理的饮食习惯，达到改善营养状况的目的。"我国将营养教育界定为："通过营养信息的交流和行为干预，帮助个体和群体掌握营养知识和健康生活方式的教育活动和过程，是健康教育的一个分支及重要组成部分。"具体内容如帮助个体和/或群体了解饮食、营养与疾病的有关知识，纠正不良的饮食行为习惯，掌握简单治疗饮食的制备技术，对待疾病持有正确的态度，建立健康的生活方式。营养教育是一门包括医学、社会学、心理学、教育学、传播学等多个学科理论及实践的学科。

（二）营养教育的对象

按教育对象的营养程度分为健康人群、亚健康人群、患有疾病人群。

按教育对象的人数分为个体、群体。

按教育对象所在场所分为家庭、单位、社区、医院。

（三）营养教育的目的

（1）有计划、有目的地对从事营养工作的护理工作人员进行营养知识培训。

（2）将营养知识学习纳入护理专业理论教育体系。

（3）将营养知识及工作内容纳入初级卫生保健服务中，提高初级卫生保健人员的营养知识水平，指导他们因时因地制宜，改善当地居民营养状况。

（4）充分利用宣传媒介，广泛地开展群众性营养教育活动，针对性地推荐合理的膳食模式，纠正不良的饮食习惯及行为，促进个人或群体养成健康的生活方式。

（四）营养教育的组织形式

1. 个别指导

个别指导一般以一对一的形式展开，内容一般包括基础营养知识（如人体所需基础营养素、功能营养素的配比、不同营养素的食物来源、居民膳食宝塔），以及个体化营养指导（如针对个人健康问题进行膳食指导，制订个人食谱等）。

2. 集体讲解

集体讲解应先确定营养教育的对象、主题、场地、时间、时长、频率等。门诊患者的营养教育可选在患者就诊时间，提前指定授课内容，在门诊健康管理室展开。住院患者可根据工作时间及患者的治疗及作息时间定期开展病友会，一般选在下午患者午睡后，时长控制在 20～30min 为宜。时间过长，易造成患者及家属视听疲劳，授课效果不佳。病友会应先选定患者及家属感兴趣的主题，如肿瘤患者可讲"发物"到底能不能吃。讲解时可配合幻灯片、图片、卡片、模型、视频等，注意图文并茂，增加内容的趣味性，加深患者及家属对营养知识的印象。授课结束后，提问了解患者及家属营养知识掌握情况，可备一些小礼品，对积极回答的患者及家属进行鼓励，调动大家营养知识学习的积极性。同时，在授课后，口头交流或发放问卷，了解患者及家属对营养知识的需求及对病友会的建议，为下一次病友会做准备。

3. 文字宣传

文字宣传可充分利用健康宣教栏、宣传栏、宣传手册、图画或诗词等方式来传播营养知识。文字宣传时，应选取醒目的标题、通俗易懂的内容。

4. 座谈会

座谈会应先确定讨论的营养主题，在患者病情允许的情况下，护理人员组织患者及家属对目标主题进行讨论，并回答提问。

5. 音频及视频

利用广播、多媒体、幻灯、投影、微信公众号、短视频 APP 等在候诊大厅、电梯等候区、营养餐厅、住院患者活动区宣传营养知识。

6. 展览

利用健康教育室或活动室，展示不同的营养图片或展览实物，并定期更换，让患者及家属更加具体直观地获取最新的营养知识。

（五）营养教育的内容

营养教育是营养干预的基础，贯穿于营养治疗期间。石汉平教授等认为肿瘤患者的营养教育遵循营养教育的基本原则，但内容比一般人群的营养教育更具有针对性，内容也更丰富，应包括以下 10 个方面的内容：回答患者、家属及照护者的问题，告知营养诊断的目的，完成饮食、营养与功能评估，查看实验室指标及仪器检查结果，传授营养知识、提出饮食及营养建议，介绍肿瘤的病理生理学知识，制订个体化的营养干预方案，告知营养干预时可能出现的问题及解决对策，动态评价及预测营养干预效果，制订并实施营养随访。本章第二节依据上述 10 个方面对肿瘤营养教育的内容进行具体解释。

（六）营养教育的评价

石汉平教授等学者认为从以下 10 个方面进行营养教育的疗效评价：进食情况、实验室检查结果、能耗水平、人体学测量、人体成分分析、体能评价、心理评价、生活质量评价、病灶情况及生存时间。

（七）营养教育的技巧

1. 使用 Teach-back 健康教育法

Teach-back 健康教育法又称回授法或反馈式教育，是指教育者实施教育后，受教育者使用自己的语言复述对健康教育信息的理解，对受教育者理解错误或未理解的信息，教育者再次进行强调，直到受教育者正确掌握所有信息。Teach-back 健康教育法是一种以患者为中心，采用特定的方法对患者进行一对一健康教育以指导其加强自我护理的一种交流方式，目前国外普遍将 Teach-back 健康教育法应用于临床健康教育中。Teach-back 健康教育法是一种以研究为基础的健康素养干预方法，用以改进患者与健康服务人员的沟通效果和患者的健康结果，是一种成本低、适用人群广的健康教育方法，特别适合健康素养较低的人群。

2. 使用 Teach-back 健康教育法的注意事项

（1）确保护士清楚地解释信息，不是对患者的考试。

（2）建议使用关心的方式，让患者或家属用自己的语言解释他们需要知道哪些。

（3）Teach-back 健康教育法是检查知识理解的一种方法，如果必要，重复解释和检查。

3. 有效使用 Teach-back 健康教育法的十个能力要素

见表 4-1。

表 4-1 有效使用 Teach-back 健康教育法的十个能力要素

（1）使用关怀的语气和态度
（2）运用自然的肢体语言和目光接触
（3）使用通俗易懂的语言，避免医学术语
（4）请患者（或家属）用自己的语言复述或演示
（5）避免使用评判性语言
（6）提问前向患者清楚地解释是医务人员的责任（如为了确保我刚刚讲清楚了，您能否……?）
（7）使用开放式的问题，避免所提问题只能简单回答"是"或"否"
（8）如果患者不能正确反馈，医务人员再次向患者解释和确认
（9）必要时使用通俗易懂的书面材料作为辅助工具
（10）如家属和照护者在场，也应纳入健康教育中

（八）营养教育的流程

（1）了解营养教育对象的学习需要及接受能力。

（2）指定合适的营养教育目标。

（3）拟定适宜的营养教育内容。

（4）根据营养教育对象选择合理的营养教育形式。

（5）实施营养教育计划。

（6）采用 Teach-back 健康教育法对营养教育效果进行评价。

二、肿瘤患者营养教育的基本内容

（一）回答患者、家属及照护者的问题

肿瘤是一种严重的消耗性疾病，其影响不仅表现在生理方面，而且也表现在心理方面，衍生出非常多又复杂的营养问题。在临床工作中，肿瘤患者、家属及照护

者最为常见的问题包括：

　　① 吃哪些食物可以预防和治疗肿瘤？

　　② 如何吃可以使患者身体更快恢复？

　　③ 肿瘤患者是否需要忌口，能否吸烟、喝酒？

　　④ 与肿瘤患者一起吃饭会被传染吗？

　　⑤ 鱼类、肉类可以吃吗?吃素有用吗? "辟谷"能饿死肿瘤吗？

　　⑥ 人参、灵芝、冬虫夏草等保健品及补品可以吃吗？

　　临床护理人员应积极回答患者、家属及照护者的问题，为他们答疑解惑，纠正营养认识误区，传播科学的营养知识，引导肿瘤患者合理营养。这是肿瘤营养教育最基本、最重要的内容，也是肿瘤患者五阶梯营养疗法的第一阶梯，更是促进肿瘤患者顺利康复的有效措施。

（二）告知营养诊断目的

　　临床上并不是所有的肿瘤患者都存在营养不良，不是所有的肿瘤患者都需要接受营养治疗。需要进行营养诊断来甄别营养不良的患者。肿瘤患者的诊断应常规包括营养状况评价，一个肿瘤患者完整的诊断应该包括肿瘤诊断、合并疾病诊断、营养诊断三个部分。营养诊断的目的是判断肿瘤患者有无营养不良、营养不良的严重程度、是否合并代谢紊乱，判断患者能否从营养疗法中获益、是否增加代谢调节治疗。从而让营养治疗有的放矢，保证患者接受的营养治疗及时而合理；同时可避免营养素的滥用，减轻患者的经济负担及代谢负担。营养诊断不只局限在入院时，在肿瘤患者治疗过程中也应动态地进行再评价。

　　肿瘤患者的营养诊断包括三级诊断，即营养筛查、营养评估和综合评价，各级诊断的内容和目的不相同。营养筛查（一级诊断）的目的在于发现营养风险，有营养风险的患者要制订营养干预计划，同时进行下一步营养评估；营养评估（二级诊断）的目的是发现营养不良，并将营养不良进行分度，用来指导营养干预。综合评价（三级诊断）的目的是对营养不良的原因、类型及代谢情况进行综合分析。

（三）完成饮食、营养与功能评估

　　膳食调查是通过调查肿瘤患者每天进餐次数、摄食的种类和数量等，再根据食物成分表计算出该患者每日摄入的能量和其他营养素，然后与推荐摄入标准比较，判断患者膳食中的质和量能否满足生理需求，并了解患者的膳食计划、食物分配和烹调加工过程中存在的问题，进而提出改进措施。常用方法包括：询问法、膳食史法，调查时长为 5~7d。

PG-SGA 是评估肿瘤患者营养的首选工具，该工具得到了美国营养师协会及中国抗癌协会肿瘤营养与支持治疗专业委员会的大力推广。PG-SGA 由患者自我评估及医务人员评估两部分组成，需要患者、医务人员的密切配合，保证营养评估的准确性。

功能评价包括健康状况自我评分、肌肉功能评价及生活质量（QOL）评价等方面。健康状况自我评分常用卡氏评分法（KPS）；肌肉功能常用握力测定和 6min 步行试验；QOL 常用 EORTCQLQ-C30V 3.0 中文版，包括生理状态、心理状态、社会功能状态、主观判断与满意度四个方面。

膳食调查反映肿瘤患者饮食摄入现状；PG-SGA 反映患者机体营养状况，即饮食导致的营养结果；功能评估反映患者日常饮食、营养对机体生理、心理功能的影响，三者不能互为替代。通过膳食调查、营养状况评估及功能评价，逐渐推进诊断，这是肿瘤患者营养诊断的核心内容。

（四）查看实验室指标及仪器检查结果

临床实验室检查、仪器检查是疾病及营养诊断不可或缺的基本手段，也是制订营养干预方案的依据来源，还是评价营养干预疗效的有效参考指标。

营养不良是一种常见的综合征，涉及蛋白质、脂肪、碳水化合物、维生素、无机盐、膳食纤维和水这七大营养素的异常，包括能量和多种营养素的摄入不足、吸收及利用障碍等多个环节。营养筛查与评估只能诊断能量不足的营养不良，不能诊断其他异常情况，如蛋白质缺乏、维生素缺乏、无机盐缺乏等类型营养不良，也很难准确分析患者营养不良的原因、有无合并器官功能障碍、是否存在代谢紊乱等。因此，进行营养不良的诊断时，完善实验室及相关仪器检查是必需的。同时，要多维和动态地分析检查结果，不能孤立、静止地分析某一项结果，异常检查结果可能是真实的异常，也有可能是操作不当，还可能是时机不对。

（五）传授营养学知识、提出饮食及营养建议

肿瘤患者的营养误区比其他疾病患者要多，其中最常见的误区有饮食忌口、迷信素食、偏饮偏食、迷恋保健品、饿死肿瘤，轻则造成营养不良、生活质量下降，重则缩短生存时间。因此，破除肿瘤患者的营养误区、传播科学的营养知识、提出合理的饮食和营养建议非常重要。

1. 饮食忌口

患者及家属常认为鱼、家禽、家畜等是发物、酸性食品，会造成肿瘤进展，不能吃。事实上，鱼、家禽、家畜等肉类是常见食物中优质蛋白质来源，而肿瘤患者

对蛋白质的需求高于健康人，应当增加上述食物摄入。2021 年欧洲肠外肠内营养学会（ESPEN）指南提出：肿瘤患者的蛋白质推荐摄入量应大于 1g/（kg·d），有条件者增加至 1.5g/（kg·d）。研究表明，严重营养不良的肿瘤患者在短期冲击营养疗法阶段，蛋白质摄入量应该达到 2g/（kg·d）。营养学中并无发物及酸性食品之说，更何况人体有强大的酸碱平衡系统，因此指导患者及家属不盲目迷信发物的说法。

2. 迷信素食、偏饮偏食

饮食中单纯素食无益于健康，食物应注意荤素搭配，植物性食物占 70%~80%，动物性食物占 20%~30%。注意粗细搭配，粗加工食品与精加工食品搭配，细粮（精制米、面）与杂粮（玉米、小米、红薯等）搭配。不忌口，不偏食，增加食物品种，每天摄入 20 种以上食物，每周进食 30 种以上为宜，食物或营养素来源（包括产地）越杂越好。南方人食物选择时可增加一些北方食物，而北方人可增加一些南方食物；山区人可摄入一些海产品，海边人可摄入一些山货等。

3. 迷恋保健品

保健品并不等于营养素，不主张常规补充保健品，无论健康人还是肿瘤患者，推荐增加果蔬摄入量来补充植物类化学物质。

4. 饿死肿瘤

肿瘤患者及家属常认为，肿瘤代谢需要营养，不进食就可以饿死肿瘤。实际上，挨饿不能饿死肿瘤细胞，反而会造成患者营养不良，导致体重丢失，降低机体免疫力，引发肿瘤细胞更快地生长，进一步缩短患者的生存时间。动物研究发现高蛋白质配方喂养的动物，随着体重的增加，肿瘤体积反而缩小，生存时间延长；研究证实营养良好不会促进肿瘤生长，相反能提高机体免疫功能，帮助杀灭肿瘤，进而提高患者生活质量，延长生存时间。

（六）介绍肿瘤的病理生理学知识

肿瘤患者及家属了解及掌握肿瘤相关的病理生理学知识，能更好地理解肿瘤治疗的过程，能一定程度上缓解他们的焦虑，积极配合临床治疗。肿瘤细胞是与生俱来的"生理细胞"，正常细胞也可能突变为肿瘤细胞，肿瘤细胞是否引发肿瘤取决于机体的免疫功能。

恶性肿瘤主要从以下三个方面影响患者：

（1）肿瘤在原发脏器或转移脏器无限制地生长，破坏器官或组织的正常生理结构，导致相应的功能损害。

（2）肿瘤细胞的合成、生长、代谢需要消耗大量的热量和蛋白质，常与正常细胞竞争营养，易导致机体营养不良。

（3）肿瘤细胞产生多种炎症及代谢因子，引发机体免疫障碍、代谢紊乱。

目前研究认为，肿瘤是一种慢性代谢性疾病，一种低度慢性炎症，营养疗法及代谢调节治疗在抗肿瘤治疗中可以发挥作用，应该成为肿瘤患者的基础治疗。

（七）制订个体化营养干预方案

完整的抗肿瘤治疗包括病因治疗、症状治疗及支持治疗三个方面。其中，支持治疗的核心是营养干预。营养干预包括饮食调整、肠内营养、肠外营养三种方法，可通过口服、管饲及静脉三条途径实施营养干预。而口服是最符合人体生理特点的干预途径，它包括口服饮食、口服营养补充（ONS）及全肠内营养（TEN）；管饲包括经鼻、经口、经胃及经小肠管饲；肠外营养通过外周静脉、中心静脉两条途径。

根据前面的膳食调查、营养评估、实验室及仪器检查结果，可以判断患者是否存在营养不良、是否需要营养干预。同时，确定患者是需要补充性还是替代性的营养支持疗法，确定患者的总能量及营养素需要量，预测营养支持疗法的总疗程，进而根据患者的实际情况及经济状况，选择合适的营养支持疗法途径。

在临床工作中，营养不良的规范治疗应遵循营养治疗的五阶梯原则：首选营养教育，然后依次向上选择 ONS、TEN/EEN，最后选部分肠外营养（PPN）、全肠外营养（TPN）。当前阶梯不能满足 60%目标能量需求 3~5d 时，应选择上一阶梯。

（八）告知营养干预时可能遇到的问题及解决对策

营养干预作为一种治疗手段也会遇到各类的问题，包括各种不良反应与并发症，告知患者及家属可能遇到的营养问题及其解决对策，可以显著地提高患者及家属对营养干预的依从性。肠内营养过程中最常见的并发症如下：

1. 误吸

误吸是一种严重的并发症，常因食管、胃反流引发，意识障碍或呕吐反射减弱的患者也更容易发生。误吸的危险因素还包括食管括约肌收缩乏力、患者体位不当、喂养管管径过大、胃内食物潴留。可在喂养时，抬高床头 30°~50°，喂养结束后保持该体位 30min；对症处理胃潴留，促进胃排空，有效降低误吸的发生率。

2. 胃潴留

胃潴留是引发误吸的一个重要原因。给予患者肠内营养，特别是手术后肠内营养的速度应循序渐进、逐渐增加，先从 10ml/h 开始，每天增加 10~30ml，如第 1 天 10~30ml/h，第 2 天 20~60ml/h，第 3 天 30~90ml/h，如果不能耐受，则回到以前的可耐受速度。

经胃喂养的患者在第一个 48h 内，应常规查看患者有无腹胀，如每 4~6h 听诊肠鸣音 1 次，每 3~4h 测定胃残余量 1 次，最大胃残余量≤250ml 或不应超过输注量的 50%。如第一个 4h 胃残余量＞250ml，抽出胃液，告知医生，合理使用胃动力药，继续以相同的速度输注肠内营养；若 4h 后，胃残余量仍＞250ml，抽出全部胃残余量，按 30ml/h 的速度递减肠内营养输注速度直至 30ml/h，同时继续使用胃动力药，必要时考虑幽门后路径实施肠内营养。如果经幽门后喂养的患者出现胃潴留，可同时经胃置管减压，继续或终止肠内营养。

3. 腹泻

腹泻是肠内营养的常见并发症，与营养液温度过低、营养液过量、感染、药物、食物种类、营养管部位、喂养频率、乳糖不耐受及肠道吸收功能障碍等多种因素有关。在排除感染、肠道功能紊乱、药物相关因素（如抗生素、化疗等）、焦虑等原因出现的营养性腹泻后，可采取以下措施缓解：

（1）在配制和使用肠内营养液时，严格无菌操作，现配现用。

（2）调节合适的输注速度和喂养频率，遵循浓度由低到高、容量从少到多、速度由慢到快的原则。

（3）检查肠内营养配方中是否存在引起腹泻的相关物质（如乳糖），或改用可溶性膳食纤维的肠内营养配方。

（4）当怀疑肠道吸收功能受损时，可换用低聚配方，或单体配方、谷氨酰胺配方、短肽配方的营养制剂。

（5）若患者严重腹泻持续，应考虑药物治疗或肠外营养。

（九）动态评价及预测营养干预效果

营养干预的疗效确切、可评价，其疗效的预测和评价是整体的、多参数的，包括 10 个方面：患者进食情况、实验室（生物化学）检查结果、能耗水平（代谢率）、人体学测量、人体成分分析、体能评价、心理评价、生活质量评价、病灶（体积及代谢活性）及生存时间。个体化营养干预的目标不是简单地提供能量及营养素、治疗营养不良，更重要的目标是调节代谢、控制肿瘤。上述目标可分为两个层次：基本目标和最高目标。

基本目标：满足肿瘤患者的营养需求、改善营养状况。具体为四个达标：满足患者 90%液体需求、大于等于 70%（70%~90%）能量需求、100%蛋白质需求及 100%微量营养素需求。

最高目标：调节异常代谢、改善免疫功能、减轻炎症反应、控制疾病（如肿瘤）、提高生活质量、延长生存时间。具体为：通过营养干预，增加患者体重、提高肌肉量、改善体能（如提高握力）、提高抗肿瘤治疗（手术、放疗、化疗等）的耐受力、保证足量按时顺利地实施抗肿瘤治疗、减少不良反应及并发症、缩短住院时间、节省住院费用。其最终目标的本质是通过营养干预，提高肿瘤患者治疗效果、改善生活质量、延长生存时间。

（十）制订并实施营养随访

营养教育是帮助患者逐渐养成良好的饮食习惯，改变营养行为，进而改善营养及健康的长期过程，在营养教育中，随访十分重要。营养教育的成功，关键在于定期进行营养随访。通过营养随访，可了解营养疗法的有效性和患者饮食摄入量是否充足，同时还可对患者进行营养教育和干预。肿瘤患者因抗肿瘤治疗的战线长，生理、心　理、营养不良等问题更加突出，更需要长期的营养教育，帮助其维持健康的饮食习惯和良好的生活习惯。因此，每一位患者初次接受营养教育时，应为其建立随访档案，制订营养随访计划，并预约其随访时间。

传统的随访方法有医院就诊、家庭访视、通信随访、电话随访等，随着互联网技术的发展，极大地提高了随访的效果和随访率，改变了传统的随访方式，但仍不能完全替代传统的医院门诊就诊。

患者的随访应该选定固定的时间，由固定的护理营养支持小组成员负责实施。患者出院后 1 个月内，建议每周随访一次；出院后 2~3 个月，建议每 2 周随访一次；出院后 3~6 个月，建议每月随访一次；出院 6 个月后，每 3 个月随访一次。告知患者及家属当出现不能自行解决的不适症状，应及时就诊。

随访内容包括上面讨论的营养教育的 9 个方面，重点了解患者的疾病情况，评估当前营养状况及影响因素，回答患者及家属提出的问题，给予营养建议，调整营养干预方案，指导下一阶段营养疗法。

对肿瘤患者进行营养教育是一项经济、实用而且有效的措施。研究指出个体化的膳食营养咨询或教育，无论是否补充营养剂，均可有效地预防抗肿瘤治疗引起的体重丢失，改善营养状况，提高生活质量，从而保证治疗的顺利进行。

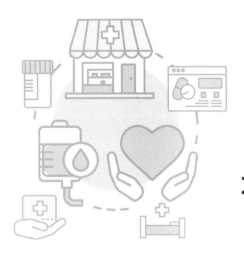

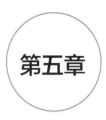

第五章

不同肿瘤的营养护理

　　癌症患者由于疾病进展和抗肿瘤治疗，面临着不同程度的营养不良风险。临床症状可表现为进行性消瘦、体重减轻或水肿、低蛋白血症、骨骼肌减少和脂肪分解增加等各项营养测量指标受损，严重者可发生恶病质。营养不良不仅影响肿瘤治疗的临床决策，还会增加并发症发生率和病死率，降低患者的生活质量，影响患者的临床结局。事实上，不同肿瘤疾病对患者产生的营养影响症状有较多的区别，且各具特点。因此，在临床营养护理过程中应根据患者疾病特征给予合适的营养护理，这样才能最大程度地纠正肿瘤患者营养不良，或降低发生重度营养不良的风险。本章节筛选头颈、消化道、中枢神经系统、血液淋巴系统肿瘤这四类较为常见的肿瘤疾病来详细阐述营养护理内容，旨在引导不同专科护理人员在为不同肿瘤患者实施营养护理时充分考虑肿瘤疾病特点，制订有效且恰当的营养干预计划。

第一节　头颈部肿瘤营养护理

一、头颈部肿瘤概述

　　头颈部肿瘤是一组位于锁骨以上区域的肿瘤，上界为颅底，后界为颈椎，包括头面及颈部软组织、耳鼻咽喉、口腔、唾液腺和甲状腺等部位，但不包括颅内、颈椎及眼内肿瘤，以恶性肿瘤为主。头颈部恶性肿瘤是第七大常见恶性肿瘤，世界范围内每年新发案例可达 60 万例。在我国，头颈肿瘤发病率较高的部位包括喉、甲状腺、口腔、鼻咽等。由于其位于特殊的解剖学部位，对患者的基本生理功能（如吞咽、咀嚼、呼吸）、感觉功能（如味觉、听觉、嗅觉）、语言功能及面部容貌均产生较大影响。为了尽可能保留患者的生理功能，促进社会适应及提高生活质量，多学科综合治疗成为头颈部肿瘤治疗的重要手段，主要的治疗方式包括手术、放疗、化疗、生物治疗、免疫治疗等，可采用单独、序贯或同时联合进行治疗。

二、头颈部肿瘤与营养不良

（一）头颈部肿瘤营养不良概况

头颈部肿瘤的解剖学位置往往涉及口腔、咽喉、食管等，对吞咽及进食可产生较大影响，导致经口饮食摄入不足，因此该肿瘤患者群体通常面临着更高程度的营养不良风险。营养不良可在肿瘤诊断治疗之前出现，也可能在抗肿瘤的治疗过程中出现。研究证明，头颈部肿瘤患者营养不良与患者身体功能低下、免疫功能受损、严重的放疗相关性晚期毒性、同步放化疗过程中断、出院后再入院、生活质量受损和病死率增加有关，可见营养不良是影响头颈部肿瘤患者预后的一个重要风险因素。因此，明确头颈部肿瘤营养不良的发生机制及影响因素，对于控制头颈部肿瘤患者营养不良的发生具有重要的临床意义。

（二）头颈部肿瘤患者发生营养不良的发生机制

头颈部肿瘤患者发生营养不良的原因及发生机制复杂，涉及肿瘤本身、肿瘤治疗可能带来的潜在副作用、患者的生活习惯和心理因素。这些因素同时存在或者相继出现，影响着患者营养不良的发生及发展。

1. 肿瘤因素

肿瘤的发生发展可直接影响患者的机体能量代谢。肿瘤细胞具有无限增殖的特性，可与体内正常细胞形成竞争关系，争夺大量营养物质作为能量供给，消耗机体能量，导致体内基础代谢率增高，蛋白质分解增加。肿瘤患者往往还伴有能量利用效率低的问题，如乳酸循环、胰岛素抵抗、氨基酸糖异生及脂肪酸分解增加，导致机体能量消耗增加，进一步造成营养不良。肿瘤患者营养不良还与肿瘤细胞产生的促炎细胞因子、促分解代谢因子，肿瘤细胞生长产生的微环境导致的炎症反应，以及宿主针对肿瘤做出的免疫应答等因素导致的机体分解代谢亢进状态密切相关，这种分解状态加速了营养不良和恶病质的进程。

2. 治疗因素

根据头颈部肿瘤的位置和切除范围，手术可能会造成暂时或永久的经口食物摄入障碍，并且术后很长一段时间需要避免经口进食，以促进伤口愈合。因此，肿瘤手术治疗可导致短时间内大量氮丢失，对能量的需求进一步增加，机体处于高代谢状态。而放化疗在治疗肿瘤的同时，也对正常的机体组织细胞有一定的杀伤作用，引起一系列毒副作用，如放射性口腔黏膜炎、味觉改变或丧失、唾液分泌减少和黏稠、恶心呕吐、吞咽困难、张口困难、食欲下降等。化疗还可引发机体氧自由基损伤，降低细胞内生物酶活性，促进结缔组织中蛋白分解，诱发组织炎症反应，促进机体能量代谢，从而加重营养不良进程，使得机体整体耐受力下降。

3. 心理因素

头颈部肿瘤患者面临着巨大的精神压力，如抑郁、焦虑、恐惧等情绪，患者易出现厌食的症状。而肿瘤压迫和放化疗导致的口腔黏膜炎及放射性皮炎均可导致患者进食时感到疼痛不适，使得患者的食欲和进食习惯受到极大的影响。部分患者和照护者由于接受的营养教育有限，无法深刻认识营养对于肿瘤治疗的作用，心理上未对营养不良予以重视并采取积极的应对措施，影响营养食物的摄入。

4. 生活习惯

大部分头颈部肿瘤患者有饮酒和吸烟习惯。吸烟会导致氧化应激增加，使得血浆维生素 C 水平下降。饮酒会使得人在饮食中增加蛋白质和脂质的比例，而减少碳水化合物的比例，即饮酒的人群会更多地摄入动物肉类食品，而相对地减少摄入蔬菜和乳制品。研究指出，这些生活习惯加剧了头颈部肿瘤患者的高营养不良发生率，这也是导致头颈部肿瘤发生的两个重要风险因素。

（三）头颈部肿瘤营养筛查及评估

1. 营养筛查

营养筛查的目的主要在于发现营养风险，是诊断营养不良的首要步骤。所有恶性肿瘤患者都应常规实施营养筛查，以确定哪些患者需要营养治疗，以便早期提供营养干预。常见用于头颈部肿瘤患者的营养筛查工具介绍如下。

（1）营养风险筛查 2002（NRS 2002） 该量表由丹麦肠外肠内营养协会于 2003 年发表，是欧洲肠外肠内营养学会和中国抗癌协会肿瘤营养与支持治疗专业委员会指南推荐采用的营养风险筛查量表，适用于住院患者营养风险筛查，其循证医学证据充分，操作简便易行，是现阶段应用最广泛的恶性肿瘤营养风险筛查工具。NRS 2002 量表由三个部分组成，包括营养状况受损评分、疾病严重程度评分和年龄调整评分，三部分评分之和为总分，总分≥3 分，说明患者存在营养不良的风险，需根据患者临床情况，制订个体化的营养治疗计划并及早干预。总分<3 分者则需在住

院期间每周筛查 1 次。

（2）营养不良通用筛查工具（MUST）　该量表于 2003 年由英国肠外肠内营养学会（British Association for Parenteral and Enteral Nutrition，BAPEN）制订，主要针对成年人进行营养不良风险的筛查。MUST 由 BMI、体重下降程度和疾病原因导致的影响三部分组成，结果分为低风险、中等风险和高风险。MUST 具有很好的内部一致性和可重复性，其灵敏度和特异度均超过 95%。MUST 的缺点是缺乏客观的测量数据，仅从体重和疾病产生的主观反应两方面评估营养风险，易造成较高的假阳性率，可能会增加营养干预。

（3）营养不良筛查工具（Malnutrition Screening Tool，MST）　是西班牙肠内肠外营养学会推荐作为成年恶性肿瘤患者的营养筛查工具，并且同时适用于门诊和住院恶性肿瘤患者的营养筛查。该工具主要从体重和食欲下降程度两方面进行评价，筛查结果分为有营养不良风险（得分≥2 分）和无营养不良风险（得分＜2 分），具有简单、有效和可靠的特点。一经检测有营养不良风险的，则应进行全面评估。

2. 营养评估

营养评估的目的是为了明确营养不良的严重程度并进行分级，是诊断营养不良的第二步。原则上对存在营养风险的患者均须进行全面的营养评估，即使营养风险筛查结果为阴性，也应常规进行营养评估。常见用于头颈部肿瘤患者的营养评估工具为患者参与的主观全面评定（PG-SGA）。该量表是由 ASPEN 推荐的临床营养评估工具——主观全面评定（SGA）的基础上发展而来，是一种有效的、使用较为广泛的特异性营养评估工具，也是目前评估肿瘤患者营养状况和预测临床结局较好的测量工具，被美国营养师协会（American Dietetic Association，ADA）推荐作为肿瘤患者营养评估的首选方法。在中国由中国抗癌协会肿瘤营养专业委员会推荐使用，并成为国家卫生行业的标准。PG-SGA 由患者自我评估（包括体重、饮食、营养症状、活动和身体功能）和医务人员评估（包括疾病与营养需求、代谢需求、体格检查）两部分组成。总体评估则分为定性评估和定量评估两种。定性评估将患者分为营养良好、中度营养不良、重度营养不良 3 类；定量评估将营养不良根据得分分为 4 类：0~1 分（无营养不良）、2~3 分（轻度营养不良）、4~8 分（中度营养不良）和≥9 分（重度营养不良）。PG-SGA 可提高肿瘤患者营养筛查的阳性率，但该工具涉及的内容较多，需要经过专业培训的人员操作，耗时长。

3. 营养综合评估

经过营养筛查和营养评估后还需进一步结合头颈部肿瘤患者的病史、体格检查、实验室检查和人体测量指标来对患者的营养状况进行综合评估。患者的既往肿瘤病史、既往疾病史、膳食习惯、宗教文化背景、经济水平均会影响患者对营养治疗的接受和配合程度。常见的体格检查项目有观察脂肪、肌肉组织、水肿和腹腔积液、皮肤和黏膜情况等，PG-SGA 量表中的医务人员评估部分中有详细的体格检查标准描述。实验室检查内容主要包括与营养相关的血清学指标及反映脏器功能的血液指标，如血清白蛋白、血清前白蛋白、血红蛋白、血尿素、肌酐、C 反应蛋白等，应依据头颈肿瘤患者的疾病状况有针对性地监控重要的血液指标。人体测量指标则包括体重、身高、BMI 值、上臂围、肱三头肌皮褶厚度、上臂肌围等，对以上指标进行动态监测可以一定程度上反映机体骨骼肌和脂肪的储备情况。

三、头颈部肿瘤常见营养影响症状

头颈部肿瘤患者由于肿瘤本身以及抗肿瘤治疗的同时所带来的一系列治疗相关毒副作用症状，均可影响患者的膳食摄入或消化吸收，导致或加重患者的营养不良，这些不适症状又被称为营养影响症状（nutrition impact symptoms，NIS）。头颈部肿瘤患者的营养影响症状主要有吞咽困难、味觉障碍、黏膜炎、口腔干燥、张口困难、食欲减退。这些症状往往不是单独出现，而是几种症状相互伴随和影响，以症状群的形式出现。此外，即使是在治疗结束后这些症状可能依然存在，有些症状如吞咽困难、张口困难可能在癌症治愈后也仍无法完全缓解。营养影响症状使得患者无法继续享受食物带来的满足和愉悦，同时还能引发一系列负面情绪，如愤怒、抑郁、挫败、焦虑等，造成生理与心理的双重负担，不利于患者的预后。

1. 吞咽困难

头颈部肿瘤治疗后吞咽功能障碍的发生率为 50%~60%，是该患者群体较为常见的营养影响症状。患者接受放疗后，随着放射剂量的增加、射线对与吞咽功能相关的肌肉组织的损伤，以及放疗急性反应的出现，患者吞咽频率下降，继发肌肉萎缩甚至纤维化，最终表现出不同程度的吞咽困难。吞咽困难是指食物从口进入到胃的过程中遇到障碍的症状。患者的临床症状主要包括流涎，无法使用吸管吮吸食物，食物时常停留在咽喉处，缺少呕吐反射。患者易在进食时或进食后出现误吸和呛咳而导致吸入性肺炎。

2. 味觉障碍

味觉障碍在头颈部恶性肿瘤患者中十分常见，据报道约 50%~75% 的患者在治疗过程中出现味觉障碍。味觉障碍是指由各种原因引起的味觉消失、减退或者味觉判断偏差的一种症状，可表现为定性和定量两种不同形式。定性味觉障碍是在触发/自发的条件下患者在进食时出现异常的苦味、酸味、金属味等其他味觉感受。定量味觉障碍是指患者对食物的味觉敏感度降低。这些定量和定性病症可以一起或单独发生。味觉障碍常发生于头颈部肿瘤患者放疗过程中或放疗后，因放射线可损害放射野中的味蕾，对味觉受体突触解偶联和其他可能的神经产生损伤。化疗药物也可对味蕾细胞产生影响，顺铂和氟尿嘧啶可引起金属味觉感，因为这些药物可以从血液渗透到味觉和气味感受细胞中去。此外，口腔卫生差、念珠菌感染、鼻漏、胃肠液反流和口腔黏膜炎也可能是导致味觉变化的因素。总体来说，大部分味觉障碍会在抗肿瘤治疗后消失，也可能会受到永久损害且无法完全恢复。

3. 黏膜炎

黏膜炎是头颈部肿瘤放化疗期间最常见的副作用之一，发生率高达 80%~90%。黏膜炎是指口腔和咽喉部位的炎症和溃疡性病变，临床症状表现为口咽部黏膜干燥不适、红斑、充血水肿、水泡、溃疡和疼痛。放疗时放射线对口腔内唾液腺泡和导管产生直接损害，唾液腺分泌减少，唾液黏稠，口腔易发生菌群失调导致病变。放疗还能刺激黏膜血管充血，使其通透性增加，黏膜脆性增加，导致炎症发生。化疗药物则可杀伤黏膜上皮细胞，抑制上皮细胞 DNA 和 RNA、蛋白质合成，导致基底细胞更新缓慢，抑制唾液腺分泌，致使口腔微环境变化，抵抗力下降，形成黏膜溃疡。黏膜炎引发的疼痛和感染容易导致患者经口进食急剧下降，导致营养不良的发生。

4. 口腔干燥

口腔干燥是头颈部肿瘤放射治疗最常见的晚期和永久性副作用，头颈部肿瘤患者中重度晚期口干的发生率可达 40%。涎腺是放射敏感器官，在放疗时涎腺常暴露于放射野中，当放疗剂量达到 10~15Gy 时涎腺开始出现功能障碍，40~50Gy 时口腔唾液分泌减少 75%，唾液变得黏稠。口腔干燥还可引发一系列并发症，如口腔感染、龋齿、咀嚼吞咽困难、味觉缺失、失眠、言语障碍等，严重影响患者的生活质量。

5. 张口困难

张口困难是指患者主动最大开口小于正常或完全不能开口，又称为张口受限。头颈部肿瘤患者中张口受限的发生率为 5%~79%。部分头颈部肿瘤患者确诊肿瘤前已经存在一定程度的张口困难，因为咀嚼槟榔可引起口腔黏膜纤维化。头颈部肿瘤患者发生张口困难与肿瘤原发病灶或转移灶侵犯到咀嚼肌群（包括咀嚼肌、支配的神经、颞下颌关节以及其他相关组织结构）有关。此外，张口困难与手术也密切相关，口腔癌患者常需接受广泛的口腔内组织结构切除并进行缺损重建手术，手术致咀嚼肌损伤、术后组织粘连、移植皮片、手术造成的瘢痕、术后炎症都可能会导致肌肉收缩和纤维化而致张口度减小。放疗也可造成张口困难的发生，颞下颌关节及关节周围的咀嚼肌群受到高剂量的辐射后，会产生反应性渗出、软组织粘连，进而出现纤维化改变、软组织挛缩，颞下颌关节活动受限。口腔黏膜炎、局部溃疡、感染及疼痛等症状也均会加重张口困难。

6. 食欲减退

食欲减退是头颈部肿瘤患者在放化疗期间最常见的症状之一，主要表现为食欲下降，不同程度的食量减少，严重时可出现厌食。头颈部肿瘤患者口腔或咽喉部位疼痛、味觉障碍、口腔干燥、吞咽困难、张口困难均可引起患者食欲减退，而导致患者食欲减退最主要的不良反应是恶心和呕吐。恶心是一种主观想吐的感觉，通常伴有胃内食物反流至食管或肠内容物反流至胃内的情形。呕吐则是胸膜腔内压增加伴随胃括约肌放松产生的胃内容物排出体外的情形。头颈部肿瘤患者恶心呕吐与化疗有密切的关系，因头颈部肿瘤的化学治疗方案以铂类为主，而铂类化疗药物属于高致吐细胞毒性药物。研究显示，使用顺铂化疗的患者约 90%可发生急性呕吐，36%~62%可发生迟发型呕吐。此外，放疗引起的口腔干燥、溃疡、感染、疼痛也可诱发患者恶心呕吐。若放射线照射区域包括甲状腺，还可直接损伤甲状腺细胞、血管或引发自身免疫反应，导致甲减的发生，这些放疗损伤均可导致食欲减退。

四、头颈部肿瘤营养治疗

头颈部肿瘤患者一经明确诊断，应立即进行营养风险筛查和营养不良的评估。对具有营养不良风险的患者因尽早全面进行评估，及时制订个体化营养治疗方案并干预。营养治疗在头颈部抗肿瘤治疗过程中起着十分重要的作用，可以帮助肿瘤患者最大限度地摄入营养，防止体重减轻以维持体重，保护免疫功能，降低营养相关并发症的发生风险，增强抗肿瘤治疗效果，帮助恢复和愈合，从而提高肿瘤患者的生活质量。

目前国内外尚未形成统一的头颈部肿瘤患者的营养治疗指证，本书参照ESPEN 和 2018 年中国抗癌协会制订的《头颈部肿瘤放疗患者营养与支持治疗专家共识》的内容整理头颈部肿瘤患者营养治疗的指证：①BMI<18.5kg/m²，或小于 70 岁者 BMI<20kg/m²，或 70 岁及以上者 BMI<22kg/m²；②体重下降明显，6 个月内非自主性体重下降>10%，或 3 个月内非自主性体重下降>5%；③血清白蛋白<30g/L；④去脂肪组织指数<15kg/m²（女性），或 17kg/m²（男性）；⑤PG-SGA≥4 分或 NRS 2002≥3 分；⑥经口摄入不足 75%目标量；⑦治疗相关不良反应严重导致进食减少持续>3d。

开展营养治疗前需准确预测头颈部肿瘤患者的每日能量需求及所供应的营养素比例。头颈部肿瘤患者每日的目标能量和蛋白质摄入量参照《中国临床肿瘤学会（CSCO）恶性肿瘤患者营养指南 2021》建议的一般肿瘤患者所需营养素参考标准，即目标能量为卧床患者 20~25kcal/（kg·d），活动患者 25~30kcal/（kg·d），如患者合并严重并发症，推荐目标能量为每日 30~35kcal/（kg·d）；目标蛋白质摄入量应超过 1g/（kg·d），建议达到 1.5~2.0g（kg·d）。全天摄入的水量（包括饮水和食物所含的水）为 30~40ml/（kg·d）。肿瘤细胞的糖酵解能力是正常细胞的 20~30 倍，应减少葡萄糖的供应，提高脂肪的供能比例。建议头颈部肿瘤患者碳水化合物供能比例为 50%~65%；对胰岛素抵抗伴体重下降患者，应适当减少碳水化合物供能比例，选择饮食时需考虑食物的升糖指数（Glycemic Index，GI）和血糖负荷（Glycemic Load，GL）。建议脂肪供能比例为 20%~30%，对胰岛素抵抗伴体重减轻者，适当增加脂肪供能比例。除了基础的营养素供给，免疫营养素在肿瘤患者的营养治疗中也具有一定的重要性，国内外指南均推荐肿瘤患者适当进行补充。免疫营养素是一种特定的营养物质，包括氨基酸、脂肪酸、微量元素、益生菌等，具有调控应激状态下机体代谢过程、炎性介质产生释放、增强免疫应答能力、维持肠道屏障、抗氧化等抗肿瘤作用。CSPEN 的《肿瘤患者营养支持指南》推荐含精氨酸、ω-3 脂肪酸、谷氨酰胺、核苷酸等免疫调节成分的免疫增强型肠内营养制剂对头颈部肿瘤手术患者有益，放化疗期间口服谷氨酰胺还可降低黏膜炎发生率。

头颈部肿瘤的营养治疗同样遵循"五阶梯治疗原则"：第一阶梯为正常饮食和营养教育；第二阶梯为正常饮食和口服营养补充（ONS）；第三阶梯完全肠内营养（TEN），包括 ONS 和管饲；第四阶梯部分肠外营养（PPN）；第五阶梯全肠外营养（TPN）。根据 ESPEN 指南建议，当前一阶梯不能满足 60%目标能量需求 3~5d 时，应该选择下一阶梯。总体来说，头颈部肿瘤营养治疗形式可分为营养教育、肠内营养和肠外营养三种方式。

（一）营养教育

肿瘤专科护士是与患者接触最为紧密的健康提供者，是为头颈部肿瘤患者提供良好营养教育的最佳人选。通过对头颈部肿瘤患者进行系统有效的营养教育可提高患者和家属对营养治疗的重视和配合度。营养教育内容主要包括宣传头颈部肿瘤疾病生理知识、营养症状管理知识、饮食建议、不同营养治疗途径的指导；完善营养筛查及评估；获得患者营养相关血液指标、体格检查及人体测量指标；组织简单的营养咨询或在营养师的指导下开展；讨论患者的个体化营养治疗方案并监督实施。对摄入足够营养的重要性了解多的患者往往在抗肿瘤治疗过程中注重增加饮食摄入，体重丢失控制较好，营养状况更好。护士可以针对以上营养教育内容开展形式多样的健康教育，可采取集体宣教，一对一指导，或制作营养教育视频进行线上讲座等，进行大范围的营养科普教育。

（二）肠内营养

肠内营养是指通过口服或管饲的方式将特殊制备的营养物质送入消化道以补充营养素的营养支持方法。当头颈部肿瘤患者的胃肠道功能正常时，肠内营养优于肠外营养。肠内营养的途径包括口服和管饲。

1. 口服

营养治疗首选强化营养咨询，对于可经口进食且胃肠道功能正常的头颈部肿瘤患者，可指导其选择高热量、高蛋白、优质脂肪的流食或软食。事实上，大部分头颈部肿瘤患者在放化疗期间出现的急性并发症均可影响其经口进食体验，如吞咽困难、黏膜炎、疼痛等导致经口进食量急剧下降，单纯进食家庭制备食物无法满足机体营养需求。当强化营养咨询无法增加经口进食以满足机体的营养需求时，则推荐给予口服营养补充（ONS）。ONS 是特殊医学用途（配方）食品作为经口服途径摄入的专用营养补充配方，可加强食物中的蛋白质、碳水化合物、脂肪等，提供均衡的营养素满足肿瘤患者对营养的需求。ONS 是肠内营养的一种常用的支持方式，对于常常存在部分经口进食困难的头颈部肿瘤患者来说十分适用，可作为唯一的营养来源，有效提高头颈部肿瘤患者治疗的耐受性，改善其生活质量。医务人员应在肿瘤患者每日所需能量的基础上，结合患者自身状况，计算患者实际所需补充的剂量，选择适宜的 ONS 制剂，并指导患者及家属规范地使用 ONS 制剂。实施 ONS 过程中也应对患者的机体反应进行监测，若出现胃肠道不耐受，如腹胀、腹泻、便秘、恶心呕吐等应及时采取相应措施纠正，保证患者安全。

2. 管饲

指南推荐对放疗引起的重度黏膜炎或头颈喉部肿瘤伴吞咽困难的患者或伴能量、蛋白质摄入不足的患者，建议早期行管饲营养支持。头颈部肿瘤患者肠内营养常见的管饲途径包括鼻饲和胃/空肠造口。鼻饲是指经鼻放置导管，尖端到达胃或小肠的途径。鼻饲管分为胃管或空肠管，适用于短期喂养的患者，一般<30d。因其具有无创、简便、经济等优点，成为临床上最常用的肠内营养管饲途径，可以一定程度上缓解肿瘤患者营养摄入不足。然而，头颈部肿瘤患者留置鼻饲管具有一定的弊端，导管长期压迫鼻腔黏膜会加重患者黏膜炎、疼痛等不适体验，放疗期间需使用头颈部面罩进行固定，鼻饲管的留置会影响体位准确性。此外，鼻饲管管径较细易发生堵管，长期使用需注意加强管道护理。

3. 胃/空肠造口

胃/空肠造口是指在内镜引导下经皮穿刺进入胃或空肠放置造口管以进行肠内营养支持的技术，包括经皮内镜下胃造口（PEG）和经皮内镜下空肠造口（PEJ），适用于预计肠内营养支持时间超过 30d 的患者。头颈部肿瘤患者放疗期间若需接受肠内营养治疗，中国抗癌协会指南推荐使用 PEG/PEJ 建立肠内营养途径。该方法创伤小，不影响头颈部黏膜，留置时间长达数月或数年，可满足长期喂养的需要。PEG/PEJ 的管径较鼻饲管粗，食物更易通过，相对于鼻饲管，堵管的发生概率更低。PEG 和 PEJ 的常见并发症包括切口感染、导管异位/脱出、造口周围渗漏、长期造口管依赖等，留置期间应注意并发症的预防护理。不过总体来说，该管饲途径对头颈部肿瘤患者是一项舒适度较高的选择，经过系统的患者和家属教育培训，可以极大地减少并发症的发生率。

肠内营养支持护理内容详见第三章"营养治疗通路的建立与护理"。

（三）肠外营养

肠外营养是指经静脉为因胃肠道功能障碍无法获得满足自身需求的患者摄取营养素的一种营养支持方式。对于存在胃肠道反应严重、肠道功能障碍、肠内营养无法施行或无法提供能量与蛋白质目标需要量的头颈部肿瘤患者可选择补充性肠外营养或完全肠外营养。由于肠外营养的给予途径需建立外周或中心静脉通路，存在一定的感染风险，且长期依赖肠外营养供给不利于自身胃肠道功能的恢复，若患者胃肠道功能恢复，则应尽早逐步开启肠内营养支持。头颈部肿瘤患者的肠外营养支持途径同一般肿瘤患者，包括可用于单次或间歇性肠外营养液输注的外周静脉导管（PVC）和中线导管，及可提供长期肠外营养液输注的中心静脉血管通路装置（CVC）、PICC 和输液港。

肠外营养支持护理内容详见第三章"营养治疗通路的建立与护理"。

五、头颈部肿瘤营养护理

良好的营养护理对于减少头颈部肿瘤患者的治疗中断、营养相关并发症和促进恢复至关重要。目前国内肿瘤科护士对头颈部肿瘤患者的营养支持主要集中于营养筛查的阶段，随着营养护理的重要性逐渐突出，越来越多的营养护理专职护士开始关注肿瘤患者的全程营养护理，开展不同形式的干预来改善患者的营养状况。头颈肿瘤科室可成立以营养专职护士为主导，由主管医生、责任护士、营养专科护士、营养师、康复治疗师等组成的多学科营养管理小组，讨论并建立多学科营养管理方案，为患者入院后的营养筛查、评估、个体化的营养护理计划及护理实施、监测随访提供指引，为头颈部肿瘤患者术前、术后、放化疗及居家期间提供系统全面的营养护理。

（一）术前营养护理

1. 完善入院营养风险筛查及评估

头颈部肿瘤患者入院后24h内采用NRS 2002量表对其进行营养风险筛查，若筛查结果有营养风险，通知医生，并由营养专科护士采用PG-SGA量表进一步为患者作营养评估。根据患者具体营养情况可请求营养科会诊，根据营养师会诊意见，计算患者每日能量及蛋白质摄入需求，完成膳食调查，进一步制订个体化术前营养补充计划，并与营养师和主管医生共同商讨后确定实施方案。

2. 开展早期营养教育

在头颈部肿瘤患者入院教育中加入营养教育内容，提高患者对营养在肿瘤康复中重要性的认知，有利于后期营养支持治疗工作的开展。应注意营养教育不是给予简单的营养建议，而是建立与患者持续互动的专业交流，是一个持续动态的过程，贯穿于患者术前、术后、放化疗及居家康复的各个阶段，旨在帮助患者增加营养物质的摄入。

3. 落实术前营养补充计划

大部分头颈部肿瘤患者术前由于肿瘤压迫、肿瘤溃疡引发的吞咽困难和疼痛，已存在长期经口摄入不足。研究显示，口服营养摄入不足超过14d与较高的病死率相关。严重营养风险患者应于术前10~14d接受营养支持治疗以纠正营养不良状况，即便手术会因此推迟。此外，即使评估结果显示患者未存在营养不良，但如果预计患者围手术期不能进食超过7d，也需及早进行肠内营养。可经口饮食者，应指导患者和家属合理搭配饮食，制作膳食计划，利用料理机碾碎食物以便制备流食。对于咀嚼、吞咽困难者可及早置入鼻饲管或造口管，遵医嘱予以管饲饮食。应每日监督患者及家属按照要求的频次、量及方法摄入食物或ONS，可使用列表清单来记录完成情况，反馈实施过程中的问题，及时予以解决，加强患者对术前营养补充计划实施的依从性。

4. 提前做好口腔清洁准备

患者术前口腔清洁状况可影响术后并发症（如口腔黏膜炎、口腔伤口感染、疼痛等）的发生率和严重程度，间接对患者的术后营养状况产生影响。指导患者术前使用清水或遵医嘱使用抗菌漱口液含漱，每日早中晚和饭前饭后各一次，保持口腔清洁状态。若患者口腔牙结石严重，可提前洗牙以清除牙垢、牙菌斑和色素沉着，减少术后口腔感染概率。龋齿、牙龈炎、扁桃体炎者应及早规范治疗，治愈后方可手术。

（二）术后营养护理

1. 早期启动肠内营养

目前加速康复外科（enhanced recovery after surgery，ERAS）的理念迅速发展并被广泛推行。术后早期恢复饮食是 ERAS 强调的关键环节，可改善头颈部肿瘤患者术后口渴、饥饿、焦虑等症状，促进胃肠蠕动，维持肠道屏障功能，同时提高患者医疗护理满意度。对于头颈部肿瘤术后可经口进食的患者，选择高热量、高蛋白、高维生素及优质蛋白的流质食物，根据恢复情况逐步过渡到半流质食物至软食，避免辛辣刺激和坚硬的食物，进食后及时清洁口腔。若患者存在吞咽困难，可指导予以稍黏稠的食物，减少呛咳和误吸。若患者存在进食后食管反流的现象，应指导半卧位或健侧卧位进食，减缓咀嚼和吞咽速度，少量多餐。对于术后暂时无法经口进食的患者，如喉癌、口腔癌患者，应提前留置鼻饲管或造口管，管饲流质食物，以免术后伤口感染。指导患者及家属制备管饲液，可添加牛奶、菜汁、肉汁、果汁和/或 ONS，保证患者营养摄入均衡。术后常规评估患者的摄入量是否达标，评估存在营养摄入不足的患者应及早予以肠内营养支持，手术 24h 后便可启动，如有必要则给予部分肠外营养支持。动态监测患者伤口情况和吞咽功能，尽早过渡至经口进食。

2. 疼痛管理

头颈部肿瘤患者术后因伤口或肿瘤溃疡，疼痛十分常见，直接影响其饮食、呼吸、睡眠等基础活动，可引发烦躁、恐惧等不良情绪，不利于术后恢复。术后返回病房时应及时对患者进行动态化的疼痛评估，了解患者术后镇痛药物的使用及效果，指导患者采用数字分级评分法（NRS）自评，0 分为无痛，1~3 分为轻度疼痛，4~6 分为中度疼痛，7~10 分为重度疼痛。询问患者主诉，评估目前疼痛的具体情况，包括时间、部位、性质、持续时间及伴随症状。评估的时间及频率为术后返回病房、术后 24h、术后 72h、患者主诉或表现出疼痛时，以及 NRS 评分≥4 分遵医嘱给予干预后 15~60min 复评，每日评估 2 次，至 NRS 评分≤3 分停止，复评疼痛缓解效果及有无不良反应。充分了解疼痛对活动、睡眠、饮食等各方面的影响，患者的心理状态，主观能动性和配合程度。鼓励患者和家属及时反馈自身疼痛感受，同时指导非药物及药物镇痛的主要方法和注意事项，帮助树立正确的镇痛理念，避免患者强忍疼痛或过度依赖镇痛药等极端状况。遵医嘱合理使用镇痛药物，按三阶梯给药原则进行，同时注意观察有无便秘等不良反应。通过对头颈部肿瘤患者术后疼痛进行规范有效的管理，可有效提高患者术后舒适体验，增加治疗配合度，有利于营养治疗的顺利开展。

3. 口腔护理

口腔术后自洁作用差,自身抵抗力下降,易导致口腔感染或伤口感染,应注意加强口腔护理。每日评估口腔清洁度和舒适度,当口腔内分泌物较多时,遵医嘱使用含有 1%~3%过氧化氢溶液或复方氯己定漱口液的棉球依次擦洗口唇、牙齿外面、内面、咬合面、峡部、牙龈、硬腭、舌面及舌下,再选用生理盐水或温开水含漱 2~3次,将口腔内各个部位冲洗干净。当为行皮瓣移植修复的患者进行口腔护理时应注意观察皮瓣存活情况,记录皮瓣颜色和缝线处渗血渗液情况,操作时动作应轻柔,防止皮瓣损伤。

4. 早期下床活动

术后患者生命体征平稳,应鼓励患者尽早下床活动,除了可减少压力性损伤、下肢深静脉血栓的形成外,还能促进胃肠道功能的恢复,有利于提高食欲,促进进食和营养物质的吸收。术后清醒即可指导患者半卧位,并可在床上主动活动,如伸臂、抬腿、翻身等。根据患者具体情况制订个体化活动方案,循序渐进地开展下床活动。

(三)放疗期间营养护理

头颈部肿瘤患者放疗期间由于放射线的直接照射,可对相应肿瘤部位及其周围正常的组织、器官、细胞产生直接破坏。头颈部肿瘤患者放疗后的全身反应主要有胃肠道反应和骨髓抑制,与化疗的毒副作用大致表现相同。局部反应则为照射后损伤,皮肤和黏膜表现为类似于灼烧后的反应,极易出现破损而引起疼痛和感染。放疗期间的营养护理应重点帮助患者缓解这些营养影响症状,以改善其营养状况。

1. 黏膜炎

指导患者放疗前进行专业口腔检查,及时处理牙龈炎、龋齿、断牙残根、病变智齿等问题,改善口腔卫生;督促患者戒烟、戒酒,避免刺激性食物。放疗期间每日查看患者口腔,按时使用 WHO 口腔黏膜炎评估表对口腔黏膜炎的严重程度进行分级,量表具体内容和使用方法详见表 5-1-1。强化健康宣教,督促患者坚持漱口,预防口腔感染,因其可引起黏膜疼痛或使其加重。指导患者日常生活中使用温盐水/生理盐水和复方氯己定漱口液漱口,若有真菌感染则可搭配 1%~3%碳酸氢钠、制霉菌素液。若口腔有较多脓血块,可搭配过氧化氢溶液。若口腔疼痛显著,可添加利多卡因漱口液漱口缓解。治疗期间遵医嘱使用重组人表皮生长因子、康复新液等促进口腔创面愈合。注意指导患者合理安排漱口液的使用顺序及时间,充分发挥各种漱口液的功效,积极预防和治疗口腔感染。黏膜炎所致疼痛难以缓解时,应及时进行疼痛管理,遵医嘱规范使用镇痛药物。

表 5-1-1　WHO 口腔黏膜炎评估表

等级	临床症状
0 级	无征象及症状
Ⅰ 级	口腔黏膜充血、水肿，轻度疼痛
Ⅱ 级	口腔黏膜充血、水肿，点状溃疡
Ⅲ 级	口腔黏膜充血、水肿，片状溃疡，上覆白膜，疼痛加剧并影响进食
Ⅳ 级	口腔黏膜大面积溃疡、剧痛，张口困难并不能进食，需肠外营养或肠内营养支持

2. 味觉障碍

患者的食物制备应色香味合理搭配，应考虑患者饮食喜好，以增加患者食欲。保持口腔清洁卫生，减少口腔异味的干扰。遵医嘱使用药物进行干预，如类固醇、维生素 A 和硫酸锌，但目前临床效果尚不明确，应根据需要酌情使用。尽量改善其他口腔症状，如使用氨磷汀等放射防护剂可直接通过味蕾保护，或间接通过唾液腺保护来促进口味维持。通过口腔薄荷糖、无糖口香糖或锭剂改善口腔干燥症状，促进口腔湿润，也可一定程度上改善味觉障碍。

3. 口腔干燥

鼓励患者每天饮用 3000ml 以上的温开水来缓解症状，使用温开水进行口腔雾化也可起到一定的效果。此外，口服毛果芸香碱的应用对放疗相关的口干症以及唾液腺功能减退有一定的治疗效果。有研究应用人工唾液增加唾液流量或针灸治疗，但疗效尚需更多的临床研究证实，不过唾液替代品可一定程度缓解口干症状，提高患者口腔舒适度。

4. 吞咽困难及张口困难

部分头颈部肿瘤患者诊断前便存在吞咽/张口困难，大部分患者于治疗后出现，并可延续至术后 3 个月、12 个月甚至 6 年后。在治疗的各个阶段应准确评估患者的吞咽/张口困难程度。目前常用于评估头颈肿瘤患者吞咽功能障碍程度的量表主要有标准吞咽功能评定量表（Standardized Swallowing Assessment，SSA）（表 5-1-2）、洼田吞咽能力评定法（表 5-1-3）及安德森吞咽困难量表（The M.D.Anderson dysphagia inventory，MDADI）（表 5-1-4）。不过 MDADI 主要围绕吞咽困难引起的生理、情感、社会等方面的变化去考察患者的生活质量，常用于反映头颈部肿瘤吞咽困难患者生活质量受影响的程度。张口困难程度评估量表（表 5-1-5）参照正常组织晚期不良反应判定系统（late effects of normal tissues/subjective objective management analysis，LENT/SOMA）标准。根据评估结果，结合经口进食摄入情况，及时留置鼻饲管或胃/空肠造口管，以保证足够的营养素摄入。若患者无法适应体内留置导管，还可使用间歇经口管饲法，即在进食前经口腔插入导管，通过注射器注入流质食物，注食完毕后拔管。该方法可以刺激括约肌，训练患者的吞咽动作，有利于康复。此外，患者接受治疗后应尽早指导其进行口腔功能锻炼，防止关节僵硬，缓解咀嚼肌张力，预防肌肉萎缩，功能锻炼流程详见表 5-1-6。

表 5-1-2　标准吞咽功能评定量表

第一步：初步评价（8~23分）	
1.意识水平	1=清醒
	2=嗜睡，可唤醒并做出言语应答
	3=呼唤有反应，但闭目不语
	4=仅对疼痛刺激有反应
2.头部和躯干部控制	1=能正常维持坐位平衡
	2=能维持坐位平衡但不能持久
	3=不能维持坐位平衡，但能部分控制头部平衡
	4=不能控制头部平衡
3.有无呼吸困难	1=正常　　　　2=异常
4.有无流涎	1=正常　　　　2=异常
5.舌的活动范围是否对称	1=正常　　　　2=不对称　　　3=无法活动
6.有无构音障碍、声音嘶哑、湿性发音	1=无　　　　　2=轻度　　　　3=重度
7.咽反射是否存在	1=存在　　　　2=缺乏
8.自主咳嗽能力	1=正常　　　　2=减弱　　　　3=消失
合计	（　　　）分
第二步：饮一匙水（量约5ml），重复3次（5~11分）[1]	
1.口角流水	1=无/1次　　　2=>1次
2.吞咽动作	1=有　　　　　2=无
3.重复吞咽	1=无/1次　　　2=>1次
4.吞咽时气促、咳嗽	1=无　　　　　2=有
5.吞咽后发音异常，如湿性发音、声音嘶哑	1=正常　　　　2=减弱或声音嘶哑　　　3=发音不能
合计	（　　　）分
第三步：饮一杯水（量约60ml）（5~12分）	
1.能够全部饮完	1=是　　　　　2=否
2.吞咽中/后咳嗽	1=无/1次　　　2=>1次
3.吞咽中/后喘息	1=无　　　　　2=有
4.吞咽后发音异常，如湿性发音、声音嘶哑	1=正常　　　　2=改变　　　　3=消失
5.误咽是否存在	1=无　　　　　2=可能　　　　3=有
合计	（　　　）分

[1] 如果该步骤的3次吞咽中有2次正常或3次完全正常，则进行下面第3步。

评价方法介绍如下。

（1）各条目正常和异常的界定　2分制的条目：1分为正常，2分为异常；3分或4分制的条目：1~2分为正常，3~4分为异常。

（2）每个步骤正常和异常的界定　1个条目异常，则该步骤异常；所有条目都正常，则该步骤为正常。

（3）评价原则

① 初步评价异常，就不进行后续评价。判定误吸风险为Ⅳ级，分数为初步评价各项目的分数+第二步最高分（11分）+第三步最高分（12分）。

② 初步评价正常，第二步评价异常（饮3次水有至少2次异常），就不进行第三步评价。判定误吸风险为Ⅲ级，分数为初步评价各项目的分数+第二步各项目的分数+第三步最高分（12分）。

③ 初步评价正常，第二步评价正常（饮3次水有至少2次正常），第三步评价异常。判定误吸风险为Ⅱ级，分数为初步评价各项目的分数+第二步各项目的分数+第三步项目分数。

④ 初步评价正常，第二步评价正常（饮3次水有至少2次正常），第三步评价正常。判定误吸风险为Ⅰ级。不计算评分。

该量表的最低分为18分，最高分为46分，分数越高，说明吞咽功能越差。

表 5-1-3　洼田吞咽能力评定法

分级	分级标准
1级	任何条件下均有吞咽困难和不能吞咽
2级	3个条件均具备则误吸减少
3级	具备2个条件则误吸减少
4级	如选择适当食物，则基本上无误吸
5级	如注意进食方法和时间基本上无误吸
6级	吞咽正常

该表提出3种能减少误吸的条件，根据患者需要条件的多少及种类逐步分级，分为1~6级，级别越高吞咽障碍越轻，6级为正常。

评定条件：帮助的人，食物种类，进食方法和时间。

疗效判定标准　无效：治疗前后无变化。有效：吞咽障碍明显改善，吞咽分级提高1级。显效：吞咽障碍缓解2级，或接近正常。

表 5-1-4　安德森吞咽困难量表

条目	选项				
	1分	2分	3分	4分	5分
我无法正常吞咽食物，这给我的日常生活造成了非常多的不便	非常同意	同意	不知道	不同意	非常不同意
E2 我的进食习惯让我很尴尬(不知道怎么办)	非常同意	同意	不知道	不同意	非常不同意
F1 为我做饭很困难	非常同意	同意	不知道	不同意	非常不同意
P2 晚上吞咽食物更加困难了	非常同意	同意	不知道	不同意	非常不同意
E7 吃东西的时候我没觉得有意识	非常同意	同意	不知道	不同意	非常不同意
E4 吞咽困难让我心烦意乱	非常同意	同意	不知道	不同意	非常不同意
P6 吞咽很费力	非常同意	同意	不知道	不同意	非常不同意
E5 因为吞咽问题我几乎从不外出了	非常同意	同意	不知道	不同意	非常不同意
F5 因为吞咽问题导致我的收入也减少了	非常同意	同意	不知道	不同意	非常不同意
P7 因为无法正常吞咽食物，我得花更长时间吃饭	非常同意	同意	不知道	不同意	非常不同意
P3 别人常问我，"为什么你不吃那个?"	非常同意	同意	不知道	不同意	非常不同意
E3 甚至有人被我的进食问题给惹怒了	非常同意	同意	不知道	不同意	非常不同意
P8 当我试着喝东西时我就咳嗽	非常同意	同意	不知道	不同意	非常不同意
F3 我的吞咽问题限制了我的社交和个人生活	非常同意	同意	不知道	不同意	非常不同意
F2 我可以自由自在地跟我的朋友、邻居和亲戚出去吃饭	非常同意	同意	不知道	不同意	非常不同意
P5 因为吞咽问题，我限制了食物的摄入量	非常同意	同意	不知道	不同意	非常不同意
P1 由于吞咽问题，我不能维持我的体重	非常同意	同意	不知道	不同意	非常不同意
E6 吞咽问题让我很自卑	非常同意	同意	不知道	不同意	非常不同意
P4 我感觉我在吞大量的食物	非常同意	同意	不知道	不同意	非常不同意
F4 无法正常吞咽食物让我觉得自己不合群	非常同意	同意	不知道	不同意	非常不同意

量表使用说明　该量表为自评量表，反应受试者过去一周对自己吞咽能力的体会。量表包括 4 个维度（总体状况、情感、功能、生理），共 20 个条目。总体状况维度 1 个条目，情感维度 6 个条目（E1~E6），功能维度 5 个条目（F1~F5），生理维度 8 个条目（P1~P8）。采用 5 级评分法，非常同意（1 分）、同意（2 分）、不知道（3 分）、不同意（4 分）、非常不同意（5 分）。总体状况维度单独计分，其他各维度条目得分相加求其均值，以均值乘以 20 得量表总分，得分范围为 0~100分，分值越高表明患者的日常吞咽功能越好。

表 5-1-5　张口困难评估——正常组织晚期不良反应判定系统标准

级别判定	内容
Ⅰ级	张口受限，MIO 为 21~30mm
Ⅱ级	进干食困难，MIO 为 11~20mm
Ⅲ级	进软食困难，MIO 为 5~10mm
Ⅳ级	需鼻饲，MIO 小于 5mm

评价说明　患者处于直立的位置，在最大张口时上下颌中切牙切缘间的距离即最大切牙间距离（maximal interincisal opening，MIO），代表最大开口度，单位以毫米（mm）表示；对于无牙颌患者，MIO 即测量最大张口状态下，上、下颌牙槽嵴顶之间的距离；健康成人的正常 MIO 为 37~45mm，张口困难的评价标准为 MIO ≤ 35mm。

表 5-1-6　口腔功能锻炼流程

项目	方法	图片示例
第一节：自然放松深呼吸	双手自然下垂，目视前方，深吸一口气，憋住气默数 3s，然后缓慢均匀地呼出气体。重复该动作 10 次	图 5-1-1
第二节：张口运动	口腔迅速张开，默数 3s，然后闭合，幅度以能忍受为限，重复该动作 10 次	图 5-1-2
第三节：叩齿	上下齿轻轻叩击或咬牙，每次叩击 20 次，叩击完毕后用舌舔牙周 5 圈	图 5-1-3
第四节：咽津	轻轻做吞咽动作 20 次，使得唾液下咽，若口腔干燥，可提前用温水湿润口舌	图 5-1-4
第五节：鼓腮	闭住口唇向外吹气，使腮部鼓起，每次重复动作 20 次。可同时用指腹轻轻按摩腮部和颞颌关节	图 5-1-5
第六节：颈部旋转运动	分别进行上下点头及左右转颈动作，上下左右每次各 2 下，为一组动作。一共重复该组动作 20 次	图 5-1-6

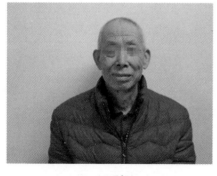
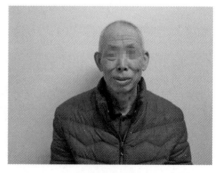

(a) 吸气　　　　　　　　　　　　　　(b) 呼气

图 5-1-1　吸气和呼气

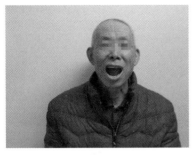
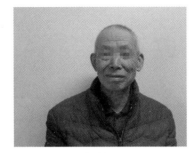

(a) 张口　　　　　　　　　　　　(b) 闭口

图 5-1-2　张口和闭口

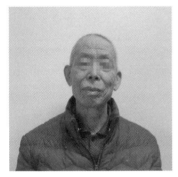
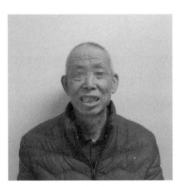

(a) 叩齿　　　　　　　　　　　　(b) 舌舔牙周

图 5-1-3　叩齿和舌舔牙周

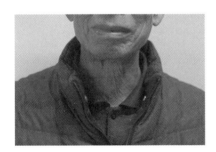
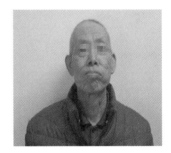

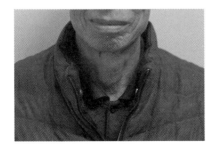
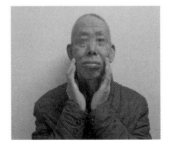

图 5-1-4　咽津　　　　　　　　图 5-1-5　鼓腮+按摩

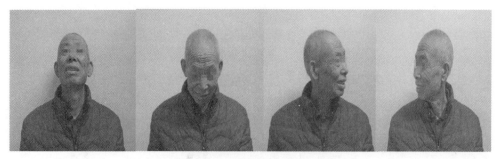

图 5-1-6　颈部旋转

（四）化疗期间营养护理

胃肠道毒性作用是化疗最常见的不良反应，因其对胃肠道上皮细胞具有抑制作用。这也是导致头颈部肿瘤患者化疗期间进食摄入严重下降的重要原因，做好化疗药物致常见营养影响症状的管理对改善化疗期间营养具有重要作用。

1. 恶心呕吐

化疗开始前预防性使用有效的抗呕吐剂，如昂丹司琼/帕洛诺司琼、甲氧氯普胺、阿瑞匹坦等，预防恶心呕吐的发生，尤其是采用致吐风险高的化疗方案或既往发生严重恶心呕吐的患者。密切观察化疗药使用后的不良反应，如嗜睡、便秘、头晕、头痛等，以防止意外发生。合理安排化疗时间，尽量于餐后 3~4h 静脉用药，可减少呕吐反应。患者呕吐后，协助其用温水漱口，及时清理呕吐物，同时评估恶心呕吐的严重程度，适当补液和电解质，注意监测，维持水电解质平衡。饮食上注意多摄入水分充足的清淡食物，避免油腻辛辣刺激性食物，少食多餐，防止胃过度充盈。创造整洁安静的病室环境，指导患者注意休息与活动相结合，放松心情，转移注意力，减少恶心呕吐感受。

2. 食欲下降

评估患者食欲下降的原因，预防性使用止吐药物，同时遵医嘱使用增进食欲和促进消化的药物，如甲地孕酮/甲羟孕酮等，还可添加益生菌调节肠道菌群。少食多餐，每天 6~8 餐为宜，依照患者口味选择高热量、高蛋白、高维生素、易消化的食物。若进食量少，可添加口服营养补充剂或全替代，有必要可采用肠外营养过渡。劳逸结合，适当运动有助于增加食欲，如饭前慢走等，运动也可缓解癌因性疲乏，进一步改善食欲。

3. 腹泻

准确记录患者腹泻次数及粪便量、颜色和性质，若腹泻严重，则应停止化疗，并及时使用蒙脱石散等止泻药或抗胆碱药，必要时抗感染治疗，如庆大霉素、氨苄西林等；进食高蛋白、高热量、少渣、低纤维食物，避免过量的油脂或太甜的刺激性食物和易产气的食物，以清淡饮食为主。少食多餐，多饮水（每天至少饮用3000ml温开水），选择富含水分的流质食物，如米汤、肉汤、果汁等。严重腹泻时应禁食，采用肠外营养补充途径，症状减轻再进流质食物逐渐改为半流质食物，直至普通饮食。每次排便后用温水清洗肛门，保持清洁，评估肛周皮肤情况，若有破损可使用造口皮肤保护用品，促进皮肤愈合。

4. 便秘

准确记录患者排便间隔时间、次数及粪便的量和性状，鼓励患者进食富含纤维素的食物，多摄入新鲜蔬菜和水果，多饮水，保证每天至少饮用3000ml温开水。指导患者适当进行身体锻炼，如散步、打太极拳等，增加胃肠道蠕动。对于化疗后镇痛药及止吐药引起的便秘，应提前预防性使用药物促进排便，还可适当添加肠道益生菌调节肠道菌群。对于便秘严重者，应遵医嘱适当应用缓泻剂软化大便。

（五）居家营养护理

头颈部肿瘤患者的营养护理应贯穿于自诊断期开始至整个生存期，而不仅仅只停留在院内阶段。头颈肿瘤患者在经历手术、放疗、化疗等一系列治疗后产生的与进食问题相关的症状，通常无法立即获得恢复，往往于患者出院返回家庭后持续很长一段时间甚至终身无法痊愈，成为慢性功能障碍，如吞咽困难、张口困难等。医护人员应监测随访肿瘤患者治疗后身体、社会心理的远期和长期效应，其中就包括居家营养状况监测及营养健康教育。应建立适用的随访与健康教育管理平台，患者及家属可随时获得康复信息支持，医护人员也可为其提供主动的咨询与宣教。传统的随访管理方式主要是电话随访，但其效率低，沟通时间短，不利于对患者进行全面的营养评估及健康指导。目前应用较为广泛的是利用基于互联网的微信群及微信公众平台进行一对一沟通，不受时间、地域的限制，且可利用平台进行数字化营养健康教育，包括讲座、直播、文章等各种信息传播形式，十分便捷、高效。

居家营养状况监测对于及时发现头颈肿瘤患者的营养问题至关重要。应定期询问患者及家庭照护者居家期间体重的变化情况并做好记录，了解其在膳食制备、人工喂食、营养补充、进食体验、营养影响症状管理等各个方面所面临的困惑和启发。建立随访营养管理档案，记录患者生存期营养状况的变化，制订居家营养管理计划，及时进行营养干预。还可联合社区家庭医生，根据患者情况酌情转介医生、营养师、康复师、心理治疗师等，促进患者整体康复。

居家营养健康教育是居家营养护理的核心内容。头颈肿瘤患者家庭照护者往往面临着复杂的照护任务，如伤口护理、气切护理、肠内营养与管饲、疼痛和心理疏导，这些都可直接或间接对患者的营养状况产生影响。应指导照护者对以上问题进行充分准备，并给予合理且实用的处理策略。头颈部肿瘤患者居家期间应注意合理安排膳食，可为患者和家庭照护者提供饮食制备的建议，进食不足者可通过营养强化食品、特殊医学用途配方食品或营养素补充剂来补充，不仅可减轻家属制备食物的负担，还能高效地维持充足的营养摄入。对于出院后需长期带管的患者，出院前对患者和/或照护者进行导管护理的培训，指导进行正确管饲。居家期间还应加强导管护理监测和宣教，减少导管相关并发症的风险。对于存在吞咽/张口困难的患者应指导坚持口腔功能锻炼，以尽可能恢复口咽部的正常功能。

六、头颈部肿瘤营养临床护理案例分析

（一）病例介绍

患者，男，48 岁，2021 年 5 月 1 日因"左舌溃疡 1 年余"就诊入院，诊断为"舌癌"。诊断明确后于 2021 年 5 月 6 日在全麻下行"左舌颌颈联合根治术+舌骨上颈淋巴结清扫术+股前外侧皮瓣移植术+气管切开术"，术后予积极预防感染、消肿、抗凝、补液等对症支持治疗，术后气管套管顺利拔除，伤口愈合良好出院。2021 年 6 月 16 日于门诊再次入院，收入我科拟行放疗。体格检查：体温 36.8℃，脉搏 70 次/min，呼吸 20 次/min，血压 121/72mmHg。神志清楚，精神欠佳，睡眠一般，大小便正常。体格消瘦，身高 176cm，体重 53kg（3 个月内下降 16kg），BMI 17.1kg/m²，上臂围 23cm，皮褶厚度 7.1cm。患者携带鼻胃管入院，导管固定妥善，标识清楚且通畅。予以营养风险筛查 NRS 2002 评分为 3 分。血常规示血红蛋白 138g/L。肝功能示总蛋白 69.7g/L，白蛋白 39.9g/L。

（二）案例引导

本案例中患者为中年男性，发病以来体重下降显著，肌肉萎缩明显。患者自诉经常咳嗽，为干咳，偶有痰液，为黄色黏痰，咽痛，流涕，偶有恶心症状。入院后营养风险筛查结果提示患者存在营养风险。科室营养专科护士随即对患者做进一步营养评估。

（1）采用 PG-SGA 量表进行营养评估，得分为 13 分，重度营养不良，需营养干预。

（2）采用标准吞咽功能评定量表（SSA）评估，结果提示吞咽功能障碍，存在误吸风险。

（3）患者自诉口腔内持续疼痛，疼痛评分为 4 分。检查口腔，可见两个直径>

1cm 的口腔溃疡创面，数个直径为 0.5cm 的口腔溃疡创面，口腔黏膜炎分级为 Ⅳ 级。

（4）患者张口受限，门齿距 <0.5cm，张口困难分级为 3 级。

（5）根据世界卫生组织推荐计算方法，男性标准体重=〔身高（cm）-80〕× 70%，计算出该患者的标准体重为 67.2kg。应用某软件计算出目标热量为 1680~2016kcal/d，蛋白量为 100~135g/d，碳水化合物应占目标热量的 50%~60%。

（6）对患者进行 24h 膳食回顾调查，计算出患者前 24h 摄入的食物热量为 2085.5kcal/d，蛋白质为 180g/d，碳水化合物为 450.2kcal/d。照护者报告每日的食物摄入量差距不大。

患者术后一直留置鼻胃管，采用肠内营养支持治疗，膳食均由照护者制备。照护者自放疗起始则十分重视患者的营养问题，准备了 3~4 种口服营养补充剂作为膳食补充，但疑惑体重一直不增加，反而处于下降状态。患者十分担心体重下降预示着疾病转归较差。护士通知主管医生和营养师，并报告了患者的病历及各项营养评估结果。

营养师会诊患者，根据评估结果提示：患者热量摄入虽充足，但蛋白质摄入过多，碳水化合物摄入偏少。在人体代谢中，若碳水化合物不够时，机体会消耗蛋白质来供能。而且过多地摄入蛋白质，可能会给患者肾脏造成过多负担。照护者每日制备膳食为流质食物，摄入主要食物为肉、蛋、奶，口服营养补充剂的使用不规范，未常规添加，量远远不够。患者留置鼻胃管，对食物的口味无特殊要求，应增加口服营养补充剂的占比，以满足营养素的摄入，适当添加天然食材制备的膳食增加饱腹感即可。

（三）与营养相关的护理问题

（1）营养失调（低于机体需要量）　与饮食摄入不足有关。

（2）口腔黏膜受损　与放疗副作用和机体免疫力下降有关。

（3）有误吸的风险　与咳嗽及吞咽障碍有关。

（4）焦虑　与体重持续下降，担心疾病预后有关。

（四）护理措施

1. 制订个体化膳食方案

患者现吞咽功能障碍，留置胃管，遵医嘱予以肠内营养支持。营养师会诊后建议予以肠内营养粉（雅培安素）400g/d。该配方为标准配方，每 100g 含能量 450kcal，能量来源包括蛋白质 15.9g、脂肪 15.9g、碳水化合物 60.7g，热量分配为 14.2% 蛋白、54% 碳水化合物和 31.8% 脂肪，可作为唯一营养来源或部分营养补充。当以 400g 安素作为主要的膳食成分时，其中的蛋白质含量无法满足目标量，应增加膳食中的蛋白质，可添加动物蛋白乳清蛋白粉。搭配适量的新鲜水果蔬菜，保证纤维素的摄入。根据以上要求为患者分别制订住院期间、出院恢复期及居家过渡拔胃管前期的食谱。经过严格的目标量计算后制订计划，可满足机体营养需求，从而改善体重下降的问题。为该患者制订的个体化膳食方案详见表 5-1-7~表 5-1-9。

表 5-1-7　住院期间推荐膳食方案一

时间	食物种类	食物量	能量/kcal	蛋白含量/g	备注
8：00	安素	100g	450	15.9	
10：00	猕猴桃	100g	61	0.8	选 1~2 种
	香蕉	100g	93	1.4	
	橙子	100g	48	0.8	
	梨	100g	51	0.3	
	橘子	100g	44	0.8	
	牛油果	100g	171	2	
	火龙果	100g	55	1.1	
	鸡蛋蛋黄	1个	65	3	
	鸡蛋蛋清	2个	60	12	
12：00	安素	100g	450	15.9	
14：00	牛奶（特仑苏）	250ml	78.3	3.8	
	乳清蛋白粉（斯维诗）	1勺14g	56.7	10.5	
16：00	安素	100g	450	15.9	选 1~2 种
	瘦肉	50g	78	10	
	菠菜	100g	28	2.6	
	西兰花	100g	27	3.5	
	胡萝卜	100g	32	1	
	香菇	100g	26	2.2	
	卷心菜	100g	24	1.5	
	木耳	100g	27	1.5	
	番茄	100g	15	0.9	
	芦笋	100g	19	2.6	
21：00	安素	100g	450	15.9	
总量			2204	104.1	计算结果是以备选 1~2 中蛋白质含量最少的 1 项为标准所得值

表 5-1-8　住院期间推荐膳食方案二

时间	食物种类	食物量	能量/kcal	蛋白含量/g	备注
8：00	安素	100g	450	15.9	
10：00	猕猴桃	100g	61	0.8	选1~2种
	香蕉	100g	93	1.4	
	橙子	100g	48	0.8	
	梨	100g	51	0.3	
	橘子	100g	44	0.8	
	牛油果	100g	171	2	
	火龙果	100g	55	1.1	
	鸡蛋蛋黄	1个	65	3	
	鸡蛋蛋清	1个	30	6	
12：00	黄姑鱼	100g	137	18.4	
	面条	100g	107	3.9	
14：00	牛奶（特仑苏）	250ml	78.3	3.8	
	乳清蛋白粉（斯维诗）	1勺14g	56.7	10.5	
16：00	安素	100g	450	15.9	选1~2种
	菠菜	100g	28	2.6	
	西兰花	100g	27	3.5	
	胡萝卜	100g	32	1	
	香菇	100g	26	2.2	
	卷心菜	100g	24	1.5	
	木耳	100g	27	1.5	
	番茄	100g	15	0.9	
	芦笋	100g	19	2.6	
21：00	安素	100g	450	15.9	
总量			2164	131.3	计算结果是以备选1~2中蛋白质含量最少的1项为标准所得值

表 5-1-9　居家期间（拔胃管前）推荐膳食方案

时间	食物种类	食物量	能量/kcal	蛋白含量/g	备注
8：00	安素	100g	450	15.9	
	土鸡蛋	50g	69	7.2	

续表

时间	食物种类	食物量	能量/kcal	蛋白含量/g	备注
10：00	猕猴桃	100g	61	0.8	选1~2种
	香蕉	100g	93	1.4	
	橙子	100g	48	0.8	
	梨	100g	51	0.3	
	橘子	100g	44	0.8	
	牛油果	100g	171	2	
	火龙果	100g	55	1.1	
	酸奶（安慕希）	200ml	189.5	6.3	
12：00	鸡肉	100g	167	19.3	选1~2种
	面条	100g	107	3.9	
	菠菜	100g	28	2.6	
	西兰花	100g	27	3.5	
	胡萝卜	100g	32	1	
	香菇	100g	26	2.2	
	卷心菜	100g	24	1.5	
	木耳	100g	27	1.5	
	番茄	100g	15	0.9	
	芦笋	100g	19	2.6	
14：00	牛奶（特仑苏）	250ml	78.3	3.8	
	乳清蛋白粉（斯维诗）	1勺14g	56.7	10.5	
16：00	鱼	50g	75	9.5	
	虾	50g	93	9.3	
	粥	200g	92	2.2	
	胡萝卜	100g	32	1	
	香菇	100g	26	2.2	
21：00	安素	100g	450	15.9	
总量			1951.5	108.2	计算结果是以备选1~2中蛋白质含量最少的1项为标准所得值

说明：以上所涉及的食物品牌只作为举例参考，不作为建议，可根据个人喜好选择品牌，应参照说明书上成分表明细计算摄入营养素含量。

2. 积极预防口腔感染

指导患者每日饮水 3000ml 以上，勤用温开水漱口，加强口腔护理，保持口腔清洁和黏膜湿润。通常使用生理盐水+复方氯己定漱口液棉棒/棉球进行口腔护理。患者口腔黏膜炎伴随的疼痛较显著，疼痛评分为 4 分，遵医嘱予以生理盐水 250ml+地塞米松 5mg+利多卡因 0.1g，每日含漱数次，根据疼痛严重程度和频率来确定次数，20ml/次，每次含于口腔中停留 5~7min，也可适当延长时间，增加镇痛效果。指导使用重组人表皮生长因子喷于口腔，可提高口腔黏膜上皮细胞的增殖分化。结合康复新液口服，10ml/次，一日三次，促进受损口腔黏膜修复。

3. 指导患者功能锻炼

应加强口腔功能锻炼，以改善吞咽功能，可降低后期饮食训练和拔管后需经口进食时出现误吸和肺炎的风险。住院期间护士指导家属根据患者恢复情况制备具有一定黏稠度的营养制剂，并指导经口进食来进行饮食训练。饮食训练时先采用半固体食物，再逐渐过渡到固体食物。训练方式：患者在安静环境下充分休息 30min 后，取坐位或半坐位，头稍偏向健侧方向，可自主进食者则自主进行；若无法自主进食者，护理人员应辅助其进食，先小口缓慢摄入，待患者完全咽下后，再摄入下一口。通过口腔功能锻炼和饮食训练相结合，可帮助患者尽快适应经口进食，尽早拔管。

4. 加强气道管理

患者目前口腔和气道分泌物较多，由于存在吞咽障碍，不能有效咳嗽，饮食护理不当可造成患者误吸。指导患者每次鼻饲完毕后不要立刻平躺，应先保持站立或坐位 30min，以预防误吸。此外，加强气道管理，保持呼吸道通畅。每日通风 2 次，每次 15~20min，保持室温在 18~22℃，湿度在 50%~60%。指导患者有效咳嗽的方法，即患者取坐位，进行 5~6 次深而慢的呼吸，随之深吸一口气，屏气 3~5s，继而缩唇（噘嘴），缓慢地用嘴呼气，最后再深吸一口气并屏气 3~5s，身体前倾，进行短促有力的咳嗽。协助患者翻身、拍背，遵医嘱给予雾化吸入和湿化吸氧，预防痰液干燥，必要时及时吸痰。

5. 缓解患者的焦虑情绪

患者病程时间较长，由于手术后体重持续下降，患者十分担心疾病预后，出现焦虑情绪。此外，因放疗副作用造成的疼痛、恶心、睡眠障碍等不适会加重不良情绪反应。责任护士应加强与患者的沟通交流，充分了解患者焦虑的原因，评估焦虑程度，正确引导帮助患者缓解焦虑。可告知患者舌癌疾病发展的进程、转归及预后效果，鼓励患者正确认识疾病。鼓励患者多与人交流，指导放松技巧，转移注意力，减轻焦虑。鼓励家属关心患者，予以良好的家庭及情感支持。患者了解了自己疾病的治疗预后，能正确面对疾病，对以后的生活进行一定的规划。

（五）案例总结

患者住院第 50 天放疗结束，整个住院期间生命体征正常，经过治疗后咳嗽、咳痰症状消失，口腔黏膜炎较前好转，疼痛评分降至 2 分。复测患者体重 59kg，BMI 19kg/m²，上臂围 22cm，上臂皮褶厚度 7.4cm，于住院第 51 天更换鼻胃管后带管出院。指导患者按时复查，由医护人员评估吞咽情况，争取尽早拔管。

对舌癌伴吞咽功能障碍的患者经鼻胃管实施肠内支持，加速康复，能有效预防放疗引起的营养不良。此外，指导舌癌伴吞咽功能障碍的患者进行口腔功能锻炼及饮食训练，能一定程度上缓解张口困难，改善患者吞咽功能，提高经口进食技巧，有利于减少误吸和肺炎的风险。结合个性化的口腔护理方案缓解患者口腔黏膜炎，可帮助患者尽早过渡至经口进食。

第二节　消化道肿瘤营养护理

一、消化道肿瘤概述

消化道肿瘤包括食管癌、胃癌、大肠癌、肝癌、胰腺癌、胆囊癌、胃肠胰神经内分泌肿瘤等，常见症状有恶心、呕吐、腹胀、腹痛、腹泻、呕血与黑粪、吞咽困难、嗳气、反酸、反胃、呃逆、胃灼热、食欲缺乏、黄疸等。食管有上、中、下三个狭窄，是食管癌的好发部位。我国近年来消化道癌症高发且死亡率高，癌症死亡率排名前 5 位当中，第 1 位是肺癌，剩下的 4 类都是消化道癌症，分别是肝癌、胃癌、食管癌和结直肠癌，占所有癌症相关死亡人数的 70%。肿瘤的发生与化学致癌物、物理致癌、病毒、遗传因素等相关。

肿瘤标志物通常是由恶性肿瘤细胞所产生的抗原和生物活性物质，可在肿瘤组织、体液和排泄物中检出。肿瘤标志物有一定的特异性和灵敏度，其含量与肿瘤的大小、进展程度成正比，具有辅助肿瘤临床诊断、病情分析和指导治疗及检测肿瘤转移或复发的作用。消化道肿瘤常见的肿瘤标志物有：

（1）甲胎蛋白（AFP）　正常值 0~15ng/ml，AFP 升高一般提示原发性肝癌。

（2）癌胚抗原（CEA）　正常值 0~5ng/ml，70%~90% 的结肠癌患者 CEA 高度阳性。

（3）癌抗原 125（CA125） 正常值 0.1~35U/ml，CA125 升高提示胃肠道肿瘤。

（4）癌抗原 19-9（CA19-9） 正常值 0.1~27U/ml，CA19-9 升高提示胰腺癌、胃癌、结直肠癌、胆囊癌。

（5）癌抗原 72-4（CA72-4） 正常值 0.1~7U/ml，是目前诊断胃癌的最佳肿瘤标志物。

（6）癌抗原 242（CA242） 正常值 0~17U/ml，是诊断胰腺癌、结直肠癌的瘤标志物。

消化道肿瘤的治疗方法包括外科手术治疗、化学药物治疗、放射治疗、分子靶向治疗、免疫治疗、综合治疗等。

二、消化道肿瘤与营养不良

（一）消化道肿瘤营养不良概况

消化道肿瘤患者主要表现为蛋白质-能量缺乏型的营养不良。蛋白质-能量营养不良是指由于蛋白质、糖类、脂肪等营养素缺乏或摄入不足、丢失过多、利用障碍等因素造成的营养不足状态。营养状况的粗略评估指标是近期体重下降（低于正常标准的 10%），全身瘦组织（如肌组织）减少，皮下脂肪减少；进一步的检查是测定血清蛋白（如白蛋白、转铁蛋白、前白蛋白），其中白蛋白是营养评价的一项重要指标，转铁蛋白和前白蛋白半衰期短，因而更加敏感；总淋巴细胞计数也是反映患者营养状况的一个指标。合理应用上述指标可以基本反映患者的营养状况，以此进行营养状况的评估，为营养支持治疗提供依据。研究发现，死于消化道恶性肿瘤的患者中近 70 在疾病发展过程中会出现营养不良，因营养不良而死亡的患者占死亡总数的 40.5%。化疗是消化道恶性肿瘤患者治疗的重要手段之一，但化疗所致的胃肠道不良反应使患者的营养不良状况进一步加重。营养支持治疗与消化道肿瘤患者的生存期时间存在相关性。

（二）消化道肿瘤营养不良的发生机制

1. 局部因素

进食通道梗阻、咀嚼疼痛或吞咽困难等影响患者对食物的摄入和吸收。

2. 全身因素

肿瘤影响人体的代谢。

（1）消化道恶性肿瘤生长过程所需的能量和营养物质要比机体正常组织所消

耗的更多，会消耗大量的葡萄糖、脂肪酸、氨基酸等营养物质以满足分裂、生长需要。

（2）肿瘤组织将能量占为己有，将宿主储存的能量转化为自身的能源，使宿主组织不能充分利用营养物质。肿瘤消耗随消化道肿瘤的长大而逐渐增加，加上营养的摄入不够，造成营养不良。

3. 手术治疗

消化道肿瘤切除术后常常影响消化吸收功能，导致患者营养不良的风险大大增加，术后营养不良可导致术后感染等并发症增加、伤口愈合不良，严重影响患者的康复。合理的营养支持有利于减少术后并发症，缩短住院时间，降低住院费用。消化道肿瘤切除术后患者发生营养不良的原因主要包含 3 个方面：

（1）胃肿瘤行大部分切除术后造成胃容量减少、消化液分泌不足、内因子减少，从而影响了食物的摄入量及铁、B 族维生素等营养素的吸收，最终导致营养不良及贫血等并发症明显增加；

（2）肠道肿瘤术后可导致腹泻、便秘等功能紊乱，影响营养素的消化吸收；

（3）手术后发热、感染等可导致机体应激性消耗增加、术后早期处于负氮平衡状态，如果营养供给不足，将导致肌肉大量丢失，体重显著下降。

（三）消化道肿瘤营养筛查及评估

如何判断恶性肿瘤患者是否要进行营养治疗，首先需要了解患者的营养状况。营养筛查与营养评估可以发现具有营养风险和营养不良的患者，确定营养治疗的对象。营养风险筛查是一个快速而简单的方法，通过营养筛查可及时发现存在营养风险的患者，并制订营养支持计划。如果患者存在营养风险但不能实施营养计划，或不能确定患者是否存在营养风险时，需进一步进行营养评估。ESPEN、CSPEN 推荐使用的 NRS 2002 是一种非特异性的营养风险筛查工具，简便易行，其适用对象为一般成年住院患者，可用于成年消化道肿瘤患者的营养筛查。

营养评估是采用专业营养评估工具，利用病史及体格检查资料，对患者的营养状况做出评价，评估营养不良的程度。美国营养师协会（ADA）、中国抗癌协会肿瘤营养与支持治疗专业委员会推荐使用 PG-SGA 直接对营养筛查有风险的肿瘤患者进行营养评估，具体参见第一章第三节相关内容。

综合测定是综合病史、体格检查、人体测量指标、生化指标、器械检查结果，对患者的营养状况及功能状况进行综合评价。不仅能判断患者营养不良及其程度，而且可了解患者的代谢及功能情况。

三、消化道肿瘤常见营养影响症状

消化道分为上消化道和下消化道。上消化道由口腔、咽喉、食管、胃和十二指肠组成，下消化道由空肠、回肠和大肠组成。肿瘤也可以分为良性肿瘤、恶性肿瘤。消化道肿瘤不同于其他系统肿瘤，营养障碍和营养不良是其最主要的临床表现，也是影响疾病预后的主要因素。对营养物质吸收造成影响的因素主要有以下几个方面。

（一）全身表现

1. 厌食

持续而顽固的厌食导致摄食不足，体重下降，营养不良。原因包括：患者味觉减退影响食欲；体内大量代谢产物如乳酸、酮体等易引起恶心；颅内转移灶压迫下丘脑致中枢性食欲减退；心理和生理效应等。

2. 代谢异常

患者出现基础代谢增加，能量消耗增多。糖类代谢、糖酵解增加，体内能量浪费；肝脏内由乳酸异生成糖原增加，进一步增加耗能。蛋白质代谢、肿瘤细胞内蛋白质合成增加，以维持其无限制增殖，导致骨骼肌分解加快，肌肉萎缩；同时肝脏白蛋白合成下降，白蛋白利用增加，造成低白蛋白血症。脂肪代谢、脂肪动员加快，脂肪储备消耗，表现为高脂血症。

3. 发热

反复发作的发热使基础代谢加快，能量消耗进一步增大。其发热原因除感染外，主要与肿瘤细胞释放致热原、组织坏死和肿瘤细胞产热过多有关。

（二）局部表现

1. 机械压迫

肿瘤生长引起消化道完全或不完全梗阻，影响食物的摄入，导致营养不良。

2. 吸收不良综合征

肿瘤累及胰或胆总管，影响胰酶和胆汁酸的分泌，导致脂肪和脂溶性维生素吸收受损，蛋白质的消化吸收不良等。肿瘤浸润小肠壁可致小肠绒毛萎缩或绒毛内淋巴管扩张，影响小肠对营养物质的吸收。继发于不完全梗阻的上段小肠盲袢综合征可导致脂肪泻和维生素 B_{12} 缺乏。腹腔肿瘤导致胃-结肠瘘或空肠-结肠瘘，食糜不经回肠吸收而进入结肠，造成严重的吸收障碍和水电解质紊乱。营养不良造成的小肠绒毛萎缩也引起营养物质吸收不良。

3. 水、电解质平衡失调

常见原因有消化道梗阻造成持续呕吐，颅内转移致使颅内压上升引起呕吐，肠瘘而致小肠液的丢失，结肠肿瘤或激素分泌性肿瘤引起的腹泻，某些肿瘤可分泌过多的抗利尿素。

（三）癌性恶病质

癌性恶病质是消化系统肿瘤患者晚期最严重的症状，表现为躯体极度消耗，营养状态极度恶化。特点是组织消耗、体液丢失、代谢异常与营养素吸收不良。体检可见极度消瘦、体脂消失、骨骼肌和内脏萎缩、体重下降、皮肤萎缩变薄、压迫部位可出现红斑甚至溃疡、下肢和阴囊水肿等。生化检查有贫血、低血糖、高脂血症、低蛋白血症、血乳酸过多、葡萄糖不耐受、电解质紊乱等现象。患者可能有肠道菌群紊乱的症状，影响营养素的消化吸收。

四、消化道肿瘤营养治疗

消化道肿瘤患者营养治疗的目的在于维持患者的营养和功能状况，耐受各种抗肿瘤治疗的副作用，预防或延缓癌性恶病质的发生。消化道肿瘤患者营养治疗原则上与其他非肿瘤疾病患者相同，能量与蛋白质的需求也相差不大。一般说来，25~30kcal/（kg·d）可满足大部分肿瘤患者需求。营养供给途径选择上，只要患者胃肠道功能完整或具有部分胃肠道功能，首选途径仍是胃肠道。若因局部病变或治疗限制不能利用胃肠道时，或营养需要量较高并希望在短时间内改善患者营养状况时，则选用或联合应用肠外营养。一旦肠道功能恢复，或肠内营养治疗能满足患者能量及营养素需要量，即停止肠外营养治疗。消化道肿瘤患者营养治疗的具体实施应考虑如下几个问题。

（1）遵循个体化原则，即根据患者的荷瘤状态、治疗手段确定目标需要量。

（2）实际能量的给予，既要考虑能量消耗，也要量力而行，以防止再喂养综合征的发生。

（3）营养支持途径的选择，应按患者的具体情况而定。临床上营养支持的方式分为口服营养补充、肠内营养和肠外营养支持。

（一）口服营养补充

口服营养补充（ONS）是肠内营养支持的一种方式，是指除了支持饮食外，为了达到特定的医学营养治疗目的经口同时给予宏量营养素和微量营养素补充的方法。临床上，口服营养补充最常用也最简便，吞咽功能正常、具有一定消化吸收功能、无法摄入足够食物和水分以满足机体需要的患者，均为给予ONS的适用对象。

ONS的形式多种多样，可通过饮食指导增加高热量、高蛋白营养物质；改变进食方式（如加餐方式）；使用专用的口服营养补充剂（工业化生产的包含完整营养素的口服液和维生素、无机盐片等）。消化道肿瘤患者典型的ONS是由蛋白质、碳水化合物、脂肪三种宏量营养素和微量营养素（维生素、无机盐和微量元素）组成的配方营养补充剂，可以是粉状半固体配方，也可以是浓缩型液体配方，一般可提供1.0~24kcal/ml能量。临床上还有针对不同疾病状态的ONS配方，如针对糖尿病患者的ONS制剂等。对于接受手术治疗的消化道肿瘤患者，ONS在加速伤口愈合、减少术后并发症、改善生活质量等方面均有积极作用。

（二）肠内营养

1. 肠内营养支持的适应证

凡不能经口进食、进食不足，术前或术后营养补充，多种胃肠道疾病等，胃肠道功能存在或部分存在并且可以利用的患者，都可接受肠内营养治疗。消化道肿瘤患者接受肠内营养的主要有以下情况。

（1）咀嚼、吞咽困难者。

（2）营养状况差，无力进食者。

（3）消化系统肿瘤稳定期。

（4）应激状态，如创伤、手术、严重感染等。

（5）纠正或补充胃肠道疾病患者手术前后的营养不良状况。

（6）术前肠道准备，要素膳可替代流质食物作为胃肠道手术的术前准备。

2. 肠内营养制剂

（1）要素制剂　有低聚体和单聚体制剂，成分主要包括被酶降解成不同程度的大分子营养素，少量消化即可吸收。残渣少，不含谷胶及乳糖。主要有维沃、百普力等。

（2）聚合物制剂　即整蛋白制剂，是标准化的肠内营养制剂，大多由完整的营养素制成，营养完全，主要适用于尚有功能的消化系统。糖类主要来源于低聚糖、淀粉或麦芽糖糊精，氮源为整蛋白，脂质主要来源于植物油，此外还含有维生素、无机盐及微量元素。主要有瑞素、安素、纽纯素、能全力及佳维体。

（3）家庭营养制剂　适用于经鼻胃管途径或者胃造口置管者，家庭营养制剂营养素来源不同，热量低，同时为满足患者需要，一般输注量较大，或者添加肠内营养制剂商品。

（4）特殊疾病制剂　根据不同的疾病而分类设计，如增强型制剂，富含核苷酸、精氨酸等，适用于准备手术的患者及免疫力低下者。

3. 肠内营养供给途径

肠内营养治疗的实施如能口服则首选口服，不能口服患者可采用鼻胃管、鼻肠管或者胃肠造口管等进行。

（1）鼻胃管途径　主要用于胃肠功能正常、短时间鼻饲的患者，简单、易行，但易发生反流、误吸、上呼吸道感染等。

（2）鼻空肠营养　管导管通过幽门进入十二指肠或空肠，降低了反流与误吸的发生率，增加了患者的耐受性。

（3）胃造口　经皮内镜胃造口术（PEG）减少了鼻部及上呼吸道的感染，可长期留置营养管，适用于长时间不能进食，但胃排空良好的患者。

（4）空肠造口　特殊疾病患者行腹部大手术时可行空肠造口术，可长期留置营养管，适用于长时间不能进食者。

4. 肠内营养输注方法

（1）一次性输注　即推注法。将营养液在一定的时间内使用注射器缓慢推注。

（2）分次输注　即间断滴注法，24h 循环滴注，中间可以休息。

（3）持续输注法　不间断持续输注肠内营养液，可采用重力滴注法，也可使用喂养泵输注。

5. 肠内营养支持的并发症及护理

（1）机械性并发症　与喂养管放置操作有关，如气胸、鼻咽及食管损伤、误插气管，以及喂养管扭曲、堵塞等。肠内营养操作应规范，动作轻柔，遇见阻力不可硬插，放置喂养管后采用抽吸、听诊或 X 线摄片等确定导管尖端在消化道内。喂养时患者取半卧位，并定时检查胃残留量，如残留量大于 200ml，应停止输注，以减少误吸的发生。每次输注前后及喂养 4~6h 后用 20~30ml 温开水冲洗，如有堵塞可用 4%碳酸氢钠液冲洗。

（2）感染性并发症　常见吸入性肺炎，由于喂养管损伤食管下括约肌、异位或卧位不当等引起。喂养时采用半卧位，同时严格控制滴速，一旦发生误吸应立即停止输注肠内营养，鼓励患者咳嗽以清除气管内液体，必要时行气管内吸引。

（3）胃肠道并发症　常见恶心、呕吐、腹胀、腹泻等，主要因为患者长期未进食、输注速度过快、初次鼻饲、浓度过高、吸收不良或者乳糖不耐症等引起。初次输注应从低浓度低速度开始，逐渐增加浓度及速度，注意监测渗透压，防止腹泻。根据胃肠功能，选择合适的肠内营养制剂。

（4）代谢性并发症　高血糖或低血糖，应定时监测血糖变化，根据血糖适当调节肠内营养液滴速，患者出现不适症状时立即测血糖，并给予对症处理。

（三）肠外营养

对于不适合口服营养或肠内营养的消化道肿瘤患者，全胃肠外营养（TPN）仍是重要选择。肠外营养对无法进食或胃肠道功能障碍的患者通过静脉途径输入人体所需的能量和营养物质，从而避免营养不良的发生，促进和维护人体正常的生理活动。肠外营养的输入途径有外周静脉、中心静脉和经外周中心静脉（PICC）。

1. 肠外营养支持的适应证

消化道肿瘤患者肠外营养支持分为三大类：

（1）术前进行营养支持，主要适用于不能经口进食或不能经肠内喂养途径喂养且严重营养不足者；

（2）术前已开始营养支持，并一直延续至术后者；

（3）术前营养状况良好，未行营养支持治疗，但手术创伤大，术后发生并发症，或者是术后长时间不能经口进食或术后摄入的营养不足而需要营养支持者。

2. 肠外营养液及输注方式

肠外营养液的成分是按照患者自身需要配制而成的，24h 的营养液混合在一起，装于 3L 袋中混匀，按照每天每千克体重需糖类 3.0~4.0g、脂肪 0.7~1.0g、热量 30~35kcal、氮 0.2~0.3g，同时给予平衡型复方氨基酸液。肠外营养液多采用 24h 持续滴注的方式，也可进行间歇性、周期性输注，多采用重力输注的方式，也可采用输液泵动力输注。已配制的营养液需在 24h 内输完。

3. 肠外营养支持的并发症及护理

（1）电解质紊乱　准确记录患者 24h 的液体出入量，定时测量动脉血气分析、血电解质，及时给予药物纠正，对症处理。

（2）血糖异常　当血糖波动较大时，应定时监测血糖变化，根据血糖适当调节输液滴速。患者出现不适症状时立即测血糖，并给予对症处理。

（3）感染　在配液及输液过程中，严格无菌操作，密切观察穿刺点皮肤有无红肿、渗出等感染迹象。选用透气性好的敷料，保持敷料干燥，避免敷料污染，如有潮湿、卷边等随时更换。

（4）静脉炎　外周静脉输注肠外营养液时 24h 更换一次输液部位，出现静脉炎或药物外渗时，立即停止输入，采取相应的处理措施。

（四）营养教育

（1）构建营养教育网络平台。采用现代互联网模式构建微信群或 QQ 群，每日上传消化系统恶性肿瘤相关知识与信息，护士及时在线解答患者的问题。若涉及相关医疗方面的健康问题，在线护士无法及时予以解决，需保持与专科医师及营养师的联络，及时准确帮助患者解决问题，或由科室每周邀请主治及以上级别的医师以回复电子邮件（≥1 次/周）的形式帮助患者及时解决相关问题。

（2）应用多媒体课件讲解膳食治疗及食疗相关知识。包括膳食控制原则、方法与技巧等，并发放相关宣传资料，1 次/周，30min/次，持续 1 个月。在病房或者患者活动室设置营养宣传栏，配备营养相关书籍。

（3）指导患者进行早期营养咨询，营养咨询不是给予简单的营养"建议"，而是与患者持续互动的专业交流过程，旨在帮助患者管理不适症状，让患者全面了解营养的重要性从而改变饮食习惯，最终增加能量和蛋白质的摄入。

五、消化道肿瘤营养护理

良好的营养管理对消化道肿瘤患者完成规定的治疗疗程、减少营养相关副作用和促进愈合至关重要。

（一）围手术期营养护理

围手术期营养支持的效果评价各异。有研究报道营养不良的肿瘤患者，从术前 7~10d 的 TPN 直至术后可以口服进食阶段的营养支持，可使患者的营养状况改善，术后早期化疗的耐受性提高。建议摄入的能量是基础代谢率的 1.5 倍，热氮比是 150∶1。营养状况良好的患者进行术后早期肠内营养，使用加入免疫营养素如 ω-3 多不饱和脂肪酸、精氨酸、核苷酸的制剂的患者，比使用标准膳食和静脉营养的患者更能缩短术后住院时间和降低费用。也有给这些患者使用谷氨酰胺获益的报道。

总之，营养不良往往继发于某种严重疾病，如胃肠道肿瘤。胃肠道的恶性疾病和营养不良往往是一种恶性循环，胃肠道肿瘤患者常有不同程度的胃肠功能不全，而胃肠功能不全又使营养摄入减少，进一步使肿瘤患者的全身情况恶化，患者有可能无法接受其他的肿瘤治疗措施。所以，只要营养支持能为患者的综合治疗提供一个机会，能够改善患者的身体状况，就应该进行营养支持治疗。

（二）化疗期间营养护理

胃肠道肿瘤化疗患者辅助营养支持治疗，在化疗前，如患者已有明显营养不良，或者是化疗会严重影响患者的摄食，预计持续1年以上，可以在化、放疗的同时给患者一定的肠内或肠外营养支持。

1. 家庭 TPN 和 EN 应用

当胃肠道肿瘤患者发生肠梗阻时，TPN 和 EN 是维持生命所必需的。如果满足以下标准，给进展期肿瘤患者进行家庭 TPN，是一种合理的选择，对不能吞咽和慢性肠梗阻的胃肠道肿瘤患者，预计生存期能超过 2 个月，此类患者的营养不良大多是因为饥饿而不是由于肿瘤进展引起的。

2. 新的营养底物

可能成为肿瘤患者新的营养底物的有谷氨酰胺、精氨酸、ω-3 脂肪酸。谷氨酰胺是肠黏膜细胞的一种必需营养素，可以改善肠黏膜功能状态，临床使用谷氨酰胺有一定效果，且没有资料显示谷氨酰胺会促使人类肿瘤生长，故口服谷氨酰胺不会影响化疗药物的效果。含精氨酸、ω-3 脂肪酸、核苷酸的 EN 制剂对胃肠道肿瘤手术患者有利。如术前开始给予含免疫营养素的 EN，效果会更加好。这种效果来源于对感染的预防，而不是逆转患者的恶病质状态。近来研究表明，进展期胰腺癌患者使用含 ω-3 脂肪酸的营养制剂可以使患者的体重增加，并使一系列生化指标改善，机制可能是减少了 IL-1、TNF 的合成。

（三）居家营养护理

消化道肿瘤患者的营养护理应贯穿于自诊断期开始至整个生存期，而不仅仅只停留在院内阶段。消化道肿瘤患者在经历手术、放疗、化疗等一系列治疗后产生的与进食、消化、吸收等问题相关的症状通常无法立即获得恢复，往往于患者出院返回家里后持续很长一段时间甚至终身无法痊愈。医护人员应监测、随访肿瘤患者治疗后身体、社会、心理的远期和长期效应，其中就包括居家营养状况监测及营养健康教育。应建立适用的随访与健康教育管理平台，患者及家属可随时获得康复信息支持，医护人员也可为其提供主动的咨询与宣教。传统的随访管理方式主要是电话随访，但其效率低，沟通时间短，不利于对患者进行全面的营养评估及健康指导。目前应用较为广泛的是利用基于互联网的微信群及微信公众平台进行一对一沟通，不受时间、地域的限制，且可利用平台进行数字化营养健康教育，包括讲座、直播、推送科普文章等各种传播形式，这些方法十分便捷高效。

居家营养状况监测对及时发现消化道肿瘤患者的营养问题至关重要，故应定期询问患者及家庭照护者居家期间体重的变化情况并做好记录，了解其在膳食制备、人工喂食、营养补充、进食体验、营养影响症状管理等各个方面所面临的困惑和启发。建立随访营养管理档案，记录患者生存期营养状况的变化，制订居家营养管理计划，及时进行营养干预。还可联合社区家庭医生，根据患者情况酌情转介医生、营养师、康复师、心理治疗师等，促进患者整体康复。

六、消化道肿瘤营养临床护理案例分析

（一）病例介绍

患者，男性，62 岁，2020 年 8 月 10 日以"胃癌行 D2 根治术后 3 年，腹痛、腹胀 1 周"为主诉入院，诊断为"胃癌术后肠梗阻"。患者术后应用 FOLFOX4 方案化疗 10 个周期，1 周前出现腹痛、腹胀，仅能进食少量流质食物，体重 1 个月内下降约 2kg。患者身高 174cm，体重 55kg，BMI 18.2kg/m²。一般状态欠佳，消瘦。肝功能：总蛋白 62.6g/L，白蛋白 31g/L；血常规：RBC 3.28×10^{12}/L，血红蛋白 102g/L；肿瘤标志物：CEA 26ng/ml，CA19-9 32.8U/ml。腹部 CT：腹盆腔大量积液，结肠肝曲、脾曲考虑为恶性病变，伴肠梗阻，考虑多发腹膜转移瘤可能。患者 KPS 评分为 70 分，NRS 2002 评分为 4 分，PG-SGA 评分为 11 分。

入院后诊断明确，给予腹腔穿刺置管腹腔积液引流，经外周中心静脉（PICC）肠外营养为主、口服营养为辅营养支持 2 周，患者体重增加，BMI 18.5kg/m²，白蛋白升至 40g/L，同时乏力症状明显缓解。8 月 26 日出现腹部绞痛，排便停止，排气明显减少，经 TPN 及联合应用生长抑素、皮质类固醇激素等药物后，患者腹部症状缓解，排气及排便恢复。出院后患者 ONS 结合口服替吉奥胶囊维持治疗，居家期间多次随访，病情稳定，体重维持满意，生活质量较好。

（二）案例引导

本案例中患者胃癌 D2 手术后腹腔内复发伴有恶性腹腔积液、恶性肠梗阻，同时伴有营养不良，PG-SGA 评分为 11 分，重度营养不良，在积极的抗肿瘤治疗之前首先给予营养治疗，使营养状况得到改善，能更好地发挥化疗药物的作用，减少毒副作用。该患者肠内营支持结合药物治疗取得明显疗效，肠功能逐步恢复。依据肠内营养优先原则，应考虑逐步恢复肠内营养，可以有效地维护肠道功能，并可以保护消化道黏膜屏障，防止细菌移位，避免肠源性感染，这一点对于晚期消化道肿瘤患者尤其重要。但对于已有过恶性肠梗阻病史的患者，肠内营养的使用应避免一蹴而就、短期内大量应用，以免加重梗阻症状，应逐步恢复，不足部分以肠外营养补充。另外，应注意肠内营养配方的选择，早期应以肠道负担轻的要素膳为主，如果耐受良好，可逐步尝试过渡为整蛋白型。晚期肿瘤患者的维持治疗耗时长、负担重，根据

此患者情况，可逐步过渡到标准配方的家庭肠内营养，与抗肿瘤治疗的"STOP and GO"理念相结合，口服 ONS 与单药化疗，相得益彰，既可以维持患者的营养状态，又能降低化疗的不良反应，使患者长期生存。

（三）与营养相关的护理问题

（1）营养失调（低于机体需要量） 与饮食摄入不足有关。

（2）口腔黏膜受损 与放疗副作用和机体免疫力下降有关。

（3）有误吸的风险 与咳嗽及吞咽障碍有关。

（4）焦虑 与体重持续下降，担心疾病预后有关。

（四）护理措施

营养治疗可以维持恶性肠梗阻患者的营养状态，纠正营养不良，甚至可以延长某些患者的生存时间，此类患者的营养治疗和护理具有其特殊性，需要结合患者病情、经济条件及患者和家属的治疗意愿等因素综合分析，进行个体化治疗，提供个性化营养护理措施。

1. 制订个体化营养支持方案

患者临床表现以消化道症状为主，此时虽可给予肠内营养制剂，但显然不能满足营养治疗的目标量，而且可能会加剧肠壁水肿，加重肠道负担和腹部症状，疗效适得其反。采取经外周中心静脉（PICC）肠外营养为主、口服营养制剂为辅的营养治疗方式，既可以快速纠正电解质紊乱，又可尽快达到目标营养需求，还能保护肠黏膜屏障。营养治疗具体实施应考虑如下几个问题：

（1）遵循个体化原则，即根据患者的荷瘤状态、治疗手段确定目标需要量，肿瘤根治术后无瘤情况下，可按 25~30kcal/（kg·d）计算目标需要量。围手术期患者、荷瘤患者接受放疗时可按照中度应激处理，其目标需要量可以调高为 30~35kcal/（kg·d）。该患者为胃癌术后腹腔内复发转移，可按 30~35kcal/（kg·d）计算目标需要量。

（2）实际能量的给予既要考虑能量消耗，也要量力而行，为防止再喂养综合征的发生，起始热量供给以能量消耗 10~15kcal/（kg·d）为宜，在 3~7d 内达到目标需要量。

（3）对营养治疗的方式选择，应遵循肠内营养优先原则，但应辨证对待。

（4）患者应用肠外营养时，需预防相关并发症的发生，如导管相关性血流感染、血栓、高血糖及肝肾功能损害等。由于恶性肠梗阻疾病的特殊性，需考虑液体总量及热量配比，并注意纠正水及电解质紊乱。

（5）患者在接受积极的药物治疗后，消化道症状明显改善，可以部分恢复经口摄入，制订个体化膳食方案。以下分别以患者住院期间流质膳食、出院后居家软食与口服营养补充（ONS）相结合食谱举例。流质食物所提供的能量及营养素均不足，每天总能量在 800kcal 左右，应考虑辅以口服营养补充剂或匀浆膳，必要时配合肠外营养。流质食物需少量多餐，每日进食不少于 6 餐，间隔 2~3h。每餐液体量不宜过多，200~300ml 为宜（见表 5-2-1）。软食总能量可设定范围为每日1750~2100kcal，每日餐次和能量分配比例可在普食三餐能量和营养素分配基础上，合理安排加餐，通常可参照早餐 23%~30%，午餐 30%，晚餐 20%~30%，加餐 10%~20%（1~2 餐）进行安排（见表 5-2-2）。

表 5-2-1　住院期间流质饮食+ONS 食谱举例

时间	食物种类	备注
早餐	豆花+粥，或藕粉+粥	
上午加餐	口服营养补充剂（200ml）	
中餐	蒸嫩蛋羹、肉汤、浓米汤、蛋花汤、面糊、米糊、浓藕粉、蔬菜汁、水果汁等	选 1~2 种
下午加餐	口服营养补充剂（200ml）	
晚餐	牛奶芝麻糊、土豆泥浓汤、米糊、酸奶、蒸嫩蛋羹、碎肉末粥等	选 1~2 种
晚上加餐	口服营养补充剂（200ml）	

表 5-2-2　居家软食+ONS 食谱举例

时间	食物种类	备注
早餐	豆腐脑、粥、面条、馄饨、包子、饺子等	选 1~2 种
上午加餐	口服营养补充剂（200ml）	
中餐	软米饭、馒头、荷包蛋、瘦肉、番茄、南瓜、茄子、冬瓜、萝卜、嫩叶菜等	选 2~3 种
下午加餐	口服营养补充剂（200ml）	
晚餐	软米饭、鱼（少刺）、蒸蛋羹、马铃薯、豆腐、菜花等	选 2~3 种
晚上加餐	口服营养补充剂（200ml）	

2. 积极预防口腔感染

口腔黏膜炎又称为口腔溃疡，多为口腔黏膜变红、肿胀、疼痛，如果出现创面则成为溃疡，发病时多伴有便秘、口臭等现象。影响消化道肿瘤患者口腔病变的相关因素包括：治疗因素，如化学治疗药物氟尿嘧啶；个体因素，如精神心理因素，其他因素如戴义齿、吸烟等。护理措施如下：

（1）健康教育。提高患者进行口腔护理的意识，增加口腔护理的次数，在饭后、睡前及其他时间积极有效漱口，每日使用软毛牙刷刷牙至少 2 次。

（2）治疗前应充分评估患者的口腔情况，是否有牙龈炎、牙周感染等。

（3）指导患者摄入高蛋白、高维生素食物及大量液体，预防口腔黏膜感染的发生。

（4）接受氟尿嘧啶静脉输注治疗的患者推荐使用口腔冷冻疗法，即咀嚼冰块等。

（5）对黏膜炎所致疼痛明显的患者，需提供镇痛药物。

（6）合并感染的患者需要进行细菌或真菌培养。

3. 预防误吸

（1）意识障碍患者，尤其是神志不清或昏迷者，以及老年患者鼻饲前翻身吸净呼吸道分泌物。

（2）如病情允许鼻饲时床头抬高 30° 或更高，并在鼻饲后 30min 内仍保持半卧位。

（3）必要时每 4h 测定胃内残留量，＞200ml 时应暂缓肠内营养。

（4）选择适宜管径大小的胃管，成人可选择 14F 胃管。

（5）延长鼻胃管插入长度，保证胃管末端达到幽门下。

（6）降低速度，匀速方式进行鼻饲。

（7）行人工气道的肠内营养患者需行声门下吸引 1 次/4h。

（8）腹腔高压的患者需定时测定患者的腹腔压力。

4. 缓解患者的疲乏及焦虑情绪

癌因性疲乏是一种痛苦的、持续的、主观的乏力感或疲惫感，与活动不成比例，与癌症或癌症治疗相关，并伴有功能障碍。广泛意义指患者主观感受到的筋疲力尽、厌倦感、劳累甚至恶心、反胃等一系列不舒服的症状，是主体对生理性、心理性、功能性和社会性结果的一种多维度主观体验。护理措施如下：

（1）健康教育 指导患者积极了解引起癌因性疲乏的相关原因，是治疗的首要措施。治疗癌症疼痛、抑郁、睡眠障碍、贫血、营养不良及其他并发症，给予睡眠干预治疗、营养支持治疗等综合干预，必要时进行药物治疗。

（2）保持乐观的情绪 指导患者敢于承认癌因性疲乏的存在，嘱其及时告知医护人员自己的疲乏感，以便医护人员能在第一时间做出相应的处理，减少其痛苦。

（3）化疗期间的营养补充 主要以富含蛋白质食物为主，避免过度饥饿或进食过量。

（4）休息和睡眠　因过多睡眠会使人感觉更加疲惫，故保证每晚 8h 睡眠即可。

（5）有氧运动　适度进行锻炼和娱乐活动对患者非常重要，这可减轻疲乏。建议患者选择自己喜欢的运动，活动的时间和强度以自我感觉舒服为度，保证休息和活动能量平衡。

（五）案例总结

由于疾病消耗及术前应激等因素影响，消化道肿瘤患者常伴随轻至中度营养不良，特别是术前即存在营养风险者，麻醉及手术后禁饮禁食常造成机体的内环境紊乱，加重营养不良状况，患者常出现恶心、呕吐及胃肠道功能恢复缓慢等现象。据统计进行性的营养消耗使大约 50%以上的恶性肿瘤患者存在不同程度的营养不良，营养不良会使心、肺、肾、胃肠道等器官功能受损，并可降低机体免疫力和肌肉收缩的功能，增加了切口感染、裂开、吻合口瘘等并发症的发生率，部分患者甚至会出现多脏器功能不全、住院时间延长、医疗费用增加并影响后续治疗。

在抗肿瘤治疗的过程中，科学合理的营养支持的重要性也越来越被人们所认可。临床上医护人员不仅要关心患者吃了没有，而且还要评估患者吃了多少、吃得怎样以及吃的质量如何。如患者饮食的质和量不能达到标准，则需要给予临床营养支持。随着医学进步，免疫营养素如锌、茶多酚、谷氨酰胺等的发现与使用为营养支持提供了新的内容与方向。消化道肿瘤的进展是一个动态发展的过程，如何根据不同肿瘤患者的不同发展阶段，提供个体化、动态变化的营养支持及护理方案，这些还需要我们进一步的研究与探索。

第三节　中枢神经系统肿瘤营养护理

一、中枢神经系统肿瘤概述

中枢神经系统（Central Nervous System，CNS）肿瘤是指起源于中枢神经系统内的组织或结构的一组良恶性疾病，病变主要位于颅内或椎管内，是除脑血管病、颅脑损伤、感染以外最常见的、具有特殊临床意义的中枢神经系统疾病，具有较高的致残率和致死率。2016 年华盛顿大学对全球 CNS 肿瘤的统计显示，我国是全球 CNS 肿瘤新发病例及死亡人数最多的国家。最常见的 CNS 肿瘤包括原发性 CNS 胶质瘤、原发性 CNS 淋巴瘤、转移瘤，共占颅内恶性肿瘤的近 90%，以及一些脑膜起源或神经起源的颅内、颅外肿瘤（如脑膜瘤、血管外皮瘤、神经鞘瘤等）。其中，脑胶质瘤具有高致死率和致残率，是 40 岁以下男性和 20 岁以下女性癌症死亡的首要因素，在老年人群中发病率也逐年增加。中枢神经系统恶性肿瘤对传统治疗不敏感且易复发，预后极差。手术是中枢神经系统肿瘤最主要的治疗手段，对于良性肿瘤而言，手术全切者通常可治愈，但部分良性肿瘤生长部位深，被重要神经、血管包绕，或靠近并与重要神经血管粘连，无法手术，或手术无法全切，则需联合放射治疗；对于恶性肿瘤而言，手术很难清除所有肿瘤细胞，因此术后还需配合放射治疗、化学治疗等，以进一步提高治疗效果。

二、中枢神经系统肿瘤与营养不良

（一）中枢神经系统肿瘤营养不良概况

神经系统疾病患者的营养障碍问题较普遍，意识障碍、神经源性吞咽困难、精神障碍、神经源性呕吐、神经源性延髓麻痹（临床表现为言语困难、发音困难和吞咽障碍）、神经源性呼吸衰竭及其相关严重并发症均可影响营养和代谢，患者可能存在营养风险和/或营养不良，从而加重原发疾病，增加并发症的发生概率，影响患者的临床结局。有研究指出，肿瘤患者营养不良风险发生率为 33.59%，其中颅内良性肿瘤患者营养不良风险发生率为 26.39%，颅内恶性肿瘤患者营养不良风险发生率高达 42.86%。因此，针对神经疾病患者的治疗应包括改善患者的营养情况，合理应用临床营养治疗对其临床结局的改善具有重要的意义。

（二）中枢神经系统肿瘤营养不良的发生机制

中枢神经系统肿瘤营养不良的原因及发生机制复杂，涉及肿瘤本身、肿瘤治疗可能带来的潜在副作用、心理因素及生活习惯因素等。这些因素同时存在或者相继出现，影响着患者营养不良的发生及发展。

1. 肿瘤因素

大脑是代谢调节的活动中枢，对于颅内肿瘤患者来说，肿瘤导致的基础代谢率改变和细胞代谢功能障碍可导致能量需求增加，特别是颅内恶性肿瘤或转移瘤患者常伴有不同程度的意识障碍、吞咽困难、神经性呕吐、神经元麻痹、激素分泌及内脏功能失衡等，患者易产生饮食摄入不足、应激性胃溃疡、能量消耗增加等，加重代谢紊乱，引发营养不良。

2. 治疗因素

颅内肿瘤主要采取以手术为主的综合治疗，营养不良是患者术后发生并发症的独立危险因素。术后患者机体处于高代谢状态，主要表现为糖原、脂肪及蛋白质分解代谢，其产物葡萄糖、游离脂肪酸和氨基酸被用于机体修复和免疫反应，维持外周蛋白水平及瘦组织群质量，其结果是导致肌肉组织萎缩，加速营养不良和恶病质的进程，严重影响患者的肿瘤康复。手术中气管切开或术后继发吞咽困难的患者长期进食不足也会加重营养风险。此外，术后放化疗在治疗颅内肿瘤的同时，也杀伤了机体的正常组织细胞，引发一系列毒副作用，如恶心呕吐、吞咽困难、食欲下降、应激性胃溃疡等，放疗晚期导致与营养相关的损伤见表 5-3-1。化疗还可诱发组织炎症反应，促进机体能量代谢，从而加重营养不良进程，使得机体整体耐受力下降。

表 5-3-1   RTOG 晚期放射损伤分级标准

项目	0 级	1 级	2 级	3 级	4 级
黏膜	无变化	轻度萎缩和干燥	中度萎缩和毛细血管扩张，无黏液	完全萎缩，完全干燥，重度毛细血管扩张	溃疡
涎腺	无变化	轻度口干，对刺激有反应	中度口干，对刺激反应差	完全口干，对刺激无反应	纤维化
喉	无变化	声音嘶哑，轻度喉水肿	中度喉水肿，软骨炎	重度水肿，重度软骨炎	坏死
食管	无变化	轻度纤维化；轻度吞咽固体食物困难；无吞咽疼痛	不能正常进固体食物；进半固体食物；可能有扩张指征	严重纤维化，只能进流质食物；可有吞咽疼痛；需扩张	坏死/穿孔，瘘
小肠/大肠	无变化	轻度腹泻，轻度痉挛，轻度直肠分泌物增多或出血	中度腹泻和肠绞痛，大便 >5 次/d，多量直肠黏液或间断出血	梗阻或出血，需手术	坏死/穿孔，瘘

3. 心理因素

中枢神经系统肿瘤患者面临着巨大的精神压力。因 CNS 肿瘤患者对疾病知识的缺乏，担心术后预后不佳或术中损伤导致感觉、运动障碍甚至终生瘫痪等，常产生焦虑、抑郁等负性情绪，严重影响患者的心理健康水平，患者易出现厌食的症状，导致营养摄入不足，增加营养风险，降低机体免疫力，影响患者治疗的依性。

4. 生活习惯因素

许多中枢神经系统肿瘤患者的饮食及行为习惯不合理，导致营养素摄入不足，例如：偏食，只挑自己喜欢的食物，常吃"小食品"或常顾"小食摊"，饮料当水喝，喜好烧烤，不吃早餐等，常吃含色素多或油炸食品、熏烧食物，这些不良饮食习惯对人体健康有害。经常在饭前摄入大量热量高但没有营养价值的零食，会引起胃肠功能失调，导致营养不良，且长期摄入熏烧太过的蛋白类食物易诱发癌症。

（三）中枢神经系统肿瘤营养筛查及评估

1. 筛查工具

针对神经系统疾病，2019 年中华医学会肠外肠内营养学分会制订的《神经系统疾病肠内营养支持中国专家共识（第二版）》推荐应用营养风险筛查 2002（NRS 2002）进行营养筛查。中枢神经系统肿瘤患者的营养筛查可以参照执行。

2. 评估工具

常用于中枢神经系统肿瘤患者的营养评估工具为患者参与的主观全面评定（PG-SGA）。对于神经系统疾病伴神经性延髓麻痹症状的住院患者，可用饮水吞咽试验进行吞咽障碍评估，试验方法与评定标准介绍详见表 5-3-2。也可用进食评估问卷调查(eating assessment tool，EAT-10)，EAT-10 有 10 项吞咽障碍相关问题。每项评分分为 4 个等级，0 分无障碍，4 分严重障碍，总分在 3 分及以上视为吞咽功能异常。EAT-10 有助于识别误吸的征兆和隐性误吸以及异常吞咽的体征。与饮水吞咽试验合用，可提高筛查试验的敏感性和特异性。详见表 5-3-3。

表 5-3-2　饮水吞咽试验分级

饮水吞咽试验分级	评定方法
1级	能1次顺利咽下
2级	分2次以上咽下，无呛咳
3级	1次咽下，有呛咳
4级	2次以上咽下，有呛咳
5级	频繁呛咳，不能咽下

注：

（1）试验方法　患者意识清楚，不告知患者试验内容情况下，坐位或半卧位，喝下 30ml 温开水。

（2）评定标准　①正常，1 级（5s 以内咽下）。②可疑，1 级（5s 以上咽下）或 2 级。③异常，3~5 级。

表 5-3-3　进食评估问卷调查（EAT-10）

姓名　　年龄　　性别　　记录日期　　科室　　病床　　住院号

目的：EAT-10 主要在判断有无吞咽困难时提供帮助，在您与医生沟通时非常重要。

一、说明：将每一题的数字选项写在后面的方框，回答您下列问题处于什么程度？　　　　　　　　单位：分

问题	评分标准	得分
1.我的吞咽问题已让我体重减轻	0=无，轻度，中度，重度，4=严重	☐
2.我的吞咽问题影响到我在外就餐	0=无，轻度，中度，重度，4=严重	☐
3.喝液体时费力	0=无，轻度，中度，重度，4=严重	☐
4.吃固体食物费力	0=无，轻度，中度，重度，4=严重	☐
5.吞药片(丸)费力	0=无，轻度，中度，重度，4=严重	☐
6.吞东西时有疼痛	0=无，轻度，中度，重度，4=严重	☐
7.我的吞咽问题影响到我享用食物时的乐趣	0=无，轻度，中度，重度，4=严重	☐
8.我吞东西时有食物卡在喉咙里的感觉	0=无，轻度，中度，重度，4=严重	☐
9.我吃东西时会咳嗽	0=无，轻度，中度，重度，4=严重	☐
10.我吞咽时紧张	0=无，轻度，中度，重度，4=严重	☐

二、得分

将各题的分数相加，将结果写在下面的空格。总分(最高 40 分)

三、结果与建议

如果 EAT-10 的总评分≥3 分，您可能在吞咽的效率和安全方面存在问题。我们建议您带着 EAT-10 的评分结果就诊，做进一步的吞咽检查和/或治疗。

对于神经系统疾病伴胃肠症状住院患者，需要应用急性胃肠损伤分级（acute gastrointestinal injury，AGI）（表 5-3-4）进行胃肠功能评估。欧洲重症协会胃肠障碍工作组（The Working Group on Abdominal Problems of the European Society of Intensive Care Medicine，WGAP/ESICM）于 2013 年提出急性胃肠损伤概念，并推出 AGI 评估标准。2016 年和 2017 年，2 项多中心前瞻队列研究显示：AGI 分级越高，病情越重，死亡率越高，胃肠功能衰竭（AGI Ⅲ和Ⅳ）病死率更高。

表 5-3-4　急性胃肠损伤分级

AGI 分级	临床表现
1 级	自限性阶段，发展为胃肠功能障碍或胃肠功能衰竭的风险较大。表现为已知的、与某个病因相关的、暂时的胃肠症状
2 级	胃肠功能障碍阶段，胃肠道不能完成消化和吸收，以满足人体对营养素和水分需要；但通过临床干预，可恢复胃肠功能
3 级	肠功能衰竭阶段，胃肠功能丧失；尽管给予干预，亦不能恢复胃肠功能和一般状况
4 级	胃肠功能衰竭并严重影响远隔器官功能，危及生命

三、中枢神经系统肿瘤常见营养影响症状

由于中枢神经系统肿瘤患者存在意识障碍、吞咽困难、神经性呕吐、神经源性延髓麻痹以及手术使机体遭受创伤等严重打击，患者易产生营养摄入不足、应激性胃溃疡、严重的代谢紊乱、能量消耗增加等营养不良或营养风险，可加重患者的术后并发症等。中枢神经系统肿瘤患者的营养影响症状主要有以下几种。

1. 意识障碍

意识是指个体对自身或周围环境的认知能力，包括觉醒和觉知。意识障碍（disorders of consciousness, DOC）是指患者对自身和周围环境刺激的觉醒感知能力不同程度降低或丧失，包括昏迷、植物状态（vegetative state, VS）/无反应清醒综合征（unresponsive wakefulness syndrome, UWS）、最小意识状态（minimally conscious state, MCS）。昏迷是一种无法被唤醒的彻底无意识状态，患者双目闭合，没有正常的睡眠-觉醒周期，这种状态在急性脑损伤后通常持续几天或几周。VS/UWS 是一种无临床意识迹象的觉醒状态，患者可睁眼，但仅表现出反射性行为，因此被认为对自己及周围环境无意识。相反，MCS 患者表现出明确的非反射性皮质介导的行为迹象，对环境刺激的反应不稳定但可重复发生。尽管某些 MCS 患者可能会在一定程度上遵循命令，但却无法进行功能性交流。MCS 的异质性现在已被认识到，因此可以根据患者行为反应的程度分为 MCS+（能够遵循指令，产生可理解的言语和/或不完全准确的交流）和 MCS–（只显示出自发的意识迹象，如疼痛定位或视觉追踪，却没有体现语言加工的行为）。格拉斯哥昏迷评分表（GCS）是迄今为止最经典、最常用的昏迷评分，是国际通用的客观评价脑功能障碍和昏迷严重程度的一种方法，详见表 5-3-5。

表 5-3-5 格拉斯哥昏迷评分表

得分/分	睁眼反应	运动反应	言语反应
1	疼痛刺激无睁眼	肢体无反应	无言语
2	疼痛刺激后睁眼	肢体伸直	不能理解的言语
3	言语呼唤后睁眼	肢体异常屈曲	不适当的言语
4	自动睁眼	疼痛屈曲逃逸	言语混乱
5	—	疼痛有局限反应	有定向力
6		按吩咐运动	—

当该意识丧失状态持续超过 28d 称为慢性意识障碍（prolonged DOC, pDOC）。pDOC 患者常伴有吞咽障碍，无法经口自主进食。经口间歇性管饲（intermittentoto-esophageal tube feeding, IOE）是一种将导管经口腔插入胃内，注完食物后即拔管的营养供应方法，同时也是治疗吞咽障碍的一种手段，见图 5-3-1。

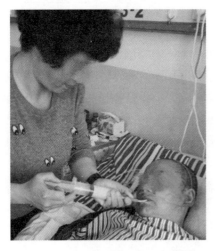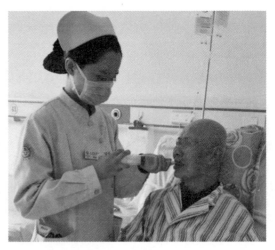

图 5-3-1　经口间歇性管饲

2. 神经源性延髓麻痹–吞咽障碍

吞咽障碍是指吞咽困难，病因可能为神经损伤或疾病，或头颈的先天性、结构性或手术改变。中枢神经系统肿瘤可致神经源性吞咽障碍，属于多发性吞咽障碍，以卒中后吞咽障碍最为常见。吞咽障碍程度分为正常、轻度、中度、重度 4 个层面，从严重吞咽困难到正常吞咽功能共 10 级，详见表 5-1-2、表 5-3-6。能预测吞咽困难患者是否发生误吸及出院时的营养状态，但不能预测住院期间是否发生肺炎。

表 5-3-6　吞咽障碍程度分级

重度(不能经口进食)	
1 级	吞咽困难或不能吞咽，不适合做吞咽训练
2 级	大量误吸，吞咽困难或不能吞咽，适合做吞咽基础训练
3 级	如做好准备可减少误吸，可进行进食训练
中度(经口及辅助营养)	
4 级	作为兴趣进食可以，但营养摄取仍需非口途径
5 级	仅 1~2 顿的营养摄取可经口
6 级	3 顿的营养摄取均可经口，但需补充辅助营养
轻度(可经口营养)	
7 级	如为能吞咽的食物，3 顿均可经口摄取
8 级	除少数难吞咽的食物 3 顿均可经口摄取
9 级	可吞咽普通食物但需给予指导
10 级	进食、吞咽能力正常

注：无效，治疗前后无变化；有效，吞咽障碍明显改善，吞咽分级提高 I 级；显效，吞咽障碍缓解 II 级，或接近正常。

　　误吸是指进食或非进食时，在吞咽过程中，有数量不一的食物、口腔分泌物或胃食管反流物等进入到声门以下的气道，导致通气障碍，甚至窒息。根据症状误吸分为显性误吸与隐性误吸两类（伴有咳嗽的误吸称为显性误吸；不伴咳嗽的误吸称隐性误吸）。误吸后吸入性肺炎发生率为 10%~43%，因误吸导致的肺损伤甚至会并发急性呼吸窘迫综合征，其致死率为 40%~50%。中枢神经系统肿瘤危重患者，常伴有意识障碍、吞咽功能障碍、咳嗽反应减弱或消失、神经反射迟钝等咽喉反射失功。频繁呕吐，同时胃液酸度升高、胃容量增大、患者胃动力不足、胃排空减慢，或有人工气道、鼻饲等胃食管反流，是发生误吸的高危因素；同时也可能存在护理人员因素及护患沟通因素。可以使用误吸风险因素评估量表对患者进行评估，并根据得分给予相应的护理措施以预防误吸，详见表 5-3-7。

表 5-3-7　误吸风险因素评估量表

危险因素	得分/分			护理措施
	0	1	2	
年龄	□<65 岁	□65~79 岁	□>79 岁	□进食管理：体位、饮食种类、速度等； □健康教育
意识	□GCS>12 分	□GCS 9~12 分	□GCS<9 分	□进食管理； □健康教育； □胃肠道营养支持
曾经有误吸史	□无	□有		□健康教育
吞咽功能评估：先饮一勺水，量约5ml，重复三次，3 次吞咽中有 2 次正常或 3 次完全正常，再饮一杯水，量约 60ml	饮水 60ml	饮水 60ml	饮水 5ml	1.吞咽功能基础训练 □面部运动肌肉训练 □舌运动训练 □空吞咽训练 □声门上吞咽训练 □呼吸训练 2.进食训练 □坐位或半卧位进食 □进食时颈向前屈 20°~30°，避免颈后仰 □从健侧进食 □进食工具为扁平勺 □每次进食从一口量 3~5ml 开始 □进食后空吞咽几次 □从糊状食物开始
	□无异常	□吞咽中或后咳嗽 □吞咽中或后喘鸣 □吞咽后喉声音嘶哑或不能发生 □误吸	□水溢出口外 □缺乏吞咽动作 □咳嗽 □呛咳 □气促、呼吸困难 □饮水后发音异常，如湿性发音	
自主咳嗽	□正常	□减退	□消失	□及时清除口腔、呼吸道分泌物

续表

危险因素		得分/分			护理措施
		0	1	2	
呕吐		□无	□偶尔呕吐	□频繁呕吐	□呕吐时头偏向一侧
经口进食体位		□坐卧位	□半卧位	□小于30°	□病情允许，进食体位为坐卧位或半卧位 □进食指导：控制速度、入口量，进食时颈向前屈20°~30°，避免颈后仰
经胃管营养支持	体位	□>45°	□30°~45°	□<30°	□体位：床头抬高至少30°~45° □鼻饲前回抽胃残余量，大于50ml减慢滴速，大于200ml暂停应用 □每4h检查一次胃残余量 □应用营养泵匀速滴入，根据胃肠功能、耐受性，调整滴速 □翻身叩背前，暂停营养液泵入 □留置胃管根据常规长度延长插入深度7~10cm或改用鼻肠营养
	输注方式		□营养泵泵入	□直接输入	
	胃潴留	□<50ml	□50~200ml	□>200ml	
	翻身叩背吸痰		鼻饲前后半小时	□鼻饲中	
人工气道		□无声门下吸引	□有声门下吸引		□及时清除呼吸道分泌物 □进行声门下吸引 □每4h监测气囊压力，保证充足的气囊压力（25~30cmH2O） □口腔护理前测气囊压力，保证充足的气囊压力 □每日口腔护理4次
		□气囊压力充足	□气囊压力不足		
		□无机械通气	□有机械通气		
合计					签名　　　日期
总分					

评估规范：

1.入院时进行首次评估；

2.评分≤1分，每3天评估1次，评分≥2分，每日进行评估；

3.术后、转入、病情变化时重新进行评估

　　根据标准吞咽功能评估量表（SSA）的评分结果初步判断患者的吞咽功能，并按照吞咽功能的不同等级对患者进行误吸风险等级的划分。

　　评分18分，说明患者通过SSA评定，为误吸风险Ⅰ级；评分19~25分，说明患者未通过60ml水吞咽试验，为误吸风险Ⅱ级；评分26~31分，说明患者未通过5ml水吞咽试验，为误吸风险Ⅲ级；评分32~46分，说明患者的初步临床检查存在异常，为误吸风险Ⅳ级。分值越高，误吸风险等级越高，患者发生误吸的危险性越大。

3. 呕吐

中枢神经系统肿瘤患者呕吐的原因包括颅内高压性呕吐、术后恶心呕吐（postoperative nausea and vomiting，PONV）和化疗相关性恶心呕吐（chemotherapy-induced nausea and vomiting，CINV）。颅内高压性呕吐的恶心与呕吐，常伴随头痛而发生，呕吐多为喷射性，呕吐之后，头痛也随之缓解，呕吐是因为迷走神经中枢及神经受激惹引起。PONV 多发生在手术后 24~48h，少数可持续至术后 3~5d，其发生原因可能与麻醉药和术后镇痛药的使用、颅内手术时间较长等因素有关，且病理生理学机制较为复杂；术后给予各种止吐药物后症状通常得以缓解，也可出现罕见难治性 PONV 病例。CINV 是与细胞毒性药物相关的最常见的非血液学毒性症状，其发生率为 70%~80%。

4. 认知功能障碍

认知功能障碍（cognitive impairment，CI），从心理学的角度来看，人类心理活动主要包括"知、情、意"三大要素，而"知"就是认知功能，它是人的心理活动中最主要和最活跃的一个要素。认知功能由多个认知域构成，包括定向力、注意、记忆、计算、分析、综合、理解、判断、结构能力、执行能力等等，如果其中某一个认知域发生障碍，就称为该认知域的障碍。如记忆障碍、计算障碍、定向力障碍等，如为多个认知域发生障碍，则称为认知功能障碍。目前，临床上以轻度认知功能障碍（MCI）这一名词用得较多，一般将其分为两类，一类是以记忆障碍为突出表现的，即核心型，也即 a-MCI；另一类是广义的 MCI，包括各种认知损害，可有多种病因，可能是各种不同类型痴呆的临床前期。神经系统疾病伴认知功能障碍，常因食欲减退、经口进食困难、活动量增加而普遍存在营养摄入不足和能量消耗增加的问题。

5. 神经源性肠道功能障碍

神经源性肠道功能障碍（neurogenic bowel dysfunction，NBD）是由于肠道失去神经支配，造成肠道感觉和运动功能减退，缺乏胃结肠反射，最后导致排便障碍。神经源性肠道功能障碍是脊髓损伤的重要并发症之一，临床表现为慢性腹胀、便秘、大便失禁等。研究显示，脊髓损伤患者上述问题的发生率分别高达 38%、41%及 76.6%。随着病程发展，中枢神经系统肿瘤脊髓损伤患者的神经源性肠道功能障碍程度会持续加重，严重影响患者的生存质量。

6. 精神障碍

精神障碍与精神疾病同义，包括精神病、神经症、人格障碍及精神发育迟滞。指的是大脑功能活动发生紊乱，导致认知、情感、行为和意志等精神活动不同程度障碍的总称。常见的有情感性精神障碍、脑器质性精神障碍等。精神障碍患者有妄想、幻觉、错觉、情感障碍、哭笑无常、自言自语、行为怪异、意志减退等表现，绝大多数患者缺乏自知力，不承认自己有病，不主动寻求医生的帮助。常见的精神病有：精神分裂症、躁狂抑郁性精神障碍、更年期精神障碍、偏执性精神障碍及各种器质性病变伴发的精神障碍等。颅内肿瘤约20%~40%的患者出现精神障碍症状。脑肿 瘤可以引起各种类型的精神症状。有文献报道，约有85%的患者在诊断为脑肿瘤之前出现了至少一种精神症状，通常是抑郁。然而和传统的抑郁症不同的是这类患者主要表现是兴趣降低、寡言少语、食欲减退等，而非悲观、负罪感及毫无价值感等。每一个脑肿瘤患者的精神症状都不完全符合某一种精神疾病的诊断标准，精神症状的非典型表现可以导致各种误诊。精神症状与肿瘤所在的部位有关，一般来说左额叶肿瘤的精神症状表现为抑郁和运动迟缓，右额叶病变表现为躁狂症状，颞叶肿瘤与精神病性症状密切相关，海马、穹隆部位肿瘤常引起智力、记忆力下降。垂体病变也是精神病性症状的常见部位，额叶病变和脑室内病变还可表现为人格改变，下丘脑肿瘤常表现为厌食症。

四、中枢神经系统肿瘤营养治疗

参照2019年中华医学会肠外肠内营养学分会制订的《神经系统疾病肠内营养支持中国专家共识（第二版）》，中枢神经系统肿瘤患者营养治疗的指征为：

① 神经系统肿瘤伴随吞咽障碍者，早期予以营养评估及营养支持；

② 神经系统肿瘤伴认知功能障碍者，尽早进行营养评估并加强经口营养支持；

③ 对任何原因引起的意识障碍患者，尽早予以营养支持。

有研究结果表明，中枢神经系统肿瘤伴吞咽困难患者早期（平均发病48h内）肠内喂养的绝对死亡风险比延迟肠内喂养的低，死亡或不良结局风险减少，提示中枢神经系统肿瘤伴吞咽障碍患者早期开始肠内营养可能获益。对中枢神经系统肿瘤伴吞咽障碍患者，应于发病7d内尽早（24~48h内）开始肠内营养。开展营养治疗前需准确预测中枢神经系统肿瘤患者的每日能量需求及所供应的营养素比例。患者每日的目标能量和蛋白质摄入量参照《中国临床肿瘤学会（CSCO）恶性肿瘤患者营养指南2021》建议的一般肿瘤患者所需营养素参考标准，具体内容参照本章第一节头颈部肿瘤营养护理。

营养治疗包括营养教育、肠内营养和肠外营养。内容详见第五章第一节头颈部肿瘤营养护理。

肠内、肠外营养支持护理内容详见第三章"营养治疗通路的建立与护理"。

五、中枢神经系统肿瘤营养护理

（一）围手术期营养护理

围手术期是围绕手术的一个全过程,从CNS肿瘤患者决定接受手术治疗开始,到手术治疗直至基本康复,包含手术前、手术中及手术后的一段时间,具体是指从确定手术治疗时起,直到与这次手术有关的治疗基本结束为止,时间约在术前5~7d至术后7~12d。

1. 动态化营养筛查与评估

患者入院后24h内采用NRS 2002量表对其进行营养筛查,若筛查有营养不良高风险,及时通知医生,并由营养专科护士采用PG-SGA量表进一步为患者作营养评定。NRS 2002量表评分<3分表示无营养不良风险,可以常规进食,鼓励患者选择高蛋白、高热量、易于消化的食物,禁食刺激、辛辣食物,为手术做准备;评分≥3分表示有营养不良风险,请求营养科会诊,根据营养师会诊要求,计算患者每日能量及蛋白摄入需求,完成膳食调查,进一步制订个体化术前营养补充计划,并与营养师和主管医生共同商讨后确定实施方案,进行有效的实施,必要时定时评估营养风险情况,及时调整营养支持的方式方法,从而达到最佳的健康状态。术后实时监测患者伤口、BMI、血糖、血脂、血清白蛋白、前白蛋白、转铁蛋白、电解质等营养指标,由主管医生与营养师根据患者情况,计算能量及蛋白质摄入需求,制订个体化术后营养饮食计划,促进患者康复。

2. 全程营养教育

在CNS肿瘤围手术期不同阶段对放疗患者及其家属进行全程营养宣教,一方面帮助患者建立正确的营养观念,获得必要的营养知识;另一方面,使患者和家属认识到营养治疗对CNS肿瘤康复的重要性,以更好地配合临床医师和护士开展围手术期营养治疗。开展入院教育时就应由临床医生、护士、临床营养医师、临床营养技师、临床药师等组成的营养团队,对患者及家属进行营养教育。提高患者及家属对营养在整个CNS肿瘤康复中重要性的认知,丰富患者的营养知识,促使患者均衡膳食,提高能量、蛋白质和营养的摄入,增强患者和家庭成员的营养管理意识。入院时营养教育内容包括:宣传肿瘤的病理生理,告知营养风险筛查的目的,查看血液及生化检验结果,完成生活质量问卷调查和营养筛查或评估量表,传授营养知识,提出营养建议,讨论个体化的营养治疗目标,回答患者及家属的问题。手术前营养教育内容包括：术前禁食禁饮时间告知，手术日营养支持，巡回护士术前访视时讲解麻醉、呕吐、误吸相关知识，缓解紧张焦虑情绪，术后营养计划。手术后营养教育内容包括：ERAS 理念，术后早期下床活动，术后营养目标及进食指导。

3. 全程饮食指导

（1）手术前饮食指导

① 根据体重计算每日基本能量需求，一般 50kg 每日 1200~1300kcal，体重每增加 10kg 基本能量增加 200kcal/d；

② 每日补充三大营养物质，如含有糖、脂肪、氨基酸的水果、蔬菜、肉蛋等；

③ 补充足够的水分（1500~2000ml）。

（2）手术后饮食指导　麻醉清醒后遵医嘱给予药物控制呕吐的发生，以帮助患者术后早期进食并能尽快恢复正常饮食，降低营养不良风险的发生。无恶心呕吐者术后 4h 开始饮水，6h 口服 ONS 或进食其他流食或软食。术后 48h 无吞咽困难后过渡到正常饮食，达到营养师制订的热量目标。

① 意识障碍（DOC）　营养治疗是 DOC 患者综合治疗中的重要组成部分，合理、有效的营养支持对于减少 DOC 并发症、促进神经系统修复至关重要。

ASPEN 指南建议，肠内营养是颅脑术后患者的首选喂养方式。ESPEN 指南也建议，能够耐受 EN 的危重患者不需要额外 PN。对于 VS 或 MCS 患者，有研究认为定期给予合适配方的 EN 支持，也是一种可耐受的途径。但 EN 对消化道功能的要求较高，而 DOC 患者早期胃肠功能处于抑制状态，胃肠蠕动减弱，消化吸收能力下降，EN 会增加患者的胃肠负担，也易导致反流、呕吐等不良反应，造成吸入性肺炎，增加康复治疗的风险。有研究表明，早期 EN 联合 PN 治疗结果优于单一的 EN 或 PN，患者免疫功能指标恢复得也更好；与单一 EN 相比，早期 EN 联合 PN 可明显改善 DOC 患者的营养状况，保护胃肠道，减少并发症的发生。ESPEN 指南中虽然指出能够耐受 EN 的危重患者不需要额外 PN，但也强调如果无法达到 EN 治疗基础量，则应加用 PN。目前临床上 DOC 患者最常用的 EN 管饲途径是鼻胃管（NGT）。《神经系统疾病肠内营养支持中国专家共识（第二版）》推荐 DOC 患者短期（2 周内）EN 首选 NGT，有高误吸风险者选择鼻肠管（NJT），长期 EN 在有条件的情况下选用经皮内镜下胃造口（PEG）喂养。《神经系统疾病肠内营养支持中国专家共识（第二版）》建议选用喂养泵进行持续喂养。持续泵入法使营养液匀速缓慢地进入消化道，能减少对消化道的刺激，避免腹泻、腹胀、消化道出血的发生，且有利于减少胃潴留，适用于昏迷卧床、胃动力缺乏患者。

但有研究指出，相较于持续式，改良优化的间断式（分5个时间段喂养，每次持续1h，泵入速度5~10ml/min）类似于正常饮食，更符合胃肠道的运动规律和生理特点，有助于恢复胃液正常的酸碱状态，降低肺部感染发生率。还有研究认为，相较于持续式，"潮汐式"（营养液滴入10s，暂停50s，再滴入10s，再暂停50s，间歇性滴入）模拟胃肠道蠕动节奏，使其在胃内有暂停时间，不会增加反流误吸的风险，更适合DOC患者。短肽联合整蛋白类制剂能提高患者对EN的耐受性，明显减少胃肠道并发症的发生。病例报告提示，天然食物有助于DOC患者正常体重、骨骼肌以及意识的恢复。由天然食物配制而成的匀浆膳，其营养成分与正常膳食相似，可有效改善DOC患者的营养状况，且其渗透压不高，对胃肠道刺激小，不易引起腹胀、腹泻等胃肠道不良反应，因含有膳食纤维，还可预防便秘。

② 吞咽障碍　对于CNS肿瘤术后吞咽障碍的患者，改善营养状况，需先选择进食方式。《吞咽障碍膳食营养管理中国专家共识（2019版）》指出，患者应尽量保留或尽早开始经口饮食，当食物摄入不能满足营养需求时，可选择经食物性状调整的肠内营养制剂或特医食品。基于临床吞咽功能评估和/或器械评估进行饮食代偿，根据经口进食吞咽障碍类型和严重程度，选择经口间歇性进食或经口间歇性管饲。

吞咽障碍患者可选择吞咽障碍食品，吞咽障碍食品（food for dysphagia）是指通过加工，包括但不限于粉碎或添加增稠剂、凝固剂等食品调整剂后制成的符合吞咽障碍人群经口进食要求的特殊食品。对于吞咽障碍患者，营养评估内容包括膳食调查、与营养相关的疾病史和药物史及营养相关临床症状、人体测量（BMI、上臂围、小腿围）和人体成分测定、实验室指标（血红蛋白、白蛋白、前白蛋白、葡萄糖、尿素氮/肌酐、电解质、维生素和微量元素）等。只要患者肠道功能正常，建议选择口服营养补充（ONS）作为额外的营养补充。ONS至少达到每日400~600kcal，一般在两餐间补充，持续时间因人而异，推荐ONS不应少于1个月。部分对固体食物进食困难的患者，可将ONS作为代餐来提供机体所需营养素的供给。ONS制剂可以是肠内营养剂、营养素组件（单一或多种宏量营养素和/或维生素、无机盐），但其配制的性状要符合吞咽障碍的食物质构要求，增加稠度。

对于CNS肿瘤患者，吞咽障碍是影响其功能、健康、营养状况，增加死亡风险和降低生活质量的危险因素。相关指南指出，应尽早进行吞咽功能康复训练，促进吞咽障碍患者功能恢复，减少和/或缩短管饲喂养，增进营养，减少营养不良风险，降低各种感染的发生率。其中，口腔训练是恢复吞咽功能的基础训练，通过大脑皮质感觉运动的神经调控机制，改善咀嚼、舌的感觉及功能活动，包括：颊肌训练（指导吸吮动作，继而鼓腮、吐气、微笑等）、咽反射训练（主动做伸舌、舌左右摇摆、舌背抬高，并用勺子或压舌板给予压力）、呼吸咳嗽训练（进行深吸气→憋气→咳出的动作，咳嗽时用力）、摄食训练。其中摄食训练尤为重要。对于 2、3 级吞咽障碍患者以摄食和体位训练为主（详见表 5-3-8）；对于 4、5 级吞咽障碍的患者均予鼻饲，在经过吞咽基础训练产生一定的吞咽能力后方可进行摄食训练。

表 5-3-8　吞咽姿势的调整方法和预期效果及适用对象

代表性的姿势	咽期障碍	姿势调节的预期效果	适应对象
头-颈部伸展	咽部食团输送障碍	利用重力促进食团向咽移动，但会增加误吸的危险	舌运动障碍患者
			摄食吞咽障碍患者
头-颈部屈曲	吞咽反射延迟，喉闭锁延迟	减少误吸的风险	神经功能障碍导致的摄食吞咽障碍患者
	吞咽反射延迟，喉闭锁延迟	喉入口处狭小化等形态变化	各种原因造成的摄食吞咽障碍患者
	咽食团通过延迟	减少吞咽后咽残留	摄食吞咽障碍患者
		喉入口处狭小化，强化喉头闭锁，增强舌根部的驱出力等	
	喉闭锁延迟	喉闭锁功能的代偿(减少误吸的危险)	
	吞咽时咽通过时间变化	缩短食团通过咽的时间	
	吞咽时压舌的变化	不局限躯干后倾角度，通过颈部前屈固定舌压	
颈部旋转（障碍侧）	咽食团通过障碍	使食团通过非障碍一侧，促进食团的移动	延髓背外侧梗死患者
	咽食团通过障碍	使食团通过非障碍一侧，促进食团的移动	头颈部手术患者

续表

代表性的姿势	咽期障碍	姿势调节的预期效果	适应对象
	吞咽后梨状隐窝残留	通过颈部旋转使旋转对侧的梨状隐窝开放	吞咽后咽腔残留患者
头颈部侧屈（非障碍侧）	咽头食团通过障碍	使食团通过非障碍侧，促进食团的移动	摄食吞咽障碍患者
半卧位	喉闭锁延迟	减少误吸的危险	神经功能障碍导致的摄食吞咽障碍患者
	喉闭锁延迟	减少误吸的危险	外伤性脑损伤患者
	喉闭锁延迟	减少误吸的危险	脑损伤性麻痹导致的摄食吞咽障碍患者
	延髓麻痹；咽期障碍	减少误吸量	脑干出血延髓麻痹患者
	假性延髓麻痹；口腔期输送障碍	利用重力将食团输送到咽	多发性脑血管障碍患者
躯干垂直体位		减少误吸的危险	摄食吞咽障碍患者
躯干侧倾	显著的吞咽后咽残留	促进食团通过咽，减少吞咽后咽头残留	摄食吞咽障碍患者

摄食训练是根据病情，扶患者坐起或者抬高床头 45°，头稍微向前屈，使食管向前弯曲 60° 左右。不能坐起者采取健侧卧位，偏瘫侧肩部垫起，辅助者位于健侧。摄食量先以 3~4ml 开始，然后酌情增加至一汤匙（10~20ml），每次进食前先清洁口腔。每次进食后可饮少量含碳酸盐饮料（1~2ml），这样既可以刺激诱发吞咽反射，又能达到去除咽部残留食物的目的。吞咽障碍患者食物性状的选择应根据临床表现和仪器评估的结果确定，可结合受累吞咽器官的部位，因地制宜地选择适当食物并进行合理配制，不同质地的食物根据需要添加适当的食物调整剂，即可调制成不同形态。常将固体食物改成糊状或凝胶状，合适的食物种类包括细泥状、细馅状和软食。如将加热的食物加入食品功能调整剂后用搅拌机打碎，可以制作成凝胶状食物。吞咽障碍患者除对食物性状有严格要求外，仍需注重食物营养搭配及患者个人口味喜好，通过食物的调配、结合吞咽的姿势、一口量与辅助手法来保障患者安全有效地进食。如患者饮水呛咳，可以在稀液体食品内加入适量的增稠剂以增加内聚性，减缓液体流动速度，进而减少误吸风险。

误吸是吞咽障碍最常见且需要即刻处理的并发症。误吸发生后，患者立刻出现刺激性呛咳、气急甚至哮喘，称为显性误吸；患者误吸当时（＞1min）不出现咳嗽等外部体征，没有刺激性呛咳、气急等症状，称为隐性误吸，常容易被漏诊。

4. 疼痛管理

CNS 肿瘤术后疼痛十分常见，包括伤口疼痛、颅内高压引起的疼痛等，疼痛直接影响患者饮食、呼吸、睡眠等基础活动，不利于术后恢复。术后返回病房时应及时对患者进行动态化的疼痛评估及病情观察，了解患者术后镇静、镇痛药物的使用及效果，指导患者采用数字分级评分法（NRS）自评。充分了解患者的心理状态、主观能动性和配合程度。鼓励患者和家属及时反馈自身疼痛感受，同时指导非药物及药物镇痛的主要方法和注意事项，帮助树立正确的镇痛理念。合理使用镇痛药物，按三阶梯给药原则进行，同时注意观察有无便秘等不良反应。有效提高患者术后舒适体验，增加治疗配合度，有利于营养治疗的顺利开展。

5. 口腔护理

神经系统肿瘤术后，对意识障碍、牙关紧闭的患者勿暴力使其张口，应配合使用相关器械，减少对患者的伤害。使用开口器时，需用纱片包紧开口器、压舌板，并从磨牙处放入，尽量减少损伤患者的可能；对口腔护理过程中紧咬棉球不放的患者，要注意在操作过程中运用压舌板；过于烦躁的患者可等其镇静后再行口腔护理，避免损伤口腔黏膜；对于不能漱口、吞咽功能障碍的患者，要注意棉球不可过湿以免造成危险。对清理呼吸道能力下降，痰结痂集聚的患者，可行雾化吸入后再行口腔护理，这样口腔会较前湿润，而且痰液会较前稀释。此时配合使用妇科棉签将痰结痂去除，不仅速度比传统的棉球擦洗快，而且效果明显更好。对痰结痂确实很难去除而口臭明显的患者可用过氧化氢擦洗，然后再用生理盐水擦洗干净。口腔置有管道的患者要特别注意加强对上腭及管道周边黏膜的护理。因管道长时间压迫及吸痰操作，极易损伤黏膜。每日将口咽通气管或牙垫取出更换，取出后再认真擦洗，有黏膜损伤者予以药物外涂，必要时请口腔科会诊、指导用药。对不能取出的管道（如气管插管），除要认真擦洗口腔外，还要注意擦洗口腔内管道周围，避免痰结痂集聚、细菌滋生。对顽固口臭的患者，予以口腔内分泌物的细菌培养，根据实验结果指导选择合理的漱口液。一般口臭的患者用过氧化氢或甲硝唑漱口液效果较好。随时评估患者的自理能力及病情，若患者病情允许应鼓励患者自行刷牙。

6. 早期活动

术后患者生命体征平稳，应鼓励患者尽早下床活动。根据患者具体情况制订个体化活动方案，循序渐进地开展下床活动。术后 24h 将床头适当抬高，指导患者在床上进行简单的肢体主动活动，术后 48h 时若病情稳定可鼓励其下床进行床边活动，活动时应给予协助与保护。

（二）围放疗期营养护理

围放疗期是指从决定患者需要放疗开始至与这次放疗有关的治疗结束的全过程，包括放疗前、放疗中和放疗后三个阶段。一般情况下，围放疗期应至少为患者接受放疗前 2 周直至放疗结束后 2 个月。中枢神经系统肿瘤部位在颅内和脊髓，部位广泛，放疗范围包括头、颈、胸、腹部。放疗后的全身反应主要有放射性颅内损伤、骨髓抑制。局部反应则为照射后损伤，皮肤和黏膜表现为类似于灼烧后的反应，极易出现破损而引起疼痛和感染。放疗期间的营养护理应重点帮助 CNS 肿瘤患者缓解这些营养影响症状，以改善其营养状况。

1. 脑水肿

放射性脑水肿，是由于射线产生的电离辐射造成被照射脑组织的血脑屏障暂时被破坏，引起局部血管源性水肿。水肿严重或水肿位于脑功能区，可出现相应的神经功能缺失与刺激症状。放射性脑水肿是颅内肿瘤放射治疗后常见的并发症，可发生于放疗的各个阶段，急性放射性脑水肿在放射治疗即刻至 10h 内出现头痛、恶心、呕吐等脑水肿颅内压增高表现，不但限制了放疗的如期进行，而且是导致放疗时间延长的首要因素，严重者可使治疗中断，发生脑疝而危及生命。颅内肿瘤患者进行放射治疗后，及时观察颅内高压症状，遵医嘱予甘露醇、地塞米松或者甲泼尼龙进行治疗，尽量减少或避免头痛、恶心、呕吐等颅内高压表现，以免导致进食减少，影响营养状况。

2. 骨髓抑制

放射线在损伤外周血细胞的同时，还导致不可逆性造血干细胞损伤，造血微环境和造血因子破坏导致放疗后骨髓抑制，重度的骨髓抑制会导致患者发生感染，需要临床给予患者系统化的预防护理措施，并保证严格执行无菌操作。同时加强对患者的心理护理，改善患者不良心理情绪，促进患者以积极的态度接受治疗。

3. 黏膜炎（包括放射性口腔黏膜炎和放射性皮炎）

内容详见第五章第一节头颈部肿瘤营养护理。

4. 精神症状

包括头痛、头晕、精神不集中、倦怠、食欲缺乏，以及共济失调或平衡障碍等，症状与体征一般较轻微。还有脑部照射后嗜睡综合征，例如情感淡漠、嗜睡、厌食、眩晕及不可逆的神经功能障碍。帮助患者制订适当的活动计划和合理的饮食计划，指导患者进行适量合理运动，多食用一些富含蛋白质和维生素的流质或半流质食物，并且要少食多餐。准备清淡、易消化和粗纤维食物，忌食用一些油腻、辛辣、刺激性食物。

（三）化疗期间营养护理

CNS 肿瘤患者化疗的不良反应包括恶心呕吐、食欲下降、乏力、腹泻、便秘等。化疗药物除脂溶性者外均不易透过血脑屏障进入中枢神经系统，故脂溶性化疗药物常用静脉注射给药，而水溶性化疗药物必须鞘内注射。现有观念认为中枢神经系统肿瘤内血管供血十分丰富，全身给药不能进入正常神经组织但能进入颅内肿瘤，尽管如此鞘内注射仍然是一种经常使用的给药途径。相当多的患者有颅内高压，在鞘内注射前必须观察有无头痛、呕吐症状，必要时应在腰穿以前予以脱水处理。目前认为一旦出现恶心、呕吐后再用镇吐剂就很难控制，故提倡预防性用药；恶心、呕吐时须准确记录 24h 出入量，防止水电解质紊乱，还须记录患者自己获得的防治恶心、呕吐的方法并鼓励继续下去；分散患者注意力；化疗前 24h 及化疗后 72h 避免喝咖啡及食用香浓辛辣、油腻性食物，饮食少量多餐；尽量避免患者接触不愉快的气味；化疗期间每日观察口腔黏膜有无红、肿、溃疡、出血、炎症和真菌感染。经常测 pH 值。正常口腔 pH 为 6.6~7.1，偏碱易发生细菌感染，偏酸易发生真菌感染，可分别用 4% 碳酸氢钠和 2% 硼酸液每日漱口，纠正口腔 pH 偏酸或偏碱。化疗药物使肠道上皮细胞发生水肿、坏死、脱落等改变，所以要注意腹泻患者的大便次数、性质、量，进行记录、观察、分析、留取标本并加强肛周清洁护理。另外，及时关注患者心理状态，改善不良情绪，帮助其建立积极心态并配合治疗。

（四）居家营养护理

中枢神经系统肿瘤患者的营养护理不仅仅只存在于住院期间，他们在经历手术、放疗、化疗等一系列治疗后产生的与进食问题相关的症状通常无法立即获得恢复，且有可能进行性失能，所以对这个群体来说，营养护理往往在返回家庭以后显得格外重要。失能包括先天因素（身体和智力障碍）和后天因素（事故、疾病、年老等），失能导致一个人在日常生活中主要活动能力或生活能力的丧失或受限，从而需要他人帮助和照护，是个体健康测量的重要指标，根据失能程度划分为轻度、中度及重度失能。

居家营养健康教育是居家营养护理的核心内容。中枢神经系统肿瘤患者家庭照护者往往面临着复杂的照护任务，如吞咽障碍、意识障碍、认知障碍、肠内营养与管饲、疼痛和心理疏导、康复锻炼等，这些都可直接或间接对患者的营养状况产生影响。进行营养教育时要充分考虑教育对象的接受程度和实际教育效果。医务人员要帮助患者理解自身病情，告知其自身健康（呼吸、营养、补液等方面）可能因此受到的影响和预后。营养教育内容主要包含三个方面。a. 食物选择：宜用与忌用的食物；b. 食物制备：饮食质地调整；c. 饮食指导：就餐环境、就餐时机、就餐用具、就餐姿势、一口量、饮水量的准备。应指导照护者对以上问题进行充分认识和准备，并给予合理且实用的处理策略。

家庭肠内营养的执行人是患者家属或家庭照护人员，他们一般不具备或仅有粗浅的医学教育背景。在患者居家营养治疗之前，一般应由包括医生、护士、营养师、药剂师等组成的 NTT，对家庭肠内营养执行人进行健康宣教，帮助患者及家属完成角色转换，坚定家庭肠内营养治疗的信心，争取对肠内营养治疗的理解与配合。对于有自主行为能力的患者，应尊重患者的自主选择权，并争取患者的主动配合。在进行肠内营养治疗前，负责肠内营养实施的照护人员应基本掌握肠内营养的进行方式，熟悉照护流程，了解注意事项，评估是否适合进行肠内营养，以及知晓遇到常见问题的解决办法，及时寻求营养治疗团队的帮助。

六、中枢神经系统肿瘤营养临床护理案例分析

（一）病例介绍

患者，女性，59 岁，2020 年 11 月因"头痛头晕，伴有呕吐、乏力、无寒颤发热"就诊入院，诊断为"颅内占位性病变"。于当月在全麻下行"颅内病灶切除术"及活检，确诊为"（左枕叶）弥漫大 B 细胞淋巴瘤"。术后予以积极预防感染、消肿、抗凝、补液等对症支持治疗，术后伤口愈合良好出院。患者于 2020 年 11 月 26 日、12 月 20 日、2021 年 1 月 10 日、2 月 2 日已行 4 周期化疗，均顺利出院。第 4 周期化疗出院后 4d 因"突发神志不清"再次收入本院化疗科。于 2021 年 3 月 10 日转入我科行放射治疗。体格检查：体温 38.5℃，脉搏 92 次/分，呼吸 21 次/分，血压 120/80mmHg；神志浅昏迷；患者体格消瘦，身高 160cm，体重 48kg；上臂围 23cm，皮褶厚度 10cm；双上肢及双下肢均轻度水肿。患者携带鼻胃管及导尿管入院，导管固定妥善，标识清楚且通畅。血常规显示：白细胞 18×10^9/L，血小板 233×10^9/L，血红蛋白 118g/L。肝功能显示：总蛋白 67.4g/L，白蛋白 38.2g/L。电解质显示：钠 129mmol/L，氯 90mmol/L，钾 3.0mmol/L。

（二）案例引导

本案例中患者为中年女性，肌肉萎缩明显。患者意识障碍，长期卧床。胸部 CT 示肺部感染，痰培养示金黄色葡萄球菌（金葡菌）感染，口腔分泌物培养示：真菌感染。入科后营养不良风险筛查结果提示患者存在营养风险。科室营养专科护士随即对患者做进一步营养评估。

（1）采用 PG-SGA 量表进行营养评估，得分为 14 分，重度营养不良，需营养

干预。

（2）患者意识障碍评估为昏迷，GCS 评分 4 分，重度吞咽障碍 3 级，误吸风险Ⅲ级。

（3）根据世界卫生组织推荐计算方法，女性标准体重=［身高（cm）−80］×60%，计算出该患者的标准体重为 48kg。应用薄荷网食物库软件计算出目标热量为1440~1680kcal/d，蛋白质量为 72~96g/d，碳水化合物应占目标热量的 50%~60%。

（4）对患者进行 24h 膳食回顾调查，计算出患者前 24h 摄入的食物热量为1471kcal/d，蛋白质 70.2g/d，碳水化合物 180kcal/d。照护者报告每日的食物摄入量差距不大。

（5）皮肤评估。皮肤易压红，皮下脂肪厚度为轻度消耗。

患者发生意识障碍后一直留置鼻胃管，采用肠内营养支持治疗，膳食均由照护者制备，增加了部分肠外营养。

（三）与营养相关的护理问题

（1）发热　与感染有关。

（2）营养失调（低于机体需要量）　与饮食摄入不足有关。

（3）电解质失衡　与发热、营养失衡有关。

（4）有误吸的风险　与咳嗽及意识障碍、吞咽障碍有关。

（四）护理措施

（1）降温　遵医嘱药物降温或者物理降温，密切观察病情变化，及时监测生命体征变化，记录患者出入液量，关注电解质等生化指标。注意皮肤护理。

（2）制订个体化膳食方案　患者现意识障碍，吞咽功能障碍，留置胃管，遵医嘱予以肠内营养支持，并部分肠外营养支持。营养治疗是意识障碍患者综合治疗中的重要组成部分，合理、有效的营养支持对于减少意识障碍并发症、促进神经系统修复至关重要。目前，临床尚缺乏规范化的意识障碍营养评估、营养支持方案，营养支持方式及肠内营养管饲途径、输注方式方面均未形成共识。目前，肠内营养支持建议使用肠内营养泵泵入，此方式更安全、有效，其智能化地仿生输出、加热，使泵入时的容量、速度、温度具有准确性及可调性，可明显减少患者恶心、呕吐等胃肠道不良反应的发生，从而改善营养指标，提高免疫力，预防肠源性感染。肠内营养泵的输入模式选择尚未取得共识。有研究认为，"潮汐式"模拟胃肠道蠕动节奏，使胃内有暂停时间，不会增加反流误吸的风险，更适合意识障碍患者。目前国内临床应用意识障碍患者的肠内营养制剂中，匀浆膳，以整蛋白为氮源的能全力、瑞能、瑞素等非要素制剂,以氨基酸或游离氨基酸与短肽为氮源的百普力等要素制剂较为多见。有研究对比了短肽类、整蛋白类、短肽联合整蛋白类3种制剂对意识障碍患者营养指标、胃肠道并发症情况的影响,结果显示短肽联合整蛋白类制剂能提高患者对肠内营养的耐受性,明显减少胃肠道并发症的发生。天然食物有助于意识障碍患者正常体重、骨骼肌以及意识的恢复。由天然食物配制而成的匀浆膳,其营养成分与正常膳食相似,可有效改善意识障碍患者的营养状况,且其渗透压不高,对胃肠道刺激小,不易引起腹胀、腹泻等胃肠道不良反应,因含有膳食纤维,还可预防便秘。此外,由于价格相对其他肠内营养制剂低廉,适合意识障碍患者长期使用,匀浆膳更易被家属接受。

根据以上要求为患者分别制订住院期间、出院恢复期及居家的食谱(表5-3-9、表 5-3-10)。经过严格的目标量计算后制订计划,可满足机体营养需求,从而改善体重下降的问题。

表 5-3-9 患者个体化膳食方案一

时间	食物种类	食物量/g	能量/kcal	蛋白质含量/g	脂肪/g	碳水化合物/g
8:00	安素	100	450	15.9	14	57.4
10:00	苹果	100	53	0.4	0.2	13.7
	香蕉	100	93	1.4	0.2	22
	橙子	100	48	0.8	0.2	11.1
	火龙果	100	55	1.1	0.2	13.3
	牛油果	100	884	0	100	0
	梨	100	51	0.3	0.1	13.1
	猕猴桃	100	61	0.8	0.6	14.5
	鸡蛋蛋清	25	15	2.9	0.1	0.7
	鸡蛋蛋黄	25	82	3.8	7	0.8
12:00	安素	100	450	15.9	14	57.4
14:00	纯牛奶	300	198.6	9	11.4	15
	蛋白粉	100	405	75	5	15
16:00	安素	100	450	15.9	14	57.4
	瘦肉	25	35.7	5	1.5	0.3
	西兰花	100	27	3.5	0.6	3.7
	胡萝卜	100	32	1	0.2	8.1
	番茄	100	15	0.9	0.2	3.3
	菠菜	100	28	2.6	0.3	4.5

续表

时间	食物种类	食物量/g	能量/kcal	蛋白质含量/g	脂肪/g	碳水化合物/g
16：00	卷心菜	100	24	1.5	0.2	4.6
	木耳	100	27	1.5	0.2	6
	香菇	100	26	2.2	0.3	5.2
	芦笋	100	19	2.6	0.1	3.3
21：00	安素	100	450	15.9	14	57.4
总量			3979.3	179.9	184.6	387.8
能量供应占比				18%	42%	40%

表 5-3-10　患者个体化膳食方案二

时间	食物种类	食物量/g	能量/kcal	蛋白质含量/g	脂肪/g	碳水化合物/g
8：00	安素	100	450	15.9	14	57.4
10：00	苹果	100	53	0.4	0.2	13.7
	香蕉	100	93	1.4	0.2	22
	橙子	100	48	0.8	0.2	11.1
	火龙果	100	55	1.1	0.2	13.3
	牛油果	100	884	0	100	0
	梨	100	51	0.3	0.1	13.1
	猕猴桃	100	61	0.8	0.6	14.5
	鸡蛋蛋清	25	15	2.9	0.1	0.7
	鸡蛋蛋黄	25	82	3.8	7	0.8
12：00	黑米糊	100	67	1.9	1.5	11.8
14：00	黑鱼	200	170	37	2.4	0
	蛋白粉	100	405	75	5	15
16：00	纯牛奶（脱脂）	300	102	10.5	0.9	13.8
	香菇鸡肉粥	200	35.7	5	1.5	0.3
	西兰花	100	27	3.5	0.6	3.7
	胡萝卜	100	32	1	0.2	8.1
	番茄	100	15	0.9	0.2	3.3
	菠菜	100	28	2.6	0.3	4.5
	卷心菜	100	24	1.5	0.2	4.6
	木耳	100	27	1.5	0.2	6
	香菇	100	26	2.2	0.3	5.2

续表

时间	食物种类	食物量/g	能量/kcal	蛋白质含量/g	脂肪/g	碳水化合物/g
16：00	芦笋	100	19	2.6	0.1	3.3
21：00	安素	100	450	15.9	14	57.4
总量			3310	191.1	149.9	306.9
能量供应占比				23%	40%	37%

（3）积极预防口腔感染 指导每日管饲饮水 3000ml 以上，加强口腔护理，保持口腔清洁和黏膜湿润。通常使用生理盐水+复方氯己定漱口液棉棒/棉球进行口腔护理，一日 2 次。

（4）指导功能锻炼 加强患者全身被动运动。住院期间无法自主进食者，由护理人员辅助进食，或可进行经口间歇性管饲和饮食训练治疗患者吞咽障碍。管饲时抬高床头≥30°，速度从慢到快，在有条件的情况下使用营养输注泵控制输注速度，管道需用 20~30ml 温开水冲洗，每 4h 一次，每次中断输注或者给药前后，用 20~30ml 温开水冲洗管道。

（5）加强气道管理 患者目前口腔和气道分泌物较多，由于存在意识障碍及吞咽障碍，不能有效咳嗽，饮食护理不当可造成患者误吸。患者每次鼻饲完毕后不要立刻平躺，应先保持摇高床头预防误吸。此外，加强气道管理，保持呼吸道通畅。每日通风 2 次，每次 15~20min，保持室温在 18~22℃，湿度在 50%~60%。协助患者翻身、拍背，遵医嘱给予雾化吸入和湿化吸氧，预防痰液干燥，必要时予以吸痰。

（五）案例总结

患者住院第 58 天放疗结束，整个住院期间生命体征正常，经过治疗后肺部感染症状较前好转，复查痰培养未发现真菌。复测患者上臂围 23cm，上臂皮褶厚度 10cm，带管出院。

对意识障碍伴吞咽功能障碍的患者早期经鼻胃管实施肠内支持，加速康复，能有效预防营养不良。

第四节 血液肿瘤营养护理

一、血液肿瘤概述

血液肿瘤（Hematologic Malignancies，HM）又称血液恶性肿瘤，是一组发生于血液、骨髓的恶性克隆性肿瘤，主要包括恶性淋巴瘤（霍奇金淋巴瘤和非霍奇金淋巴瘤）、白血病（急/慢性白血病）、骨髓增生异常综合征（Myelodysplastic Syndromes，MDS）、多发性骨髓瘤（Multiple Myeloma，MM）、恶性组织细胞病等，它具有变异程度高、治疗复杂困难、复发率高、预后差等特点。

　　血液肿瘤的发病率近年来已位居全球癌症总体发病率的前10位。目前，化疗、干细胞移植等治疗手段作为血液肿瘤患者的首选，已能使患者达到长期缓解，生存期得以大大延长，但治疗带来的一系列不良反应，如恶心呕吐、食欲缺乏、脱发、疼痛、骨髓抑制造成的感染及出血等和长期治疗产生的高额费用，严重威胁着患者身心健康、经济发展、社会稳定及国家安全。

二、血液肿瘤与营养不良

（一）血液肿瘤营养不良概况

　　中国抗癌协会肿瘤营养专业委员会研究报告指出，我国住院肿瘤患者中、重度营养不良发生率高达58%，营养不良发病率最高的十大肿瘤依次为食管癌、胰腺癌、胃癌、脑瘤、结直肠癌、白血病、肝癌、肺癌、膀胱癌及卵巢癌。如今，营养支持不再仅局限于辅助治疗的范畴，已逐渐成为了肿瘤的有效治疗方法之一。改善血液肿瘤患者营养不良的状态，对于促进患者的康复至关重要。

　　目前，化疗、造血干细胞移植等是血液肿瘤患者的首选治疗手段。干细胞移植是指对患者进行全面照射、化疗和免疫抑制预处理后，将正常供体或自体的造血干细胞移植给受体，使受体重建正常的造血和免疫功能。患者在移植前必须接受化疗的预处理，移植后期患者会有一系列的并发症出现，如口腔黏膜炎、胃肠道反应、感染、甘油三酯异常升高、移植物抗宿主病（graft versus host disease，GVHD）、出血等。然而，化疗既可以通过抗肿瘤作用从根本上改善肿瘤患者的营养不良，又可能因其不良反应引起或加重患者的营养不良。化疗药物不但可干扰机体细胞正常代谢、DNA复制合成及细胞更新、产生一定量毒素，还能引起恶心、呕吐、腹泻、口腔炎、味觉改变、胃肠道黏膜损伤、食欲减退以及厌食而间接影响营养物质的摄入，进一步加重机体营养不良。

　　营养不良会降低血液肿瘤患者对化疗的耐受程度，还能降低造血干细胞移植后的治疗效果，影响造血重建和免疫重建。总体来说，影响患者的生活质量、整体治疗效果及预后。一方面，营养不良影响中性粒细胞的水平，使化疗药物导致的白细胞下降更为明显，导致患者可能无法完成化疗计划，从而影响抗肿瘤治疗效果；另一方面，营养不良时，血浆蛋白水平降低可影响化疗药物的吸收、分布、代谢及排泄，导致药物不良反应增加，机体对化疗的耐受能力降低，化疗效果显著降低。目前已有多项研究证实，血液肿瘤患者化疗前及化疗期间出现的营养不良、体重丢失、肌肉量减少均与患者的不良反应增加和预后不良相关。通过营养治疗能够改善患者的营养状况，提高血液肿瘤患者对化疗的耐受性，减少化疗中断，提高移植成功率，改善临床预后。

（二）血液肿瘤营养不良的发生机制

血液肿瘤患者营养不良的原因及发生机制包括：肿瘤本身导致机体代谢异常、肿瘤相关症状对营养状况的影响、肿瘤治疗对营养状况的影响及精神因素等。

1. 血液肿瘤直接导致机体代谢异常

机体的应激状态和肿瘤组织的不断增殖使晚期或终末期血液肿瘤患者的代谢状态明显异常，最突出的是乳酸-葡萄糖循环增强、脂肪动员增加、体重丢失及蛋白质的分解大于合成（见表 5-4-1）。

表 5-4-1　血液恶性肿瘤对机体代谢的影响

代谢类型	指标	影响
能量	静息能量消耗	↑
蛋白质	全身蛋白更新	↑
	骨骼肌形成	↓
	骨骼肌分解速度	↑
	肝脏合成速度	↑
糖类	葡萄糖更新	↑
	葡萄糖不耐受	↑
	糖原合成	↑
	葡萄糖再循环	↑
	乳糖合成	↑
	葡萄糖抑制	↓
脂质	脂肪动员	↑
	脂蛋白脂肪酶活性	↓
	脂肪氧化	↑
	全身脂肪分解	↑

注：↑=升高；↓=降低。

2. 血液肿瘤相关症状对营养状况的影响

血液肿瘤患者抗肿瘤治疗过程中常伴随许多可影响正常经口进食的症状，例如疲劳、厌食、恶心、呕吐、口干、消化系统不适、疼痛等。另外血液肿瘤患者常较年轻，面对诊断时更易出现抑郁、焦虑等心理不适反应，加重厌食症状，对营养状况产生不良影响。

3. 血液肿瘤治疗对营养状况的影响

（1）化学疗法　血液肿瘤的抗肿瘤治疗以化疗为主。化疗可以直接影响机体的新陈代谢，或引起恶心、呕吐、腹泻、味觉改变、食欲减退、厌食等不适症状，影响营养物质的摄入。这些症状可以立即或迟发出现，持续几小时至几天不等，而严重且持续的不良反应会导致血液肿瘤患者体液或电解质失衡、体重减轻及衰弱等。

（2）放射疗法　放疗常用于 I ~ II A 期淋巴瘤患者的治疗。放疗对营养状况的影响取决于淋巴肿瘤的位置、放射的剂量和时间、放射线的类型、患者的状况等。其中，当淋巴肿瘤位于头颈部及腹部时，放疗对营养状况的影响最大，可能导致炎症、疼痛、味觉改变、感染、吞咽困难、放射性肠炎、胃肠黏膜炎等。

（3）手术治疗　手术是对机体的外源性创伤，可以导致代谢紊乱及内稳态失衡，进而影响患者的营养状况。手术治疗常用于淋巴瘤的诊断及淋巴瘤局部病变的治疗，包括剖腹探查及脾切除。一方面，术前焦虑、术中机械性创伤和术后的炎症反应通过作用于交感神经内分泌系统使机体发生一系列代谢变化。另一方面，机体在损伤修复过程中释放大量的炎症介质和细胞因子，以及术后长期禁食与肠外营养，可以引起胃肠道黏膜的损伤，导致肠道菌群失调、移位及内毒素的大量释放，进而导致营养素的消化吸收障碍。

4. 精神因素

精神因素与营养不良关系密切。血液肿瘤患者常见的精神症状包括痛苦、恐惧、焦虑、抑郁。血液恶性肿瘤患者对疾病进展存在明显的恐惧，特别是临床分期高的患者，恐惧程度更重。研究显示，抑郁程度越高，营养不良发生风险越高，可能机制包括：

（1）对疾病的恐惧使机体处于应激状态，刺激肾上腺素分泌，加快蛋白质、脂肪分解。

（2）恐惧、抑郁等情绪可导致患者摄食减少，营养物质缺乏。

（3）恐惧、抑郁等情绪可加重患者疼痛、呕吐及腹泻等放化疗不良反应，进一步减少营养物质吸收。

（三）血液肿瘤患者营养筛查及评定

一般使用 NRS 2002 进行初筛，再使用患者参与的主观全面评定（PG-SGA）对患者进行营养评估（具体筛查内容见第一章第三节　肿瘤患者的营养筛查与营养评定）。同时结合血液肿瘤患者的病史、膳食调查情况、人体测量、实验室检查及临床检查对其营养状况进行综合评定。

三、血液肿瘤常见营养影响症状

（一）食欲下降

食欲下降是血液肿瘤患者的常见症状，也是导致营养不良的主要原因。患者同时伴有饱食感、味觉改变、恶心、呕吐等症状，严重者称为厌食。

1. 病因

（1）源于大脑进食调节中枢的功能障碍。大脑内 5-羟色胺（简称 5-HT）浓度增加与厌食有关，肿瘤生长增加了血浆色氨酸的浓度，后者进入大脑可提高 5-HT 的浓度。

（2）肿瘤本身的局部作用。如颈部淋巴瘤肿大导致吞咽困难，胃肠淋巴瘤导致梗阻，使进食减少，食欲下降。

（3）味觉异常。肿瘤患者往往对甜、酸、咸味的阈值下降，可能与微量元素缺乏有关。

（4）肿瘤导致恶病质，破坏下丘脑摄食中枢，从而抑制食欲。

（5）化疗药物作用于中枢的化学受体激发区，局部作用于胃肠道，从而导致恶心、呕吐和厌食。

（6）其他因素，如抑郁、焦虑等精神因素。

2. 诊断

（1）定性诊断　早饱症状、味觉改变、嗅觉改变、厌食肉类、恶心、呕吐，以上症状患者只要出现 1 项即可诊断为食欲下降。

（2）视觉模拟评分法（VAS）　通常用于评估疼痛程度，也可以用来定量评估患者食欲下降的程度。在白纸上画一条长 10cm 的直线，两端分别标上"正常"和"最严重"。患者根据自己所感受的食欲下降程度，在直线上某一点做一记号，从起点至记号处的距离长度就是食欲下降的量。

3. 治疗

食欲下降的治疗首先应针对病因治疗，并同时采取饮食辅导，药物治疗推荐孕激素和皮质类固醇，其他药物的效果尚不明确。

（1）病因治疗　针对患者的消化系统原发病及肿瘤相关性并发症（如贫血、电解质紊乱、疼痛、味觉异常等）进行治疗，同时改善患者的心理状态，必要时进行心理治疗。

（2）饮食辅导　采用给予高能量、低脂肪食物，少量多餐，改善进餐环境等方法对患者进行饮食辅导，可以有效提高摄食量。

（3）药物治疗　可以使用的药物种类有限，且均有一定的副作用。皮质类固醇可抑制恶心、疼痛，改善食欲和提高生活质量；黄体酮可稳定或改善体脂群，但有血栓形成的危险，不建议长期使用；雄激素有助于增加体重，不良反应较类固醇治疗更少，但刺激食欲及经口摄入量方面效果较差。

（二）恶心和呕吐

恶心和呕吐（nausea and vomiting，NV）是血液肿瘤化疗患者临床上常见的症状之一。恶心是一种特殊的主观感觉，为内脏不适感，表现为胃部不适和胀满感，常为呕吐的前奏，并伴有头晕、心动过速和流涎增多等迷走神经兴奋症状。呕吐是一种胃的反射性强力收缩，通过胃、食管、口腔、膈肌和腹肌等部位的协同作用，迫使胃内容物由胃、食管经口腔急速排出体外。呕吐是机体较为复杂的反射动作，其过程可分为三个阶段：恶心、干呕及呕吐。恶心、呕吐可由多种不同的病理生理机制引起。两者可相互或不相互伴随。长期呕吐的患者常出现厌食、脱水、电解质紊乱及酸碱失衡等，使其抗肿瘤治疗依从性降低、治疗中断或延误，严重影响患者的生活质量，缩短患者的生存期。

1. 病因

（1）肿瘤相关性　如肠腔淋巴瘤压迫引起梗阻进而引发恶心呕吐，白血病浸润到脑部神经中枢所致的颅内压增高均可引起恶心呕吐。

（2）治疗相关性　药物和/或其代谢产物，如部分化疗药物非甾体抗炎药及某些抗生素等，一方面可通过刺激化学感受器触发区（chemoreceptor trigger zone，CTZ）受体（如多巴胺受体），另一方面可刺激胃肠道，产生冲动兴奋呕吐中枢，引起恶心呕吐。

2. 治疗

（1）药物治疗　化疗相关恶心呕吐（chemotherapy-induced nausea and vomiting，CINV）应以预防为主。在肿瘤相关治疗开始前，充分评估呕吐发生风险，制订个体化的防治方案：

① 高度催吐性化疗方案所致恶心呕吐的预防　推荐在化疗前采用"三药"方案，包括 5-HT$_3$ 受体拮抗剂（如昂丹司琼、格雷司琼、托烷司琼等）、地塞米松和 NK-1 受体拮抗剂（如阿瑞吡坦）。

② 中度催吐性化疗方案所致恶心呕吐的预防　推荐采用 5-HT$_3$ 受体拮抗剂联

合地塞米松。

③ 低度催吐性化疗方案所致恶心呕吐的预防 建议使用单一止吐药物例如地塞米松、5-HT₃受体拮抗剂或多巴胺受体拮抗剂（如甲氧氯普胺）预防呕吐。

④ 轻微催吐性化疗方案所致恶心呕吐的预防 对于无恶心呕吐史的患者，不必在化疗前常规给予止吐药物。尽管恶心和呕吐在该类药物治疗中并不常见，但如果患者发生呕吐，后续化疗前仍建议给予高一个级别的止吐治疗方案。

⑤ 多日化疗所致恶心呕吐的预防 5-HT₃受体拮抗剂联合地塞米松是预防多日 CINV 的标准治疗，通常主张在化疗期间每日使用第一代 5-HT₃受体拮抗剂及地塞米松，后者应继续使用至化疗结束后 2~3d。

⑥ 精神类药物 可用于不能耐受 NK-1 受体拮抗剂、5-HT₃受体拮抗剂和地塞米松或呕吐控制不佳的患者，如氟哌啶醇、奥氮平、阿普唑仑，但不推荐单独使用。

⑦ 胃排空障碍 选择促胃肠动力药，如甲氧氯普胺、多潘立酮、莫沙必利等。

（2）饮食辅导 避免进食油腻、辛辣等刺激性食物，应给予高蛋白、高热量、易于消化吸收的食物。

（3）精神心理因素 心理治疗是关键。首先应消除患者的精神心理障碍，其次可配合药物治疗，常用的药物是镇静药与促胃肠动力药，症状严重者可采用抗抑郁药物治疗，此时应慎用昂丹司琼等作用强烈的镇吐药物。

（4）营养支持治疗 严重的恶心呕吐可以导致患者无法正常进食，此时可采用鼻饲或鼻肠管给予适当的肠内营养支持。如患者无法耐受肠内营养，应考虑使用肠外营养补充必要的能量及营养元素。

（三）口腔黏膜炎与口腔干燥

口腔黏膜炎是指口腔黏膜的炎症，表现为口腔红斑、溃疡和疼痛。对于中性粒细胞减少的患者，其口腔黏膜的溃疡可成为全身感染的侵入门户，会导致一部分患者发生败血症和死亡；口腔干燥是因唾液分泌减少或消耗增加出现的口干渴明显、饮水难以缓解的主观症状。口腔黏膜炎分级标准见表 5-1-1。

1. 病因

（1）血液肿瘤患者具有黏膜炎的易感性，大于 50 岁患者和女性患者更容易出现。而特殊肿瘤类型导致的口腔干燥、口腔损害及牙周炎等也会增加黏膜炎发生的概率。另外也有研究发现黏膜炎的发生可能与遗传有关。

（2）肿瘤患者存在长期的营养摄入不足，而肿瘤细胞的高代谢状态也会进一步加重患者的负氮平衡，使其无法维持正常的细胞更新和修复。因此，增殖能力强、更新速度快的黏膜组织将首先受到影响，出现黏膜萎缩、腺体功能减退、屏障受损、细菌移位，进而加重炎症反应。

（3）与放化疗、移植密切相关。放化疗通过影响 DNA 合成修复等机制影响黏膜细胞的更新和修复，进而发生黏膜炎症。

2. 治疗

包括口腔护理、对症治疗、营养支持及药物治疗等。

（1）口腔护理　口腔护理是口腔黏膜炎治疗的基础，可以降低黏膜炎的相关危险因素，维持口腔健康并减弱与治疗黏膜炎相关的一些不利影响。其治疗目前并无统一标准，但一些简单的护理十分必要，如用软毛牙刷刷牙，不剔牙，清淡饮食，软食，避免辛辣、过热或过冷、酸性或腌制的食物。化疗期间每日漱口 7 次，频率为三餐饭前、饭后、睡前，每次仰头含漱 3~5min，刷牙后再用消毒液漱口，使用 0.12% 氯己定、2.5% 碳酸氢钠口腔清洗剂可以改善其临床症状。

（2）对症治疗

① 镇痛　可使用含盐、冰片或麻醉剂（如利多卡因）的漱口液，以起到短效的镇痛作用。

② 止血　黏膜炎的溃疡表面可能发生出血，而化疗等导致的血小板减少可能加重这一症状。局部的口腔出血可以使用局部止血剂控制（如纤维蛋白胶或吸收性明胶海绵等），如患者的血小板计数较低，则需要给予输注血小板纠正。

③ 缓解口腔干燥　患者因抗肿瘤治疗可出现继发性唾液腺功能减退，指导患者有效漱口，包括常规每天给予 0.9% 生理盐水 500ml 和/或 2.5% 碳酸氢钠 500ml 交替漱口，必要时嚼口香糖，少量多次饮水，保持口腔清洁和一定的湿度，能有效地预防化疗所致的口腔炎，多含水、盐水漱口或嚼无糖口香糖或无蔗糖硬糖刺激唾液腺分泌，必要时还可以使用类胆碱能药物。

（3）营养支持　口腔黏膜炎会使患者摄入减少，并降低肠道营养的吸收功能，导致其营养不良和体重下降。因此，提供适当的营养支持可以帮助患者维持体重和预防抗肿瘤治疗的不良反应。应注意的是，由于吞咽困难或疼痛等不良反应，黏膜炎患者往往会出现脱水、进食困难，因此对液体的需求量会进一步增加。

四、血液系统肿瘤营养治疗

血液系统肿瘤营养疗法是计划、实施并评价营养干预，以治疗血液系统肿瘤及其并发症或改善身体状况，从而改善患者预后的过程，包括营养筛查/评估、营养干预、疗效评价（包括随访）三个阶段。肿瘤营养疗法是与手术、化疗、放疗、靶向治疗、免疫治疗等肿瘤基本治疗方法并重的另外一种治疗方法，它贯穿于血液肿瘤治疗的全过程，融汇于其他治疗方法之中。营养疗法是在营养支持的基础上发展起来的，当营养支持不仅仅是补充营养素不足，而是被赋予治疗营养不良、调节代谢、调理免疫等使命时，营养支持则升华为营养治疗。

（一）营养治疗时机与目标量计算

实施营养干预的时机是越早越好，考虑到营养干预的临床效果出现较慢，建议以 4 周为一个疗程。整体上血液肿瘤患者处于高代谢状态，所以血液肿瘤患者的能量需求高于正常人群。能量需求的计算方法建议采用患者营养需求量简表估算，见表 5-4-2。

表 5-4-2　血液肿瘤患者营养需求估算

营养类别	需要量	
能量/（kcal/kg）	可自由活动	30~35（营养不良者）
		25~30（营养良好者）
	卧床	20~25
蛋白质或氨基酸/[g/（kg·d）]	营养状况良好	0.8~1.2
	严重营养消耗	1.5~2.0
糖类或葡萄糖/[g/（kg·d）]	3~5	
脂肪	占>35%的总能量，约50%的非蛋白能量	
液体	根据个人情况而定，一般按 30~50ml/（kg·d）给予；原则："量出为入" + "按缺补入"；维持尿量 1000~1500ml/d，电解质在正常范围内	

（二）营养治疗方案

（1）根据换算每日所需热量和蛋白质，制订一份食物计划表，将每天的食物分成 5~6 餐以小分量的形式提供营养。

（2）及时补充富含优质蛋白质的食物，同时提供足够充分的热量和各种维生素。

（3）日常饮食摄入能量不足者，可以增加口服营养补充剂，如安素、蛋白粉等，进行额外补充。胃肠道功能正常的患者，可以选择整蛋白型肠内营养剂；胃肠道功能损伤患者，选择半要素或者要素配方；便秘患者选择含不溶纤维的配方；限制液体摄入量患者，选择高能量密度配方；ω-3PUFA 强化型肠内营养配方对改善恶病质可能有益。

（4）对于胃肠道完整且功能正常，代谢需要增加，短期应用者；口咽、食管疾病不能进食者；精神障碍或昏迷者（短期应用），选择鼻饲喂养。需注意观察导管异位、倾倒综合征、肠道穿孔、腹泻、腹胀等并发症。

（5）严重营养不良的肿瘤患者，遵医嘱通过静脉补充营养。低蛋白水肿患者，予以输注白蛋白后再给予利尿药，纠正低蛋白血症，进而消除水肿。

（6）对于终末期患者进行个体化评估，充分听取、高度重视患者及其亲属的意见和建议，制订合理方案，选择合适的配方与途径，提高患者生活质量。患者接近生命终点时已不需要给予任何形式的营养治疗，仅需提供适当的水和食物以减少饥饿感。

五、血液肿瘤患者的营养护理

（一）低蛋白水肿

水肿是组织间隙过量积液的病理现象，是因营养不良形成低蛋白血症，导致血液胶体渗透压明显降低而形成低蛋白水肿。血液肿瘤患者常常发生低蛋白水肿一般先从足部开始蔓延至全身，与体位相关，由于重力影响，站立时常下肢水肿较重，卧位时颜面部水肿可能较重，同时伴有消瘦及恶病质。

低蛋白水肿的护理措施介绍如下。

（1）应根据患者的病情给予相应的营养支持治疗，估算患者每日蛋白质需要量：肿瘤患者能量与蛋白质需求与健康者相差不大，故可以 $20 \sim 25 kcal/(kg \cdot d)$ 来估算卧床患者，以 $25 \sim 30 kcal/(kg \cdot d)$ 来估算能下床活动的患者。及时补充富含优质蛋白质的食物，同时提供足够充分的热量和各种维生素。

（2）遵医嘱通过静脉补充白蛋白后再给予利尿药，纠正低蛋白血症，进而消除水肿。

（3）严格限制钠和水的摄入，记录 24h 出入液量。

（4）避免穿紧身的衣服，休息时适当抬高下肢，减轻水肿。

（5）注意水肿皮肤的卫生，清洗时不要太用力，以免擦伤皮肤。

（二）贫血

贫血是血液肿瘤患者本身造血功能下降所致，除此之外还包括肿瘤、机体的营养吸收障碍以及患者接受长期、多种治疗所致。其中，营养相关性贫血主要是因为肿瘤导致红细胞生成的过程中缺乏蛋白质、铁、叶酸、维生素 B_{12} 等造血原料。另外，肿瘤可以促进炎症因子的表达和分泌，进而抑制促红细胞生成素（erythropoietin，EPO）的生成，抑制红系祖细胞的增殖，破坏铁的利用和分布，导致慢性病性贫血。而且肿瘤患者对 EPO 反应性的降低和铁利用的障碍更会加重贫血。

1. 诊断标准

按贫血的严重程度分级，目前主要标准有两个，分别为美国国立癌症研究所（National Cancer Institute，NCI）和世界卫生组织（WHO）的贫血分级标准，见表 5-4-3。贫血的病因及鉴别诊断见表 5-4-4。

表 5-4-3　贫血的诊断标准（Hb）　　　　　单位：g/L

分级	NCI	WHO	中国
正常	男>120，女>110	≥110	男>120，女>110
轻度	100~正常值	95~109	91~正常值
中度	80~100	80~94	61~90
重度	65~79	65~79	31~60
极重度	<65	<65	<30

注：Hb=血红蛋白。

表 5-4-4　贫血的病因及鉴别诊断

病因	表现
缺铁	转铁蛋白饱和度<15%，铁蛋白<30ng/mL
维生素 B_{12}、叶酸缺乏	维生素 B_{12} 或叶酸水平低于正常值
出血	粪便隐血试验阳性或内镜发现出血
溶血	Coombs 试验阳性，DIC 试验阳性，结合珠蛋白水平下降，间接胆红素升高
肾性疾病	GFR<60ml/（min·1.73m^2），EPO 水平低下
遗传性贫血	有家族史及遗传性
铁粒幼细胞性贫血	骨髓中出现大量环形铁粒幼红细胞，铁蛋白增高
铁过载后贫血综合征	铁蛋白>1000ng/ml

2. 贫血护理

（1）与患者共同制订饮食计划，指导患者进食富含优质蛋白质、高能量、富含维生素 C 和含铁的食物。

（2）调整食物的质地，可准备质地柔软的食物，通过小分量来缓解贫血引起的疲劳；确保患者在用餐时采用合适的体位从而避免食物堆积在口腔中。

（3）铁剂补充。在给予静脉铁之前应先做皮试，必须在医护人员监护下完成。

通常每周静脉给予一次 100mg 的铁剂，Hb 上升至正常一般需 2 周左右。口服铁剂补充的患者告知使用吸管服用，可与维生素 C 同时服用，忌与茶水、牛奶同饮。补充铁剂后，最常见的不良反应是消化道反应，以及出现大便颜色变深，可以餐后 2h 服药改善铁剂的胃肠刺激，大便颜色变深并不可怕，只要停药之后就会恢复正常。

（4）遵医嘱予以输注全血或红细胞，迅速升高血红蛋白水平；应用促红细胞生成素治疗贫血能改善患者的生存质量，使输血需求下降。

（5）评估患者对活动的反应，逐渐增加活动，预防跌倒/坠床。制订个性化活动安排和目标，增加患者的肌肉力量，进行抗阻运动训练，帮助并鼓励增加活动量。监测患者的生命体征、血常规和微量元素等相关指标，如有异常或不适，应中断或者降低活动的强度、频率及时间。

（三）出血护理

肿瘤出血属于肿瘤的常见并发症，原因包括：恶性肿瘤本身对血管的侵袭、浸润，导致血管破裂从而发生出血；恶性肿瘤严重者会影响机体的出凝血功能，消耗血液中大量的血小板和凝血物质；恶性肿瘤进行化疗或者是放疗之后，骨髓的造血功能会受到抑制，血小板生成减少，肝脏合成的凝血因子减少。

（1）细嚼慢咽，进食常温食品；摄入柔软、光滑或者捣碎的混合有水分或汤汁的食物；避免辛辣刺激性食物，如瓜果皮、辛辣的、酸的或煎炸的食物。

（2）细嚼慢咽有利于食物更好地消化吸收，每一口食物咀嚼 25 次以上。

（3）适当运动。在血小板正常的情况下，每周不少于 5 次，每次 30~50min 的中等强度运动，以出汗为好。如血小板低，需要卧床患者也建议进行适合的运动(包括手、腿、头颈部及躯干的活动)。肌肉减少的老年患者提倡抗阻运动。

（4）加强口腔护理，使用软毛牙刷刷牙，禁用牙线和牙签。

（5）对于消化系统出血的患者，遵医嘱进行相应的止血、抑酸对症治疗，必要时禁食禁饮，予以全肠外营养代替。

（6）定期监测营养状态，及时调整营养治疗方案。营养不良的五阶梯治疗原则中提出，当目前治疗阶梯不能满足 60%目标需要量 3~5d 时，应升阶梯治疗。

（四）发热护理

肿瘤发热最常见的特点：较为规律，常于下午或夜间发热；发热的温度一般不会太高，通常不超过 38℃；是在排除感染和抗生素治疗的情况下，直接与癌症相关的非感染性发热。这种发热的原因目前主要是考虑肿瘤生长比较快，或者治疗导致肿瘤细胞坏死释放肿瘤坏死因子；一小部分肿瘤是因为能够分泌活性物质，可以引起发热及其他的不适症状。另外，肿瘤患者自身抵抗力较差，当合并感染时通常较凶险。如果患者轻度低热，则无任何临床症状。一旦体温升高，达到重度或高度热时，会出现头晕、头痛、恶心、呕吐、全身乏力、不思饮食等症状。

（1）保持口腔卫生，每日三餐前后和睡前清洁口腔；遵医嘱予以 $NaHCO_3$ 含漱、外用表皮生长因子。指导患者用清水漱口后，再使用口腔黏膜保护剂或促进口腔黏膜修复的药物。

（2）多饮水，并小口多次饮用；咀嚼无糖口香糖或刺激唾液分泌的新鲜水果。

（3）增加蛋白质摄入量。乳、蛋、鱼肉、豆是优质蛋白质来源。总体上说，动物蛋白质优于植物蛋白质，乳清蛋白优于酪蛋白。荤素搭配（荤：素=1：2）。控制红肉（猪肉、牛肉、羊肉）及加工肉（如香肠、火腿）摄入。

（4）增加水果蔬菜摄入量。每日蔬菜+水果共要求摄入 5 份（蔬菜 1 份=100g，水果 1 份=1 个），要求色彩缤纷、种类繁多。增加全谷物、豆类摄入。

（5）食物的多样性决定肠道菌群的多样性与平衡。每天摄入 20 种以上食物，每周摄入 30 种以上食物。不偏食、不忌口、全面、平衡。

（6）严格监测体温变化。

（7）遵医嘱使用抗生素，做好保护性隔离。

六、血液肿瘤营养临床护理案例分析

（一）病例介绍

患者，杨某，女，35 岁，主诉：月经量多伴头晕、气短、胸闷 1d。1d 前，双下肢出现瘀斑伴发热，体温最高 38℃，伴畏寒、寒战、恶心，自行服用布洛芬混悬液（美林）后，体温降至正常；今日发现月经量多，晨起刷牙牙龈出血，伴有头晕、气短、胸闷，为求进一步诊治收治本科。起病以来，患者精神、睡眠一般，体力、食欲下降，二便正常，体重无明显变化。患者既往体健，否认家族史。入院时，总蛋白 60.1g/L，白蛋白 34.3g/L，前白蛋白 155mg/L，HGB 58g/L，WBC 2.14×10^9/L，PLT 11×10^9/L，RBC 1.98×10^{12}/L。

起病以来，患者食欲下降（较前减少约 25%~50%），早饱，平时饮食偏好少油、少肉；NRS 2002 评分 3 分，提示存在营养风险，PG-SGA 评分 7 分，提示中度营养不良，需要营养干预及针对症状的治疗手段；PHG-9 抑郁症：18 分。入院后 1~5d，使用氨甲环酸、血凝酶止血；第 7 天开始予以环磷酰胺+地塞米松化疗，昂丹司琼、碳酸氢钠辅助止呕和碱化尿液；第 9 天予以口服营养补充（ONS）治疗；第 11 天予以长链脂肪乳部分肠外+肠内营养治疗、升血小板和白细胞治疗；出院后，对患者的进食餐次、食物种类、营养粉加餐情况、运动情况进行随访。

（二）案例引导

本案例中患者为中年女性，发病以来全身乏力、气短、胸闷，食欲下降，出现早饱的现象。患者自诉 1d 前，双下肢出现瘀斑、发热，体温最高 38℃，伴畏寒、寒战、恶心，自行服用美林后，体温降至正常；今日发现月经量多，晨起刷牙出现牙龈出血，伴有头晕、气短、胸闷。入院后，营养不良风险筛查结果提示患者存在营养风险。科室营养专科护士随即对患者做进一步营养评估。

1. 评估

采用 NRS 2002，总分 3 分：疾病（血液恶性肿瘤）2 分+营养状态 1 分（过去 1 周内进食量减少 25%~50%）=3，提示患者有营养风险。采用 PG-SGA 量表进行营养评估，总分 7 分。①患者自评表评分=体重评分+进食评分+症状评分+活动 和身体功能评分。在过去 1 个月里进食情况比以往少 1 分+症状（恶心）1 分+活动和身体功能（多数时候不想起床活动，但卧床或坐椅时间不超过 12h）2 分=4 分。②医务人员评估表评分=疾病与营养需求的关系评分+代谢评分和体格检查评分。症状（癌症）1 分+应激状态（无发热）0 分+体格检查（锁骨部位凸出）2 分=3 分，提示中度营养不良，需要营养干预及针对性治疗。评定结果提示中度营养不良，需要营养干预及针对性治疗。

2. 膳食调查

平日不喜肉食，饮食比较清淡，主食以米饭为主。24h 膳食回顾调查，早餐：白米粥 200g；中餐：米饭半碗+黄瓜炒肉 1 份；晚餐：米饭半碗+鸡蛋 1 个。摄入能量约 820kcal。

3. 人体测量

身高 151cm，体重 57.5kg，BMI=20.83kg/m^2（正常）；肱三头肌皮褶厚度 15mm（正常），上臂围 24cm（正常）。

4. 实验室检查

白蛋白 34.2g/L（低于正常值），血清前白蛋白 155mg/L（低于正常值），血红蛋白 57g/L（重度贫血）。

5. 体能测试

6min 步行试验步行距离 200m（<300m），级别为 1 级；握力测试左上肢 16.9kg（WEEK），右上肢因置入 PICC 中心静脉导管，不适合测试握力。

6. 目标摄入量计算

根据中国临床肿瘤学会（CSCO）《恶性肿瘤患者营养治疗指南 2019》推荐，蛋白质摄入量应超过 1g/（kg·d），建议达到 1.5~2.0g/（kg·d）（1A 类）；以 25~30kcal/（kg·d）来估算患者的能量需要量（2A 类）。荷瘤患者三大营养素供能比为 C∶F∶P=（30~50）∶（40~25）∶（15~30）（C，carbohydrate，碳水化合物；F，fat，脂肪；P，protein，蛋白质）。计算患者的目标摄入量，每日所需热量：（151−105）× 30kcal/（kg·d）=1380kcal；每日所需蛋白质：46×2g/（kg·d）=92g，优质蛋白质需占 1/3 以上。

（三）与营养相关的护理问题

（1）营养不良（低于机体需要量） 与肿瘤代谢异常、化疗导致进食减少等有关。

（2）呕吐 与化疗药物引起的不良反应有关。

（3）潜在并发症 有感染、出血的风险。

（4）知识缺乏 缺乏肿瘤的相关营养知识。

（四）护理措施

1. 改善营养状况

根据所计算的目标摄入量及患者的饮食偏好为患者设计一系列个体化食谱，督促患者完成并做好真实饮食记录，并动态评估患者营养状况和各项指标，详见表 5-4-5、表 5-4-6。

表 5-4-5 食谱推荐举例

时间	食物种类	食物量	能量/kcal	蛋白质含量/g	脂肪含量/g	碳水化合物含量/g
8：00	牛奶	250ml	184.6	9	11	12.5
	水煮鸡蛋	1个（中等）	86	7.3	6.3	0.1
	面条	100g	107	3.9	0.4	22.8
	鲜肉包	1个	131	9.4	2.3	18.8
10：00	安素	100g	450	15.9	15.9	60.7
	水	200ml	—	—	—	—
12：00	猪肝	100g	165	26.02	4.4	3.76
	鲫鱼	100g	108	17.1	2.7	3.8
	菠菜	100g	23	2.97	0.26	3.75
	米饭	50g	128	2.9	0.3	28.5
15：00	苹果	1个（小）	56	0.4	0.2	14.6

续表

时间	食物种类	食物量	能量/kcal	蛋白质含量/g	脂肪含量/g	碳水化合物含量/g
15：00	蒸水蛋	100g	57.6	5.32	3.52	1.12
	安素	100g	450	15.9	15.9	60.7
18：00	牛肉	100g	125	19.9	4.2	2
	芹菜	50g	9	0.41	0.08	2
	米饭	50g	128	2.9	0.3	28.5
21：00	安素	100g	450	15.9	15.9	60.7
	水	200ml	—	—	—	—
总量			2658.2	155.22	83.66	324.33
能量供应占比				23.24%	28.19%	48.57%

注：以上所涉及的食物品牌只作为举例参考，不作为建议，可根据个人喜好选择品牌，应参照说明书上成分表明细计算摄入营养素含量。

表5-4-6　各项营养相关身体指标变化

内容	入院	化疗期	目前
体重/kg	47.5	50（轻度水肿）	47
食欲评分	2	4	7
PG-SGA	7	10	4
握力	弱	弱	正常
步速	0.6m/s	0.5m/s	1m/s
情绪	抑郁、失眠	紧张、焦虑	放松、平静

2. 呕吐的预防及护理

（1）观察患者呕吐的次数为每天 3~5 次，每次呕吐的量约 50ml，及时记录并报告医生。

（2）遵医嘱予以止呕药物，嘱患者饮柠檬水，闻柠檬气味缓解恶心，听轻音乐等（放松物理治疗）。

（3）加强口腔护理，遵医嘱予以生理盐水+$NaHCO_3$、漱口液含漱，保持口腔清洁、清新，增强食欲。

（4）膳食和饮品需富含营养，提供小分量，充分利用患者具有食欲的时间段。

（5）严重的恶心呕吐导致患者无法正常进食，可采用鼻饲或鼻肠管给予适当的肠内营养支持。如患者无法耐受肠内营养，应考虑使用肠外营养补充必要的能量及营养元素。

3. 积极预防潜在并发症

（1）严密观察患者是否出现腹泻、发热等感染的临床表现，并报告医生。

（2）腹泻的护理。稀释 ONS 浓度，将 6 平勺加 200ml 温水稀释至 400ml 温水冲泡，嘱患者低渣饮食，少量多餐，进食易消化的食物，遵医嘱予以二联活菌肠溶胶囊口服。

（3）遵医嘱使用谷氨酰胺肠外营养。谷氨酰胺作为肠外营养中重要的营养素，有助于保护肠道黏膜，减少感染相关并发症，促进化疗后造血功能和免疫系统的恢复，加速氮平衡和肌肉蛋白质合成，降低黏膜炎的发生。

（4）嘱患者多饮水，每日 2000ml 以上，促进排尿，以防止环磷酰胺引起的出血性膀胱炎发生。

（5）嘱患者进食时细嚼慢咽，进食常温食品；保持食物干净卫生；避免辛辣刺激食物，进食富含优质蛋白质、高能量、富含维生素 C 和含铁的食物。

4. 加强患者教育，改善知识缺乏

（1）加强饮食与健康教育，对患者进行行为指导，指导家属如何制作和选择食物，患者如何进食，少量多餐，纠正肿瘤患者的营养误区。

（2）ONS 的选择与配制方法教育。肠内营养治疗时，根据患者肠道功能的情况，选择 ONS。该患者肠道功能正常，推荐使用整蛋白标准配方。告知患者和家属，ONS 以 38~40℃温水冲泡，每 6 平勺加 200ml 温水均匀搅拌后即刻服用。ONS 的配制可由稀到浓、由少到多。小口饮用，还可根据个人饮食喜好，适当增加牛奶或果汁搅拌饮用。配制前，做好手卫生。

（3）制订一周饮食计划，增加优质蛋白质和深海鱼，食物应多样化。鱼油（常用剂量为 4~6g/d）以及 ω-3PUFA（1~2g/d）可以减少肿瘤患者炎症反应。对存在体重减轻风险或营养不良的晚期肿瘤化疗患者，建议应用鱼油或 ω-3PUFA 来改善患者食欲、维持患者体重或瘦体重。具体详见表 5-4-7。

表 5-4-7　一周饮食计划表

时间	周一	周二	周三	周四	周五	周六	周日
早餐	小笼包、牛肉粥、蒸水蛋	发糕、南瓜粥、鸡蛋	包子、馒头、鱼片粥、煮鸡蛋	淮山粥、土豆饼、蒸水蛋	猪肉芹菜饺子、豆浆、水煮鸡蛋	馄饨、豆浆、鸡蛋羹	面包、肉末胡萝卜粥
加餐	安素 100g	安素 100g	安素 100g	安素 100g	安素 100g	安素 100g	安素 100g

续表

时间	周一	周二	周三	周四	周五	周六	周日
午餐	清蒸海鲈鱼、番茄鸡蛋、清炒菜心	肉末豆腐、蒸排骨、小白菜	虾仁炒滑蛋、香菇鸡、蒸娃娃菜	清蒸烷鱼、香干炒肉、白灼菜心	土豆烧排骨、丝瓜滑蛋、肉末豆角	胡萝卜焖鸡、番茄炖豆腐	虾皮炒白菜、炒南瓜、山药炖排骨
加餐	牛奶、苹果	蛋白粉	桂圆莲子汤	鲫鱼豆腐汤	猪肚鸡	蛋白粉	红枣枸杞汤
晚餐	红烧排骨、番茄鸡蛋	香菇鸡、红烧冬瓜	海参豆腐煲、虾皮炒白菜	粉丝扇贝、番茄鸡蛋	胡萝卜炒肉、红烧带鱼	黄豆炖猪脚、清炒菜心	深海鱼、西兰花
加餐	安素100g	安素100g	安素100g	安素100g	安素100g	安素100g	安素100g

（4）鼓励患者在血小板指标安全和自身可耐受范围内保持体力活动，保持适量的有氧运动和/或抗阻力训练以维持肌肉量。肿瘤患者低运动量、不运动和接受抗肿瘤治疗都会严重影响患者的肌肉量。运动可以维持或明显改善患者的有氧代谢能力，降低肌细胞分解代谢，增加其合成代谢，增加肌肉强度，减轻炎症反应，减少疲劳和焦虑，改善生活质量。建议从小剂量运动量开始，每次持续 10~60min，每周 3~5 次，一般来讲运动的最佳状态为全身微微汗出，不感到疲惫为佳。

（5）做好出院与随访营养教育

① 保持理想体重。

② 鼓励进食，可餐间食用点心、坚果、牛奶等加餐，增加热量摄入。

③ 增加优质蛋白质摄入。

④ 如饮食量明显减少，可添加 ONS 加餐，6 勺/次，3 次/d。

⑤ 根据身体状况，循序渐进有氧运动。

⑥ 定期监测血常规、体重，监测消化道反应。

⑦ 恢复造血功能，进食富含维生素 B_{12} 的食物，如动物内脏、牛肉、猪肉、鸡肉、鱼类、海鲜类、蛋、牛奶及乳制品等；含高分子多糖体的食物可增加癌症患者白细胞数量，提高人体免疫细胞活力，对癌细胞起到吞噬、杀伤、溶解、破裂等作用。

可进食猪肝、猪血、牛奶、香菇、银耳、黑木耳、枸杞子、胡萝卜、大枣等。

（五）案例总结

1. 效果评价

（1）患者在住院过程中能量摄入基本达标，蛋白质达目标量的 100% 以上。

（2）患者出院时，实验室指标未完全正常，但总的来说化疗期间营养干预的实施有助于患者体重、总蛋白、白蛋白的维持及电解质的稳定。患者的人体测量与体能均有上升，情绪明显好转。

（3）患者了解饮食原则、口服营养补充、居家饮食护理等相关知识。

2. 反思与收获

（1）反思

① 化疗期大量补液，出现水肿，应该平衡限水和混合静脉营养。

② 漫漫化疗之路，做好居家延续性护理至关重要。

③ 营养治疗有潜力可挖而且投入成本低廉，应从时间、空间、内涵和外延 4 个维度强化整体营养治疗。

（2）收获

① 护士是营养教育的第一责任人，应从营养知识、态度、行为三方面引导。

② 鼓励主要照护者参与营养管理。

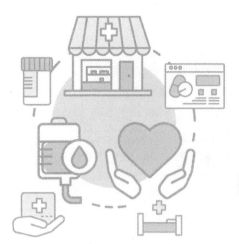

第六章

特殊人群的营养护理

　　肿瘤特殊人群由于生理特点不同，且所伴随疾病对肿瘤可造成影响，导致这些群体对营养需求与单纯的肿瘤患者具有差别。因此，应在了解人群生理特点及伴随疾病的基础上有针对性地开展营养护理。本章节选取几类较为常见的特殊肿瘤人群包括儿童、合并糖尿病、合并肾脏疾病及终末期肿瘤患者来详细阐述其各具特色的营养护理干预理念及实践，旨在促进肿瘤患者营养管理的精细化、个性化。只有根据肿瘤患者特点来制订的营养干预方案，才能精确有效地解决患者与营养有关的健康问题，促进肿瘤特殊人群的康复。

第一节　儿童肿瘤患者营养护理

　　肿瘤是一种慢性消耗性疾病，尤其在肿瘤晚期及化疗、放疗过程中，肿瘤患儿往往处于不同程度的营养不良或营养失衡状态。营养不良可降低肿瘤患儿的免疫功能、对放化疗的耐受性，增加并发症的发生率，影响预后，可见了解肿瘤患儿的营养状态并进行干预对治疗尤为重要。本节主要介绍儿童肿瘤、儿童肿瘤营养不良及发生机制、营养评估与筛查、儿童肿瘤的营养支持及儿童肿瘤营养护理。

一、儿童肿瘤概述

　　儿童肿瘤包括血液系统肿瘤和实体瘤两大类。常见的血液系统肿瘤主要是白血病，常见的实体瘤主要为神经母细胞瘤、肾母细胞瘤、肝母细胞瘤、生殖细胞瘤、横纹肌肉瘤、视网膜母细胞瘤和骨肉瘤等。世界肿瘤流行病学资料显示，0~14 岁小儿恶性肿瘤的发病率约为 10.0/10 万，且随时间呈波动上升趋势。随着医学的发展，尤其是近 30 年来，儿童肿瘤的治疗效果得到了很大提高，常见恶性肿瘤的 5 年生存率大多已超过 70%。在临床诊疗方面，目前早期诊断、早期治疗、综合治疗是儿童肿瘤诊治的基本原则；化疗、放疗等综合疗法被视为现代肿瘤的基本治疗方法；而肿瘤根治性手术仍是最根本的治疗方法。

二、儿童肿瘤与营养不良

（一）儿童肿瘤营养不良概况

儿童恶性肿瘤常常合并营养不良。据统计，肿瘤患儿初诊时出现急性营养不良的概率为 6%~50%，在长期治疗过程中出现营养不良的概率为 8%~32%。其主要发生原因包括肿瘤自身因素、肿瘤治疗因素及儿童生长发育因素等。当肿瘤压迫胃肠道时可引起呕吐、肠梗阻等症状，导致肠道营养摄取障碍；肿瘤细胞释放的炎症因子、肿瘤细胞因子等可引起机体代谢失衡。另外，肿瘤治疗过程中，因放化疗后出现食欲下降、恶心、呕吐、腹痛、腹胀等胃肠道反应也可能导致营养不良。儿童处于生长发育的特殊时期，患儿需要额外的能量及蛋白质供生长发育需要，若营养摄入不足更容易引起营养不良。

营养不良给肿瘤患儿带来的后果严重甚至是致命的。营养不良不但会影响肿瘤患儿的生长发育，还会影响肝脏、心脏、胃肠道等重要脏器的功能；并且会因蛋白质缺乏而导致机体免疫力降低，会增加术后及化疗后感染的易感性，降低肿瘤的治疗耐受性。严重的营养不良常导致并发症和病死率上升、治疗不良反应增加、住院天数延长、生活质量下降，甚至生存期缩短。因此，在肿瘤诊断、治疗及近远期随访中重视肿瘤患儿的营养评估和营养支持，对改善其生存和生活质量具有重要的临床意义。

（二）肿瘤患儿营养不良发生机制

营养不良的本质是营养需求大于营养摄入。引起肿瘤患儿营养不良发生的原因和机制复杂，总体来说主要包括：肿瘤因素、代谢因素、炎症因素、心理因素、家庭因素。

1. 肿瘤因素

无论是原发肿瘤因素还是治疗所导致的后果，能量不足都是导致营养不良的主要原因。肿瘤本身是一种消耗性疾病，特点是细胞失控性地无限增殖，因此即使活动量减少到最低程度，其代谢率仍高，导致患儿因机体组织储存的脂肪迅速丢失，造成营养不良。由于肿瘤的影响，患儿常合并厌食、味觉异常、恶心呕吐、消化道吸收功能障碍甚至梗阻，导致营养物质摄入量减少。此外，多模式治疗可引起明显的厌食、恶心、呕吐、黏膜炎、吸收障碍、腹泻、便秘等不良反应，进一步加重营养不良。手术治疗可导致高代谢、氮大量丢失，机体对能量的需求进一步增加；放化疗在治疗肿瘤的同时，也对正常的机体组织细胞有一定的杀伤作用，特别是对增殖较快的组织细胞，例如损伤消化道黏膜上皮细胞等引起黏膜溃疡，化疗期间口腔黏膜甚至整个胃肠道黏膜受累的患儿基本无法进食，造成了严重的营养不足。

2. 代谢因素

儿童基础代谢率受年龄、性别、营养状态、能量摄入、身体组成、激素、身体活动、体温、环境温度、药物疗法、病理学条件（如手术应激、感染、创伤等）等因素影响，同时也受肿瘤分型、分期、部位、化疗强度、营养调查时间等因素影响，特别是营养状况，对于决定其静息能量需要和能量消耗尤其重要。肿瘤患儿能量、糖类、脂肪及蛋白质代谢均有很大程度改变，对营养供给不足的反应表现为能量消耗、蛋白质分解、糖异生增加的急性代谢应激特点。除了在肿瘤负荷很大的晚期肿瘤病例，儿童一般较少出现静息能量消耗的增高，已有研究表明恶性肿瘤与广泛的代谢紊乱相关，如降低营养物质利用率，影响蛋白质、糖类、脂肪、维生素及无机盐的代谢。糖类代谢的异常包括葡萄糖不耐受和外周胰岛素抵抗，这往往出现在肿瘤的晚期并和广泛转移有关，肿瘤细胞所需能量主要靠有氧酵解提供。糖类的过多利用产生的乳酸远远超过正常细胞，大量乳酸在肝脏中重新合成葡萄糖需要多消耗10%的能量，这需要消耗大量的肌肉蛋白进行糖异生。在肿瘤坏死因子作用下，脂肪组织也将大量消耗，脂肪代谢的异常主要包括体脂的丢失和高脂血症。

3. 炎症因素

食物摄入受下丘脑的腹正中核调节，在动物实验中发现肿瘤组织会释放白介素 1α（interleukin-1α，IL-1α）、IL-1β、IL-6，联合炎症细胞因子、肿瘤坏死因子 α（tumor necrosis factor-α，TNFα）和干扰素 γ（interferon-γ，INFγ）透过血脑屏障刺激脑细胞释放化学物质影响食欲及能量消耗。

4. 心理因素

肿瘤患儿反复化疗及治疗操作可导致条件反射性的预期呕吐，这一现象在青少年中更常见。有些家长过度地希望患儿能够尽可能地摄入食物，甚至强迫患儿进食，这些均可进一步引起其食欲不佳而拒食。

5. 家庭因素

（1）文化教育水平 对儿童来说，父母受教育水平会影响其对儿童喂养知识的掌握程度，一方面可能影响家庭中的饮食习惯、儿童保健意识等，另一方面可能影响其喂养方式和儿童的膳食情况。

（2）经济因素 家庭经济状况的好坏直接决定食物资源的可获得性情况，儿童肿瘤的高昂治疗费更加重了家庭的经济负担，使经济状况较差的家庭不能给患儿提供更科学更丰富的营养餐，从而影响儿童营养状况，导致营养不良的发生。

（三）营养筛查与评估

1. 营养筛查

营养风险筛查是营养管理的第一步，它是由临床医护人员、营养师等实施的快速、简便的方法，通常综合多种指标，结合临床疾病和症状来判断患者营养状态，以决定是否需要营养支持等。常见用于肿瘤患儿的营养筛查工具介绍如下。

（1）营养状况和生长发育风险筛查工具（screening tool for risk of nutrition and status and growth，STRONGKids） 该筛查工具内容涵盖 4 个方面，包括主观临床评价、高风险疾病、营养摄取与丢失、体重减轻/体重增长过缓，以高风险（4~5 分）、中风险（1~3 分）、低风险（0 分）来建议干预方式。此量表简单易行，并且能很好地预测与营养相关的临床结局及临床支持效果，适合快速判断住院患儿的营养风险，详见表 6-1-1。

表 6-1-1 营养状况和生长发育风险筛查工具（STRONGKids）

评估项目	评估内容	分值
主观临床评价	皮下脂肪减少、肌肉的减少、脸颊的消瘦	有（1分） 无（0分）
高风险疾病	神经性厌食、烧伤、支气管肺炎致呼吸困难、乳糜泻、囊性纤维化、早产或成熟障碍儿（纠正胎龄至 6 个月）、慢性心脏病、获得性免疫缺陷病毒感染、炎症性肠病、癌症、慢性肝病、慢性肾病、胰腺炎、短肠综合征、肌肉疾病、代谢性疾病、外伤、精神障碍/发育迟缓等潜在威胁营养状况的疾病和择期重大手术	有（2分） 无（0分）
营养的摄取与丢失	存在以下情形之一：最近几天大便≥5 次/d 或呕吐>3 次/d；入院前几天主动摄食减少；饮食上入院前已有进行营养干预的建议；因为疼痛缺乏足够的摄入	有（1分） 无（0分）
体重减轻/体重增长过缓	在近几周/月内是否存在体重减轻或 1 岁内儿童存在体重增长过慢	有（1分） 无（0分）

处理措施：

① 低度风险（0 分）　无营养干预的必要，定期称体重 1 次/周，1 周后重新做风险评估。

② 中度风险（1~3 分）　通知医生进行全面诊断。饮食上进行营养干预。2 次/周称体重，1 周后复评。

③ 高度风险（4~5 分）　通知医生和营养师进行全面的诊断，个体化的营养建议和随访。开始小口喂养直至进一步的诊断。

（2）儿科营养不良评估筛查工具（screening tool for the assessment of malnutrition in pediatrics，STAMP）　该量表用于筛查 2~16 岁住院患儿的营养不良风险，从"疾病类型""近期饮食摄入情况"及"WHO 生长曲线参考对照"三方面来评分，根据高风险（≥4 分）、中风险（2~3 分）、低风险（0~1 分）分别建议干预方式和复评时间。该评价内容综合考虑了 2002 年欧洲肠外与肠内营养学会推荐的营养评价要素，以及 WHO 推荐的儿童生长标准，具有较好的临床操作性和适应性。

（3）儿科 Yorkhill 营养不良评分（pediatric Yorkhill malnutrition score，PYMS）　PYMS 包括体重指数、近期体重丢失量、1 周内营养摄入以及疾病影响 4 个项目。每一项目的评分为 0~2 分，总分反映了患儿存在的营养风险的程度，0 分为低风险，1 分为中度风险，2 分以上为高度风险。该筛查工具有较高的敏感度和特异度，但其主要适用于 1~16 岁儿童，不适用于体重变化较快的 1 岁以下的新生儿和婴儿。

（4）儿科营养风险评分（pediatric nutritional risk score，PNRS）　该量表包括食物摄入、摄入丢失（腹泻或呕吐）、疼痛及进食能力等 4 个评估要素。评分方式为：食物摄入＜50% 为 1 分，存在疼痛为 1 分，二级疾病为 1 分，三级疾病为 3 分，得分 1~2 分为中度风险，≥3 为高度风险。儿童疼痛适合使用 Wong-Baker 面部表情疼痛量表，详见图 6-1-1。该评估方法快速简单，但该研究工具推出过程中没有详细描述研究所必需的条件，因此在临床实践中的可重复性还有待考证。

图 6-1-1　Wong-Baker 面部表情疼痛量表

0 分—无痛；2 分—有点痛；4 分—轻微疼痛；6 分—疼痛明显；8 分—疼痛严重；10 分—疼痛剧烈

2. 营养评估

（1）主观整体营养风险评估（subjective global nutritional risk assessment，SGNA）是评定患儿营养状态最常用的量表。SGNA 评价内容包括儿童近期身高、体重、父母身高、饮食摄入（类型、量、频率等）、食欲改变、胃肠道症状发生频率及持续时间、近期体力活动情况和改变等内容，根据评分将患儿营养状态分为营养良好、中度或重度营养不良。

（2）除使用评估工具外，还应对患儿的营养状况进行全面的综合评估，准确地评估肿瘤患儿的营养状况是营养治疗的前提，是评价营养干预效果的方法。综合营养评估内容包括：疾病史、体格检查、人体学测量、人体成分分析、实验室检查、饮食摄入基本情况。详见表 6-1-2。

① 疾病史　评估患儿诊断时所处阶段和诊断日期、既往病史、用药史、预期治疗方案，同时需询问患儿的喂养史、食物过敏史等。确认患儿有无营养不良的危险因素或症状存在，如：引起摄入困难的症状（吞咽困难、呼吸困难、口腔溃疡、抑郁等）、食物难以保留（腹泻、呕吐等）；有无其他疾病造成的特殊饮食要求（如肾病、糖尿病等）；有无特殊治疗导致的营养成分缺失或身体情况改变（如使用激素引起缺钙、食欲增加及体重增加等）。

② 体格检查　观察是否存在肌肉萎缩、毛发脱落、皮肤损伤、水肿或腹腔积液，以及微量元素、维生素、必需氨基酸缺乏的体征。

③ 人体学测量　是儿童营养不良评价的主要指标。测量指标包括身高、体重、理想体重百分比、体重指数（BMI）、年龄别身高（height-for-age，HFA）、年龄别体重（weight-for-age）和年龄别体重指数（BMI-for-age）、按身高（计算）的相对体重（weight-for-height，WFH）、上臂中部臂围（MUAC）、皮褶厚度（TSFT）、头围（2岁以下）。

BMI 是 2 岁以上患儿目前最常用的测量方法之一。WHO 将 BMI<5%定义为营养不良。此外，实体肿瘤患儿往往因肿瘤质量巨大，肿瘤切除前后对整体体重的影响较大，或者化疗前后瘤体缩小明显，基于比值测量的 BMI 值很容易受到体重的影响。也有研究基于年龄的 BMI 比值（BMI/A），其 z 值可以反映营养不良。BMI/A 的 z 值升高，提示肥胖型体质；−1~−1.9 提示轻度营养不良，−2~−2.9 提示中度营养不良，<−3 提示重度营养不良。同时降低的 BMI z 值则反映低肌肉或瘦弱体型。

HFA 有助于指导临床及时干预发育迟缓，尤其是对 2 岁以内的患儿，对儿童的早期认知和运动功能发育有益。根据 HFA z 值，当≤−2 时诊断为发育迟缓，≤−3 时为严重的营养不良，−2~−2.99 认为是中度营养不良。

WFH 也称为理想身体体重（ideal body weight），作为诊断小儿营养不良的指标，能够早期发现患儿处于营养不良状态，WFH<90%提示营养不良。有研究证实 WFH z 值的降低程度可用来划分营养不良严重程度，降低 1 分以内考虑轻度营养不良，降低 2 分，考虑中度营养不良，降低 3 分考虑为重度营养不良。这种以 z 值前后的变化量来评价营养不良，适用的年龄最低可到 1 个月大的患儿。

MUAC 适用于 6~60 个月的儿童营养监测，对于大于 5 岁的儿童也同样适合，是公认的反映营养不良的较好指标。研究证明腹腔占位性病变患儿的 MUAC 变化较其他部位肿瘤患儿更显著，因而尤其适用于腹腔内实体肿瘤患儿的营养监测。国际儿童肿瘤协会（international society of pediatric oncology，SIOP）推荐 6~60 个月的患儿监测 MUAC 变化，小于 12.5cm 考虑急性营养不良，小于 11.0cm 考虑严重的急性营养不良。若年龄大于 5 岁的肿瘤患儿，MUAC 小于 5%，或者 MUAC 基于年龄或性别的 z 值<-2 则提示营养不良。

④ 人体成分分析　身体组成代表能量储备，包括脂肪组织（代表脂肪储备）、非脂肪组织（代表体内的水和蛋白质）、骨头。血液肿瘤的治疗可改变肌肉和脂肪中的能量储备，可采用双能 X 线吸收（dual-energy X-ray absorptiometry，DXA）、生物电阻抗分析（bioelectrical impedance，BIA）等技术测定人体成分变化。DXA 被认为是儿童人体成分测量的"金标准"，其能准确测量全身脂肪重量、瘦体组织及骨骼无机盐含量，但无法分辨内脏脂肪和皮下脂肪。

⑤ 实验室检查　生化检测指标可在一定程度上反映患儿的营养状态，一般可分为以下几类。a. 蛋白标志物：血清白蛋白、前白蛋白、运铁蛋白、视黄醇结合蛋白等。b. 器官功能指标：血清尿素氮、肌酐、肝酶。c. 骨骼健康指标：血清钙、镁、维生素 D 等。d. 贫血相关指标：血红蛋白、血清铁、铁蛋白等。e. 炎症指标：血清 C 反应蛋白等。f. 其他营养素指标：血清总胆固醇、甘油三酯、无机盐及维生素水平等。

⑥ 饮食摄入基本情况　评估患儿目前摄入量、进食次数、摄食行为、维生素/无机盐的补充，患儿是否拒绝或过量摄入食物，是否存在一些喂养困难及不良饮食习惯而影响营养摄入，评估家长与患儿之间进食期间的互动、环境对进食过程的影响等，饮食观念是否正确。这些个体化的评估是能否顺利实施及选择营养支持干预的先决条件之一。

表 6-1-2　肿瘤患儿营养评估的内容

营养评估内容	具体指标
疾病史	肿瘤确诊时间和目前所处阶段
	既往史

续表

营养评估内容	具体指标
	用药史和过敏史
	预期治疗方案
体格检查	肌肉萎缩
	毛发脱落
	皮肤损伤
	水肿或腹水
	微量元素
	维生素缺乏的体征
	必需氨基酸缺乏的体征
人体学测量	理想体重百分比
	体重指数（BMI）
	年龄别身高
	年龄别体重
	年龄别体重指数
	相对体重
	上臂中部臂围
	皮褶厚度
	头围
人体成分分析	脂肪组织
	非脂肪组织
	骨头
实验室检查	血清蛋白
	肝、肾功能指标
	骨骼健康相关指标
	贫血相关指标
	炎症指标
	血糖、血脂
饮食摄入基本情况	喂养史
	摄食行为
	经口饮食种类、频次、量
	肠内营养制剂种类、频次、量
	肠外营养
	维生素/无机盐的补充

三、儿童肿瘤常见营养影响症状

在放化疗过程中产生的不良反应能够显著影响患儿膳食摄入，如感染、口腔黏膜炎、恶心、呕吐、腹泻等不良反应，这些症状被称为营养影响症状（nutrition impact symptoms，NIS）。NIS 加重患儿的痛苦，影响患儿正常进食，增加了营养不良的风险。而营养不良会造成免疫功能受损、对疾病的抵抗能力降低等一系列不良生理改变，同时也会使机体对化疗毒副作用的抗性下降，并发症发生率增加，严重影响肿瘤患儿的治疗效果和生活质量。

（一）感染

感染是儿童血液肿瘤化疗后最常见、最严重的并发症。由于化疗药物不仅杀伤肿瘤细胞，对正常细胞同样有损伤，因此肿瘤患儿在诱导缓解期间很容易发生感染。最常见的临床表现有发热、出血、贫血，又以发热最为常见。长期发热使机体处于高消耗状态，可能引起进行性消瘦，从而影响机体功能，表现为营养不良与免疫力下降。临床上在治疗该并发症时多给予抗生素治疗，但长期应用抗生素，会导致肿瘤患儿机体内的细菌产生耐药性，进而影响治疗效果，也将严重干扰患儿的营养状况。

（二）口腔黏膜炎

黏膜炎是指黏膜的炎症、损伤，国际上使用"黏膜炎"描述放化疗等抗肿瘤治疗的细胞毒性作用相关黏膜病变。覆盖在口腔的黏膜称为口腔黏膜，口腔黏膜对放化疗最为敏感，是黏膜炎最常发生的部位。化疗药物、放疗射线等对快速分裂的口腔黏膜的上皮同样发挥作用，从而使口腔黏膜组织易于溃疡和感染，导致口腔黏膜炎高发。相比成人，恶性肿瘤患儿更容易发生口腔黏膜炎。恶性肿瘤患儿基底细胞增殖更快，存在更多的表皮生长因子受体，发生率约为成人的三倍。研究显示，接受化疗的患儿口腔黏膜炎发生率约为 52%~58%，大剂量化疗患儿约为 80%，造血干细胞移植患儿约为 54.2%，其中约有 26.8% 的患儿发展为严重黏膜炎（WHO 评分Ⅲ~Ⅳ级），放化疗联合治疗方案的患儿口腔黏膜炎发生率更高。口腔黏膜炎具体评估方法见表 5-1-1。心理因素、肿瘤的性质、放射治疗剂量、化学药物及合并慢性病可能是影响口腔黏膜炎严重程度的因素，其发生常常会出现口腔疼痛、营养摄入障碍、口腔干燥、食欲下降、味觉减退等毒性作用，从而影响患儿的营养状况。

（三）呕吐

呕吐是恶性肿瘤患儿一种常见的临床症状，其营养代谢特点主要为能量摄入减少，食物排出增多及机体消耗增加。患儿出现恶心、呕吐时，由于胃肠道内容物及消化液经由上消化道呕出，通常会刺激局部黏膜，发生口炎、胃肠道黏膜炎症等，导致患儿出现食欲缺乏、厌食。同时患儿因惧怕再次出现恶心、呕吐的痛苦经历，主观不愿意进食，因此进食量明显减少，导致机体能量来源不足。当患儿出现严重呕吐而未能及时补充液体时，极易发生脱水、低钠血症、低钾血症、代谢性碱中毒等电解质紊乱及酸碱平衡失调，而低钠血症、低钾血症等电解质紊乱时会进一步加重恶心、呕吐及食欲缺乏。长期及严重恶心、呕吐患儿由于能量摄入减少、食物排出增多、机体消耗增加，极易发生营养不良，甚至恶病质。同时营养不良及恶病质状态会促进恶心、呕吐的发生，使机体的代谢过程呈现恶性循环。

（四）腹泻

用于治疗恶性肿瘤的化疗药物多以快速分裂的细胞为靶细胞，作用于胃肠道上皮细胞可引起不同程度的肠黏膜损伤，引起肠黏膜屏障功能破坏以及肠道菌群失调，从而导致腹泻。临床主要表现为大便次数增多且大便性状改变，呈稀便、水样便、黏液便或脓血便，可伴有发热、呕吐、腹痛，重者可出现水、电解质、酸碱平衡紊乱和全身中毒症状。迁延性和慢性腹泻常伴有营养不良、贫血、免疫功能低下、生长发育迟缓等并发症。

四、儿童肿瘤的营养治疗

中国抗癌协会肿瘤营养与支持治疗专业委员会提出了针对营养不良患者的"五阶梯治疗"方案：首先选择营养教育，然后依次向上晋级选择口服营养补充（ONS）、全肠内营养（TEN）、部分肠外营养（PPN）、全肠外营养（TPN）。当下一阶梯不能满足60%目标能量需求3~5d时，应该选择上一阶梯。

肿瘤患儿饮食的总体原则是高蛋白、高热量、优质脂肪，并辅以适当的维生素和无机盐，必要时添加特殊医学营养食品来改善患者的营养状态。2006年，ESPEN针对能经口进食的非手术肿瘤患者营养支持治疗的指南中指出，对于放化疗的患者，可通过饮食和口服营养补充剂增加摄入量，以防止与治疗相关体重下降和放疗中断；但不提倡放疗期间常规肠内营养。当肿瘤患儿存在营养不良、经口摄食少于需求量的80%时，应考虑进行肠内营养支持。

（一）营养教育

营养教育是所有营养不良患儿首选的治疗方法，是一项经济、实用而且有效的措施，是所有营养不良治疗的基础。轻度营养不良患者使用第一阶梯治疗即可能完全治愈。营养教育包括营养咨询、饮食指导及饮食调整，具体内容如下：

（1）评估营养不良严重程度　采用通用的营养评估方法对不同患儿的营养不良进行评估，判断营养不良的严重（轻、中、重）程度，为进一步治疗提供指导。

（2）判断营养不良类型　通过膳食调查、实验室检查、人体成分分析等手段明确营养不良的类型，从而使营养治疗更加有针对性。

（3）分析营养不良的原因　了解患儿的家庭、社会、文化、信仰、经济状况，了解疾病的病理生理、治疗情况及其对饮食和营养的影响，从而分析患儿营养不良的原因，如经济拮据、照护不周、食物色香味问题、食欲下降、咀嚼障碍、吞咽困难、消化不良、胃肠道梗阻、排便异常、治疗干扰及药物影响等。

（4）提供个体化饮食指导　在详细了解患儿营养不良严重程度、类别及原因的基础上，提出针对性的、个体化的营养宣教、饮食指导及饮食调整建议，如调整饮食结构，增加饮食频次，优化食物加工制作，改善就餐环境等。

（5）讨论或处理营养不良的非饮食原因　除个体化饮食指导外，还应该积极与患儿家属讨论营养不良的家庭、社会、信仰及经济原因，与相关专家讨论导致营养不良的疾病以及心理、生理问题（如疼痛、厌食、吞咽困难、药物影响等），以寻求解决营养不良的办法。

（二）肠内营养

肠内营养可增加肠黏膜血流，刺激肠黏膜细胞增殖，促进肠上皮修复，刺激肠道激素和消化液的分泌，保护肠黏膜的完整性和屏障功能，调节肠道正常菌群，防止肠道细菌易位，并且符合患者生理特点，安全，易于吸收。此方法最适合用于患有轻度营养不良的肿瘤患儿，例如有良好预后的急性淋巴性白血病患儿、较早期肿瘤、营养状况尚好的患儿及患有进展期肿瘤目前处于缓解期并在接受维持治疗的患儿。ESPEN 提供了可用于肿瘤患者肠内营养支持的指南：①严重营养不良或没有肠内食物摄入超过 7d 或摄入量不足（<60%）超过 10d；②放化疗治疗期间，营养咨询和肠内营养支持，以防止体重丢失和治疗中断；③放射性口腔、食管黏膜炎优先选择胃造口管；④术前设定，有高营养风险评分的独立营养状况患者将在 10~14d 的时间内从免疫营养素中获益，即使手术将被推迟。

一旦自主经口摄食无法满足要求，可进一步采用管饲法。常用的喂养途径有鼻胃管、鼻肠管、胃造口、空肠造口。在食管完全梗阻的条件下，优先选择胃、肠造口。管饲法相对于经口摄食有以下的优点：①管饲可将营养物质运输至梗阻段远端。这对患有头颈部及食管肿瘤的患儿尤其重要；②营养配方溶液可缓慢持续地输入，可保证足够时间在限制空间内充分的吸收与利用；③特殊的营养物质溶液因其味道欠佳而难以口服摄入，但可通过管饲进入胃肠道。常用的肠内营养配方蛋白质往往由酪蛋白及乳清蛋白组成，脂肪类由甘油三酯或菜油组成，这些配方相对的渗透压较低且残渣较少。不具正常消化道功能的患儿适合基础配方，内含氨基酸和短肽作为蛋白质来源，低聚糖为糖类来源，低脂肪含量或采用中链甘油三酯作为部分的脂肪来源。

1. 肿瘤患儿肠内营养液的组成及种类

肿瘤患儿能量的供给量为每天 40~50kcal/kg 即可，蛋白质需要量为每天 1.5~2.0g/kg，非蛋白质热量应由葡萄糖和脂肪双能源供给。肠内营养液中添加谷氨酰胺、精氨酸与 ω-3 多不饱和脂肪酸等免疫调节剂对术后肿瘤患儿有益，加精氨酸能有效调节机体氮平衡，可逆转肿瘤患儿的恶病质，目前市面上现有的用于小儿的肠内营养配方粉制剂有小百肽（雀巢）、小安素（雅培）、纽太特（纽迪希亚）。

（1）口服日常饮食　具有简便、营养全面的优点，要求患儿有较好的食欲，胃肠道吸收功能健全。

（2）匀浆饮食及管饲混合饮食　匀浆饮食是按患儿的营养需要量，以日常食物（肉类、蔬菜类等）配成，经机器捣碎成匀浆。匀浆饮食及管饲混合饮食主要从鼻胃管、胃造口管或空肠造口管灌入，具有强制进食的作用。

（3）整蛋白质配方饮食　实际上是商品匀浆饮食，按人体需要营养物质的比例配制成液体或粉剂，其中的蛋白质未经预先水解消化，仍是完整的蛋白质（如大豆蛋白、酪蛋白）。

（4）要素饮食　由营养素单体氨基酸或短肽、葡萄糖、脂肪乳剂、电解质、微量元素及维生素组成，蛋白质是水解蛋白或氨基酸，具有臭味，难以口服，需予管饲。多为高渗饮食，患儿需有一个适应过程，一般为 3~4 d，由低浓度、低速度持续滴入开始，逐渐增加速度和浓度。

2. 肿瘤患儿肠内营养的途径

具体包括口服补给、鼻胃管、鼻空肠管、手术经皮空肠穿刺置管、镜下经皮胃或空肠造口。

（1）鼻胃管　简单易操作，符合生理状态，不需常规 X 线平片确认，费用低廉，临床应用广泛，适用于误吸发生率低、短期内需要管饲的患儿，但实施肠内营养效果差。

（2）螺旋胃肠管　在内镜导引下将胃肠造口管通过胃造口术置入胃及肠腔而完成。因导管尖端位于十二指肠或空肠，有效减少了反流和误吸。

（3）鼻空肠管　营养摄入效率较高，胃潴留、反流、误吸、吸入性肺炎发生率低,受到临床关注,可作为重症恶性肿瘤患儿肠内营养的首选。鼻肠管可通过手术、胃镜、X线、B超、电磁导引及徒手盲插等方法置入所需位置。

（4）经皮内镜下胃造口术   指在纤维胃镜引导下行经皮胃造口,将营养管置入胃腔。优点是去除了鼻管,减少了鼻咽与上呼吸道的感染并发症,可长期留置营养管。适用于长时间不能进食但胃排空良好的患儿。

（5）空肠造口   患儿的喂养应从小剂量低浓度开始,逐渐提高浓度与剂量直至全量。

（三）肠外营养

对于经口进食和肠内营养不足及因放化疗致严重胃肠道并发症的肿瘤患儿,应进行肠外营养支持。肠外营养（PN）是指无法经胃肠道摄取营养或摄取营养物质不能满足自身代谢需要的患者,通过肠道外通路输注包括氨基酸、脂肪、碳水化合物、维生素及无机盐在内的营养素,提供能量,纠正或预防营养不良,改善营养状态,并使胃肠道得到充分休息的治疗方法,分为完全肠外营养（total parenteral nutrition,TPN）和补充性肠外营养（supplemental parenteral nutrition,SPN）。

中国抗癌协会肿瘤营养专业委员会、中华医学会肠外肠内营养学分会于 2021 年发布的《肠外营养安全性管理中国专家共识》指出,肿瘤患者肠外营养的适应证为:①通过肠内营养无法满足 50%~60%目标需要量时,应在 3~7d 内启动肠外营养;②中度或重度营养不良患者,不能经肠内营养达到预期效果时,根据病情和营养评估,应尽早启动肠外营养;③所有患者开始肠外营养时,应恢复循环稳定,视代谢紊乱程度予以先期或同步纠正代谢紊乱。肠外营养支持是营养治疗的重要手段之一,可以改善患者营养摄入和营养状况,改善患者临床结局,但肠外营养是风险最大的用药方式之一,涉及患者群体广泛、处方组分多样、配比复杂等问题,不同专业医生在适应证把握、处方组分、输注途径选择等方面存在许多差异,可能导致肠外营养相关用药的安全性问题。中华医学会肠外肠内营养学分会营养临床指南指出:确定营养素需要量应根据疾病状况、体重与机体成分组成、生理功能变化等行个体化评估,制订合理化配方;肠外营养治疗患者,都需要监测出入液量、水肿或脱水症状体征、血电解质水平等,并及时调整补充剂量。因此,接受肠外营养支持的患儿应定期监测生长发育、液体量、电解质、营养素摄入情况和治疗效果。

五、儿童肿瘤的营养护理

（一）化疗期间营养护理

抗肿瘤药物因其细胞毒性干扰机体细胞代谢或阻碍 DNA 合成和细胞复制等，起到治疗肿瘤的作用，一定程度上影响正常细胞代谢，干扰机体正常营养状况。化疗常引起一系列不良反应，导致患儿营养状况恶化，影响化疗效果，降低患儿生活质量。因此，营养护理对肿瘤化疗患儿尤其重要，有助于患儿耐受化疗的不良反应，使其有良好的营养状况去应对长期的治疗，并取得更好的治疗效果。

化疗前由责任护士向患儿及家属进行必要的健康教育，使其充分认识化疗的不良反应和防治措施，以减轻患儿的恐惧心理，并通过健康教育让患儿能主动参与饮食护理。肿瘤患儿化疗时应食用高热量、高蛋白质、富含维生素、适量纤维素的清淡、易消化食物，如富含维生素 C 的柿子、橘子、猕猴桃等，富含维生素 A 的动物的肝脏、鱼、牛乳、蛋类、菠菜等；以软食为主食；避免过冷、过热、过酸、有刺激性的食物，如辣椒、大葱等；避免进食高糖、高脂、产气过多的食物；保证每日饮水量，可加快药物毒素代谢，减少对肾脏的损伤；尽可能满足患儿的饮食习惯和对食物的要求；进食后可依据病情适当活动，休息时取坐位和半卧位，避免饭后立即平卧。若患儿不良反应较重，无法正常进食时，不应强迫其进食，必要时给予肠外营养。化疗中常出现多种不良反应，具体应对性护理措施介绍如下。

1. 食欲缺乏的护理

（1）给予高热量、高蛋白的优质食物。

（2）调整烹饪方法，增加食物的色香味来增强食欲。

（3）多食新鲜蔬菜和水果，增加食欲。

（4）少食多餐，避免太油腻、太甜食物。

2. 恶心、呕吐的护理

（1）少食多餐，避免一次吃太多、太饱。

（2）避免过甜、油腻或有强烈气味的食物。

（3）根据口味进温凉食物，防止过冷或过热。

（4）细嚼慢咽，保证充分的进食时间，促进消化。

（5）化疗前后 2h 内应避免进食，必要时遵医嘱在治疗前 1~2h 给予止呕药物。

（6）呕吐后及时漱口。

（7）对于呕吐严重不能经口进食者，则给予静脉营养。

3. 口腔黏膜炎的护理

（1）避免一些较酸的果汁或食物，如番茄、葡萄柚等。

（2）忌食热、硬、辣、麻等食物，以减少对溃疡的刺激，促进溃疡修复。

（3）调节饮食，多食水果蔬菜等富含维生素 C、B 族维生素、维生素 E 及微量元素的食物，补充高营养流食或半流质食物，如莲子羹、牛奶等。

（4）保持口腔清洁，饭后或每次进食后需加强漱口，可用碳酸氢钠片或复方氯己定含漱液交替漱口。

（5）急性炎症反应时，可口含冰块减少炎性渗出，必要是给予抗炎治疗。

4. 腹泻的护理

（1）食用清淡流质食物，经过滤的果汁、菜汁、肉汁。

（2）少食多餐。

（3）避免进富含纤维素多或对肠壁有刺激的食物，宜食用少渣、低脂及产气少的食物。

（4）当腹泻改善后，可以缓慢增加一些低纤维的食物，例如水果、香蕉等。

（5）若乳制品易造成腹泻现象，则应避免食用牛奶及奶制品。

（6）详细记录 24h 出入量，尤其是腹泻的次数、量，并及时通知医生给予液体及电解质的补充。

（7）定期查血、尿、电解质，及时发现并纠正电解质紊乱，同时口服和静脉注射抗生素，防治肠道感染。

5. 便秘的护理

（1）多进食粗纤维及豆类等食物，多食新鲜蔬菜、水果，多饮水或果汁。

（2）多食萝卜、蒜苗、生黄瓜等可产气食物，以增加肠蠕动。

（3）增加饮水量，晨起喝淡盐水或蜂蜜水。

（4）鼓励患儿适当运动，养成定时排便的习惯。

（5）给予腹部顺时针方向从右到左沿结肠走行按摩，以增加肠蠕动，促进排便。

患儿化疗后应选择营养丰富且易于消化的食物，如稀饭、鱼汤、肉汤和新鲜蔬菜等；多食用提高免疫力和刺激造血的食物，如香菇、黑木耳、桂圆、大枣等。

（二）放疗期间营养护理

放疗可引起局部黏膜充血水肿，放疗在杀伤肿瘤细胞的同时，肿瘤细胞周围正常组织和器官难免受到一定的放射性损伤，不同部位的放射治疗导致不同的症状。据统计，约 90% 的患者在接受头颈部、胸部、腹部和盆腔肿瘤的强化放疗时发生营养不良和体重减轻；全脑放疗时患者可产生恶心、呕吐；头颈和胸部的放疗可导致口腔干燥、黏膜炎、咽喉疼痛、吞咽困难、味觉损伤、放射性食管炎等，腹部照射也会引起肠道黏膜损伤、炎症甚至穿孔等，进而导致吸收不良。可见营养不良是恶性肿瘤放疗患者最常见的并发症之一。反之，营养不良会对恶性肿瘤患者放疗的疗效和反应造成不良的影响，包括降低肿瘤细胞的放射敏感性、影响放疗摆位的精确性、增加放疗不良反应、降低放疗耐受性，从而降低放疗疗效和影响患者生存质量，对放疗患儿的营养护理便显得尤为重要。

针对放疗的不同阶段及不同副作用，在放疗期各阶段由责任护士对患儿及家属进行针对性的个体化饮食指导，如：放疗期间饮食做到多样化；放疗出现食欲缺乏时少食多餐，多食甜味及酸味食物；口腔黏膜损伤时给予易消化、易咀嚼的半流质或软质食物等；由营养师根据患儿营养状况及病情实际选择适宜的营养支持方式，优先选择口服肠内营养制剂，其次为肠内营养鼻胃管或鼻肠管管饲，当患儿无法进食或肠内营养不足时，给予部分或全部肠外营养。

1. 膳食营养原则

胃肠道对放疗耐受性较差，早期即可出现放射性肠炎，应给予细软、易吞咽、好消化、清淡、低脂肪、高能量的厚流质食物或半流质食物，如鱼羹、挂汤面、清粥、水果汁、绿豆汤、红豆汤等。

2. 补充维生素

注意补充维生素，脂溶性维生素可以减轻患者的放疗不良反应，也可以满足治疗期间对维生素的需要。

3. 宜选食物

为增强食欲可加用少量食盐缓解口中乏味感，忌食辛辣、刺激性食物及热性食物，多选用肉末、菜泥、水果汁等。头颈部放疗患儿可采用汤水较多、细软食物，多选用高能量、高蛋白食物以补充损耗的能量，并多选用鱼肉、瘦肉、鸡蛋、豆腐等优质蛋白食物。

（三）造血干细胞移植术营养护理

造血干细胞移植术（hematopoietic stem cell transplantation，HSCT）广泛应用于血液系统恶性肿瘤及部分实体瘤的治疗。移植期间大剂量的放化疗及并发症的发生等常常导致患儿营养不良，而患儿的营养不良又可影响造血干细胞移植术后的治疗效果和造血、免疫重建。因此，了解造血干细胞移植患儿的营养状态对保证患儿的移植成功及提高移植后患儿的生存质量有重要意义。

1. 及时评估，尽早预防

移植前及移植的各个阶段对患儿的各项营养指标进行评价，以便根据患儿的营养状态和病情确定营养供给标准与补给方式，尽早发现患儿的营养不良，为治疗提供详实可靠的依据，从而降低患儿中、重度营养不良的发生率。

2. 膳食指导

（1）移植前应加强膳食中的营养补充，予高热量、高蛋白、高维生素、低脂肪食物，以改善患儿的营养状态，应对复杂的治疗。患儿进入层流病房前 1d 应开始无菌饮食。

（2）预处理开始后大剂量的放化疗会使患儿出现恶心、呕吐、腹泻等消化道症状。此时患儿应食用易消化吸收且富含多种维生素和微量元素的半流质、少渣食物，采用少量多餐的进食方法以增进营养。

（3）干细胞输注后至造血功能重建之前，患儿白细胞、血小板低，极易感染和出血，此时患儿的餐具和食物更要严格无菌。

（4）造血功能重建后，消化道的消化吸收功能逐渐恢复，此时加强蛋白质、叶酸、维生素 B_{12} 的摄入对于造血重建非常重要。若此期间发生肠道移植物抗宿主病（graft versus host disease，GVHD），应根据病情的严重程度对患儿进行分级营养护理，当患儿腹泻量连续两日每天 $<500ml$ 之后，可进食少渣、低乳糖流质食物，随着症状的缓解，可逐渐进食无刺激、少渣、低乳糖、低脂的固体食物，并逐渐过渡到正常食物。

（5）移植后 2 周，患儿造血干细胞已逐步植活，需要大量的蛋白质、铁、铜、叶酸、维生素等造血原料，此阶段可适当增加患儿的饮食量。

（6）移植后 4 周，患儿的造血干细胞数量开始上升，胃肠道吸收功能基本恢复正常，在增加饮食量的同时提高蛋白质及维生素的摄入量。

3. 肠内营养的护理

肠内营养符合人体正常的生理功能，对于维持肠道正常的结构与功能有着重要影响。在为患儿实施肠内营养时应根据患儿肠道情况给予合适的肠内营养制剂，注意观察有无胀气等不适症状。若患儿不能耐受应及时向医生反应，必要时更换营养制剂或停用肠内营养。

4. 肠外营养的护理

高剂量放化疗导致的肠道毒性严重影响了患儿对营养的摄入和吸收。恶心呕吐以及上消化道黏膜炎的发生使放置鼻饲管变得更加困难。而肠外营养能够保证患儿水、电解质以及大量营养素的供给。为 HSCT 患儿实施肠外营养时要严格无菌操作，遵守配制原则，注意现配现用，输注时保持导管通畅，维持适当滴速，确保匀速输入，同时准确记录出入液量，定期监测肝肾功能，密切观察有无并发症发生，如用皮质类固醇类药物时，应加强血糖监测，防止高血糖症发生。

5. 积极预防并发症

（1）采用强止吐剂预防预处理所致的胃肠道反应。

（2）准确评估口腔黏膜炎，并针对不同类型积极处理。

（3）合理应用抗生素，防治感染。

（4）密切观察出血症状，加强出血指标的监测及血制品的输注，防止出血。

（5）对异基因移植的患儿，应加强皮肤、肠道、肝脏的观察和护理，积极防治 GVHD 的发生。

（四）居家营养护理

1. 常规饮食

（1）保证饮食清洁卫生，食物尽量煮沸，不吃隔夜或隔顿的剩菜。

（2）选用的水果应表皮无破损、无腐烂、容易清洗，最好削皮后食用。

（3）给患儿配备专用的餐具进餐。

（4）进餐后用消毒液漱口。

2. 营养教育

鼓励患儿尽量自己经口进食；培养患儿不挑食、不偏食的饮食习惯；进食时细嚼慢咽，以免损伤口腔黏膜；出现消化道反应时，少食多餐，可在三餐之间增加营养丰富、易消化的小点心。

3. 营养评估

定期复查，根据免疫与血液生化指标，协助医生评估患儿免疫功能及营养状态，以便及时调整营养治疗方案；居家观察有无恶心、呕吐、腹胀、腹泻等胃肠道不良反应。

4. 食物的选择

（1）蛋白质应以优质蛋白质为主，其食物来源包括瘦肉（猪肉、牛肉、羊肉）、禽肉类、奶类、蛋类、鱼虾类、大豆类制品等，结合实际情况可以从中选择患儿喜欢的。猪牛羊类瘦肉含铁丰富，鱼虾类含脂肪较少，两者可搭配。

（2）脂肪的主要来源为植物油、动物油脂、坚果等，应在医师及营养师的指导下在不同的治疗时期制订合适的脂肪摄入量。

（3）碳水化合物主要来源于谷物类、根茎薯类等食物，推荐肿瘤患儿碳水化合物摄入量不宜过多，不超过每天总热量的 60%。

（4）保证营养摄入均衡，食物摄入量合理。参考《中国 7~24 月龄婴幼儿平衡膳食宝塔》和《中国学龄前儿童平衡膳食宝塔》。

（5）进食富含维生素的新鲜蔬菜、水果，如青菜、番茄、菠菜、胡萝卜、苹果、西瓜、梨等。

（6）针对治疗期的患儿，少食多餐。

（7）少选或忌选的食物，如辛辣、刺激性食物，油腻、煎炸、干硬食物，带骨头或刺的食物小心食用。

六、儿童肿瘤患者营养临床护理案例分析

（一）病例介绍

患儿，男，7岁，2021年7月23日因"反复发热1周"就诊入院，诊断为"急性淋巴细胞白血病"，诊断明确后于2021年7月26日行化疗。2021年9月15日于门诊再次入院，收入本科，拟再行化疗。体格检查：体温36.8℃，脉搏106次/min，呼吸21次/min，血压109/62mmHg。患儿神志清楚，精神欠佳，睡眠一般，大小便正常。患儿体格消瘦，身高126cm，体重16kg（2个月内下降5kg），血常规显示：白细胞计数1.7×10^9/L，血红蛋白77g/L，血小板计数108.0×10^9/L，中性粒细胞分类计数1.1×10^9/L。予以营养状况和生长风险筛查（STRONGKids）评分为4分。

（二）案例引导

本案例中肿瘤患儿发病以来体重下降显著，精神食欲欠佳，化疗时有呕吐。入院后营养不良风险筛查结果提示患儿存在营养风险。科室营养专科护士随即对患儿做进一步营养评估。

（1）采用STRONGKids量表进行营养筛查，得分为4分，提示高度营养风险，需营养干预。

（2）患者自诉口腔内持续疼痛，采用Wong-Baker面部表情疼痛量表评分为4分。检查口腔，可见右侧颊部有两个直径＞1cm的口腔溃疡创面，数个直径为0.5cm的白膜，根据WHO口腔黏膜炎分级为Ⅲ级。

（3）根据世界卫生组织推荐的计算方法，7~12岁儿童标准体重（kg）=［年龄（岁）×7-5］/2，计算出该患者的标准体重为22kg。

（4）根据营养学会建议，7~9岁儿童蛋白质参考推荐摄入量为56~60g/d，能量的供给量为每天880~1100kcal，碳水化合物占总能量的55%~65%。

（三）与营养相关的护理问题

（1）营养失调（低于机体需要量）　与疾病过程中消耗增加，抗肿瘤治疗致恶心、呕吐、食欲下降、摄入不足有关。

（2）口腔黏膜受损　与放疗副作用和机体免疫力下降有关。

（3）知识缺乏　家长及患儿缺乏营养知识及本疾病相关知识。

（4）感染的危险　与白细胞计数及中性粒细胞下降相关。

（四）护理措施

1. 住院期间营养评估及个性化膳食方案制订

（1）协助医生做好营养评估　对患儿的营养状况进行基线及动态评估，包括体格检查、实验室检查（血常规、肝肾功能、电解质等）、胃肠功能及进食情况、饮食偏好、营养支持途径、全身情况（如生命体征是否正常及是否有脱水、休克或恶病质等），每周评估一次，以便及时调整营养治疗方案；观察患儿临床症状，如发热、贫血等，评估患儿营养治疗的效果；了解患儿有无恶心、呕吐、腹胀、腹泻等胃肠道不良反应。

（2）制订个性化膳食方案　该患儿化疗后出现Ⅲ级口腔黏膜炎，疼痛评分 4 分，中度贫血，可经口进食。根据患儿情况制订食谱，参照表 6-1-3。

表 6-1-3　住院期间推荐膳食方案

餐次	周一	周二	周三	周四	周五	周六	周日
早餐	小米粥（粳米 20g、小米 10g）；鲜肉包（面粉 26g、瘦腿肉 26g）；脱脂牛奶 200g	南瓜粥（南瓜 30g、粳米 30g）；萝卜丝包（白萝卜 20g、瘦腿肉 26g、面粉 26g）；脱脂牛奶 200g	红薯粉（红薯 30g、粳米 30g）；肉末菜包（瘦腿肉 26g、青菜 15g、面粉 26g）；脱脂牛奶 200g	肉末菜粥（瘦腿肉 26g、青菜 30g、粳米 30g）；刀切（面粉 26g）；脱脂牛奶 200g	芹菜蛋花粥（芹菜 30g、鸡蛋清 26g、粳米 26g）；花卷（面粉 26g）；脱脂牛奶 200g	肉丝菜汤面（瘦腿肉 45g、青菜 80g、面条 70g）	白粥（粳米 30g）；鸡蛋粉丝包（鸡蛋 26g、粉丝 6g、面粉 26g）；脱脂牛奶 200g
早点	苹果 170g；小百肽 200ml	香梨 170g；小百肽 200ml	藕粉 35g；小百肽 200ml	青枣 170g；小百肽 200ml	猕猴桃 170g；小百肽 200ml	橙子 170g；小百肽 200ml	红提 170g；小百肽 200ml
午餐	米饭（粳米 60g）；蒸肉饼（瘦腿肉 60g、鸡蛋清 20g）；青菜（青菜 170g）；番茄卷心菜汤（番茄 50g、卷心菜 40g）	米饭（粳米 60g）；清汤肉丸（瘦腿肉 60g、鸡蛋清 20g）；青菜心（青菜 170g）；丝瓜木耳汤（丝瓜 50g、黑木耳 10g）	米饭（粳米 60g）；肉圆番茄卷心菜汤（瘦腿肉 60g、鸡蛋清 20g、番茄 50g、卷心菜 130g）	米饭（粳米 60g）；茄汁牛肉（番茄 50g、洋葱 30g、牛腩 80g）；醋溜土豆丝（土豆 170g）；冬瓜木耳汤（冬瓜 50g、黑木耳 10g）	米饭（粳米 60g）；松茸菌烩肉片（松茸菌 140g、瘦腿肉 80g）；山药木耳汤（山药 40g、黑木耳 10g）	米饭（粳米 60g）；萝卜烧牛肉（白萝卜 170g、牛腩 80g）；鸡毛菜香菇汤（鸡毛菜 40g、香菇 20g）	青菜瘦肉馄饨（青菜 120g、瘦腿肉 80g、胡萝卜 15g、面皮 10 张）

续表

餐次	周一	周二	周三	周四	周五	周六	周日
午点	血糯米粥（血糯米10g、粳米10g、葡萄干5g）； 小百肽200ml	血糯米粥（血糯米10g、粳米10g、葡萄干5g）； 小百肽200ml	血糯米粥（血糯米10g、粳米10g、葡萄干5g）； 小百肽200ml	血糯米粥（血糯米10g、粳米10g、葡萄干5g）； 小百肽200ml	血糯米粥（血糯米10g、粳米10g、葡萄干5g）； 小百肽200ml	血糯米粥（血糯米10g、粳米10g、葡萄干5g）； 小百肽200ml	血糯米粥（血糯米10g、粳米10g、葡萄干5g）； 小百肽200ml
晚餐	米饭（粳米45g）； 清蒸鱼块（清鱼肉75g）； 冬瓜白菜豆腐汤（冬瓜170g、大白菜50g、豆腐40g）	米饭（粳米45g）； 滑炒鳝丝（黄鳝丝75g）； 绿豆芽（绿豆芽170g）； 生菜腐竹汤（生菜40g、腐竹10g）	米饭（粳米45g）； 盐水虾（基围虾110g）； 有机花菜（170g）； 干贝银丝汤（干贝3g、香干15g）	鸡丝菜汤面（鸡胸脯肉75g、青菜120g、面条70g）	米饭（粳米45g）； 黄焖带鱼（带鱼中段100g）； 秋葵（150g）； 发菜豆腐汤（发菜3g、豆腐40g）	米饭（粳米45g）； 虾丸白菜木耳汤（河虾仁75g、大白菜170g、黑木耳30g）	米饭（粳米45g）； 胡萝卜鸡丁（胡萝卜15g、鸡腿肉75g）； 鸡毛菜（鸡毛菜170g）； 番茄豆腐汤（番茄50g、豆腐40g）
晚点	小百肽200ml	小百肽200ml	小百肽200ml	小百肽200ml	小百肽200ml	小百肽200ml	小百肽200ml

注：以上膳食方案来源于上海儿童医学中心临床营养科，以上所涉及的食物品牌只作为举例参考，不作为建议，可根据个人喜好选择品牌，应参照说明书上成分表明细计算摄入营养素含量。

2. 常规饮食护理

（1）高能量、高蛋白食物　为增强机体免疫力和抗感染能力，纠正患儿在白血病发展过程中发生的营养不良，日常生活中应摄入足量的能量和蛋白质，以优质蛋白质为主。

（2）选用清洁、清淡、细软、易消化的食物　该患儿机体抵抗力差，应给予清洁卫生的食物，避免因进食引起的感染；为改善化疗引起的食欲减退，应注意食物的色、香、味以刺激患儿食欲。

（3）摄入足够的水　鼓励患儿多饮水，可饮用对胃肠道刺激小、较为温和的新鲜果汁，如胡萝卜汁、苹果汁等。

（4）补充维生素和无机盐　应注意补充维生素和无机盐，以增强机体抗感染能力和免疫功能。

3. 口腔黏膜护理

（1）每天观察口腔黏膜变化，注意有无红、肿、出血、溃疡、糜烂。倾听患儿主诉，并一般于饭后 30min 和睡前进行口腔护理，可彻底清洁牙缝，防止致病菌生长。

（2）保持口腔清洁，进食前后用温开水或漱口液漱口，漱口液选用四氢叶酸钙 9mg 溶解于冷盐水 500ml 配制。指导正确漱口方法：舌尖在口腔内各面搅动，使漱口液与口腔黏膜充分接触，含漱 5~8min 吐弃，漱口后勿立即进食或饮水。

（3）清洗口腔，漱口后用"八合一"涂抹至溃疡面，每日三次，每次 15~20min，可达到预防、治疗口腔溃疡的目的。"八合一"配方：生理盐水 50ml，利多卡因 0.1g，复合维生素 B$_2$5 粒，甲硝唑 0.8g/1 粒，庆大霉素 1 支，氟康唑胶囊 100mg，维生素 B$_2$ 片 50mg，碳酸氢钠片 2g，药粒磨碎后再加入生理盐水装入小玻璃瓶。

（4）宜用软毛牙刷，以免损伤口腔黏膜引起出血和继发感染。

4. 心理护理

（1）热情关心、帮助患儿，让家长及患儿认识本病及了解国内外的治疗进展，让他们树立战胜疾病的信心。

（2）各项诊疗、护理操作前，告知家长及患儿其意义、操作过程，以减轻或消除其恐惧心理。阐述化疗时白血病治疗的重要手段，让家长了解所用的化疗方案、药物剂量及可能出现的不良反应，以获得患儿的护理配合。

（3）为新老患儿家长提供相互交流的机会，定期召开病友会，让患儿、家长相互交流成功护理经验和教训，以积极应对不良反应，改善营养不良，增强治愈的信心。

5. 开展营养教育

指导家长及患儿在日常生活中合理饮食，纠正贫血，坚持少食多餐，培养良好的饮食习惯，促进疾病康复。

（五）案例总结

患者住院第 30 天化疗结束，整个住院期间生命体征平稳，经过治疗后口腔黏膜炎较前好转，疼痛评分降至 2 分。复测患儿体重 20kg，于住院第 31 天出院，并指导患儿按时复查，加强营养。

住院期间密切关注患儿的体温是否正常，能否得到充分的休息，摄入的能量及营养素是否足够，体重有无增长，患儿口腔疼痛是否缓解，患儿及其家长对营养不良的认识，是否配合治疗护理等，结合个性化的口腔护理方案缓解患儿口腔黏膜炎，可在一定程度上纠正患儿营养不良，保证疗效。

第二节　肿瘤合并糖尿病患者营养护理

一、肿瘤合并糖尿病概述

随着我国居民生活方式和环境的变化，糖尿病和肿瘤发病率持续升高，已成为严重危害人类生命健康、降低人类生活质量、增加政府财政负担的全球性公共卫生问题。研究表明，肿瘤患者中约有17%的患者合并糖尿病，而糖尿病又是恶性肿瘤的高危因素，糖尿病患者中肿瘤发病率高达28.4%。

糖尿病和肿瘤两者之间有着密切关系，糖尿病患者发生肿瘤的风险增加。一篇基于17项人群队列研究、涵盖771297名亚洲人群的Meta分析发现，糖尿病与全癌死亡风险增加呈显著相关。糖尿病与多种恶性肿瘤（如肝癌、胰腺癌、乳腺癌等）的发生发展密切相关，也与肿瘤存在共同的发病危险因素，如老年、高体重指数、向心性肥胖、久坐的生活方式、过度摄入精制的碳水化合物、缺乏体力活动、饮酒和吸烟等。

肿瘤常常引起糖代谢异常，大约三分之一的非糖尿病肿瘤患者临床上存在糖代谢或糖耐量异常，因此并发肿瘤后糖尿病患者的血糖管理将变得更加复杂。肿瘤、放化疗与手术本身就是一种应激状态，可致葡萄糖耐量进一步减低，也加重了糖尿病患者血糖的波动。

糖尿病患者的恶性肿瘤患病率较高，且肿瘤分期往往较晚，治疗效果欠佳，预后不良。研究显示，60岁以上合并有糖尿病的乳腺癌患者预后较差。同时并发2型糖尿病的胃癌患者，术后并发症和病死率较高，可影响术后近期的结局。也有证据显示，肿瘤合并糖尿病患者的死亡率是肿瘤无合并糖尿病患者的1.41倍，且其预后普遍较差。

肿瘤与糖尿病两者之间的关系已越来越受到人们的关注，在实施临床治疗和护理时应同时关注两种疾病对患者机体的影响，实施护理的过程中不仅要兼顾两种疾病的护理，也要综合它们的相互关系来制订和实施相应的护理对策。

二、肿瘤合并糖尿病患者与营养不良

（一）肿瘤合并糖尿病患者营养不良概况

糖尿病和肿瘤两者均为慢性、高消耗性疾病。在对患者增加营养的同时又需要考虑营养摄入过高对血糖水平的影响，增加了治疗疾病的难度。肿瘤会引起机体糖代谢异常，其所引起的临床表现在一定程度上还能掩盖糖尿病的症状。放疗、化疗等肿瘤治疗手段所产生的不良反应也加重了糖尿病患者血糖的波动，加之治疗所导致的厌食、消瘦、恶心、呕吐等症状，还可增加患者发生低血糖的风险。因此，合并糖尿病肿瘤患者的营养不良问题更加突出。肿瘤患者营养不良发生率高达31%~97%，晚期肿瘤患者营养不良发生率可超过80%，并可直接导致约40%的患者死亡。广东省一项纳入了12898名糖尿病患者的回顾性研究显示，60.5%的患者患有营养不良，其中轻、中、重度营养不良患者的占比分别为46.4%、13.2%和0.9%。

（二）肿瘤合并糖尿病营养不良的发生机制

营养不良通常是指各种原因引起的能量和蛋白质缺乏，不能维持机体正常的新陈代谢，导致自身组织消耗的一种状态。肿瘤是一种高消耗性疾病，而糖尿病又是由于胰岛素缺乏造成的人体三大能源物质代谢失衡，肿瘤合并糖尿病患者在两类疾病的综合作用下可出现诸多并发症，其中营养不良最为常见。营养不良不但会增加发生其他肿瘤并发症的风险，降低放化疗的治疗效果，同时患者还会因血糖波动大且控制不理想引起其他糖尿病相关并发症。

合并糖尿病的肿瘤患者具有典型的糖尿病临床症状，即表现为"三多一少"：多尿、多饮、多食和体重减轻。多尿是血糖升高后，大量葡萄糖从肾脏排出，引起渗透性利尿而多尿，每日尿量可达2~10L；多饮是因多尿失水而使口渴、饮水增多；多食是由于葡萄糖不能被机体充分利用而随尿排出，机体热量来源不足，患者常感饥饿，导致易饥多食；消瘦是由于外周组织对葡萄糖利用障碍，脂肪、蛋白质分解增多，代谢呈负氮平衡，因而患者逐渐消瘦，疲乏无力，加之失水，体重明显减轻。依据2019年美国糖尿病学会（American Diabetes Association，ADA）发布的最新"糖尿病医学诊疗标准"可对糖尿病进行鉴别诊断，详见表6-2-1。

表6-2-1　2019年美国糖尿病学会糖尿病诊断标准

诊断标准	静脉血浆葡萄糖 /（mmol/L）
（1）糖尿病典型症状（烦渴多饮、多食、多尿、不明原因的体重下降）	≥11.1

续表

诊断标准	静脉血浆葡萄糖 /（mmol/L）
（2）加上随机血糖或空腹血糖	≥7.0
（3）或葡萄糖负荷后2h血糖（无典型糖尿病症状者，需改日复查确认）	≥11.1
（4）或糖化血红蛋白	≥6.5%（48 mmol/mol）

肿瘤合并糖尿病患者的营养管理较复杂。一方面，恶性肿瘤患者需要得到足够的营养支持；另一方面，糖尿病本身要求的治疗模式中需要严格控制碳水化合物的摄入。因此，指导患者安排合理的饮食十分必要，这也是营养治疗中需要重点解决的问题。在肿瘤合并糖尿病的治疗和护理中，以饮食为主的综合营养干预措施能够有效保证患者的营养摄入，为给予其相关抗癌治疗提供良好的前提条件，同时对其血糖进行有效的控制，将相关并发症的发生率降至最低限度。

合并糖尿病肿瘤患者的营养问题近年来逐渐受到关注。营养不良是合并糖尿病肿瘤患者常见而又容易忽视的问题，提高对营养不良的认识、及早发现并合理干预，对提高合并糖尿病肿瘤患者人群的生活质量、预防并发症和改善预后具有重要意义。合并糖尿病的肿瘤患者发生营养不良的影响因素是多方面的。

（1）肿瘤本身因素　即肿瘤代谢本身导致的营养流失。癌症患者机体能量、蛋白质、脂质等的代谢均不同于正常人群，如急性期反应蛋白增多，棕色脂肪或骨骼肌产热增多。癌瘤通过无氧糖酵解功能迅速增殖，致使葡萄糖的无效消耗增多，增加了基础代谢率和组织肌肉的消耗，导致营养状况的异常。

（2）相关症状影响　癌症患者代谢导致的厌食、恶心、呕吐等一系列临床症状也会使得患者进食减少，造成营养不良。

（3）代谢异常　如葡萄糖-乳酸循环升高、蛋白质转换升高、甘油和脂肪酸转换异常，特别是体重减轻的患者更为明显。

（4）吸收能力差　在治疗过程中包括化疗、放疗等方法会对正常细胞和组织造成损伤，导致吸收不良。同时，受高血糖、神经病变、肠胃激素变化等影响，肿瘤合并糖尿病患者易出现肠胃消化类疾病，出现腹泻或胃肠蠕动减慢情况也会影响营养物质的吸收。此外，由于胰岛素分泌缺乏，导致体内摄入的葡萄糖无法充分被细胞吸收也会影响营养物质的吸收。

（5）饮食因素　肿瘤患者由于放化疗反应易出现厌食、恶心等症状，因而难以达到糖尿病患者的饮食管理要求，从而出现营养不良。

（6）其他因素　相关研究显示年龄、BMI、既往史是营养不良的预测因素，BMI超出正常范围，低蛋白血症，总蛋白缺乏，既往存在高血压、糖尿病等慢性疾病的老年患者发生营养不良的风险较高。

（三）肿瘤合并糖尿病患者营养筛查及评估

1. 营养筛查

营养筛查是规范化临床营养治疗的第一步，是应用快速、简便的检查、检验手段查出可能有营养问题者，以便进一步诊治的过程。营养筛查的目的一方面是筛查合并糖尿病肿瘤患者是否存在营养风险，另一方面是通过初步筛查确定是否存在营养不良，从而为下一步营养评定提供依据。一般的肿瘤患者营养筛查工具和合并糖尿病肿瘤患者的筛查工具无太多区别，常见为：营养风险筛查 2002（NRS 2002）、营养不良筛查工具（MST）、营养不良通用筛查工具（MUST）、微型营养评定简表（MNA-SF）。

2. 营养评估

PG-SGA 是一种有效的肿瘤患者特异性营养状况评估工具，被多数营养师协会广泛推广与应用，可应用于合并糖尿病肿瘤患者的营养评估。对合并糖尿病的肿瘤患者进行综合营养评估一般包括以下 3 方面。a. 一般情况：年龄、膳食状况、既往病史、用药史、活动能力、肿瘤或糖尿病疾病自身病程、生化指标（如血脂、血红蛋白、糖化血红蛋白、血清白蛋白、总铁结合力、血清转铁蛋白、总淋巴细胞数等）、心理精神因素。b. 营养状况：体重变化、体重指数（BMI）、进食量、进食偏好、胃肠道情况、三头肌皮褶厚度、水肿、上臂肌围、肌力、营养支持途径。c. 血糖水平，研究表明血糖控制越好、波动范围越小，其营养状态和免疫功能维持表现越好。

三、肿瘤合并糖尿病患者营养治疗

营养治疗是临床条件下对合并糖尿病的肿瘤患者或糖尿病前期患者的营养问题采取特殊干预措施，制订相应的营养干预计划，并在一定时期内实施及监测。营养治疗是糖尿病治疗的基础，是糖尿病预防和控制必需的措施。通过改变膳食模式与习惯、调整营养素结构、由专科营养医师给予个体化营养治疗，以帮助合并糖尿病的肿瘤患者达到维持理想体重和预防营养不良，同时保持血糖平稳的目标。

（一）营养治疗目标

营养治疗目标是在保证患者正常生活和儿童青少年患者正常生长发育的前提下，纠正已发生的代谢紊乱，减轻胰岛 β 细胞负荷，从而延缓并减轻糖尿病并发症的发生和发展，进一步提高其生活质量。通过参考国内外卫生行业标准和指南，营养治疗的具体目标一般推荐如下：

（1）提高生活质量，改善整体健康水平。

（2）减轻胰岛 β 细胞负荷。合并糖尿病的肿瘤患者多存在不同程度的胰岛功能障碍，合理的饮食可减少胰岛 β 细胞负担并恢复部分功能。

（3）纠正代谢紊乱。通过平衡饮食与合理营养控制血糖、血脂，补充优质蛋白质，预防其他必需营养素缺乏。

（4）防治并发症。个体化的医学营养治疗，提供适当、充足的营养素，达到并维持合理体重，以获得良好的血糖、血压、血脂的控制以及延缓糖尿病并发症的发生。

（5）提供营养均衡的膳食。为满足个人背景、文化等需求，可选择更多类型的营养丰富的食物，并能够进行行为改变。

（6）促进并维持健康饮食习惯，强调选择合适的食物，并改善整体健康。

（7）对于无法经口进食或进食不足超过 7d 的高血糖患者（包含应激性高血糖）以及肿瘤晚期恶病质患者，为满足疾病代谢需求，必要时可通过合理的肠外营养或肠内营养治疗，改善临床结局。

（二）营养素推荐

1. 能量

能量摄入过高易导致血糖波动，能量摄入过低易发生营养不良。建议合并糖尿病肿瘤患者能量摄入参考通用系数方法，按照 105~126kJ（25~30kcal）/（kg·d）（标准体重）计算能量摄入，再根据患者身高、体重、性别、年龄、活动量、应激状况等进行系数调整。不推荐糖尿病患者长期接受极低能量（<800kcal/d）的营养治疗。对于所有超重或肥胖的糖尿病患者，应调整生活方式，控制总能量摄入，至少减轻体重 5%。建议糖尿病前期或合并糖尿病肿瘤患者接受个体化能量平衡计划，进餐时做到定时、定量。烹饪方法以蒸、煮、炖为主，少油煎、油炸。目标是既要达到或维持理想体重，又要满足不同情况下营养需求。

2. 碳水化合物

研究表明碳水化合物所提供的能量占总能量的 50%~55%时死亡风险最低。考虑到我国患者的膳食习惯，建议大多数糖尿病患者膳食中碳水化合物所提供的能量占总能量的 50%~65%。餐后血糖控制不佳的糖尿病患者，可适当降低碳水化合物的供能比，但不建议长期采用极低碳水化合物膳食。建议增加膳食纤维的摄入量。成人每天膳食纤维摄入量应＞14g/1000kcal，膳食纤维摄入量与全因死亡、结直肠癌风险呈负相关。在控制碳水化合物总量的同时应选择低血糖生成指数碳水化合物，可适当增加非淀粉类蔬菜、水果、全谷类食物，减少精加工谷类的摄入。全谷类食物应占总谷类的一半以上，全谷类食物摄入与结直肠癌、全因死亡风险呈负相关。进餐应定时定量。注射胰岛素的患者应保持碳水化合物摄入量与胰岛素剂量和起效时间相匹配。同时，严格控制蔗糖、果糖制品（如玉米糖浆）的摄入，喜好甜食的合并糖尿病的肿瘤患者可适当摄入糖醇和非营养性甜味剂。

3. 脂肪

参考《中国居民膳食指南（2022 年）》，应控制膳食中胆固醇的过多摄入。尽量限制饱和脂肪酸、反式脂肪酸的摄入量。单不饱和脂肪酸和 ω-3 多不饱和脂肪酸（如鱼油、部分坚果及种子）有助于改善血糖和血脂，可适当增加。不同类型的脂肪对血糖及心血管疾病的影响有较大差异，故难以精确推荐膳食中脂肪的供能。一般认为，膳食中脂肪提供的能量应占总能量的20%~30%。如果是优质脂肪（如单不饱和脂肪酸和 ω-3 多不饱和脂肪酸组成的脂肪），脂肪供能比可提高到35%。

4. 蛋白质

蛋白质的不同来源对血糖的影响不大，但是植物来源的蛋白质，尤其是大豆蛋白质对血脂的控制较动物蛋白质更有优势。研究发现，乳清蛋白具有降低超重者餐后糖负荷的作用，可有效减少肥胖相关性疾病发生的风险。肾功能正常的合并糖尿病的肿瘤患者，推荐蛋白质的供能比 15%~20%，并保证优质蛋白占总蛋白的一半以上。有显性蛋白尿或肾小球滤过率下降的患者蛋白质摄入应控制在每天 0.8g/kg 体重。

5. 膳食纤维

多项随机对照研究显示，添加膳食纤维可延长糖尿病患者的胃排空时间，延缓葡萄糖的消化与吸收，可改善餐后即刻血糖代谢和长期糖尿病控制。连续 24 周每天摄入 50g 膳食纤维可显著改善 1 型糖尿病患者的血糖控制，减少高血糖的发生频率。豆类、富含纤维的谷物类（每份食物≥5g 纤维）、水果、蔬菜和全麦食物均为膳食纤维的良好来源。鼓励患者达到为普通人群推荐的膳食纤维每日摄入量，即 14g/1000kcal。相关研究提示抗性淀粉可改变餐后血糖反应，防止低血糖，降低高血糖，但其长期有效性和安全性尚待考证。

6. 盐

食盐摄入量限制在每天 5g 以内，合并高血压的患者可进一步限制摄入量。同时应限制摄入含盐高的食物，如味精、酱油、盐浸等加工食品、调味酱等。

7. 饮酒

不推荐合并糖尿病的肿瘤患者饮酒。若饮酒应计算酒精中所含的总能量。女性一天饮酒的酒精量不超过 15g，男性不超过 25g（15g 酒精相当于 350ml 啤酒、150ml 葡萄酒或 45ml 蒸馏酒）。每周饮酒不超过 2 次。同时应警惕酒精可能诱发的低血糖，尤其是服用磺脲类药物或注射胰岛素及胰岛素类似物的患者应避免空腹饮酒并严格监测血糖。

8. 微量营养素

合并糖尿病的患者容易缺乏 B 族维生素、维生素 C、维生素 D 以及铬、锌、硒、镁、铁、锰等多种微量营养素，可根据营养评估结果适量补充。长期服用二甲双胍者应防止维生素 B_{12} 缺乏。无微量营养素缺乏的糖尿病患者，无需长期大量补充维生素、微量元素以及植物提取物等制剂，其长期安全性和改善临床结局的作用有待验证。

9. 膳食模式

对合并糖尿病的肿瘤患者而言，并不推荐特定的膳食模式。地中海膳食、素食、低碳水化合物膳食、低脂肪低能量膳食均在短期有助于体重控制，但要求在专业人员的指导下完成，并结合患者的代谢目标和个人喜好（如风俗、文化、健康理念、经济状况等），同时监测血脂、肾功能以及内脏蛋白质的变化。

（三）合并糖尿病的肿瘤患者围手术期肠外营养（PN）支持原则

（1）患者无高渗性昏迷或酮症酸中毒。

（2）降低总热量供给，一般为 83.68kJ/（kg·d），维持机体高分解代谢状态下最基本的热量供给，避免热量过多所致的代谢紊乱。

（3）葡萄糖和脂肪乳剂提供非蛋白质热量，糖 120~150g/d，供给依赖糖供能的红细胞、中枢神经细胞等，减少糖异生和糖原消耗，防止血糖过高，减少脂肪、蛋白质分解。脂肪乳剂 0.6~1.0g/（kg·d），减少葡萄糖用量，既避免高糖引起的各种代谢并发症，又不至于出现脂代谢紊乱和酮血症。

（4）减少氮供给，氮 0.15~0.20 g/（kg·d）以促进蛋白质合成，减轻代谢负荷。

（5）依据血、尿糖的情况，及时调整胰岛素用量，血糖调控在 5.5~8.3mmol/L，尿糖阴性至（+），防止酮症酸中毒的发生。在 PN 支持中，补充适量维生素、微量元素、血容量，纠正水、电解质及酸碱失衡，防治各种并发症；尽快恢复饮食，也是不容忽视的问题，长时间 PN 支持可使肠道屏障功能受损，肠道细菌移位，增加感染发生率，又不利于血糖的调控。

（四）营养控制目标

科学合理的治疗策略应该是综合性的，包括血糖、血压和体重等的控制。血糖、血压和体重等的控制应以改善生活方式为基础，并根据患者的具体情况给予合理的药物治疗，亦应遵循个体化原则，即根据患者的年龄、病程、预期寿命、并发症或合并症严重程度等进行综合考虑。糖化血红蛋白虽然是反映血糖控制状况的"金标准"，但也存在不足，如不能反映即刻血糖水平，也不能反映血糖的波动情况，若未能达标不应视为治疗失败，控制指标的任何改善对患者都可能有益。具体控制目标详见表6-2-2。

表 6-2-2 糖尿病控制目标

项目		理想	良好	差
血糖/ （mmol/L）	空腹	4.4~6.1	≤7.0	>7.0
	非空腹	4.4~8.0	≤10.0	>10.0
糖化血红蛋白/%		<6.5	6.5~7.5	>7.5
血压/mmHg		<130/80	130~140/80~90	≥140/90
体重指数/ （kg/m²）	男	<25	<27	≥27
	女	<24	<26	≥26

对肿瘤患者而言，在积极治疗肿瘤原发病的同时，通过有效的营养评估和诊断，发现营养不良的患者，及时给予营养治疗尤为重要。糖尿病合并肿瘤的患者，血糖控制不佳，长期的高血糖状态可作为营养基而促进肿瘤细胞的生长。同时，肿瘤治疗方法对糖尿病也同样有影响。对合并糖尿病的营养不良患者，需要针对其病因进行处理，如果存在饮食控制导致的营养不良，需要调整饮食，增加蛋白质的摄入，使患者的体重恢复到标准体重。肿瘤合并糖尿病患者的饮食较之单纯肿瘤患者的要求更为严格。肿瘤属消耗性疾病，加之部分肿瘤患者悲观绝望，过度进食，引起急性代谢紊乱，而患者在手术、放疗、化疗过程中，需要加强营养，防止负氮平衡，糖尿病又需要进行必要的饮食控制，这种"左右为难"使很多合并糖尿病的肿瘤患者或家属无所适从，要么血糖控制不佳，要么营养得不到保障而影响治疗的顺利进行。所以对于此类患者，合理搭配膳食，做到定时、定量、定餐，做好饮食管理尤为重要。

四、肿瘤合并糖尿病患者营养护理

（一）饮食护理

1. 解释饮食护理目的

合并糖尿病的肿瘤患者，饮食指导是营养护理的基础，合理的解释说明可提高患者饮食管理的依从性。进行饮食指导前，需告知患者进行饮食管理的目的：提供符合糖尿病患者生理需要的能量和营养；纠正代谢紊乱，使血糖、血压、血脂尽可能达到正常水平；尽量达到并维持理想体重；降低微血管及大血管并发症的危险性；预防和治疗低血糖、酮症酸中毒等急性并发症；提高糖尿病患者的生活质量。同时说明调整饮食并不意味着让患者完全放弃所喜爱的食物，而是制订合理的饮食计划，并努力执行。

2. 制订饮食计划

（1）饮食总原则　控制总能量摄入；主食定量，粗细搭配；餐餐有蔬菜，水果酌情吃；保证充足的高蛋白类食物摄入；少盐少油，避免饮酒；进餐按汤→蔬菜→肉→粗杂粮顺序进食；预防低血糖发生。

（2）理想体重的计算　理想体重（kg）=身高（cm）–105。在此值 ± 10%以内均属正常范围，低于此值20%为消瘦，超过20%为肥胖。目前国际上多用体重指数（BMI）来评估患者的体重是否合理，以鉴别患者属于肥胖、消瘦或正常。体重指数的计算方法：BMI=体重（kg）÷[身高（m）]^2，其单位为 kg/m^2。WHO 建议 BMI以 18.5~22.9 为正常，<18.5 属于消瘦，≥23 属于超重。

（3）每日所需要的总热量　根据理想体重和参与体力劳动的情况（表 6-2-3），便可计算出每日需要从食物中摄入的总热量。每日所需要的总热量=理想体重×每千克体重需要的热量。体重稳定的肿瘤合并糖尿病患者，在每日总热量得到控制的情况下，可增加优质蛋白质、粗粮、适当坚果及蔬菜的摄入，适当减少优质碳水化合物的比例而控制血糖。

表 6-2-3　不同劳动强度对应热量需求表

劳动强度	举　例	kcal/（kg 理想体重·d）		
		消瘦	正常	肥胖
休息状态	卧床休息	20~25	15~20	15
轻体力	坐式工作（如办公室职员）、简单家务	35	30	20~25
中体力	外科医生、一般农活	40	35	30
重体力	搬运工、运动员、舞蹈者	45	40	35

（4）三大营养素分配　见表 6-2-4。

表 6-2-4　三大营养物质在每日所提供总热量中所占的百分比

名称	提供的能量应占全日总热量的比例	来　源	所供能量
碳水化合物	50%~60%	谷类、薯类、豆类等	1g=4kcal
蛋白质	15%~20%	动物性蛋白（各种瘦肉、鱼、虾等）	1g=4kcal

续表

名　称	提供的能量应占全日 总热量的比例	来　源	所供能量
蛋白质	15%~20%	植物性蛋白（黄豆及其制品、谷类）	1g=4kcal
脂肪	≤30%	饱和脂肪酸、多不饱和脂肪酸、单不饱和脂肪酸	1g=9kcal

3. 合理安排餐次

糖尿病患者一日至少三餐，使主食及蛋白质等较均匀地分布在三餐中，并定时定量，一般按 1/5、2/5、2/5 分配或 1/3、1/3、1/3 分配。注射胰岛素或口服降糖药易出现低血糖者，可在正餐中匀出小部分主食作为两正餐之间的加餐。睡前加餐除主食外，可选用牛奶、鸡蛋、豆腐干等蛋白质食品，因蛋白质转化成葡萄糖的速度较慢，对预防夜间低血糖有利。

4. 限制饮酒

酒精可提供热量，一个酒精单位可提供 90kcal 的热量，相当于 360ml 啤酒或 150ml 果酒，或 40° 白酒 45ml。酒精可使血糖控制不稳定，饮酒初期可引起使用磺脲类降糖药或胰岛素治疗的患者出现低血糖，随后血糖又会升高。大量饮酒，尤其是空腹饮酒时，可使低血糖不能及时纠正。糖尿病患者应有节制地选择酒类，避免甜酒和烈酒，在饮酒的同时应适当减少摄入碳水化合物。肥胖、高甘油三酯血症、肾病、糖尿病妊娠等患者不应饮酒。

5. 合理摄入水果

水果中含碳水化合物约为 6%~20%。水果中主要含葡萄糖、果糖、蔗糖、淀粉、果胶等。当空腹血糖控制在 7.0mmol/L（126mg/dl）以下，餐后 2h 血糖小于 10mmol/L（180mg/dl），糖化血红蛋白小于 7.5%，且血糖没有较大波动时，就可以选择水果，但需代替部分主食。食用最好在两餐之间，病情控制不满意者暂不食用，可吃少量生黄瓜和生番茄。进食水果时要减少主食的摄入量，少食 25g 的主食可换苹果、橘子、桃子 150g，梨 100g，西瓜 500g 等。葡萄干、桂圆、枣、板栗等含糖量较高，应少食用。

6. 饮食注意事项

（1）碳水化合物　红薯、土豆、山药、芋头、藕等根茎类蔬菜的淀粉含量很高，不能随意进食，需与粮食交换。严格限制白糖、红糖、蜂蜜、果酱、巧克力、各种糖果、含糖饮料、冰激凌以及各种甜点的摄入。

（2）蛋白质　对于有肾功能损害者，蛋白质的摄入为每日每千克理想体重 0.6~0.8g，并以优质动物蛋白为主，限制主食、豆类及豆制品中植物蛋白。

（3）脂肪和胆固醇　糖尿病患者少吃煎炸食物，宜多采用清蒸、白灼、烩、炖、煮、凉拌等烹调方法。坚果类食物脂肪含量高，应少食用。每日胆固醇的摄入量应少于 300mg。

（4）膳食纤维　膳食纤维具有降低餐后血糖、降血脂、改善葡萄糖耐量的作用。糖尿病患者每日可摄入 20~30g。粗粮富含膳食纤维，故每日在饮食定量范围内，可适当进食。

（5）维生素、无机盐　糖尿病患者可多吃含糖量低的新鲜蔬菜，能生吃的尽量生吃，以保证维生素 C 等营养素的充分吸收。对于无高胆固醇血症的患者，可适量进食动物肝脏或蛋类，以保证维生素 A 的供应。糖尿病患者应尽量从天然食品中补充钙、硒、铜、铁、锌、锰、镁等无机盐，以及 B 族维生素、维生素 E、维生素 C、β 胡萝卜素等维生素。食盐的摄入每日应限制在 6g 以内。

（6）制订食谱　以糖尿病治疗原则为基础，各类食物灵活互换，但要切记同类食物之间可选择互换，非同类食物之间不得互换。部分蔬菜、水果可与主食（谷薯类）互换。

（二）血糖的监测与护理

1. 严格的血糖控制和监测

合并糖尿病的肿瘤患者如果血糖水平波动过大，容易导致高渗性酮症酸中毒，而胰岛素使用过量又可能出现致命性低血糖，所以严格的血糖控制和监测尤为重要。患病期间不可以随意停止注射胰岛素，外出旅游携带胰岛素应避免冷、热及反复震荡，不可将胰岛素托运，应随身携带。自我注射胰岛素的患者应根据胰岛素的起效时间按时进餐，注射部位选择应考虑运动，注射时避开运动所涉及的部位，胰岛素专用注射器及针头为一次性使用，注射装置与胰岛素剂型应相匹配，切忌混用。对于能量摄入不足的糖尿病患者，即使血糖偏高，也应当适量的增加能量。患者可通过调整降糖药物或胰岛素的用量将血糖控制在正常范围内，或使用糖尿病患者专用肠内营养制剂来补充能量及营养。

2. 血糖水平控制不佳时的潜在并发症的观察及护理

① 低血糖反应　如发现患者面色苍白、烦躁、大汗、速脉等，应考虑发生低血糖，监测血糖常低于 4.0mmol/L，此时立即嘱其口服糖水或静脉注射 50% 葡萄糖 20~40ml，密切监测血糖水平。

② 高渗性昏迷或酮症酸中毒　患者如出现反应迟钝、嗜睡、血压下降、脉细速、呼吸深大、呼气带烂苹果味及尿少等症状，应立即通知医师，予监测血糖，并积极配合抢救。

（三）运动锻炼指导

对于合并糖尿病的肿瘤患者，有效的运动锻炼可起到控制血糖和体重、增强胰岛素作用、降低血压、调整血脂代谢、改善心肺功能、防治骨质疏松及放松紧张情绪等作用。一般来说，糖尿病患者所选择的运动强度应是最大运动强度的60%~70%，通常用心率来衡量，运动强度应保持心率（次/分钟）=（220-年龄）×60%~70%。合并糖尿病患者可选择中低强度的有氧运动方式：轻度运动，如购物、散步、做操、太极拳等；中度运动，如快走、慢跑、骑车、爬楼梯、健身操等；稍强度运动，如跳绳、爬山、游泳、球类、跳舞等。建议从吃第一口饭算起，在饭后1~2h开始运动，此时血糖较高，运动时不易发生低血糖，运动持续时间可为30~60min/次，运动的频率推荐每周至少3~4次中低强度运动，运动锻炼的禁忌证一般包括合并各种急性感染、伴有心功能不全、心律失常、频发低血糖等。患者运动过程中应注意心率变化及感觉以掌握运动强度，如轻微喘息、出汗等，若出现乏力、头晕、心慌、胸闷、憋气、出虚汗及腿痛等不适，应立即停止运动原地休息。同时运动时要注意饮一些白开水，以补充汗液的丢失和氧的消耗，且不要突然停止运动。注射胰岛素的患　者，运动前最好在非运动区注射胰岛素，因为肢体的活动使胰岛素吸收加快、作用加强，易发生低血糖，此外还应重视运动后的迟发低血糖。

（四）加强基础护理，预防感染

使用肠内营养支持的肿瘤患者，鼻饲管的长期留置刺激咽喉部造成不适感，易引起咽喉炎，同时合并糖尿病增加了感染的危险性，此类患者更易并发感染，因此必须加强基础护理，具体措施有：每天做2次口腔护理，用生理盐水擦洗口腔，动作要轻柔，避免造成口腔黏膜损伤，如出现口腔溃疡，以0.1%醋酸液漱口；每2h协助患者翻身拍背、咳痰1次，鼓励患者早期自主活动，有效咳嗽咳痰，促进胃肠功能的恢复，预防肺部感染；保持床单元整洁，保持皮肤清洁干燥，预防压力性损伤的发生。

五、肿瘤合并糖尿病患者营养临床护理案例分析

（一）病例介绍

患者兰先生，男，40岁，2021年10月28日因"鼻咽癌第三周期化疗后3周"就诊入院。患者于2021年8月5日无明显诱因复视、回缩性涕血、听力下降二十余天在当地医院查鼻咽镜提示鼻咽癌。来本院完善检查，诊断明确后于2021年8

月 22 日开始方案为吉西他滨+顺铂的第一次化疗，后分别于 9 月 13 日、10 月 7 日行第二、三周期化疗，方案同前。本次入院收入本科拟行放疗，并于 2021 年 10 月 29 日开始第一次放疗。病史：于 2021 年 8 月 25 日在本科住院期间确诊 2 型糖尿病，内分泌科会诊意见：口服二甲双胍、达格列净，在家期间坚持自测血糖，血糖控制情况不详。体格检查：体温 36.3℃，脉搏 77 次/min，呼吸 19 次/min，血压 128/82mmHg。患者神志清楚，精神欠佳，睡眠一般，大小便正常。患者既往体健，身高 175cm，体重 76kg，BMI 25.06kg/m²。患者携带 PICC 管入院，导管固定妥善，标识清楚且通畅。血常规显示：血红蛋白 112g/L；肝功能显示：总蛋白 60g/L，白蛋白 36g/L。

（二）案例引导

（1）本案例中患者为中年男性，发病以来体重下降，肌肉萎缩。患者自诉食欲欠佳，时常感到无力，偶有夜间失眠。

（2）入院后采用 PG-SGA 量表进行营养评估，得分为 3 分，提示患者轻度营养不良，需进行饮食指导和营养教育。患者合并糖尿病，且放、化疗产生的一系列副作用也会对患者的营养情况造成负担，应尽早对患者进行饮食指导，避免进展为重度营养不良。

（3）患者居家期间未坚持监测血糖，血糖控制情况不详，自诉偶发（约 2~3 次）头晕时口服糖果后缓解。

（4）24h 膳食回顾调查，计算出患者前 24h 摄入的食物热量约为 1600kcal/d，碳水化合物约为 100g/d，脂肪约为 30g/d，蛋白质约为 50g/d。目前存在营养物质摄入不足问题，经营养科医师会诊，诊断患者存在营养不良。

（5）患者诉口腔内持续疼痛，疼痛评分为 4 分。检查口腔，可见 2 个直径>6cm 的口腔溃疡创面，数个直径为 0.5cm 的口腔溃疡创面，根据国立癌症研究院（NCI）制订的分级方法，该患者口腔黏膜炎分级为 3 级。

（三）与营养相关的护理问题

（1）营养失调（低于机体需要量）　与饮食摄入不足有关。
（2）疼痛　与放化疗相关性口腔黏膜炎、吞咽困难有关。
（3）知识缺乏　与缺乏鼻咽癌合并糖尿病的疾病相关知识和日常护理技能有关。

（四）护理措施

1. 制订个体化膳食方案
计算患者每日所需营养素，制订个体化膳食方案。通过询问患者日常饮食习惯，结合计算的每日营养素需求，制订食谱供患者参照实施。

理想体重=身高-105=175-105=70kg，体重属于正常范围。

每日所需要的总热量=理想体重×每千克体重需要的热量=70×30=2100kcal。

碳水化合物占 50%~60%，即 2100×（50%~60%）÷4=（1050~1260）÷4=263~315g。

蛋白质占 15%~20%，即 2100×（15%~20%）÷4=（315~420）÷4=79~105g。

脂肪占 30%，即 2100×30%÷9=630÷9=70g。

因此，兰先生每日需要摄入碳水化合物 263~315g、蛋白质 79~105g、脂肪 70g。个体化膳食方案见表 6-2-5、表 6-2-6。

表 6-2-5　兰先生个体化膳食方案一

时间	食物种类	食物量	能量/kcal	蛋白质含量/g	脂肪含量/g	碳水化合物含量/g
8：00	米粉（湿）	200g	388	0.4	0.8	95.4
	鸡蛋	50g	76	6.4	5.6	——
	牛奶（强化 AD）	250ml	127.5	6.75	5	14
10：00	番茄	300g	45	2.7	0.6	9.9
12：00	瘦肉	200g	294	35.6	10.8	12.8
	芹菜	100g	13	1.4	0.2	1.8
	鲫鱼	300g	324	51.3	8.1	11.4
	菠菜	100g	23	2.97	0.26	3.75
	杂粮饭	200g	236	6.4	1.4	60.8
15：00	酸奶	200ml	140	6.4	3.8	20
18：00	鸡肉	100g	167	19.3	9.4	1.3
	油麦菜	50g	9	0.41	0.08	2
	杂粮饭	150g	177	4.8	1.05	45.6
21：00	黄瓜	300g	48	2.4	0.6	8.7
总量			2067.5	147.23	47.69	287.45
能量供应占比				19.80%	53.04%	27.17%

表 6-2-6　兰先生个体化膳食方案二

时间	食物种类	食物量	能量/kcal	蛋白质含量/g	脂肪含量/g	碳水化合物含量/g
8：00	全麦面包	200g	508	24.6	7	86.2
	鸡蛋	50g	76	6.4	5.6	——

续表

时间	食物种类	食物量	能量/kcal	蛋白质含量/g	脂肪含量/g	碳水化合物含量/g
8：00	鲜豆浆	300ml	174	11.4	6	18.3
10：00	番茄	300g	45	2.7	0.6	9.9
12：00	牛肉	200g	250	39.8	8.4	4
	香菜	100g	33	1.8	0.4	6.2
	小白菜	100g	14	1.4	0.3	2.4
	杂粮饭	200g	236	6.4	1.4	60.8
15：00	酸奶	200ml	140	6.4	3.8	20
18：00	草鱼	300g	336	49.8	15.6	/
	包菜	100g	24	1.5	0.2	4.6
	红薯饭	200g	128	4.6	0.4	48
21：00	黄瓜	300	48	2.4	0.6	8.7
总量			2012	159.2	50.3	269.1
能量供应占比				29.40%	20.90%	49.70%

2. 指导功能锻炼

为预防患者放疗后并发症（如张口困难、颈部纤维化等）影响患者进食，进一步加重营养不良，放疗期间指导患者行功能训练，如张口锻炼、鼓腮运动、口齿运动、弹舌运动、颈部牵拉运动等。通过每日跟踪指导，患者未出现明显的并发症，顺利完成放疗。

3. 疼痛护理

由于放疗和化疗导致的口腔黏膜炎，患者在放疗第 20 次时出现口腔黏膜水肿，无溃疡，尤其是咀嚼干硬的食物时进食疼痛明显。指导患者早晚刷牙，饭后漱口，保持口腔清洁，遵医嘱使用自配漱口水（生理盐水 250ml+粒细胞巨噬细胞刺激因子 300μg+利多卡因 0.4g+维生素 B_{12} 注射液 2mg），在饭前像"饮老酒"缓慢喝下，以减轻进食疼痛，24h 内喝完。选择细软、清淡、易消化食物，避免生硬刺激食物，注意细嚼慢咽。

4. 居家饮食指导

血红蛋白、总蛋白及白蛋白低，指导午餐和晚餐中适当添加补血类的食物，如肉类、血类。食欲缺乏：指导患者避免在放疗和化疗前后强行进食，会产生饮食疲劳，宜充分利用最有食欲的时间段进食。吞咽困难：让家属将食物小分量分餐，患者比较容易接受，调整食物质地，宜进食稀饭、烂面条、蒸鸡蛋、牛奶等流质半流质食物。口腔黏膜炎：指导患者细嚼慢咽，摄入常温偏凉、柔软、光滑或者捣碎的混有水分或汤汁的食物，避免辛辣刺激。告知患者为减少营养素损失，烹饪方式尽可能选择蒸、煮、煨、炖、卤，避免煎、炒、炸、烧烤、熏。

5. 血糖监测管理

患者入院前未坚持监测血糖，入院后医生、护士共同合作并加强宣教，告知其监测血糖的重要性和意义。同时，护士遵医嘱监测血糖一天四次，即空腹和三餐后2h，在个体化食谱的指导下，患者住院期间将血糖值基本控制在正常范围内，空腹血糖控制并维持在 5.5~8.0mmol/L，餐后 2h 血糖控制并维持在 8.5~12.0mmol/L。

（五）案例总结

患者住院一个半月放疗结束，顺利出院，整个住院期间生命体征基本正常，血糖控制较理想。通过系统规范地营养管理，出院前 1 周体重只下降了 1.5kg，体重下降幅度明显变缓，且在出院后 4 周，随访得知患者体重增长了 1.9kg。肿瘤合并糖尿病患者更易发生营养不良，而鼻咽癌患者放疗后口咽黏膜反应重，如不进行有效的营养干预，将影响治疗的进程。护士与营养师、内分泌科医师联合会诊，共同干预，可起到良好的护理效果。告知患者过严的饮食控制可降低抵抗力，反而不利于肿瘤的治疗，必须在满足机体营养需求的基础上，通过对食物的结构、种类进行调整来控制血糖；如果血糖仍然较高，可以通过调整胰岛素的用量来降糖。其次，由于放疗后期头颈部的疼痛不适，可致患者功能锻炼的依从性降低，护士应每日重复宣教、观看并纠正错误，提高患者的重视度，督促其坚持锻炼，减少并发症的发生。

第三节　肿瘤合并肾脏疾病患者营养护理

一、肿瘤合并肾脏疾病概述

恶性肿瘤与肾脏疾病可互为因果关系，一方面肿瘤可继发于慢性肾脏病（chronic kidney disease，CKD），并增加患者的死亡率；另一方面，肿瘤直接侵犯肾脏，或放、化疗过程产生毒性作用，也会导致急性或慢性肾损伤的比例明显升高。有研究发现23%的 65 岁肿瘤患者合并患有慢性肾脏病（CKD 3~5 期）。恶性肿瘤引发肾损伤的主要机制有：恶性肿瘤本身激发免疫反应，出现免疫复合物沉积于肾小球；恶性肿瘤代谢物及高尿酸血症损伤肾小管；肿瘤直接侵犯肾脏组织；肿瘤压迫或侵犯尿路导致尿路梗阻；化疗的肾毒性；恶性肿瘤患者进食差，营养状况差，导致肾灌注不足；合并感染，大量腹腔积液，多器官功能受损等，同时高龄患者及既往有肾病史患者更容易出现肾损伤。

急性肾损伤（AKI）是肿瘤和肿瘤治疗过程中常见且显著的并发症之一，具有较高的发病率及死亡率，全球因恶性肿瘤引起的 AKI 占 21.3%，仅次于急性心力衰竭和心血管术后并发症。癌症增加 AKI 患者的死亡风险，加拿大一项研究对 156690 例 AKI 患者进行随访，出院 1 年后死亡率高达 27.7%，恶性肿瘤是其首位原因。根据 AKI 诊断标准，将 48h 内血肌酐上升超过 26.4mmol/L，或原血肌酐值增长超过 50%和（或）尿量少于 0.5ml/（kg·h）达 6h 的患者列入 AKI。

二、肿瘤合并肾脏疾病与营养不良

（一）肿瘤合并肾脏疾病营养不良概况

恶性肿瘤患者约 31%~87%存在营养不良，约 15%在确诊后 6 个月内体重下降超过 10%，以消化系统肿瘤最为常见。营养不良常导致术后死亡率、并发症发生率、放疗和化疗不良反应发生率升高，住院时间延长且短期内再入院的情况增多，严重影响患者的生活质量，甚至缩短了生存期，近 20%恶性肿瘤患者直接死亡原因是营养不良而非肿瘤本身。肿瘤细胞也以其独特的代谢方式对患病机体产生巨大影响。肿瘤细胞糖代谢以无氧酵解为主，无氧酵解增加，乳酸生成增多。脂代谢方面，胆固醇及胆固醇酯合成增强的同时，胆固醇转为其他类固醇化合物亦减少，形成高脂血症。蛋白质代谢中分解代谢大于合成代谢，造成机体蛋白的明显消耗。食欲下降、饮食摄入减少、透析患者营养素丢失、激素失衡、炎症、分解代谢增强等多种因素相互作用易使慢性肾脏疾病患者发生营养不良。

（二）肿瘤合并肾脏疾病营养不良的发生机制

合并肾脏疾病的肿瘤患者营养不良的原因及发生机制很复杂，涉及肿瘤本身、抗肿瘤治疗及合并肾脏疾病，总体来说包括营养消耗增多、营养摄入减少、营养丢失增多。

1. 营养消耗增多

肿瘤不仅会给患者带来局部影响，还会产生各种各样的全身影响，包括肿瘤患者三大营养物质代谢的改变。为了生长和存活，肿瘤必须将宿主储存的能量转化为自身的能源，并且使得宿主组织不能充分利用营养物质。肿瘤生长需要消耗大量的葡萄糖、脂肪酸、氨基酸等营养物质以分裂生长，因而造成巨大的营养需求。通常恶性肿瘤患者的能量摄入和消耗及碳水化合物、脂肪和蛋白质代谢均有很大程度的改变，能量消耗增加和低效率的能量利用常被认为是肿瘤机体营养不良的重要原因。若机 体合并肾脏疾病，由于患者肾功能下降，经由肾脏清除的代谢副产物逐渐增加，使得代谢环境显著改变。慢性肾脏疾病患者中普遍存在如代谢性酸中毒、胰岛素抵 抗、血脂异常和肾素-血管紧张素-醛固酮系统上调等代谢紊乱，代谢性酸中毒发生在慢性肾脏疾病早期，因为代谢活动产生的酸负荷排泄减少。有研究表明，慢性肾脏疾病患者的代谢性酸中毒与蛋白质分解代谢增加有关，而且慢性肾脏疾病患者的机体蛋白量和能量储备的减少，在进展期慢性肾脏疾病患者和终末期慢性肾透析患者中很常见，进一步加重了肿瘤患者的营养不良症状。

2. 营养摄入减少

消化道肿瘤，如咽喉部和食管肿瘤因局部肿块引起吞咽困难和疼痛，胃癌和肠癌引起部分或完全性消化道梗阻或出血，因腹痛、腹胀、失血致摄入减少或贫血等，最终引起营养不良。外科手术、化疗或放疗等都会对患者产生不良反应，如厌食、异味感、腹胀、便秘、腹泻、口干、咽喉炎、恶心、呕吐等，会降低患者的食欲。肾功能下降也可引起激素水平紊乱，激素水平改变与抑制慢性肾脏疾病患者食欲有关，导致营养素摄入不足。且在治疗期间通常伴有发热，可加速机体分解代谢，逐渐导致营养不良。肿瘤患者常有焦虑、恐惧、失望等负性情绪，导致食欲下降、营养不良，且机体消瘦又不断提醒患者疾病的存在和死亡的可能，易导致负性心理，形成恶性循环。此外，医院饮食与患者个人生活习惯的差异可直接影响患者食欲。

3. 营养丢失增多

肿瘤合并肾脏疾病者常伴营养物质特别是蛋白质丢失增多，加重患者营养不良。如肾病综合征患者会出现有大量蛋白尿，造成大量蛋白质从尿液中丢失；终末期肾病患者进行透析治疗时也带出大量营养物质；另外，除了肾病原因，晚期恶性肿瘤出现胸腹腔积液也会增加蛋白质等营养物质的丢失。

（三）肿瘤合并肾脏疾病患者的营养筛查与评估

1. 营养筛查

肾脏病目前未有专门的营养筛查工具。

肿瘤患者一经确诊，即应进行营养风险筛查及营养不良的评估，且营养风险筛查及营养评估在肿瘤患者治疗过程中应多次进行。美国国家肾脏基金会（National Kidney Foundation，NKF）肾病预后质量倡议（Kidney Disease Outcomes Quality Initiative，KDOQI）发布的《KDOQI 慢性肾脏病营养临床实践指南（2020 更新版）》建议，在 CKD 3~5 期或肾移植后的成年患者中，至少半年进行一次常规营养筛查，以识别有蛋白质能量消耗（protein-energy wasting，PEW）风险的患者。目前没有专门推荐针对肾脏疾病使用的营养筛查工具，建议在筛查 PEW 风险的患者时，使用一种工具更佳。通常选用目前应用最广泛的营养筛查工具——NRS 2002 为合并肾脏疾病的肿瘤患者进行营养风险筛查。NRS 2002 适用于成人住院患者的营养风险筛查，可恰当且有效地筛查出存在营养风险的患者，NRS 2002 评分≥3 分者为具有营养风险，应根据患者的临床情况制订基于个体化的营养计划。对 NRS 2002 评分<3 分的患者，在其住院期间每周筛查 1 次。

2. 营养评估

对于营养筛查有营养风险的患者，需要进行更为全面的营养评估和综合测定，为制订营养治疗方案提供依据。

（1）营养评估工具　目前，尚无针对肿瘤合并肾脏疾病的患者设计的营养评估工具。临床上可使用美国营养师协会及中国抗癌协会肿瘤营养与支持治疗专业委员会均推荐的 PG-SGA 量表为该类患者进行营养评估。另外，对于慢性肾脏疾病的患者，KDOQI 推荐使用 7 分全面主观全面评定（7-point SGA）为 CKD 5 期患者进行营养评估。在维持性血液透析（MHD）和肾移植后 CKD 患者中使用营养不良炎症评分（MIS）评估营养状况。7 分 SGA 与传统 SGA 不同，其营养状态评分为 7 分制，其中 1~2 分代表严重营养不良，3~5 分代表中度营养不良，6~7 分代表营养良好，详见表 6-3-1。营养不良炎症评分法（MIS）是在 SGA 的基础上增加了 BMI、总铁结合力和血清白蛋白等指标，能评估营养状况和炎症反应。采用 MIS 法对患者进行营养评估，其包括相关病史、身体测量、体重指数（BMI）和实验室检查（血清白蛋白、血清总铁结合力或转铁蛋白浓度）四个方面共 10 项评定指标，每项评分从 0 分（正常）至 3 分（严重异常），总分介于 0 分（营养正常）至 30 分（严重营养不良）之间，分值越低患者营养状况正常的可能性越大，分值越高患者营养不良及炎症的可能性越大。详见表 6-3-2。

表 6-3-1　7 分全面主观全面评定（7-point SGA）

一、体重变化

基础体重（6 个月前干体重）＿＿＿

目前体重（目前干体重）＿＿＿

过去 6 个月实际体重下降＿＿＿kg（若体重没有下降不作答）

评分/分	体重下降
7	0%
6	<3%，好转
5	3%~5%，稳定

续表

评分/分	体重下降
4	5%~7%，好转
3	7%~10%
2	10%~15%，稳定
1	体重持续下降，≥15%

二、摄食（过去 2 周）

评分/分	摄食
7	好（正常餐）
6	好（>3/4 但是 <1 份正常餐）
5	较好（正常餐的 1/2~3/4 份），但在增加
4	较好（正常餐的 1/2~3/4 份），没有变化或减少
3	差（正常餐的平均份 <1/2），但稍微多一点
2	差（<正常餐的平均份），没有变化或减少
1	很差（<1/4 正常餐）

三、胃肠道症状（持续 >2 周）

恶心：_____ 呕吐：_____ 腹泻：_____

评分/分	胃肠道症状
7	没有症状
6	很少，每天可能出现 1 种症状
5	较少，每天出现 2~3 种症状，较前有改善
4	较少，每天出现 2~3 种症状，没有变化
3	较少，每天出现 2~3 种症状，较前增加
2	很多或出现所有症状（每天出现三种症状）
1	很多或出现所有症状（每天出现三种症状）

四、功能状态（营养相关）

评分/分	胃肠道症状
6~7	功能状态完好
3~5	中度丧失
1~2	严重功能丧失

五、影响营养需求的疾病状态

评分/分	代谢
6~7	不影响
3~5	代谢需求中度增加
1~2	代谢需求急剧增加

六、皮下脂肪丢失（至少 3 个区域）

评分/分	皮下脂肪丢失
6~7	无丢失
3~5	中度
1~2	重度

七、脂肪储备

评分/分	皮下脂肪
6~7	无丢失
3~5	中度
1~2	重度

八、水肿（营养相关）

评分/分	水肿
6~7	无水肿
3~5	中度
1~2	重度

九、SGA 总评分（以上项目的总分）

评分/分	SGA 总评分
6~7	轻度营养不良至营养良好
3~5	轻度至中度营养不良
1~2	重度营养不良

表 6-3-2　营养不良炎症评分法（MIS）

一、相关病史

1. 透析后干体重的变化（在过去的 3~6 个月总变化）

0 分	1 分	2 分	3 分
干体重没有减少或体重丢失<0.5kg	较少的体重丢失（0.5~1kg）	1kg<体重丢失<5%体重	体重丢失>5%体重

2. 膳食摄入

0 分	1 分	2 分	3 分
食欲很好，膳食模式没有改变	固体食物摄入欠佳	饮食中度减少，完全流质食物	低能量流质食物，甚至饥饿

3. 胃肠道症状

0 分	1 分	2 分	3 分
没有症状，食欲很好	轻微的症状，偶有恶心或呕吐	有时呕吐，轻微的胃肠道症状	频繁腹泻、呕吐或严重的厌食症

续表

4. 营养相关功能损害

0分	1分	2分	3分
正常，功能能力良好	偶尔步行困难，经常感到疲惫	独立活动困难（如去厕所）	卧床或轮椅，或几乎没有身体活动

5. 并发症及透析年限

0分	1分	2分	3分
透析时间<1年，无其他疾病	透析时间1~4年，轻度并发症（不包括MCC）	透析时间>4年,中度患其他疾病（包括一种MCC）	任何严重疾病,患多种慢性病（2种及以上MCC）

二、身体测量（根据SGA的资料）

6. 脂肪存量减少或皮下脂肪减少（眼球下方、三头肌、二头肌、胸部）

0分	1分	2分	3分
正常（没有变化）	轻度	中度	重度

7. 肌肉消耗的迹象（太阳穴、锁骨、肩胛骨、肋骨、股四头肌、膝关节、股间隙）

0分	1分	2分	3分
正常（没有变化）	轻度	中度	重度

三、体重指数（BMI）

8. BMI=体重（kg）/身高（m²）

0分	1分	2分	3分
BMI>20	BMI 19~19.99	BMI 16~17.99	BMI<16

四、实验室检查

9. 血清白蛋白

0分	1分	2分	3分
白蛋白=4.0g/dl	白蛋白 3.5~3.9g/dl	白蛋白 3.0~3.4g/dl	白蛋白<3.0g/dl

10. 血清总铁结合力（TIBC）或血清转铁蛋白（TRF）

0分	1分	2分	3分
TIBC>250mg/dl 或 TRF >200mg/dl	TIBC 200~249mg/dl 或 TRF 170~199mg/dl	TIBC 150~199mg/dl 或 TRF 150~169mg/dl	TIBC < 150mg/dl 或 TRF<150mg/dl

注：1. MIS 的评分标准：<8分，轻度营养不良；9~18分，中度营养不良；>18分，重度营养不良；MIS正常值为0分，最高30分。总分为以上10个部分的总和。

2. MCC（严重的并发疾病状况）包括充血性心力衰竭Ⅲ级或Ⅳ级，晚期获得性免疫缺陷综合征，严重的冠心病，中度至重度的慢性阻塞性肺疾病，严重的神经系统后遗症，转移性肿瘤或近期化疗。

（2）综合测定　任何单一方法都不能完全反映肿瘤患者的整体营养状况，需要综合多方面的评估结果，特别是肿瘤合并肾脏疾病患者，除使用营养评估工具外，还应根据患者肾功能、蛋白尿等情况，结合患者病史、人体测量、膳食调查、生化指标、炎症指标等全面评估患者的营养状况，并通过定期监测，制订和调整营养治疗方案。

① 病史采集　病史包括现病史、既往史、社会背景、经济状况、文化、信仰等。现病史中需对患者肿瘤疾病及肾脏疾病的类型、分期等进行评估，了解患者有无进行透析治疗；既往史中应评估患者有无高血压、高血脂、糖尿病及痛风等代谢性疾病；另外，了解患者的社会背景、文化程度及信仰，有助于对患者实施针对性的营养教育和营养治疗。在选择营养治疗方案时，还应根据患者的经济情况选择适当的营养产品。

② 人体测量　常规的人体测量包括身高、体重、人体成分和握力等。体重是反应营养状况最直接最方便的指标之一。KDOQI 慢性肾脏病营养临床实践指南建议 CKD 1~5 期或肾移植后临床稳定的患者应测量体重和 BMI，并建议使用 BMI 进行死亡预测。人体成分主要使用生物电阻抗（bioelectrical impedance，BIA）和双能 X 线测量法（Dual-Energy X-Ray Absorptiometry，DXA）测量。其中 DXA 是测量身体成分的"金标准"，但是费用高，且对人体有一定的辐射，而 BIA 操作方便、费用低、对人体无辐射，在临床应用更多。

③ 膳食调查　通过饮食调查（如饮食记录或饮食日记等）掌握 CKD 患者的膳食摄入情况。饮食记录能减小因回忆进食内容而产生的误差；如果可以对食物进行称量，可进一步减小因估计摄入量而产生的误差；3~14d 的饮食记录可以得到相对准确的结果。饮食日记需要记录食物的种类及摄入量，通常由患者自己完成。美国国家肾脏基金会肾脏病预后质量倡议（KDOQI）推荐使用 3 日饮食记录法进行饮食调查。

④ 生化指标　血清白蛋白是透析患者死亡的强预测因子。研究发现血清白蛋白水平可预测血液透析患者的全因死亡率，血清白蛋白水平降低的腹膜透析患者 2 年相对死亡率升高。前白蛋白可反映短期营养状况。此外胆固醇、甘油三酯、水电解质平衡也是营养评价的一部分。另外，肾功能、电解质及尿常规也是必要监测指标，有助于判断肾功能损伤程度及指导饮食计划。

⑤ 炎症指标　CKD 患者易处于炎症环境，会导致蛋白质分解代谢增加、厌食或食欲下降，对机体营养状况造成影响。C 反应蛋白（CRP）是 CKD 心血管事件和死亡的强预测因子。横断面研究发现维持性血液透析患者高敏 CRP 水平与脂肪质

量呈正相关，与瘦体重、血清白蛋白、血清前白蛋白呈负相关。

三、肿瘤合并肾脏疾病患者营养影响症状

（一）厌食

肿瘤厌食是指肿瘤患者进食欲望下降，引起食物摄取减少和（或）体重丢失。肿瘤患者极易发生厌食，导致患者生活质量及治疗耐受性下降，影响疗效及增加死亡风险。肿瘤厌食与肿瘤疾病因素、各种抗肿瘤治疗不良反应所引起的胃肠道功能紊乱、胃排空延迟、吸收不良等相关。肿瘤组织向循环系统释放引起厌食的活性物质或肿瘤本身诱导患者代谢异常致使宿主组织释放抑制食欲因子。肾功能下降可引起激素水平紊乱，激素水平改变可抑制慢性肾脏疾病患者食欲，导致营养素摄入不足，进一步加重患者的营养不良症状。

（二）癌因性疲乏

癌因性疲乏是由于肿瘤及相关治疗使患者出现痛苦和紧张而产生的一系列主观感觉，是癌症患者最常见的症状之一，其发生率为 75%~100%，而疲乏症状在肾脏病患者中发生率达 42%~97%，在透析人群中更加明显。营养不良普遍存在于肿瘤合并慢性肾脏病患者中，包括贫血、低蛋白血症等会造成机体代谢障碍、肌肉含量减少、炎症反应增高等危害，并且是患者疲乏的独立影响因素。有研究表明，贫血会导致患者疲乏，原因是血红蛋白为细胞组织提供能量，贫血时血红蛋白减少，细胞供氧不足，进而产生疲乏。疲乏是营养不良的表现，营养不良会进一步加重疲乏症状。

（三）恶心呕吐

恶心呕吐是肿瘤患者主观感受最害怕的症状之一，发生率超过 70%，严重影响患者的生活质量，降低抗肿瘤治疗的依从性。恶心呕吐主要是化疗导致的。肿瘤合并肾脏疾病会加重患者的恶心呕吐症状，常见于尿毒症患者。尿毒症血液透析患者B 族维生素缺乏可由多种原因引起，常见于摄入过低和透析中丢失过多。B 族维生素不足，胃酸分泌减少，从而导致机体出现一系列相关症状，如恶心、呕吐等胃肠道症状。透析患者如果透析前血浆尿素氮水平很高，则发生透析失衡综合征（disepuilibrium syndrome，DS）可能性很大。脑型 DS 常有恶心呕吐等症状。恶心呕吐会导致患者进食减少，加重营养不良症状。

四、肿瘤合并肾脏疾病患者营养治疗

肿瘤合并肾脏疾病患者的营养治疗最重要的是限制某些营养素摄入量的问题，如蛋白质、钠、钾、钙、磷等。肿瘤患者一般需要高热量、高蛋白饮食以满足肿瘤生长或治疗需要，而慢性肾脏疾病需要适当限制蛋白质摄入的同时也要保证充足的能量摄入以防止营养不良发生。过多蛋白质或无机盐的摄入会加重肾脏负担或造成电解质紊乱，加速肾脏疾病进展，最终导致肾衰竭，威胁生命，因此肾病合并肿瘤时，应优先参照肾脏疾病的营养治疗原则。

各类肾脏疾病进一步发展均可能导致急性或慢性肾损伤，最终可能导致慢性肾脏疾病（CKD）。合并肾脏疾病的肿瘤患者在进行营养治疗时，按肾脏受损阶段可分为急性肾损伤（AKI）期的营养治疗和慢性肾脏疾病（CKD）期的营养治疗。

1. 肿瘤合并急性肾损伤（AKI）期的营养治疗

急性肾损伤一般定义为急性、轻度的肾脏损伤或肾功能损害，肾脏排泄废物、浓缩尿液、保存电解质和维持液体平衡的能力受损或丧失。AKI 患者营养不良发生率高，而营养不良又增加了 AKI 的发病率与病死率。因此，AKI 患者应该接受恰当的营养支持。液体超负荷是 AKI 最致命的并发症，因此没有接受肾脏替代治疗（renal replacement therapy，RRT）的无尿或少尿肾衰竭患者在接受胃肠外营养（PN）或肠内营养（EN）时，需要限制液体摄入，以避免液体负荷过大，但限制液体的 PN 或 EN 方案可能使患者热量和蛋白质摄入不足。连续肾脏替代治疗（continuous renal replacement therapy，CRRT）是 AKI 危重患者广泛使用的治疗手段。CRRT 应用弥散或对流原理或两者同时应用，以达到清除尿素、维持液体平衡、纠正电解质和酸碱平衡紊乱的目的。CRRT 能有效清除溶质和毒素，精确地控制液体出入量。因此，CRRT 期间通常不需要采用限制液体的营养支持方案，但要注意CRRT 对营养素代谢和清除的影响。

AKI 患者营养支持的路径和目标取决于多个因素：AKI 的基础病因，如药物性肾损害或血流动力学不稳定的脓毒症等；肾功能障碍的严重程度；RRT 的预期需要；先前的内科或外科病史；肾脏之外的器官功能状况和住院期间的并发症，如大的开放性伤口等。对于所有 AKI 患者，只要没有 EN 的禁忌证，应优先选择 EN，而不是 PN。RRT 患者应当增加蛋白质摄入量，避免将限制蛋白质摄入量作为延迟开始RRT 的手段。如果不能耐受 EN 或 EN 不能满足患者的热量和蛋白质需求，应通过PN 补充热量和蛋白质。

2. 肿瘤合并慢性肾脏疾病（CKD）期的营养治疗

需要评估肾脏疾病分期（可参考 CKD 的分期，见表 6-3-3），再参照不同肾病分期进行营养治疗。不同 CKD 分期的营养治疗见表 6-3-4。

表 6-3-3 慢性肾脏病的分期

分期	描述	GFR/ ml/（min · 1.73m²）	说明
1 期	肾损伤指标（＋），GFR 正常	≥90	GFR 无异常，重点诊治原发病
2 期	肾损伤指标（＋），GFR 轻度降低	60~90	延缓 CKD 进展，降低心血管病风险
3 期	GFR 中度降低	30~59	延缓 CKD 进展，评估治疗并发症
4 期	GFR 重度降低	15~29	综合治疗，治疗并发症
5 期	肾功能衰竭	＜15 或透析	透析前准备及透析治疗

注：GFR 为肾小球滤过率。

表 6-3-4 不同 CKD 分期的营养治疗

一、CKD 1~2 期非糖尿病患者营养治疗
1. 蛋白质摄入量
（1）避免高蛋白饮食［＞1.3g/（kg · d）］
（2）非持续性大量蛋白尿的 CKD 1~2 期患者推荐蛋白质摄入量 0.8g/（kg · d），不推荐蛋白质摄入量≤0.6g/（kg · d）
（3）对大量蛋白尿的 CKD 1~2 期患者建议蛋白质摄入量 0.7g/（kg · d），同时加用酮酸治疗
2. 能量
CKD 1~2 期患者建议保证足够热量摄入，同时维持健康体重的稳定
3. 液体及无机盐
（1）建议早期 CKD 患者饮食钠摄入量不超过 100mmol/d（钠 2.3g/d 或食盐 6g/d）
（2）推荐患有持续性高钾血症的 CKD 1~2 期患者限制饮食钾摄入量
（3）建议 CKD 1~2 期患者适当多吃水果和蔬菜，减少净酸产量
二、CKD 1~2 期糖尿病患者营养治疗
1. 蛋白质
推荐避免高蛋白摄入［≥1.3g/（kg · d）］，建议蛋白质摄入量为 0.8g/（kg · d）
2. 热量
（1）推荐热量摄入为 30~35kcal/（kg · d）
（2）对于肥胖的 CKD 1~2 期糖尿病患者建议减少热量摄入至 1500kcal/d
（3）老年 CKD 1~2 期的糖尿病肾脏病患者可考虑减少至 30kcal/（kg · d）
3. 液体及无机盐
推荐钠摄入量限制在 2.3g/d（食盐 6g/d），但不推荐严格限制钠的摄入（＜3g 食盐）

三、CKD 3~5 期非糖尿病患者营养治疗

1. 蛋白质摄入量

（1）推荐限制蛋白质摄入，同时补充酮酸制剂，以降低死亡风险

（2）推荐低蛋白饮食［0.6 g/（kg·d）］或极低蛋白饮食［0.3 g/（kg·d）］，联合补充酮酸制剂

2. 能量

（1）建议热量摄入为 30~35kcal/（kg·d）

（2）建议根据患者年龄、性别、去脂体重以及其他因素个体化调整热量的摄入

3. 钠

（1）推荐限制饮食中钠的摄入（<2.3 g/d）以降低血压和控制容量

（2）建议限制饮食中钠的摄入（<2.3 g/d）以降低蛋白尿

4. 钾

建议个体化调整饮食中钾的摄入以保证血钾在正常范围

5. 磷

（1）推荐 CKD 3~5 期非糖尿病患者限制饮食中磷的摄入以维持血磷在正常范围

（2）CKD 3~5 期非糖尿病患者进行限磷饮食治疗时应考虑摄入磷的来源

6. 钙

建议 CKD 3~4 期患者（未服用活性维生素 D）元素钙（包括食物来源的钙、钙片和含钙的磷结合剂）摄入量 800~1000 mg/d，以维持钙平衡

7. 代谢性酸中毒

（1）建议通过增加饮食中水果和蔬菜的摄入，以降低机体的净产酸量

（2）推荐通过补充碳酸氢钠减少机体净产酸量，以延缓残肾功能的下降

（3）建议血清碳酸氢盐水平维持在 24~26mmol/L

8. 维生素 D

建议应用维生素 D_2 或维生素 D_3 纠正 25（OH）D 缺乏

9. 外源性营养素的补充

（1）合并 PEW 风险的 CKD 3~5 期成人非糖尿病患者，若经过营养咨询仍不能保证足够能量和蛋白质摄入需求时，建议给予至少 3 个月的口服营养补充剂

（2）成人 CKD 3~5 期非糖尿病患者通过营养干预和口服补充营养剂后未满足蛋白质及能量需求时，建议肠内营养

四、CKD 3~5 期糖尿病患者营养治疗

1. 蛋白质

（1）推荐 CKD 3~5 期糖尿病且代谢稳定的患者蛋白质摄入量为 0.6g/（kg·d），并可补充酮酸制剂 0.12g/（kg·d）

（2）建议平衡饮食蛋白质结构，适量增加植物蛋白质摄入比例

续表

2. 热量
（1）推荐 CKD 3~5 期糖尿病患者热量摄入为 30~35kcal/（kg·d）
（2）建议摄入全谷类、新鲜水果、蔬菜等低糖食物，以保证充足的热量
（3）推荐根据患者年龄、性别、体力活动、身体成分、目标体重等制订个体化热量摄入量，以维持正常的营养状况
3. 液体及无机盐
（1）建议根据尿量情况适当限制及调整液体摄入量，维持机体液体平衡
（2）推荐钠摄入量<2.3g/d（相当于食盐 6g/d）
（3）建议钠的摄入量应根据患者实际情况综合考虑，给予个体化建议
4. 磷
（1）推荐调整饮食中磷的摄入以维持血磷在正常范围
（2）建议磷的摄入量参考非糖尿病患者
（3）建议磷的摄入量应根据患者实际情况综合考虑，给予个体化建议
5. 钙
（1）推荐调整元素钙的摄入，以维持血钙在正常范围
（2）建议钙的摄入量参考非糖尿病患者
6. 钾
（1）建议个体化调整饮食中钾的摄入，以保证血钾在正常范围
（2）建议 CKD 3~5 期糖尿病伴高钾血症患者减少饮食中钾的摄入，必要时口服降钾药物
7. 维生素和微量元素
（1）建议适当补充缺乏的维生素
（2）建议微量元素仅提供给伴有微量元素缺乏引起的相关症状或生化指标异常者
8. 外源性营养素
（1）建议出现高分解代谢或 PEW 时，可考虑给予口服营养补充剂
（2）如果经口补充受限或仍无法提供充足的热量，建议给予管饲喂食或肠外营养
五、血液透析患者营养
1. 蛋白质
（1）建议血液透析患者蛋白质摄入量 1.0~1.2g/（kg·d）（IBW 为理想体重）
（2）建议摄入的蛋白质 50% 以上为高生物价蛋白
（3）低蛋白饮食的血液透析患者补充复方 α-酮酸制剂 0.12g/（kg·d）可改善患者营养状态
2. 热量
（1）血液透析患者饮食能量需求与健康人类似
（2）根据患者年龄、性别、体力活动水平、目标体重、合并疾病等制订个体化热量平衡计划
3. 液体和无机盐

续表

（1）建议透析间期体重增加＜干体重的 5%

（2）建议控制钠盐摄入（食盐＜5g/d）

（3）建议控制高钾饮食，保持血清钾在正常范围内

4. 钙和磷的摄入

（1）建议根据血钙水平及同时使用的活性维生素 D 等调整钙的摄入

（2）建议磷摄入量 800~1000mg/d

（3）推荐不限制蛋白质摄入的前提下限制磷摄入，选择低磷/蛋白比值的食物，减少磷食品添加剂

（4）控制蛋白质摄入[0.8g/（kg·d）]联合复方 α-酮酸可改善血液透析患者的高磷血症

5. 维生素和微量元素

（1）对于长期饮食摄入不足的血液透析患者，可补充多种维生素，包括所有水溶性维生素和必需维生素，以预防或治疗微量营养素缺乏症

（2）不推荐合并高同型半胱氨酸的血液透析患者常规补充叶酸

6. 外源性营养素

（1）若单纯饮食指导下不能达到日常膳食推荐的摄入量，建议在临床营养师或医师的指导下给予口服营养补充剂，有助于改善血液透析患者的血清白蛋白、前白蛋白水平

（2）若经口补充受限或仍无法提供足够能量，建议给予管饲喂食或肠外营养

肿瘤患者由于代谢及治疗因素，蛋白质需求量大，蛋白质目标需要量为 1~2g/（kg·d），所以同时考虑肾脏疾病的蛋白质限制及肿瘤的高蛋白质需要，在蛋白质供给上可根据肾脏疾病的分期，选择所能耐受的蛋白质的最大量。欧洲临床营养和代谢学会（ESPEN）指南建议肿瘤患者能量摄入推荐量：卧床患者 20~25kcal/（kg·d），活动患者 25~30kcal/（kg·d），合并严重并发症者每日目标量可达 30~35kcal/（kg·d），与 AKI 及 CKD 的能量推荐摄入量无冲突，可根据患者的具体情况进行调整。维生素和微量元素是维持机体正常代谢所必需的营养素，美国癌症协会及 ESPEN 推荐参照人体每日摄取推荐量向肿瘤患者提供微量营养素，由于合并肾脏疾病，长期受某些食物摄入限制，必要时可选择推荐摄入量范围内的多种维生素制剂，以补充日常膳食之不足，防止维生素缺乏。

另外，若患者出现少尿（每日尿液量小于 400ml）或合并严重心血管疾病、水肿时需适当限制水的摄入量，以维持出入量平衡。

3. 营养治疗方式选择

肿瘤合并肾脏疾病患者的营养治疗也应遵循五阶梯治疗原则，包括营养教育、口服营养补充、全肠内营养、部分肠外营养、全肠外营养。当下一阶梯不能满足 60% 目标能量需求 3~5d 时，应该选择上一阶梯。可经口进食的患者首选强化营养教育；

当强化营养教育使经口进食改善但仍无法满足机体的营养需求时，则给予 ONS，无法经口进食或 ONS 无法满足机体的营养需求时，应及时给予人工营养。肿瘤患者实施人工营养应首选肠内营养（EN）；当 EN 无法实施或不能满足机体的营养需求或希望在短时间内改善患者营养状况时，则给予部分肠外营养（PPN）或全肠外营养（TPN）。

五、肿瘤合并肾脏疾病患者营养护理

（一）护理评估

护理评估中不可或缺的资料包括营养风险筛查和评估所涉及的内容，如疾病史、饮食摄入情况、人体学测量和生化指标等，护士可以根据营养评估的结果，为患者制订个体化营养护理方案。

（二）肿瘤合并肾脏疾病患者的饮食指导

对于普通的肿瘤患者，若无合并其他疾病，应该给予高热量、高蛋白、高维生素的饮食指导，但是若患者合并肾脏疾病，其饮食与普通患者有较大差异。慢性肾脏疾病患者营养不良的治疗需要多学科、多层面、个性化的治疗方法。几十年来针对慢性肾脏疾病患者的低蛋白饮食已经被提出，其目的是减缓终末期肾脏疾病（end-stage kidney disease，ESKD）的进展，延缓肾脏替代治疗的开始。慢性肾脏病因为分期不同，其营养的摄入量均不同，护理人员需要根据疾病分期对患者进行针对性的宣教。

1. 低蛋白质

限制蛋白质摄入可以降低肾小球内高灌注、高滤过及高血压，减少蛋白尿，从而减少肾脏病患者的肾小球硬化及间质纤维化的进展。在限制蛋白质的同时必须保证足够热量的摄入，一方面有利于最大限度地利用饮食中的蛋白质，另一方面可避免营养不良的发生。每日将蛋白质均匀分配在三餐，且应有超过一半以上的蛋白质属于优质蛋白质，即蛋白质中所含的必需氨基酸种类齐全、数量充足、比例适当，如动物来源的蛋白质（如乳类、蛋类、肉类等）和大豆蛋白。限制米类、面类等植物蛋白质的摄入量，采用小麦淀粉（或其他淀粉）作为主食部分代替普通米类、面类。

2. 低钠摄入

肾脏是血压调节的重要器官，同时又是高血压损害的主要靶器官之一。80%以上的慢性肾脏病患者合并高血压，高血压的存在会加快肾损害的进程及心血管事件的发生。因此配合高血压的治疗和预防，应当限制饮食中钠的摄入，根据不同分期摄入量的多少对患者进行宣教。此外，限钠还有减轻水肿、降低蛋白尿的作用。含钠高的食物除食盐外，还包括鸡精、味精、咸菜、酱油、腌制及熏制食物等。

3. 饮食钾摄入

饮食钾摄入量应依据实验室血生化检查结果来决定。一般CKD 1~4期患者，每天尿量在1000ml以上，血钾可以维持平衡，因此不用限钾；CKD 5期患者因肾小球滤过率进一步下降、无尿或使用某些药物可造成高血钾症，此时应避免进食含钾高的食物，如香蕉、桂圆、芒果、豆腐皮、莲子、花生、蘑菇、紫菜、海带、榨菜等，每百克中含钾量在1000mg以上。其次是山芋、马铃薯、笋、菠菜、黑枣、木耳、火腿、猪肉松、鳗鱼等，每百克中含钾量在500mg以上。大量使用利尿药、呕吐、腹泻、食欲缺乏等情况下可以发生低血钾，轻度低血钾症应增加含钾高食物的摄入，重度应口服或静脉补充钾制剂。低钾的食物，即每100g中含钾量300mg以下的食物，有坚果、腌菜等。为减少食物中的钾含量，可以在烹制前用水泡和开水煮。

4. 钙和磷摄入

血清磷水平增高可以引起CKD患者皮肤瘙痒、骨质疏松、肾性骨病、软组织钙化。终末期肾病患者往往存在广泛的心肌、心脏瓣膜和血管的钙化。心血管的钙化与高血磷、血清钙磷乘积升高及使用含钙的磷结合剂、活性维生素明显相关。血磷水平增高的患者死亡的相对危险性增加。为了维持血清磷的正常水平，需要服用磷结合剂，目前国内使用的磷结合剂多为钙剂如碳酸钙、醋酸钙，在食用高磷食物的同时嚼碎服用，高磷食物有瘦猪肉、瘦牛肉、瘦羊肉、鸡蛋、鸭蛋、鹌鹑蛋、海带、紫菜、海苔、核桃、榛子、花生、开心果等。低磷的食物每100g中含磷量150g，有畜肉、鱼、豆类、坚果等。蛋白质的摄入与来源通常与磷有关，每克蛋白质含磷约15mg。可以根据估算出的饮食蛋白质量来估计大约的磷摄入量。

5. 铁摄入

肾脏病患者常伴有肾性贫血，不少患者应用重组人促红细胞生成素来纠正贫血，此时应注意补充铁剂，以保证其治疗效果。膳食中铁吸收率仅10%，动物食品铁的吸收率高于植物食物。血红素铁主要存在于动物食品中，不受植酸、磷酸的影响，可以直接被肠黏膜上皮细胞吸收，吸收率可达25%；非血红素铁主要存在于植物食品中，受膳食因素影响，吸收率仅3%。维生素C、果糖、氨基酸、肉类等可以促进铁的吸收；草酸、植酸、鞣酸、植物纤维、茶、咖啡、钙可以抑制铁的吸收。富含铁的食物有禽血、肝、蛤蜊、蛋黄、藕粉、黑芝麻等。

6. 维生素摄入

水溶性维生素如维生素 B_1 在低蛋白饮食和透析患者中有不同程度的缺乏，应适当增加。谷物、杂粮、干酵母、蛋类、瘦猪肉等食物富含维生素 B_1。

7. 液体摄入

患者出现少尿或合并严重心血管疾病、水肿时需适当限制水的摄入量，应根据其排水量来制订其入水量，即量出为入，每天摄入液体量（ml）＝尿量（ml）＋超滤（ml）＋500ml。

8. 并发症的处理

（1）食欲下降 由于肿瘤患者存在的消化系统问题、肿瘤本身问题或者肿瘤治疗原因，食欲下降、恶心呕吐十分常见，应向肿瘤患者说明营养的重要性，并鼓励患者积极进食。有研究表明通过增进膳食的色、香、味，在餐前半小时做适当活动，少量多餐，同亲人和朋友一起进餐，创造良好的氛围等，可增进肿瘤患者的食欲，从而保证能量和营养素的摄入。

（2）恶心呕吐 病房内空气流通性差，温度和湿度过高或过低，异味、噪声及空间拥挤杂乱等不良因素均可刺激患者，诱发或加重恶心呕吐。食物气味过重、油腻、食物过热及过冷都可引起恶心、呕吐。甜食往往也是引起呕吐的因素。因此，制造愉悦的环境，在病房内选择播放柔和、旋律慢和患者喜欢的轻音乐，鼓励患者通过阅读、看电视等转移注意力，有助于稳定情绪，减轻恶心呕吐症状。放化疗期间宜合理搭配饮食，适当清淡，少食多餐，每日 5~6 次，在 1d 中最不易恶心的时间多进食（多在清晨）。进食前和进食后尽量少饮水。餐后勿立即躺下，以免食物反流引起恶心。忌酒，勿食甜、腻、辣和油炸食品。少食含色氨酸丰富的食物，如香蕉、核桃和茄子等。此外还应积极做好患者家属和周围人群的健康教育，形成良好的社会支持系统，多安慰和鼓励患者。加强饮食护理，积极向患者宣传进食和增加营养的重要性。根据患者的嗜好，与患者和家属共同制订饮食计划，给予清淡易于消化的富含营养、富含维生素的流质或半流质食物，以减少食物在胃内滞留的时间。食物要温热适中，偏酸的水果可缓解恶心。调整饮食方式，少食多餐，在治疗前后 1~2h 避免进食。避免接触正在烹调或进食的人员，以减少刺激。呕吐频繁时，在 4~8h 内禁饮食，必要时可延长至 24h，再缓慢进流质食物。避免大量饮水，可选用肉汤、菜汤和果汁等，以保证体内营养的需要，维持电解质平衡。

（三）肿瘤合并肾脏疾病患者的肠内营养护理

（1）对日常饮食无法满足营养需求的患者，可给予口服营养补充制剂（ONS），肾病患者蛋白质消耗增加，容易出现负氮平衡，需要低蛋白而氨基酸丰富的制剂。

肾脏疾病型肠内营养制剂富含必需氨基酸，蛋白质含量少，低钠低钾，能有效减轻肾脏负担，目的是通过提供适合肾功能异常患者代谢特点的营养物质，使体内氮质性产物通过再利用，将受损肾脏处理代谢产物的负荷降至最低。目前适用于肾病患者的肠内营养制剂商品有立适康肾脏疾病专用型、倍瑞益含乳饮料、海艺生圣芝蓝固体饮料低蛋白型等。实施肠内营养前应对患者及家属进行宣教，讲解管饲饮食的目的和操作过程，管饲液的温度、时间、数量，管道的维护方法以及管饲后的可能不良反应，提高患者及家属对管饲的认识，以更好地配合护理工作。肠内营养常见的并发症有腹泻、胃潴留、误吸、管饲堵管、便秘等。

（2）肠内营养支持护理　内容详见第四章第一节肠内营养治疗通路。

（四）肿瘤合并肾脏病患者的肠外营养支持护理

（1）指南推荐慢性肾病患者可以选择肾病型复方氨基酸注射液，必需氨基酸含量更高。肠外营养虽然给患者提供了更全面的营养，但在使用过程中也会引发一系列的并发症，需要注意。对严重肝肾功能损害的患者在接受肠外营养时，摄入过量的氨基酸可能会产生肾前性氮质血症，因此氨基酸的浓度和摄入量应根据患者的病情和耐受性而定，特别对于容易产生氨基酸不耐受的患者，应在短时间内改用特殊配方的氨基酸制剂，以预防相关并发症的发生。对于肿瘤合并肾脏疾病患者肠外营养的选择还需根据实际情况而定，同时注意监测肝肾功能的变化。

（2）肠外营养通路的选择　详见第三章第二节肠外营养治疗通路。

六、肿瘤合并肾脏疾病患者营养临床护理案例分析

（一）病例介绍

患者，女性，63 岁，2021 年 12 月 9 日因"白带异味 5[+]年，发现宫颈癌 1 个月"就诊，入院诊断为"宫颈癌、慢性肾功能不全（CKD 5 期）、梗阻性肾病"。体格检查：体温 36.5℃，脉搏 70 次/min，呼吸 20 次/min，血压 121/72mmHg。患者神志清楚，精神欠佳，睡眠一般，大小便正常。患者身高 157cm，体重 50kg，BMI 20.2（在正常范围），患者携带血透管入院，妥善固定，标识清楚，入院检验结果：血常规示，血红蛋白 107g/L；肝肾功能示，尿素 16.35mmol/L，肌酐 433.0μmmol/L，尿酸 359.6μmmol/L，磷 1.85mmol/L。经医生评估之后患者有放疗指征，患者 CKD 5 期，肾功能差，定期血液透析中，无同步化疗指征，予以同步尼妥组单抗靶向治疗。

（二）案例引导

这是一例典型的肿瘤合并肾病的患者，入院后营养不良风险筛查结果提示患者存在营养风险，科室营养专科护士随即对患者做进一步营养评估。

（1）采用 PG-SGA 量表进行营养评估，得分为 3 分，轻度营养不良，需进行营养指导。

（2）计算肾小球滤过率（GFR），根据 CKD 分期标准得出 CKD 分期。

肾小球滤过率=（140–年龄）×体重（kg）/[0.818×血肌酐（μmol/L），女性按结果计算乘以 0.85，患者目前处于肾功能衰竭期。

（3）参考国际推荐适用于东方人的标准体重计算方法计算患者的标准体重：（女性）标准体重=［身高（cm）–100］×0.9（kg）–2.5（kg），该患者的标准体重为 48.8kg。

每日所需蛋白质摄入量=1.0~1.2g/（kg·d）×48.8kg=48.8~58.56g/d；每日所需热量=30~35kcal/（kg·d）×48.8kg=1464~1708kcal/d。

（4）对患者进行 24h 膳食调查，计算出患者前 24h 摄入食物总热量为 1000kcal，蛋白质为 30g。食物种类以水果、米饭、面条为主。热量与蛋白质摄入量均不足。

由于患者处于透析早期和放疗早期，患者营养摄入不足会对治疗产生一系列的不良影响，应在早期对患者进行营养指导，避免出现重度营养不良情况。若不及时干预，放疗产生的一系列副作用会对患者的营养状况造成负担。

（三）与营养相关的护理问题

（1）营养失调（低于机体需要量）。

（2）疲乏　与肿瘤合并肾脏疾病消耗有关。

（3）知识缺乏　缺乏疾病及营养相关知识。

（4）焦虑　担心疾病预后。

（四）护理措施

1.营养失调（低于机体需要量）

（1）患者能量及蛋白质摄入量　根据指南推荐，血液透析患者蛋白质摄入量为 1.0~1.2g/（kg·d），联合补充酮酸制剂，如开同等酮酸，既能利用体内尿素氮变废为宝，又补充了必需氨基酸，促进蛋白质合成利用，改善营养状况。建议摄入优质蛋白，如牛奶、鸡蛋、鱼肉、瘦肉。热量摄入每天每千克体重 30~35kcal。

（2）适量限制水的摄入　见表 6-3-5。

表 6-3-5　膳食方案参考

时间	食物种类	食物量	能量/kcal	蛋白质含量/g	钾/mg	磷/mg	备注
8：00	土鸡蛋	50g	69	7.2	122	16.5	
	特仑苏 有机纯牛奶	250ml	185	9	272.5	182.5	
10：00	倍瑞益含乳饮料	40ml	200	0	0	0	自选 1~2 种
	苹果	100g	53.0	0.40	83.0	7.0	
	梨子	100g	51	0.30	85.0	14.0	
	哈密瓜	100g	34.0	0.5	190.0	26.7	
	红提子	100g	54.0	0.40	186.0	20.0	
	黑布林	100g	44.0	0.60	14.0	11.0	
12：00	米饭（熟）	100g	116.0	2.60	30	62.0	自选 1~2 种
	青鱼	50g	59	10.05	162.5	92	
	猪瘦肉	50g	71.5	10.15	152.5	94.5	
	木耳（水发）	100g	27.0	1.50	52.00	12.0	
	白萝卜	100g	16.0	0.70	167	16.0	
	胡萝卜	100g	39	1.0	190.0	27.0	
	花菜	100g	20	1.7	206.0	32.0	
	黄瓜	100g	16	0.80	102.0	24.0	
	卷心菜	100g	17	0.9	46.0	18.0	
	小白菜	100g	14	1.4	116.0	26.0	
	色拉油	10g	89.80	0	0.30	0.10	
14：00	倍瑞益	40ml	200	0	0	0	
16：00	龙口粉丝	100g	349.0	0	0	0	自选 1~2 种
	鸡胸肉	50g	59	12.3	166.5	85.0	
	西红柿	100g	15	0.9	179.0	24.0	
	丝瓜	100g	20	1.3	121.0	33.0	
	生菜	100g	16	1.4	100.0	31.0	
	油麦菜	100g	12	1.1	164.0	26.0	
	色拉油	10g	89.80	0	0.30	0.10	
21：00	倍瑞益	40ml	200	0	0	0	
总量			1688~1827	53.4~58.9 （优质蛋白48.7g）	1066.6~2024	575.7~702.4	

注：以上所涉及的食物品牌只作为参考，不作为建议，可根据个人喜好选择品牌，应参考产品说明书上成分表明细计算摄入营养素含量。根据患者血磷、血钾水平及时调整饮食。

患者根据自己有无水肿症状、透析期间体重有无增加予以调整，饮食清淡，少吃含盐高含水量高的食物，另外稍微口渴时可用棉棒湿润口唇或用清水漱口后吐掉。根据自己的透析方案保证体重增加（控制在体重的 5%以内），最好在2.5~3.0kg 以下。

（3）严格限制钠的摄入　透析患者每日摄入钠应低于 2.3g/d，除了食盐外，还应控制含钠高的食物，如加工食品、加碱食品、腌制食品、味精等。

（4）根据血钾调整钾的摄入　高钾血症患者应避免高钾食物，避免汤泡饭，不宜食用高钾低钠盐。患者暂未出现血钾高的情况，根据血液检验结果及时调整。

高钾的食物有香菇、菠菜、菜花、空心菜、竹笋、番茄、胡萝卜、荠菜、枇杷、桃子、柿子、橘子、大枣、鸡精、海带、莲子、香蕉、柑橘、紫菜等。

（5）限制磷的摄入　患者血磷的含量稍高，应该限制磷的摄入，但磷往往存在于优质蛋白中，因此对于高磷血症患者只需限制坚果、豆类、菌类、动物内脏、五谷、奶制品、肉汤、花生、葡萄干、豆制品、鸡蛋黄、虾米、碳酸饮料（如可乐、雪碧）等，不应惧怕高磷盲目限制优质蛋白摄入导致营养不良。对于合理摄入蛋白但仍存在高磷的患者，可用低磷蛋白粉代替部分优质蛋白的食品。

（6）补充铁剂　患者血红蛋白低，遵医嘱及时补充铁剂，同时积极治疗原发病，及时改善肾脏压迫症状。

（7）制订个体化食谱　患者每日所需能量为1464~1708kcal，每日所需蛋白质为48.8~58.56g，其中优质蛋白应占一半以上，由于谷类主食及新鲜蔬菜水果中非优质蛋白含量高，需适当控制摄入量，且患者血磷含量稍高，需控制磷的摄入。经营养科会诊，推荐选用透析患者专用型制剂倍瑞益含乳饮料作为能量补充。倍瑞益含乳饮料，香草味，120ml/瓶，热量 600kcal，无蛋白、无磷、无钾，每天 3 次，每次口服 40ml，配合饮食，可满足患者高能量需要。

2. 疲乏

（1）严密观察病情变化　密切观察患者有无疲乏症状，及时与患者交流沟通，通过语言交流准确了解患者有无疲乏感受；观察患者有无骨髓抑制、消化道反应、睡眠不足、水电解质及酸碱平衡失调等加重疲乏的相关因素。

（2）加强患者营养及饮食护理　指导患者进食高蛋白质、高热量、富含维生素、易消化食物。进食困难时采取完全胃肠外营养，以维持其最佳营养状态。

（3）准确记录 24h 出入量　指导患者及其家属配合医护人员准确记录患者每日的摄入量和排出量，作为医生了解病情、决定治疗方案的重要依据，有效控制因体液过多或过少对患者治疗造成的不良后果，减少合并症的发生。

（4）对症处理　如患者有头晕、头痛、便秘、发热等不适症状，及时向医生报告并遵医嘱给予对症处理。

（5）睡眠护理　鼓励患者在入睡前听轻音乐，达到舒缓压力、分散注意力的目的；为患者创造光线柔和、温湿度适宜的休养环境；睡眠前避免过度活动以保证心情平静，利于入睡；在病情许可情况下，鼓励患者逐渐增加白天活动时间和次数，以利于晚间睡眠；睡前用温热水泡足，喝牛奶或蜂蜜，避免饮用易引起兴奋的饮料；集中完成晚间治疗，避免影响患者休息。

（6）加强重度疲乏患者的安全护理　嘱其卧床休息，减少活动。

3. 知识缺乏

通过交流确定患者及家属的问题及对相关治疗的顾虑，提供一个舒适安静的环境，主动向患者介绍疾病相关基础知识，及时将检查结果向患者及家属反馈。加强疾病及营养相关知识的宣教，如饮食方面加强宣教，告知患者正确饮食的重要性，帮助患者正确认识疾病，积极应对。

4. 焦虑

当患者严重焦虑时应安置在安静舒适的房间内，避免干扰，专人陪护。密切观察患者的心理变化，安抚患者的情绪。注意倾听患者的主诉，让患者感觉到家属对其治疗有信心，部分患者病情可能会反复发作，家属不可在患者面前表现出消极情绪。

（五）案例总结

患者经过一个半月的放疗加靶向治疗顺利出院，整个住院期间患者按照特定的食谱进食，保证了充分的热量和蛋白质摄入，患者出院时营养状态良好，体重增加了2kg，出院后随访患者，家属反映患者按照制订的食谱摄入一日三餐，其抵抗力增强了。

由于肿瘤合并肾病的患者容易发生营养不良，应早期对其进行营养指导，肿瘤科医生联合护士、营养师、肾内科医生会诊，共同制订完善的饮食方案可帮助患者更好地应对疾病；同时对这类患者营养摄入有很多矛盾的地方，肿瘤患者需要较多的蛋白质和热量供给，但若合并肾脏疾病，则其蛋白质及某些营养素的摄入受限，对这类患者要从肾病的根本出发，给其提供个性化食谱，保证在放疗期间患者的营养供给。

第四节　终末期肿瘤患者营养护理

一、终末期肿瘤患者概述

终末期肿瘤患者已经失去常规抗肿瘤治疗，包括手术、放疗、化疗和分子靶向药物治疗等指征。一般来说，预计生存期不足 3 个月。世界卫生组织国际癌症研究机构（IARC）发布的 2020 年全球最新癌症负担数据显示，2020 年全球新发癌症病例预计为 1929 万例，死亡病例预计为 996 万例，中国新发癌症人数及癌症死亡人数均位居全球第一。对于终末期恶性肿瘤患者来说，肿瘤晚期恶病质消耗、机体衰竭常常是终末期的死亡原因，该阶段的临床治疗首要原则是保证生活质量和缓解症状。终末期所有的治疗实施包括营养治疗和护理在内，还应涉及伦理及患者和家属的意愿。事实上，并非所有的终末期肿瘤患者均需接受积极的营养治疗，适当的营养治疗有可能提高患者的生活质量，并给患者及家属带来安慰，能否延长其生存期尚无定论。然而，过度的营养治疗可能反而会加重患者的代谢负担，影响患者生活质量，终末期的营养治疗和护理需经过严格的评估和考虑后方能做出决策。

二、终末期肿瘤患者与营养不良

（一）终末期肿瘤营养不良概况

终末期肿瘤患者随着病情进展会逐渐出现局部和全身症状。局部症状主要为肿瘤占位效应引起的梗阻、压迫神经或包膜引起的疼痛等；全身症状主要有食欲减退、厌食、饱胀感、体重下降、肌肉萎缩、乏力、贫血、水肿、低蛋白血症等多种营养不良的临床表现。多数恶性肿瘤患者的病情进展过程中，往往表现为不可逆的食欲下降、体重丢失、营养状况恶化，直至最后患者死亡，这就是肿瘤恶病质。终末期肿瘤患者往往伴随着严重的肿瘤恶病质，患者对营养治疗不敏感或部分敏感，营养不良难以或无法纠正。恶病质是各种晚期恶性肿瘤一种常见的并发症，其发病率高。报道显示，60%~80%的肿瘤患者可能出现恶病质，约 20%的肿瘤患者死于肿瘤恶病质，恶病质是导致癌症患者死亡的第二原因，占癌症死因的 5%~25%，仅次于感染。恶病质临床表现为进行性发展的骨骼肌量减少（伴或不伴脂肪量减少）。此时，尽管有充足的能量和营养物质供给，肿瘤恶病质患者的体内仍然存在瘦组织分解、有害脂肪生成和碳水化合物无氧代谢。营养不良、恶病质均可能对姑息治疗的终末期恶性肿瘤患者临床结局产生不利影响，增加放化疗患者的不良反应，严重者可能造成死亡。

（二）终末期肿瘤患者营养不良/恶病质的发生机制

终末期肿瘤患者恶病质的发病机制仍不清楚，一般认为是肿瘤因素、机体因素及疾病与机体的相互作用等多因素共同作用的结果，目前认为与以下因素相关：

（1）个体免疫系统和神经内分泌发生异常，导致机体代谢紊乱，引起肌肉消耗、脂肪消耗及体重下降，从而引起恶病质。

（2）机体肿瘤的生长，在蛋白水解诱导因子（lipid mobilizing factor，LMF）及炎症细胞因子作用下引起代谢异常，从而导致机体的肌肉消耗、脂肪消耗和体重下降，最终发生恶病质。肿瘤相关基因的过度表达导致引起分解代谢的介质增加，同时癌症引发的炎症可以产生促炎细胞因子［肿瘤坏死因子-α（TNF-α）、白介素（ILs）］、特殊代谢因子（脂肪动员因子）和蛋白水解诱导因子等。上述因子能够引起系统性炎症反应，进而引起持续厌食、脂肪动员和蛋白质分解代谢加强、体重进行性下降。这些异常代谢很难通过传统的营养支持来纠正。

（三）终末期肿瘤患者营养筛查及评估

1. 营养筛查

营养筛查的主要目的是发现已发生营养不良（营养不足）或存在营养风险的患者，建议在患者就诊或入院时即应完成。常用的筛查工具为 NRS 2002。

2. 营养评估

（1）常用评估工具　在对肿瘤恶病质患者进行营养治疗前，需要进行营养评估，推荐 PG-SGA 作为恶病质患者的营养评估工具。PG-SGA 见第一章第三节相关内容。

根据 PG-SGA 量表，可将患者的营养状况分为营养正常（PG-SGA A）、轻度或可疑营养不良（PG-SGA B）及重度营养不良（PG-SGA C）三组。根据四个部分的总分，还可以对患者的营养干预提出建议：0~1 分，目前无需营养支持，在未来的治疗中继续评估；2~3 分，需要医护人员依据症状调查、实验室检查，对患者及其家属进行药物治疗指导；4~8 分，需要行营养支持；≥9 分，表示急切需要改善不适症状和/或营养支持治疗。

（2）对终末期肿瘤患者的营养状况进行基线和动态评估。

① 评估患者所需目标能量　针对 PG-SGA≥4 分的患者，主管护士需计算患者每日所需摄入能量和蛋白质量。依据《恶性肿瘤患者的营养治疗转介共识》，以 25~30kcal/（kg·d）来估算每日所需热量，目标蛋白质摄入量应超过 1g/（kg·d），建议达到 1.5~2.0g/（kg·d）。

② 评估患者胃肠道功能及进食情况　评估患者是否存在消化道梗阻、吞咽困难、吞咽疼痛、严重腹泻等不能经胃肠道进食的疾病或因素；评估患者每日进食的种类、量，了解患者进食情况与摄入目标值之间是否存在差异及原因；评估是否存在因负性心理状态而出现拒绝进食等情况；评估家属是否具备为患者提供足够营养的照护能力。各班护士针对患者营养摄入情况进行交接，进食情况差、依从性差的患者重点交接。食物摄入量的调查具有重要意义，可以预测患者摄入不足对营养状

况及恶病质状况的影响及其未来发展方向，同时摄入量的改变也是营养和抗肿瘤治疗效果的一项客观评价指标，对其充分了解是营养评估中的一项重要组成部分。

③ 评估患者的营养支持途径　一是评估合理性，即能否为患者提供足够的营养支持；二是安全性。若行肠外营养，应评估患者给予营养治疗的血管通路是否通畅及固定妥当；若行肠内营养，应评估进行营养干预后是否存在腹泻、腹痛等胃肠道不适反应。

④ 评估患者全身情况　如生命体征是否平稳，有无脱水或休克情况。

⑤ 评估患者辅助检查结果　根据患者的血生化（包括电解质）、细胞免疫功能、氮平衡程度等结果，评估营养状况及各脏器对营养支持的耐受程度。

三、终末期肿瘤患者常见营养影响症状

（一）疼痛

癌痛是终末期肿瘤患者最常见的临床症状之一。在我国，初诊癌症患者疼痛的发生率为 25%，晚期癌症患者中有 60%~80%伴有不同程度的疼痛。终末期疼痛可通过对机体饮食的摄入、代谢及社会心理等因素的影响造成患者营养不良，而营养不良也可造成疼痛加重，如此形成恶性循环，加速肿瘤的进程。低体重以及营养状况较差的癌症患者通过癌症镇痛药物治疗的疗效差，对于严重恶病质患者，其体内镇痛药物的血药浓度明显低于营养状况正常的患者。目前有关癌痛与营养不良的机制研究较少，其中脑肠肽和氧化应激反应在癌性疼痛与营养不良的发生过程中起重要作用，脑肠肽和氧化应激水平增高会加重疼痛。研究表明，ω-3 脂肪酸、特定种类的氨基酸有镇痛、提高机体对疼痛的耐受性的作用。慢性疼痛可影响食欲、睡眠，增加营养不良的风险，导致肌肉减少，通过营养治疗干预可改善机体的营养状态进而对疼痛的缓解起积极作用。

（二）呼吸困难

肿瘤化疗、放疗引起的肺纤维化，肿瘤引起的胸腔积液、大支气管阻塞以及肺组织被癌组织替代、纵隔的填塞、心包积液、大量腹腔积液、肺不张、肺栓塞、肺炎、肺气肿、恶病质等易导致呼吸困难，目前约 50%~70%的终末期肿瘤患者存在该症状。进食时可由于呼吸负荷加重导致呼吸困难进一步加重，伴血氧饱和度下降，造成厌食。肺内残气量及肺总量的增加使膈肌下降，胃内容物减少。随着呼吸困难加重，患者出现心力衰竭、呼吸衰竭、高碳酸血症，可使胃肠道淤血、吸收消化功

能障碍。患者由于呼吸负荷加重，能量消耗增加，甚至反而减少，使体重下降，导致营养不良。营养不良可以改变肺泡表面活性物质的稳定性，导致肺泡表面张力增大，容易造成肺泡萎缩。营养不良使呼吸肌储备下降而易形成疲劳，减弱呼吸肌强度，加重呼吸困难。呼吸困难越严重，患者的体重指数越低，营养状况越差。反之，体重指数越低，营养状况越差，呼吸困难的临床症状越严重，预后越差。

（三）癌因性疲乏

癌因性疲乏是指患者治疗期间持续的、主观的情感、躯体、认知疲劳及疲惫感，可干扰人体正常功能。癌因性疲乏是恶性肿瘤患者最常见的症状之一，不同于健康者产生的疲乏感，即使休息期间也无法缓解。肿瘤患者营养不良风险与癌因性疲乏程度和生活质量具有相关性。营养不良风险与癌因性疲乏互相影响，进一步降低患者的生活质量。存在营养不良风险的患者癌因性疲乏程度明显高于无营养不良风险者，且生活质量低于无营养不良风险者。终末期肿瘤患者机体长期处于高代谢状态，加上手术、化疗等治疗手段对人体组织及脏器的损伤，导致患者躯体功能日益下降，无法支撑既往的社会功能和社会角色，造成日常生活能力的严重下降，生活质量也随之降低。而营养不良的终末期患者可能因为严重的体力透支或耐受性降低而影响治疗进程。癌因性疲乏引起的疼痛反映了现存或潜在的组织损伤，增加了机体脂肪的消耗，进一步诱导营养不良的发生。

（四）癌性厌食

癌性厌食（cancer-related anorexia，CA）是与癌症或抗癌治疗相关的食欲减少甚至丧失，伴或不伴体重下降。癌性厌食可贯穿癌症患者疾病全程且易被忽略，发病率为40%~80%。CA会导致患者摄食量减少、营养不良、体重下降，最终导致癌症厌食恶病质综合征（cancer anorexia cachexia syndrome，CACS）。CACS会增加治疗的不良反应，降低患者治疗耐受性和治疗疗效，降低生存质量，缩短生存时间。CA的病因主要有治疗因素及患者因素：化疗、放疗、靶向治疗；年龄（消化功能减退）和抑郁/焦虑心理；肿瘤压迫引起消化道梗阻及肿瘤产物，如炎症细胞因子等。

四、终末期肿瘤患者营养治疗

终末期肿瘤患者营养治疗的原则：减除肿瘤负荷，联合胃肠功能调理、营养素及能量补充、代谢调理剂治疗，预防和治疗肠黏膜屏障损伤，延缓恶病质进展，以达到改善生活质量的治疗目的。总体来说，终末期肿瘤患者营养治疗形式也可分为营养教育、肠内营养和肠外营养三种方式。

（一）营养教育

终末期肿瘤患者营养教育体现在对家属终末期营养治疗教育方面，不应盲目补充营养素或者强制饮食，同时以姑息治疗为主。对于终末期恶性肿瘤患者的治疗不仅是一个医学问题，还需要综合考虑伦理学因素和患者及家属的意愿。营养支持治疗可以在一定程度上提高终末期恶性肿瘤患者的生活质量，但是能否延长生存期却并无定论，且可能增加患者的代谢负担及住院费用。此时，无需采用高能量营养支持治疗来获得正氮平衡，只需要通过提供少量的食物和液体，减轻患者的饥饿和口渴症状，或经静脉给予少量输液以避免脱水，治疗应以保证生存质量及缓解症状为目的。

（二）肠内营养

临床常用的营养支持成分包括能量（碳水化合物、脂肪乳剂）、氮源（蛋白质、氨基酸）、维生素、无机盐、膳食纤维、水分。生命体征平稳而自主进食能力障碍者，如患者有意愿或同意时应给予营养治疗，其中存在胃肠道功能者以肠内营养为主。肠内营养的途径包括口服和管饲。终末期肿瘤患者肠内营养一般以管饲为主，经口进食可能十分困难，应注重胃肠道功能的评估。此外，与一般肿瘤患者相比应该更易出现并发症，如腹泻，便秘，胃潴留，鼻、咽、食管黏膜损伤和出血，胃出血，食管狭窄，误吸，糖代谢紊乱，水、电解质紊乱，再喂养综合征等。

1. 肠内营养的使用时机

临床上，肠内营养的可行性取决于患者胃肠道是否具有吸收各种营养素的能力及是否耐受肠内营养制剂。虽然大多数研究表明营养支持对终末期患者获益不明显，因而不作为极力推荐，但在充分考虑患者及家属的意愿上，可以适当给予患者肠内营养支持。对于濒死期患者，不建议使用肠内营养。

2. 肠内营养的适应证

（1）有意愿接受营养支持疗法且同时满足以下两个条件的终末期肿瘤患者。

（2）经营养风险评估筛查需要营养支持疗法的终末期肿瘤患者。

（3）胃肠道能耐受肠内营养制剂的终末期肿瘤患者。

3. 肠内营养的禁忌证

（1）重症胰腺炎急性期。

（2）严重麻痹性肠梗阻、上消化道出血、顽固性呕吐、腹膜炎或急性腹泻。

（3）严重吸收不良综合征及严重营养不良患者。

（4）重度糖尿病和接受高剂量激素治疗患者，都不耐受一般肠内营养的糖负荷，可选用疾病导向型专用制剂。

4. 患者/家属评估

（1）评估有无腹部胀痛、恶心、呕吐、腹泻，腹部有无压痛、反跳痛和肌紧张等腹膜炎体征，了解肠鸣音、胃肠蠕动及功能情况。

（2）评估生命体征是否平稳，有无呛咳、呼吸急促，有无休克、脱水或水肿征象。

（3）了解患者及其家属对营养支持的认知程度、接受程度和承受能力。

（4）了解患者及其家属对家庭肠内营养支持的意愿、认知程度、照护能力以及家庭状况等。

5. 家庭肠内营养

家庭肠内营养（home enteral nutrition，HEN）是指患者在院外接受肠内营养支持以维持营养状态的方法。它适用于胃肠道功能基本正常，但是口服饮食不能满足营养需求，而且可以出院在家中进行肠内营养支持的终末期肿瘤患者。常通过鼻空肠管或空肠造口术建立肠内营养途径，其常用的输注方式包括注射器定时推注、重力滴注、输液泵滴注等，可以根据患者活动的方便性、并发症的预防以及经济情况来选择。

（三）肠外营养

终末期肿瘤患者有营养风险而无法经胃肠道摄入足够的营养素，在充分考虑家属和患者意愿的基础上，可给予肠外营养支持。但注意并发症较多，包括导管相关并发症，糖代谢紊乱，水、电解质紊乱，导管相关感染，肝功能损害，肠功能受损等。

1. 肠外营养的应用时机

不推荐终末期患者常规使用肠外营养。肠外营养开始的具体时机目前仍存在争议，不同的指南推荐意见也不一致。《成人补充性肠外营养中国专家共识》推荐，对于 NRS 2002≥5 分的高风险患者，如果肠内营养在 48~72h 无法达到目标能量和蛋白质需要量的 60%时，推荐立即给予肠外营养。而对于 NRS 2002≤3 分的低风险患者，如果肠内营养未能达到目标能量和蛋白质需要量的 60%超过 7d 时，可启动肠外营养治疗。

2. 肠外营养的适应证

（1）终末期肿瘤患者及其家属有意愿进行营养支持。

（2）>7d 不能进食或经肠内途径摄入每天所需热量、蛋白质或其他营养素者。

（3）由于严重胃肠道功能障碍或不能耐受肠内营养而需营养支持者。

（4）通过肠内营养无法达到机体需要的目标量者。

3. 肠外营养的禁忌证

（1）肠道功能正常，能获得足量营养。

（2）心功能紊乱或严重代谢紊乱尚未控制或纠正期。

4. 家庭肠外营养支持应用评估

家庭肠外营养是指在营养支持小组的指导下，在家庭内进行的肠外营养支持，适用于病情稳定、可以出院治疗，但不能通过管饲来维持营养的终末期患者，实施前必须充分做好评估。评估实施患者的家庭情况，例如配合程度、卫生状况和经济状况等；监测患者的营养状况及胃肠道状况；监测并观察相关并发症等。

单纯肠外或肠内营养不能提供患者充分的营养供应量或为避免单一营养方式的不良反应时也可考虑肠内外联合营养。无论肠内还是肠外营养治疗的患者，都需要监测出入量及水电解质水平等，根据病情及时做出调整补充。需要注意的是，当血流动力学不稳定时禁用肠内、肠外营养。终末期肝肾功能衰竭和严重胆淤者禁用肠外营养。

五、终末期肿瘤患者营养护理

1. 疼痛护理

（1）疼痛评估 疼痛评估应遵循常规、量化、全面、动态的原则。疼痛评估包括多种因素，其中疼痛部位（包括范围）、强度、性质和疼痛发生的时机是 4 个基本要素。常用的疼痛评估工具如下。

① 单维度工具 用于疼痛强度的评估，常见的有视觉模拟评分法（VAS）、数字分级评分法（NRS）、词语分级量表（VRS）、面部表情疼痛评估量表（FPS-R）。

② 多维度工具 用于疼痛全面的评估，常见的有简式 McGill 疼痛问卷（Short-Form of McGill Pain Questionnaire，SF-MPQ）和简明疼痛评估量表（Brief Pain Inventory，BPI）。

③ 行为疼痛评估工具 适用于认知障碍患者的量表有中文版晚期老年性痴呆患者疼痛评估量表（Pain Assessment in Advanced Dementia Scale，PAINAD），推荐给成人危重症患者使用的量表主要有中文版危重症患者行为疼痛量表（Behavioral Pain Scale，BPS）。该量表在我国已得到了汉化和信效度测定，并且临床运用较为广泛。患者主诉是疼痛评估的核心标准。对于能交流的患者应选用自我报告型的疼痛评估工具；对于无法交流的患者，应选用适用于特殊人群的评估工具。

（2）护理措施

① 药物护理　首选口服，有明确不宜口服指征的患者可选择其他途径，如皮下、肌内、静脉、直肠给药等。指导患者按规定时间间隔规律服用，维持有效的血药浓度。

② 不良反应护理　常见不良反应包括便秘、恶心呕吐、谵妄、尿潴留、嗜睡和过度镇静等。应及时监测，积极防治。

③ 非药物护理　恰当应用非药物疗法常常可以起到较好的辅助镇静效果，包括按摩、冷热敷、经皮神经电刺激、放松训练、冥想等。

④ 健康教育与随访　健康教育时机覆盖治疗全过程，包括入院宣教、住院期间健康教育、出院指导、出院后随访。出院后随访是重要组成部分。

2. 呼吸困难护理

（1）呼吸困难强度评估　在临床中，使用最广泛的测量呼吸困难强度的工具是呼吸困难可视模拟评分（dyspnea visual analog scale）、英国医学研究协会的呼吸困难量表等。改良的 Brog 量表将言语描述词指定为 0~10 的数字值，该量表是研究文献中评估呼吸困难强度的常用工具。

（2）护理措施　参考呼吸困难症状护理相关内容。

3. 癌因性疲乏护理

（1）癌性疲乏的特点　起病快、程度重、能量消耗大、持续时间长、不可预知，与一般性的疲乏相比，通常不能通过休息或睡眠缓解。故应帮助患者正确认识疲乏，更好地应对。治疗前护士应提供患者疲乏的有关信息，如疲乏生理感受、时间规律、环境特征、产生的原因等。

（2）心理社会支持，提高睡眠质量　对抑郁、焦虑较重的患者，可采用冥想、放松疗法等心理行为干预，调整心态，改善症状。

（3）营养与活动　合理的营养摄入，鼓励患者进行适当的有氧运动，减少焦虑及恐惧。

4. 癌性厌食护理

（1）食欲评估　医务工作者应尽早做食欲评估，实施饮食和营养教育，并提供饮食咨询。欧洲肿瘤研究与治疗组织生存质量问卷（EORTCQLQ-C30）是国际上用于评估癌症患者生存质量最普遍的量表，问卷中的食欲评估项目为"你是否有食欲下降（没有胃口）？"，答案分为 4 个等级："没有""有一点""相当""非常"。"有一点"及以上定义为 CA，等级越高厌食症状越严重。

（2）护理措施　全身、全人、全程护理，多学科协助干预。多学科医务人员包括：营养师（主导）、医生、护士、理疗师，必要时可加入心理治疗师、药剂师、职业治疗师和社会工作者。多模式包括：药物治疗、中医药治疗（针灸疗法）、饮食及营养治疗、社会心理干预等。遵医嘱用药，注意观察药物不良反应。最常见治疗药物包括孕激素类和抗抑郁药。甲地孕酮与糖皮质激素是临床上促进癌症患者食欲最普遍的药物。2020年美国国立综合癌症网络（NCCN）指南推荐预期寿命达数月或数年时，CA患者每天口服甲地孕酮的量为400~800mg，且剂量越大，食欲和体重下降的改善越明显， 如果每日超过800mg并不会有明显优势。注意最常见的不良反应包括水肿、血栓栓塞和死亡，严重的不良反应会抵消增加食欲的益处。有临床研究显示米氮平有改善食欲的功效， NCCN姑息治疗临床指南推荐寿命达数天至数周天时，抑郁/厌食患者每日睡前口服米氮平 7.5~30.0mg，而预期寿命为数月至数年的癌性厌食患者，口服奥氮平5mg/d。二者常见的不良反应是嗜睡、镇静。

六、终末期肿瘤患者营养临床护理案例分析

（一）病例介绍

患者，男性，62岁，2018年12月07日因"咳嗽2个月余"就诊入院。诊断为：原发性支气管肺癌，骨转移癌。基因检测提示EGFR 21外显子L858R突变，EGFR扩增，遂开始规律口服阿法替尼1粒，每日1次。2020年8月出现头痛，肿痛为主，并相继出现左眼睑下垂、行走欠稳，9月开始出现听力下降且嘴角向左歪斜等症状，诊断为脑膜转移癌，调整治疗方案。2020年11月至2021年12月按治疗计划入住本科治疗。患者于2022年1月2日突发意识障碍、不能言语，于1月6日由外院转入本科。体格检查：体温36.5℃，脉搏80次/min，呼吸20次/min，血压110/70mmHg。神志呈嗜睡，呼之可应，饮水呛咳，大便干结，夜尿3~4次/晚。患者体格消瘦，身高174cm，体重53kg（第一次入院体重69kg），BMI 17.5kg/m²，上臂围24cm，皮褶厚度7.2cm。患者携带鼻胃管入院，导管固定通畅，标识清晰。予以营养风险筛查（NRS 2002）评分为4分。血常规示血红蛋白130g/L；血生化示白蛋白32.5g/L，血生化示总蛋白56.3g/L，K⁺ 3.36mmol/L。抗肿瘤治疗方案见表6-4-1。

表 6-4-1 患者抗肿瘤治疗方案

时间	方案
2018-12-27	规律口服阿法替尼1粒，每日1次
2020-08	奥西替尼1粒，每日1次；联合贝伐组单抗，每3周1次

续表

时间	方案
2020-11-13 至 2021-01-26 规律治疗	Ommaya 囊注射培美曲塞二钠注射液
2021-02-05 至 2021-04-08 规律治疗	培美曲塞+地塞米松 Ommaya 囊内注药
2021-4-28	贝伐组单抗注射液 0.5g+紫杉醇（白蛋白结合型）270mg+顺铂 138mg 静脉滴注
2021-05-06	全脑放疗
2021-09-23 至 11-06 每 28 天为一周期，规律治疗	贝伐组单抗注射液 0.5g+帕博利组单抗 200mg 静脉滴注
2021-11-29	贝伐组单抗注射液 0.5g 静脉滴注+厄贝替尼 150mg，第 1 天，口服
2021-12-23	贝伐组单抗注射液 0.5g 静脉滴注

（二）案例引导

本案例为老年男性肺癌终末期患者，神志障碍，一般情况差，肌肉细胞严重萎缩，因颅内压增高有呕吐症状，行姑息治疗为主的抗肿瘤治疗方案。入院后营养风险筛查结果提示患者存在营养风险。责任护士随即对患者做进一步营养评估。

（1）采用 PG-SGA 量表进行评估，得分为 14 分，重度营养不良，需营养干预。

（2）根据《肿瘤恶病质临床诊断与治疗指南（2020 版）》中肿瘤恶病质诊断标准：①无节食条件下，6 个月内体重减轻＞5%；②体重指数（BMI）＜18.5 kg/m²和 6 个月内任何程度的体重减轻＞2%；③四肢骨骼肌指数符合肌肉减少症标准（男性＜7.26 kg/m²，女性＜5.45kg/m²）和任何程度的体重减轻＞2%（采用欧洲姑息治疗研究协会标准）；④均需摄食减少/系统性炎症。该患者目前处于恶病质期。

（3）根据世界卫生组织推荐计算方法，男性标准体重=［身高（cm）-80］×70%，该患者标准体重为 65.8kg。应用某软件计算，目标热量为 1645~1974kcal/d，蛋白质为 98.7~131.6g/d，碳水化合物应占目标热量的 50%~60%。

（4）对患者进行 24h 膳食回顾调查，计算出患者前 24h 摄入的食物热量为1556.5kcal，蛋白质为 125g/d，碳水化合物为 400.2kcal，营养摄入不足。患者神志呈嗜睡，留置鼻胃管，采用肠内营养支持治疗，膳食均由照护者制备。由于病情进展，患者颅内压增高，呕吐加剧，肠内营养进食次数减少，热量不足。护士通知主管医生和营养师，并报告了营养评估结果。

营养师会诊患者，根据评估结果提示：患者热量摄入不足，碳水化合物摄入偏少。患者留置鼻胃管，对食物的口味无特殊要求，应增加口服营养补充剂的占比，以满足营养素的摄入。但目前患者有呕吐症状，肠内营养摄入不足，应辅助肠外营养。

（三）与营养相关的护理问题

（1）营养失调（低于机体需要量） 与饮食摄入不足有关。

（2）潜在并发症（有电解质失衡的危险） 与摄入不足及丢失过多有关。

（3）有误吸的风险 与意识障碍及呕吐有关。

（四）护理措施

1. 添加肠外营养

遵医嘱予以脂肪乳氨基酸葡萄糖注射液 1440ml 静脉滴注。①输液泵控制输液速度，按患者体重不宜超过每小时 3.7ml/kg（相当于 0.25g/kg 葡萄糖、0.09g/kg 氨基酸、0.13g/kg 脂肪）。输注时间为 12~24h，一般每分钟不超过 50 滴，患者高热时，用药物降温和物理降温，并减慢输注速度。②测体温 2~4 次/天。③记录出入液量。④病情观察。及时发现、预防和处理可能发生的并发症，如高糖血症等。如患者突然出现口渴、多尿、脱水、心慌、面色潮红、恶心呕吐、寒战高热、骨骼肌疼痛、头痛、肝功能损害等症状。⑤遵医嘱做血常规、血脂、肝功能检查 1~2 次/周，血糖、尿糖、电解质检查 2~3 次/周，必要时增加监测次数。

2. 患者钾低，及时予以补钾，维持电解质平衡

胃管鼻饲（20ml，每日 3 次）口服氯化钾溶液，因口服氯化钾溶液对胃黏膜的刺激性大，应加入果汁或温水稀释后鼻饲；静脉补钾以缓慢、持续补入为原则，浓度不超过 0.3%，控制液体滴速在 50~60 滴/min；见尿补钾，观察尿量，记录 24h 尿量。加强巡视，备好急救物品，予以心电监测。定时复查血钾浓度及血气分析，查看有无酸碱失衡情况。及时发现并处理心律失常。鼻饲含钾丰富的食物，如乳制品、瘦肉、内脏、橙子、香蕉、花生等（见表 6-4-2）。食物加工成流质，避免堵塞鼻胃管。腹泻时适当饮用果汁或淡盐水，防止血钾过分降低。

表 6-4-2 部分高钾食物的钾含量

种类	食物	食物量/g	钾含量/mg
肉蛋奶类	猪肉（瘦）	100	305
	鸡	100	251
	草鱼	100	312
	牛乳	100	109
	鸡蛋蛋清	100	132
豆类及坚果类	豆腐脑	100	107
	豆腐	100	154
	黄豆	100	1503

续表

种类	食物	食物量/g	钾含量/mg
豆类及坚果类	黑豆	100	1377
	花生	100	563
果蔬类	香蕉	100	256
	枣	100	375
	橙子	100	159
	菠菜	100	311
	口蘑	50	3106

3. 制订肠内营养方案

患者留置胃管，遵医嘱予以部分肠内营养支持。由于患者呕吐，不适合过多摄入肠内营养，仍以肠外营养为主。本案例给予的肠内营养只提供部分营养素，无需达到目标值，见表 6-4-3。

表 6-4-3　肠内营养方案

时间	食物种类	食物量	能量/kcal	蛋白含量/g	脂肪/g	碳水化合物/g
8:00	牛奶	250ml	184.6	9	11	12.5
12:00	安素	100g	450	15.9	15.9	60.7
16:00	果汁	100ml	45	0.7	0.2	14.6
	安素	100g	450	15.9	15.9	60.7
20:00	安素	100g	450	15.9	15.9	60.7
总量			1579.6	57.4	58.9	209.2
能量供应占比				14.38%	33.20%	52.42%

注：以上所涉及的食物品牌只作为举例参考，不作为建议，可根据个人喜好选择品牌，应参照说明书上成分表明细计算摄入营养素含量。

4. 预防误吸

备吸引器于床旁，不能采取坐位的患者，鼻饲时一般至少采取 30° 卧位。呕吐时，头偏向一侧，及时清理口鼻内呕吐物。遵医嘱予以雾化吸入，保持呼吸道通畅，鼓励患者有效咳嗽。当发现患者发生误吸时，立即使患者采取俯卧位，头低足高，扣拍背部，尽可能使吸入物排出，及时清理口腔内痰液、呕吐物，并通知医生。严密观察患者生命体征和血氧饱和度，如出现严重发绀、意识障碍及呼吸频率、深度异常，必要时请麻醉科插管吸引或气管镜吸引。做好记录，必要时遵医嘱开放静脉通路，备好抢救器械和物品。

5. 缓解患者及家属的焦虑情绪

患者目前一般情况差（包括营养情况差），预后不佳。责任医生和护士要做好心理评估，了解患者心理特征和对死亡的态度，与患者和家属建立良好的沟通互助关系，熟练运用共情沟通技巧与患者交流，取得患者信任，帮助和鼓励患者建立正向的死亡观，以积极的心态平静地度过人生最后阶段，自主安排有限的时光；评估患者负性情绪、癌痛和营养不良风险状况，做好基础护理，尽量减轻患者生理上的痛苦和不适，对症处理患者疼痛、恶心呕吐等症状，制订并执行营养支持治疗方案，改善患者营养状态，全面照顾患者并尽量使其达到最佳生活状态；重视家属和照护者的哀伤辅导和教育，给家属适当的空间宣泄其对亲人病情的担忧和即将失去亲人的悲伤情绪，防止家属因情绪悲伤而导致精神上的创伤或心理障碍。鼓励家属及时，积极参与到对患者的陪伴和教育中，起到协同支持作用。

（五）案例总结

恶性肿瘤的不同时期，支持治疗的目的是不同的。在积极抗肿瘤治疗阶段，营养支持的目的是降低肿瘤手术术后并发症，增加肿瘤患者对放化疗的耐受性，增强患者免疫力，提高患者生活质量，控制和减轻抗癌治疗带来的副作用，以及延长生存期。然而当疾病进入终末期，是否还需要继续给予营养支持治疗，这不仅仅是一个医学问题，可能还涉及伦理、患者及其家属的意愿等层面问题。营养支持治疗有可能提高患者的生活质量，而能否延长其生存期目前尚无定论。单纯肠外或肠内营养不能提供患者充分的营养供应量或为避免单一营养方式的不良反应时可考虑肠内外联合营养。无论是肠内还是肠外营养治疗的患者，都需要监测出入液量及水电解质水平等，根据病情及时做出调整补充。对终末期肿瘤患者应当早期开展安宁疗护，结合生理、心理、需求与社会支持、死亡教育等各方面进行全面护理，加强团队的沟通、交流与合作，以患者和家属需求为目标，全面提高患者的生活质量，维护肿瘤患者终末期生命的尊严。

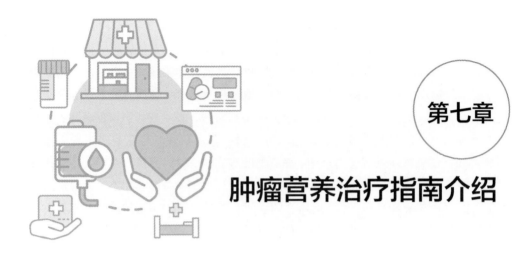

第七章

肿瘤营养治疗指南介绍

第一节　肿瘤患者临床营养指南

一、欧洲肠外肠内营养学会实用指南（肿瘤患者的临床营养）

2021 年 1 月，ESPEN 发布了肿瘤患者的临床营养实用指南，该指南共包括 43 个条目，指南框架见图 7-1-1。

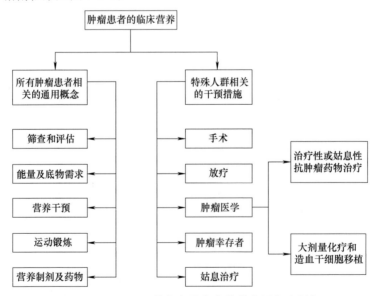

图 7-1-1　ESPEN 肿瘤患者临床营养实用指南框架

（一）与肿瘤患者治疗的相关概念

1. 筛查和评估

（1）为了在早期发现营养紊乱，我们建议定期评估营养摄入、体重变化和体重指数（BMI），从癌症确诊时开始，根据临床情况的稳定性反复评估。

（2）对于筛查异常的患者，我们建议客观定量地评估营养摄入、营养影响。

（3）筛查和评估症状、肌肉质量、体能表现和全身炎症程度。

2. 营养与底物的需求

（1）推荐癌症患者的总能量消耗（TEE）按照成人 25~30kcal/（kg·d）来计算。

说明：摄入不足会导致慢性营养不良。为了保证营养，饮食必须满足患者的能量需求，即静息能量消耗（REE）、体力活动和饮食引起的产热的总和。TEE 可由 REE 标准公式和体力活动水平标准值估算。

（2）建议蛋白质摄入量应在 1g/（kg·d）以上，如有可能最高可达 1.5g/（kg·d）。

说明：癌症患者的肌肉蛋白合成速度并不会减慢，蛋白质摄入不足会使体内蛋白质消耗增加，导致骨骼肌消耗。

（3）建议提供的维生素和无机盐的量大致相当于推荐的每日摄入量，如果不是特别缺乏某种微量营养素，不推荐使用高剂量的微量营养素。

说明：估计有 50% 的癌症患者使用补充或替代医疗产品，其中很大一部分包括多种维生素补充剂。维生素 D 缺乏与癌症发病率相关，但一个包括 40 项随机对照试验的系统评价显示，在社区居民中补充维生素 D 的同时补充或不补充钙并没有显著效果；在一项随机对照试验中，14641 名美国医生补充维生素 E（400IU/d）和维生素 C（500mg/d）平均 10 年，结果显示对癌症发病率没有任何影响。长期补充维生素 E（400IU/d）和硒（从硒蛋氨酸中提取 200mg）对前列腺癌的发病率并无改善效果。

（4）对体重丢失且具有胰岛素抵抗的患者，推荐增加脂肪、能量与碳水化合物的比例，以增加能量摄入，减少血糖负荷。

说明：在胰岛素抵抗患者中，肌肉细胞摄取和氧化葡萄糖的能力受损；然而，脂肪的利用是正常的甚至增加的，因此较高的脂肪与碳水化合物的比例是有益的。增加脂肪供能比可以提高营养物质的能量密度（每克食物所含的能量）并降低血糖负荷。与健康受试者相比，不同脂质乳剂的代谢清除率在体重稳定者中增加，在体重丢失的癌症患者中增加更多。此外，在肠外营养（PN）方案中，用脂质替代葡萄糖还有其他优势。

3. 营养干预

（1）对于能够进食但营养不良或有营养不良风险的癌症患者，推荐通过营养干预来增加口服营养摄入量。这包括饮食建议，对影响食物摄入的症状和营养相关并发症的治疗，以及提供口服营养补充剂（ONS）。

说明：最好在患者尚未严重营养不良时开始营养治疗。第一种营养支持的形式是营养咨询，帮助控制症状，并鼓励摄入可耐受的富含蛋白质和能量的食物和液体，富含能量和蛋白质的饮食是维持或改善营养状况的首选。当强化饮食不能有效达到营养目标时，建议补充ONS。如果经口进食不能满足需求（如少于所需食物的50%超过一周，或只有所需食物的50%~75%超过两周），则需要进行营养干预。对于营养不良或有营养不良风险的癌症患者来说，营养治疗已被证明可以改善体重和能量摄入，但不能改善生存率。在接受（辅助）放化疗的患者中，有充足的证据表明营养支持也可以改善生活质量，但对未接受放化疗的患者效果未知。

（2）对于营养不良或有营养不良风险的患者，不限制饮食中的能量摄入。

说明：我们不建议任何没有临床证据、未被证明有效性甚至可能有害的饮食方式。目前还没有哪种饮食方式可以治疗癌症或防止癌症复发。目前还没有临床试验证明生酮饮食对癌症患者有益。生酮饮食由于口感较差，可能导致能量摄入不足和体重丢失。

（3）如果进行了营养干预（营养咨询+ONS），但营养仍然不足，我们建议使用EN，如果EN不够或不可行，我们建议使用PN。

说明：对于不能进食、消化或吸收食物的癌症患者，药物营养可以稳定其营养状况。对于影响上消化道口服摄入或消化的肿瘤患者，EN可以稳定其营养状况。对于放射性肠炎、慢性肠梗阻、短肠综合征、腹膜癌、乳糜胸等引起的严重肠功能不全，PN可维持营养状况。据报道，在头颈部癌症患者中，鼻胃管喂养的并发症率较PEG喂养低，且成功率高。我们建议只有经过了仔细的评估后，才考虑侵入性的营养支持通路。考虑营养支持方式时必须权衡医学营养支持的风险，以及对患者和家属潜在的生理和/或心理益处。一般来说，对于预后小于两个月的患者，PN的风险被认为大于其益处。

（4）如果口服食物摄入量长期严重减少，我们建议在数天内缓慢增加（口服、肠内或肠外）营养，并采取其他的预防措施，以防止发生再喂养综合征。

说明：再喂养综合征的典型生化特征是低磷酸盐血症，但也可能出现钠和液体平衡异常，葡萄糖、蛋白质和脂肪代谢的变化,硫胺素缺乏，低钾血症和低镁血症。在营养补给之前及营养支持期间，谨慎的做法是提供维生素 B_1，每日剂量为

200~300mg，并提供均衡的微量营养素混合物。应监测以下电解质，并在必要时通过口服、肠内或肠外途径进行替代：钾［需要量约为 24mmol/（kg·d）］、磷酸盐［需要量约为 0.3~0.6mmol/（kg·d）］和镁［如果是静脉注射，需要量约为 0.2mmol/（kg·d）；如果是口服，需要量约为 0.4mmol/（kg·d）］。

（5）对于长期饮食摄入不足和/或无法控制的吸收不良的患者，我们建议在合适的情况下采用家庭 EN 或 PN。

说明：对于无法进食的患者，通常只有终末期癌症患者才会考虑不开始或终止医疗营养支持。有数据显示，对于有慢性饮食摄入或吸收缺陷的癌症患者，即使是晚期癌症患者，只要有几周以上的生存期，给予家庭营养或 PN 也是有益的。重要的是开始家庭 PN 前要评估患者的认知能力和身体功能。

4. 运动锻炼

（1）推荐癌症患者保持或增加运动锻炼以增强肌肉力量，改善身体功能，促进新陈代谢。

说明：体育锻炼在癌症的不同阶段耐受性和安全性都较好。癌症晚期患者也可以进行体育锻炼。这包括监督指导下的或在家中的中等强度训练（基线最大心率或有氧能力的 50%~75%），每周三次，每次运动时间为 10~60min。癌症患者增加运动锻炼，可提高心肺功能、肌肉力量和生活质量，并可以明显改善疲劳和焦虑。

（2）推荐进行个性化的抗阻运动结合有氧运动以增强肌肉力量和肌肉质量。

说明：总体上癌症患者活动量较小或不活动，但活动量不够或者癌症治疗对肌肉质量有严重的不良影响。最近一项系统评价得出结论，有氧运动和抗阻运动比常规护理更能提升上下肢的肌肉力量，有一些迹象表明抗阻运动可能比有氧运动能更高效地提升肌肉力量。

5. 药物治疗

（1）推荐考虑用皮质类固醇来增加晚期癌症患者的食欲，但要注意副作用（如肌肉萎缩、胰岛素抵抗、感染），并要限制使用时间（1~3 周）。

说明：Yavuzsen 等人（2005 年）对非血液系统恶性肿瘤成年患者的癌症相关厌食和体重减轻的药物疗法进行了系统回顾，发现只有两类药物（孕激素和皮质类固醇）在食欲刺激剂的疗效和安全性上，有足够的证据支持其在癌症患者中的使用。皮质类固醇的抗焦虑作用是短暂的，几周后就会消失，这时肌病和免疫抑制就会表现出来；胰岛素抵抗是早期的不良反应，骨质疏松则是长期的影响。由于不良反应较多，特别是使用时间较长的情况下，皮质类固醇可能更适合于预期寿命较短的患者，尤其是当有其他症状如疼痛或恶心时。

（2）推荐考虑使用孕激素来增加晚期癌症患者的食欲，但要注意潜在的严重副作用（如血栓栓塞）。

说明：孕激素类药物（醋酸甲地孕酮和醋酸甲羟孕酮）可增加食欲和体重；它们可能诱发阳痿、阴道出血、血栓栓塞，在某些情况下可能导致死亡。

（3）对于接受化疗的晚期癌症患者，如果有体重下降或营养不良的风险，我们建议使用长链 ω-3 脂肪酸或鱼肝油来维持或改善食欲，以增加食物摄入及提高瘦体重和体重。

说明：尽管有一些系统评价如 Dewey 等的结论是没有足够的证据支持长链 ω-3 脂肪酸治疗癌症恶病质，但最近的两篇综述表明，长链脂肪酸改善了体重丢失的癌症患者的食欲、体重、手术后发病率和生活质量，对化疗和/或放疗期间患者有好处。也有研究显示，鱼肝油对化疗引起的毒性作用（如周围神经病变）有保护作用。当以常规的剂量补充鱼油和长链 ω-3 脂肪酸时大部分患者耐受性较好。研究显示，服用鱼肝油可能有轻微的消化道影响，如鱼腥味，这可能会影响服用依从性。最近研究显示，伊布替尼与服用鱼油补充剂的患者发生鼻衄有关；因此，应劝告接受伊布替尼的患者避免服用鱼油。由于报告的结果不一致，在过去几年中发表的研究中报告了长链 ω-3 脂肪酸或鱼肝油营养方面的好处，只有轻微的副作用，因此对使用鱼肝油和长链 ω-3 脂肪酸提出了弱推荐。

（4）对于主诉早饱的患者，在诊断和治疗便秘后，建议考虑使用促动剂，但要注意甲氧氯普胺对中枢神经系统和多潘立酮对心律的潜在不良影响。

说明：促动剂如甲氧氯普胺或多潘立酮，刺激胃排空，经常被用来改善早期饱腹感。两项 RCT 比较了剂量为 40mg/d 或 80mg/d 的甲氧氯普胺与安慰剂在晚期癌症和慢性恶心患者中的应用，使用甲氧氯普胺可以改善患者恶心症状，但食欲或热量摄入没有改善。

（5）没有充足证据推荐补充支链或其他氨基酸或代谢物来改善无脂肪质量。

说明：肌肉蛋白消耗是癌症恶病质的一个标志，并且由于肌肉合成受阻，食物中的氨基酸合成受到影响。研究表明，在癌症恶病质中，蛋白质代谢合成与代谢平衡被打乱以及肌肉的合成代谢受阻，可以通过同时补充胰岛素和氨基酸来克服。然而，对长期卧床患者进行胰岛素治疗对瘦体重没有影响。在一项针对癌症恶病质的338 名患者的研究中，除了基础护理外，加上每天的胰岛素治疗 $[0.11IU/(kg \cdot d)]$ 增加了全身脂肪，但没有增加瘦体重。

（6）没有充足证据推荐非甾体抗炎药物来改善癌症患者体重丢失。

说明：非甾体类抗炎药（NSAIDs）可以减少肿瘤和宿主组织急性期蛋白和细胞因子的释放。除临床试验之外，不推荐 NSAIDs 或其他抗炎药物用于治疗恶病质。非甾体抗炎药可能会改善癌症恶病质患者的体重，也有一些证据表明其对躯体功能、自我报告的生活质量和炎症参数有影响。不推荐除临床试验以外使用 NSAIDs 治疗恶病质的原因是基于研究的不一致性和研究的低质量。

（7）没有充足证据推荐大麻素改善癌症患者的味觉障碍或厌食症。

说明：四氢大麻酚（THC）是大麻的主要精神活性成分，在商业上可作为屈大麻酚使用。在一项针对 164 名晚期癌症和厌食-恶病综合征患者的前瞻性随机安慰剂对照多中心试验中，以每天 5mg 的固定剂量提供大麻提取物或四氢大麻酚，持续六周，并未改善患者食欲或生活质量。然而，在一项针对食欲缺乏和化学感受器改变的晚期癌症患者的小型试验性 RCT 中，与安慰剂相比，持续使用 18d THC（2.5mg/次）可改善化学感受器，并改善食欲。因此，尽管屈大麻酚有可能改善癌症厌食症患者的化学感受器和食欲，但目前证据有限因此并不支持。

（8）目前没有充足的证据推荐雄性激素类药物来增加肌肉质量。

（二）与特殊人群相关的干预措施

1. 手术

（1）对于所有接受治疗性或姑息性手术的癌症患者，我们建议在加速康复外科（ERAS）计划中进行管理；每个患者都应接受营养风险筛查，如果认为患者有营养风险，应给予额外的营养支持。

说明：在目前的手术环境中，接受手术的癌症患者应在 ERAS 计划中进行管理，以尽量减少手术应激，保持营养状况，减少并发症，加速康复。ERAS 的营养策略包括避免禁食、术前补液和碳水化合物负荷，在术后第一天开始口服饮食。数据表明，当患者都采用 ERAS 护理时，手术的应激代谢反应可以降到最低。

（2）对于接受多个手术的患者，作为多模式肿瘤路径的一部分，我们建议对每个手术都进行 ERAS 管理。

说明：接受多模式肿瘤治疗的患者特别容易出现营养下降的情况。为尽量减少在抗癌治疗中营养状况下降的情况，必须尽量减少反复手术对营养代谢的影响，对每一次手术都进行 ERAS 管理。

（3）对于有营养不良风险或已经营养不良的癌症患者，我们建议在住院治疗期间和出院后提供适当的营养支持。

说明：中度或重度营养风险的患者（尤其是接受上消化道癌症手术的患者），应考虑进行常规的术后营养支持（根据具体情况选择通过口服或肠道途径），并应考虑在患者出院后继续营养支持。

（4）对于在传统围手术期护理背景下接受手术切除的上消化道癌症患者，我们推荐口服或肠道免疫营养（精氨酸、ω-3 脂肪酸、核苷酸）。

说明：被评估为有严重营养风险的上消化道癌症患者，如果在围手术期给予口服/肠道免疫营养，会减少术后感染性并发症。

术语："免疫调节营养"或"免疫营养"是指富含特定营养物质（精氨酸、ω-3脂肪酸、核苷酸）的液体营养补充剂。

2. 放疗

（1）我们建议在放疗期间，特别是头颈部、胸部和消化道的放疗，应主要通过个体化的营养咨询和/或使用 ONS 来保证充足的营养摄入，以避免营养恶化，保持摄入量，避免放疗中断。

说明：头颈部或食管的放疗在高达80%的患者中引起黏膜炎、食物摄入减少和体重下降。同样，盆腔区域的放疗患者高达80%会出现消化道症状。因此所有接受消化道或头颈部放疗的患者应接受全面的营养评估和充分的营养咨询，必要时根据症状和营养状况进行营养支持。如果需要营养支持，应尽早开始，如果能量摄入不足，建议使用 ONS 或提供 EN。

（2）我们建议对吞咽困难进行筛查和管理，并鼓励和教育患者在 EN 期间维持吞咽功能。

说明：最近的一项专家共识建议在治疗前和随访期间对所有有吞咽困难风险的患者进行评估，并在随访期间定期进行评估，所有吞咽困难的患者都应接受专业监督下的吞咽练习。因此，应定期进行吞咽困难评估，采取预防性及治疗性干预措施。

（3）推荐在严重放射性黏膜炎、头颈部及胸部的梗阻性肿瘤情况下使用鼻胃管或经皮内镜胃造口术（PEG）。

说明：患有阻塞性头颈部或食管癌的患者以及在预计有严重的放射性口腔或食管黏膜炎的患者有体重减轻、体能下降、脱水、治疗耐受性下降和治疗中断的高风险。对于高风险的患者进行预防性 EN（相对于出现吞咽困难后开始的肠道喂养）可维持营养状况，避免治疗中断。有几项研究（大多是回顾性观察）表明，与不使用 EN 或后期才开始 EN 相比，早期使用 EN 治疗的患者体重有所增高，再住院和治疗中断的发生率较低。PEG 比放射性插入式胃造口（RIG）有更低的腹膜炎和死亡风险。PEG 与鼻胃管相比，在体重维持水平上相当，但其管道脱落风险更低，生活质量更好。

（4）我们不建议将 PN 作为放疗的常规治疗方法，只有在无法获得足够的口服/肠道营养的情况下，如严重的放射性肠炎或严重的吸收不良，才建议使用 PN。

说明：对于80%以上的头颈部或盆腔区域放疗患者来说，患者的消化道症状和体重减轻有关。如果口服营养不足或因肠道不耐受无法提供足够营养，就需要使用

PN。慢性严重的肠道食物不耐受（如无法治愈的恶心、呕吐、腹痛、吸收不良或腹泻）不能通过 EN 克服。大约 5%的患者会出现肠道衰竭，对于这些患者，与手术干预相比，HPN 似乎是一种合理的治疗选择。

（5）没有充足的证据推荐可用谷氨酰胺预防放疗引起的肠炎或腹泻、口腔炎、食管炎或皮肤毒性。

说明：有一些证据表明，谷氨酰胺对辐射引起的黏膜炎和皮肤毒性有潜在的有益作用。两项小型随机试验报告显示，与安慰剂（氯化钠）相比，含谷氨酰胺的漱口水（16g/d；17 名患者）或静脉注射谷氨酰胺 [0.3g/（kg·d）；29 名患者]，可以减少放疗引起的黏膜炎的发生率、严重程度和持续时间。但谷氨酰胺与造血干细胞移植（HSCT）患者较高的肿瘤复发率有关。因此，是否推荐使用谷氨酰胺需要更有力的疗效证据。

（6）没有充足的证据推荐采用益生菌，以减少放疗引起的腹泻。

说明：有研究表明，益生菌具有保护作用，但由于研究的异质性和研究质量有限，无法对此做出推荐。此外，在推荐免疫力低下的患者使用益生菌之前，必须解决使用益生菌的安全性问题。

3. 治疗性或姑息性抗癌药物治疗

（1）在抗癌药物治疗期间，我们建议确保足够的营养摄入，并保持身体活动。

说明：体重下降是靶向治疗常见的副作用，有研究显示多激酶抑制剂会导致骨骼肌萎缩。此外，低肌肉质量已被证明是发生副作用的危险因素。事实上，消化道癌症和肺癌患者的体重稳定与生存率的改善相关。

（2）在接受治疗性抗癌药物治疗的患者中，如果在营养咨询和 ONS 的情况下口服营养仍然不足，我们建议补充 EN，如果还不够，则建议补充 PN。

（3）目前没有充足证据推荐在常规细胞毒或靶向治疗期间补充谷氨酰胺。

（4）口服和肠外补充谷氨酰胺的有益效果。

说明：有研究表示，谷氨酰胺对化疗引起的黏膜炎、呕吐和腹泻以及细胞减少症有好处。最近的一项系统综述分析了接受化疗、放疗或放化疗的癌症患者的 15 项前瞻性和回顾性试验，发现在这 15 项试验中，有 11 项口服谷氨酰胺对黏膜炎有改善作用，但在 6 项前瞻性和安慰剂对照试验中，只有两项试验报告谷氨酰胺有效，而在 4 项试验中没有效果。考虑到这些数据的异质性和缺乏关于谷氨酰胺对肿瘤反应的信息，因此不推荐使用谷氨酰胺。

4. 肿瘤内科（大剂量化疗和造血干细胞移植）

（1）在调强化疗期间或者大剂量化疗后，我们推荐保持运动锻炼并确保充足的营养摄入，这可能需要 EN 或 PN。

　　说明：许多接受自体造血干细胞移植，特别是异体造血干细胞移植的患者在入院时都有营养不良。与治疗相关的大剂量放化疗及其典型的副作用（包括恶心、呕吐、黏膜炎、腹泻和感染）则会进一步影响经口摄食，特别是在入院后的前 40d 内，患者的体重会下降。因此，患者在入院时应接受营养筛查，评估是否即将发生或有明显的营养不良，之后在造血干细胞移植期间每周监测是否有足够的营养摄入、代谢情况和身体活动。如果监测到营养不良，应尽早开始营养支持，包括营养咨询、ONS、EN 和/或 PN，以避免或减少体重的进一步丢失。PN 可能效果更好，它可以提供营养物质混合物。在接受异体骨髓移植治疗血液肿瘤的患者中，使用含有高含量长链脂肪酸的 PN 方案可以降低致命的急性移植物排斥反应的发生率。由于许多因素（癌症、造血干细胞移植前的治疗、造血干细胞移植期间的卧床状态以及皮质类固醇等药物的副作用）导致了肌肉无力和肌肉流失，建议鼓励和支持患者进行肌肉训练，并在造血干细胞移植之前、期间和之后增加身体活动。

　　（2）如果口服营养不足，我们建议首选 EN 而不是 PN，除非有严重的黏膜炎、顽固的呕吐、回肠炎、严重的吸收不良、长期腹泻或有症状的消化道移植与宿主疾病。

　　说明：如果患者不能通过口服途径进行充分的喂养，则可采用医学营养支持。如果肠道没有受到严重损害，一般应首选 EN。最近的一些研究支持在同种异体造血干细胞移植中使用肠内营养而不是 PN。数据显示，在这一过程中，使用肠内营养并发症更少，特别是感染性并发症。自体造血干细胞移植后，只有在少数情况下需要使用 PN。异体造血干细胞移植后，由于严重的中毒性黏膜炎、消化道感染和消化道移植物与宿主疾病，需要长期使用 PN。

　　（3）没有充足证据推荐异体移植后 30d 以上的患者使用低菌饮食。

　　说明：由于化疗引起的严重的甚至长期的免疫抑制，患者多存在食源性感染的风险。20 世纪 80 年代，造血干细胞移植后使用中性粒细胞减少饮食，作为预防消化道定植生物体感染的一种手段。一项包含了 619 项研究的 Cochrane 系统评价调查了化疗引起的中性粒细胞减少期间的低菌饮食，没有证据支持使用低菌饮食来预防感染和相关结局指标。

　　（4）没有充足证据推荐接受大剂量化疗和造血干细胞移植患者使用谷氨酰胺。

　　说明：一些营养底物如谷氨酰胺，可能会影响生理机制，并被认为可以改善放化疗引起的肠道黏膜炎，促进造血系统和免疫系统的恢复，优化氮平衡和肌肉蛋白合成以及抗氧化。一项 RCT 比较了自体移植患者补充含有谷氨酰胺的 PN 和不含谷氨酰胺的 PN，报告称谷氨酰胺组的口腔黏膜炎更严重，复发率更高。近年来，只有一项发表的 RCT 在 120 名患有血液恶性肿瘤和造血干细胞移植的儿童中比较了补充谷氨酰胺的 PN 和标准 PN，发现谷氨酰胺并没有影响黏膜炎的严重程度或持续时间以及移植物抗宿主疾病、复发率或死亡率。基于这些信息，不建议在造血干细胞移植中使用谷氨酰胺。

5. 癌症幸存者

（1）我们建议癌症幸存者定期参加体育活动。

说明：建议癌症幸存者进行体育锻炼有很强的理论支持。体育活动是改善癌症幸存者有氧能力、体能和机体功能的有效方式。一些观察性研究表明，体育活动与乳腺癌和结肠癌幸存者的复发和死亡率降低有关，但是目前没有足够的证据表明体育活动与其他癌症幸存者的死亡率有关。有关体力活动的随机试验结果表明，胰岛素水平、胰岛素相关通路和炎症参数发生了有益的变化。

（2）对于癌症幸存者，我们建议保持健康的体重（BMI 18.5~25kg/m²），并保持健康的生活方式，其中包括身体力行，饮食以蔬菜、水果和全谷物为主，少吃饱和脂肪、红肉，少饮酒。

说明：癌症幸存者应努力保持健康的体重，并通过平衡卡路里摄入和体育锻炼来避免体重过度增加。超重或肥胖的幸存者以健康的 BMI 值为参考进行减重。肥胖和代谢综合征可能是乳腺癌和胃癌患者复发率上升和生存率下降的独立危险因素。大量食用红肉（牛肉、猪肉、羊肉）与乳腺癌风险的增加有关，也与整体癌症死亡率有关。目前还不清楚植物性食物是否影响癌症复发率，不过食用蔬菜和水果对与吸烟或饮酒有关的癌症可有一定的保护作用。因此，应向癌症幸存者推荐富含水果和蔬菜的饮食。Pierce 等研究显示，与体育活动较少和/或蔬菜和水果摄入量较少的患者相比，大量摄入植物性食物并定期进行适度体育锻炼的患者乳腺癌复发率有所下降。

6. 终末期癌症患者

（1）我们建议对所有晚期癌症患者筛查是否存在营养摄入不足、体重减轻和低 BMI，如果发现有营养不良的风险，要进一步评估这些患者的营养相关症状和代谢失调情况。

说明：晚期癌症患者的预期寿命可能为数月至数年。在这些患者中，营养状况不良可能会影响日常表现、生活质量、对抗癌治疗的耐受性和生存率。对于预期生存期较短的患者，缓解营养相关症状可减轻疾病负担，建议对晚期癌症患者进行筛查和评估。

（2）我们建议与患者一起，综合考虑恶性疾病的预后、对生活质量和预期生存的益处以及与营养护理相关的负担后，为晚期癌症患者提供和实施营养干预。

说明：营养支持对晚期癌症患者的益处需要考虑癌症诊断等多方面的因素，其中，最重要的是预期生存时间。如果预期生存时间是几个月或几年，则应该给予营养支持，目的是保证充足的营养和能量摄入，减轻代谢紊乱，维持机体正常状态，提升生活质量；如果患者已经无法进食，那么医学营养支持可能会改善生存率，但对此证据有限；如果预计生存期是几周以内，营养支持方式应选无侵入性的，主要是针对心理方面的支持；对于预后较好、预期总生存期至少几个月的患者或者肿瘤活性低、无炎症反应（CRP<10mg/dl）的患者应接受充分的营养咨询和支持，包括口服、EN 或必要时 PN 或联合进行。如果认为患者情况恶化是由于营养摄入减少而非癌症快速进展，则应给予患者营养支持；对于已接受癌症治疗但疾病进展迅速，全身炎症被激活的患者则难以从营养支持中获益。我们一致认为，对所有接受抗癌治疗的患者进行无条件的医疗营养，总体上是弊大于利的。

（3）对于濒死患者，我们建议以舒适为基础进行治疗。肠外补液和营养不太可能为患者带来益处。然而在急性意识模糊状态下，我们建议进行短期和有限的补液以排除脱水导致的意识模糊。

说明：在终末期，营养支持几乎没有任何好处，因为它不会给患者带来任何功能或舒适的改善。事实上，在晚期代谢功能低下时，正常的能量和底物可能会多于患者需要量，并诱发代谢紊乱。尽管如此，亲属和照护者仍会要求为临终患者进行医学营养支持或补液。必须说明目的是安慰，并与患者、家属和护理团队解释和沟通继续营养治疗的利弊。饥饿感在濒临死亡的患者中很少见，少量的所需食物可以提供适当的安慰。常规补液对濒死的癌症患者的症状和生活质量没有改善，或只有有限的效果。

二、西班牙医学肿瘤学会（SEOM）肿瘤患者营养指南

见表 7-1-1。

表 7-1-1　SEOM 肿瘤患者营养指南

类别	推荐内容	推荐等级	证据等级
筛查与评估	肿瘤患者一经确诊，即应进行营养风险筛查及营养评估，并在整个治疗期间接受可靠的评估工具筛查	A	IV
	推荐对存在营养风险或营养不良的患者进行营养风险评估	A	IV
能量和营养底物的需求	肿瘤患者营养需求和正常成人类似，以 25~30kcal/（kg·d）为宜	B	III
	在某些特殊情况下，应评估蛋白质、水和无机盐的需求。不建议使用大剂量的维生素和微量元素	B	III

续表

类别	推荐内容	推荐等级	证据等级
营养支持方式	应该向所有能够进食但营养不良或有营养不良风险的癌症患者推荐营养咨询	B	Ⅲ
	如果在接受营养咨询后口服仍然不足，则进行肠内营养支持，如果肠内营养无法实施或不能满足机体需求，则进行肠外营养	B	V
体育锻炼对营养状况的作用	癌症患者进行体育锻炼，以支持或改善肌肉质量和功能	A	Ⅱ
药物及药理营养素	营养不良的晚期癌症化疗患者使用鱼肝油	C	Ⅳ
	接受上消化道手术的癌症患者使用肠道免疫营养	A	Ⅱ
	建议所有接受治疗性或姑息性手术的癌症患者在 ERAS 计划中进行管理	A	Ⅱ
	对所有接受胃肠道或头颈部放射治疗的患者进行营养评估，提供个性化的营养咨询，必要时提供口服营养补充	B	Ⅲ
	对于严重的黏膜炎或头颈部或胸部的阻塞性肿瘤，建议使用鼻胃管或胃造口管进行肠内喂养	B	Ⅳ
与特殊人群相关的干预措施	如果无法获得足够的口服/肠道营养（严重的放射性肠炎或吸收不良），建议使用肠外营养	B	Ⅲ
	在抗癌药物治疗过程中，如果是明确的营养不良和经口摄入减少的患者，建议进行个性化的饮食咨询，必要时进行口服营养补充	B	Ⅲ
	接受抗癌治疗的营养不良的癌症患者，如果预计在 1~2 周以上无法摄取和/或吸收足够的营养物质，则适合人工营养（肠内或肠外）	B	Ⅳ
	在疾病的晚期阶段，人工营养几乎不可能为患者带来好处。建议癌症幸存者体重保持 BMI 18.5~25kg/m², 保持一定的身体活动和健康饮食	B	Ⅳ

三、中国肿瘤患者营养支持指南

见表 7-1-2。

表 7-1-2　中国肿瘤患者营养支持指南

类别	推荐内容	推荐等级	证据等级
营养风险筛查与营养评估	肿瘤患者一经确诊，即应进行营养风险筛查及营养评估，包括饮食调查、体重丢失量、体检、人体测量及实验室检查。营养风险筛查及营养评估在肿瘤患者治疗过程中应多次进行	强烈推荐	低
	营养风险筛查 2002（NRS 2002）可作为住院肿瘤患者营养风险筛查工具。营养不良通用筛查工具（MUST）和营养不良筛查工具（MST）是常用的肿瘤患者营养风险筛查工具	强烈推荐	中

类别	推荐内容	推荐等级	证据等级
营养风险筛查与营养评估	肿瘤患者常用的营养评估方法有体重变化、体重指数、主观全面评定（SGA）、患者参与的主观全面评定（PG-SGA）、简易营养评定（MNA）等	强烈推荐	中
能量和营养底物的需求	骨骼肌含量是评价肿瘤患者营养不良及癌性恶病质的有效指标，与肿瘤患者生存时间和预后相关	强烈推荐	低
	肿瘤患者的能量目标需要量推荐按照间接测热法实际测量机体静息能量消耗值提供，无条件测定时可按照 25~30kcal/（kg·d）提供	强烈推荐	中
	肿瘤患者的蛋白质目标需要量为 1.0~2.0g/（kg·d）	强烈推荐	中
	提高肿瘤患者膳食和营养支持配方中脂肪供能的比例，增加膳食能量密度	强烈推荐	低
	补充生理需要量的维生素及微量元素，避免机体维生素及微量元素缺乏	强烈推荐	低
营养支持方式及实施	可经口进食肿瘤患者的营养支持应首选强化营养咨询；当强化营养咨询使经口进食改善，但仍无法满足机体的营养需求时，则给予 ONS	强烈推荐	中
	无法经口进食或 ONS 无法满足机体的营养需求时，应及时给予人工营养	强烈推荐	中
	肿瘤患者实施人工营养应首选 EN；当 EN 无法实施或不能满足机体的营养需求或希望在短时间内改善患者营养状况时，则给予 PN	强烈推荐	中
	无法经口进食或 ONS 无法满足机体营养需求时，肿瘤患者 EN 首选经鼻胃管或鼻肠管喂养；如预计喂养时间>4 周，建议使用胃或空肠造口置管	有条件推荐	低
	长期或重度营养不良的肿瘤患者在实施人工喂养的初期，EN 或 PN 应从小剂量开始缓慢增加，同时采取有效措施防止再喂养综合征	强烈推荐	低
	病情稳定的肿瘤患者在有条件的情况下，可考虑实施家庭营养支持来满足机体的营养需求	有条件推荐	低

与特殊人群相关的干预措施

围手术期	中、重度营养不良肿瘤患者可从围手术期营养支持中获益	强烈推荐	中
	预计围手术期无法经口进食或摄入的能量和蛋白质<60%目标需要量超过 7d 的肿瘤患者应接受营养支持	强烈推荐	中
	无论是行根治术还是行姑息手术的肿瘤患者，均应按照加速康复外科（ERAS）原则和流程实施围手术期的营养支持	强烈推荐	高
	围手术期接受营养支持的营养不良肿瘤患者，出院后应继续接受适当的营养支持	强烈推荐	中
化疗	含精氨酸、ω-3 脂肪酸、谷氨酰胺、核苷酸等免疫调节成分的免疫增强型 EN 制剂对头颈部及上消化道肿瘤手术患者有益	有条件推荐	中
	化疗可引起食欲缺乏、恶心、呕吐、黏膜炎、腹泻等一系列不良反应，导致患者营养摄入障碍，引起营养不良	强烈推荐	中
	患者的营养状况会影响化疗药物的分布、代谢，营养不良将增加化疗相关不良反应发生率，并影响肿瘤对化疗的反应	强烈推荐	中

续表

类别	推荐内容	推荐等级	证据等级
化疗	化疗期间应保证机体充足的营养供应，对于治疗前已存在营养不良或营养风险的患者，以及治疗期间出现严重不良反应、无法正常进食或进食量明显减少的患者应及时给予营养支持	强烈推荐	极低
	接受高剂量化疗、造血干细胞及外周干细胞移植的患者需保证充分的营养摄入，经口摄入不足的患者应进行积极的人工营养支持	强烈推荐	低
	吞咽及胃肠道功能正常的患者建议选择 ONS，进食障碍但胃肠道功能正常或可耐受的患者建议选择管饲；肠道功能障碍、EN 无法施行或无法提供能量与蛋白质目标需要量时应选择补充性 PN 或 PN	强烈推荐	中
放疗	营养状况良好的放疗患者不推荐常规接受营养支持。存在营养不良或营养风险的肿瘤患者在接受放疗时需要进行营养支持	强烈推荐	中
	放疗期间出现严重不良反应、无法正常进食或进食量明显减少的患者应及时给予充足的营养摄入，以避免营养状态恶化和放疗中断	强烈推荐	中
	放疗期间需要通过个体化的营养咨询确保充足的营养摄入，以避免营养状态恶化和放疗中断	强烈推荐	中
	ONS 是放疗患者 EN 的首选方式，对放疗引起的重度黏膜炎或头颈喉部肿瘤伴吞咽困难的患者或能量、蛋白质摄入不足的患者建议早期行管饲营养支持	强烈推荐	低
	出现严重放射性肠炎和营养吸收不良，EN 无法实施或满足机体需求时，应及时行 PN	强烈推荐	中
晚期癌症	晚期肿瘤患者是否需要营养支持应综合考虑肿瘤预后、患者预期生存时间和生活质量、营养支持的潜在效果及患者和家属的意愿	有条件推荐	低
药物及药理营养素	可短时间应用糖皮质激素或孕激素改善肿瘤患者的厌食，可应用促胃肠动力药物改善肿瘤患者的早饱，但必须考虑可能的不良反应	有条件推荐	中
	没有足够证据支持肿瘤患者在放化疗期间可通过补充谷氨酰胺获益，暂不推荐常规应用谷氨酰胺，也不推荐高剂量化疗及外周干细胞移植患者接受谷氨酰胺治疗	有条件推荐	低
	化疗期间是否补充抗氧化剂需权衡其对正常组织及肿瘤的影响，其效果受肿瘤类型、化疗药物种类、抗氧化剂种类等因素影响，需慎重选择	有条件推荐	低
	不推荐常规补充 ω-3 脂肪酸	有条件推荐	中
	伴有营养不良或营养风险的进展期肿瘤患者，放化疗期间补充 ω-3 脂肪酸能减少体重丢失、保持瘦体重、改善机体的营养状态	有条件推荐	低
	围手术期需要 PN 的肿瘤患者，可通过添加 ω-3 脂肪酸改善术后短期结局	有条件推荐	中
	放疗患者可从富含 ω-3 脂肪酸、谷氨酰胺的高蛋白、高脂肪和低碳水化合物 EN 制剂中获益	有条件推荐	低

四、恶性肿瘤患者膳食营养处方专家共识

2017 年 12 月，中国抗癌协会肿瘤营养与支持治疗专业委员会等相关专家共同起草此营养处方专家共识，该共识根据国内外现有研究证据，对膳食营养因素与肿瘤治疗等领域的研究结果进行系统总结，并结合我国膳食现状和特点，规范肿瘤医学营养治疗原则和步骤，以便更好地为肿瘤患者服务。

现将该指南主要推荐意见摘录如下：

（1）膳食糖类　大量的动物和人群实验显示，在肥胖相关肿瘤的发生过程中往往会出现糖代谢异常，主要与膳食中糖类摄入过多有关。

（2）膳食脂肪酸　同糖类一样，膳食中摄入过多饱和脂肪酸和反式脂肪酸也是肥胖相关肿瘤的发病危险因素之一。

（3）抗氧化营养素　氧化损伤是机体多种疾病的病理生理基础，也是多类疾病的共同致病环节。因此增强机体的抗氧化损伤能力已成为预防和治疗多种疾病的重要措施。抗氧化营养素包括维生素 C、类胡萝卜素、番茄红素等，主要来源于新鲜水果、蔬菜。

（4）运动　运动对肿瘤患者有益。研究显示肿瘤患者在能力范围内进行专业的身体锻炼有很多好处。不但可以保持肌肉、力量、耐力和骨强度，减少抑郁、压力、疲劳、恶心和便秘，还可以增加食欲。

（5）烹调方式　烹调方式健康化，以蒸、煮、烩、炒为主，少用煎、炸、烤等方式，减少油脂、盐、酱油、味精等的用量。在此原则的基础上需要注意的是要与营养师配合，制订出针对患者个体情况的相应饮食计划，做到定时、定量、定餐。

（6）餐次　肿瘤患者大多存在食欲减退，在治疗期间还会有恶心、呕吐等症状，所以建议肿瘤患者可以适当增加餐次，少食多餐或者只要感觉饥饿就随时进食，从而增加食物的摄入量。

（7）戒烟限酒　吸烟是肺癌的头号杀手，所以建议肿瘤患者应该戒烟。1g 酒精可以产生 7kcal 能量，过多的摄入酒精可以导致能量摄入超标，从而使肥胖相关肿瘤的发病风险增高。此外，肿瘤患者在治疗过程中，常有口腔疼痛、口干等并发症，烟酒对其具有强烈的刺激作用，所以建议肿瘤患者应戒烟限酒。

此外，该指南还对制订肿瘤膳食营养处方的原则、内容及流程图进行了详细描述，并给出了食谱举例、营养分析、普通软质营养食谱及服用时间安排表供参考。

第二节 医院营养指南

ESPEN 医院内营养指南

2021 年 10 月，ESPEN 发布了医院内营养指南。主要针对医院餐饮组织，对饮食处方及适应证以及医院、康复中心和疗养院的食物摄入监测等内容提供指导建议，以提高医生、营养师、护士和利益相关者对医院食品在医院护理中的关键作用的认识，促进营养护理安全管理，减少营养不良及其相关并发症的风险。现将推荐意见汇总如下。

（一）一般性声明

推荐 1：每家医院、康复中心和疗养院应该为患者和工作人员准备一份可用饮食的清单。

推荐 2：每家医院都应该有一个结构化的医院食品设施，包括一个厨房、一个运送系统和一个订购系统。

推荐 3：食品供应的所有领域（病房、厨房、交付）都有必要明确医院食品生产和配送的责任。

推荐 4：医院、康复中心和疗养院应致力于使用高质量和可持续的食品原料，并尽可能地避免食物浪费。

推荐 5：患者和工作人员关于医院食品的调查应定期进行，至少每年一次。

推荐 6：医院的食品订购应该有结构化的流程，有文件记录且有协议。

推荐 7：医院饮食处方应包含在患者互联网平台的医疗记录中。

推荐 8：每家医院、康复中心或疗养院应至少提出两种不同的常规饮食（标准饮食和医院饮食）和至少两种不同的特殊饮食，可根据医院的规模和专科病种进行调整。

推荐 9：只有在有医学指征的情况下才应使用治疗性饮食。否则，应使用常规饮食。

推荐 10：在没有医学证据的情况下，限制饮食（例如，抗癌饥饿）在医院里应该避免，因为它们会增加营养不良的风险。

推荐 11：根据营养科学和医学方面的新数据，同时也根据医院的重点和需要应每 3~5 年重新评估一次。

推荐 12：应根据病程、经口摄入饮食和患者的接受程度，定期（每 3~5d）对医院营养进行监测评估，并最终根据每个患者的情况进行调整。如果饮食不足以满足热量和蛋白质的需要，应根据疾病的阶段提供医疗营养。详见 ESPEN 的其他指南和本文的证据。

（二）医院标准饮食的组成（总热量、碳水化合物、脂质、蛋白质）

推荐 13：没有营养风险或营养风险较低的住院患者，以及不需要特殊饮食的患者，应按照普通人的需求提供标准饮食，3~5d 后应重新评估。

说明：医院饮食的选择取决于入院时的营养风险评估（图 7-2-1）。至少在住院 5d 后，应根据营养风险或状况的评估，重新评估标准饮食是否合适。如果住院患者有高营养风险或营养不良，应向他们提供医院饮食，即富含蛋白质、热量的饮食（见推荐 14）。ESPEN 关于癌症患者营养的指南指出，营养支持的第一种形式是营养咨询，以控制症状并鼓励摄入富含热量的食物和液体；富含热量和蛋白质的饮食是维持或改善营养状况的首选方式。

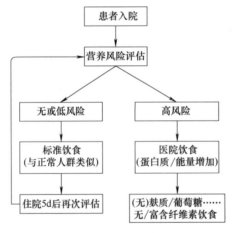

图 7-2-1　营养风险评估流程

推荐 14：对中度/高度营养风险或营养不良的住院患者，应提供医院饮食，即富含蛋白质、热量的饮食。

说明：对于营养不良或有营养不良风险的癌症患者，营养治疗已被证明可以改善体重和热量摄入，但不能改善生存率。在 2011 年的一篇文献中，结论是无论有无 ONS，饮食建议都可以改善体重、身体成分和握力。在 Canon-Torres 等人的 RCT 中，营养不良的住院患者根据热量和蛋白质 [1.0~1.5g/（kg·d）] 的摄入要求接受个性化的营养计划以及饮食建议，结果表明饮食建议减少了住院时间，但没有降低死亡率。充足的营养摄入和营养咨询对热量摄入和体重增加有积极意义，但是否减少发病率或死亡率尚缺乏相关证据。

推荐 15：标准饮食应包括最低的热量需求［25kcal/（kg·d）］和最低的蛋白质需求［0.8~1.0g/（kg·d）］。医院饮食应包括 30kcal/（kg·d），以及最低 1.2g/（kg·d）的蛋白质需求。

说明：标准饮食和医院饮食的适应证不同。标准饮食主要针对没有疾病相关代谢紊乱的年轻患者以及短期住院的患者（如择期手术或检查）。医院饮食的对象是 65 岁及以上的患者、有营养不良风险或有疾病相关的代谢紊乱的急性或慢性疾病的患者。在医院饮食中，蛋白质的摄入量应至少为 1.0g/（kg·d）。在生病的情况下（例如炎症、感染和伤口），蛋白质的需求甚至可能进一步增加。建议患有急性或慢性疾病的老年人每天摄入 1.2~1.5g/kg，而在严重疾病、受伤或营养不良的情况下，每天可达到 2.0g/kg。不同的研究，推荐的蛋白质摄入量不同，但大多数研究提到的推荐量都在 1.0~1.5g/（kg·d）。

推荐 16：医院饮食中碳水化合物、脂质和蛋白质在每日总热量摄入中的比例应为 50%~60%、30%~35% 和 15%~20%。

说明：医院的两种常规饮食——"标准饮食"和"医院饮食"。应在入院时根据患者的营养风险筛查来制订饮食处方。医院饮食是为高营养风险患者提供的富含蛋白质的饮食。若需要治疗性饮食（如不含乳糖），如果患者处于高营养风险状态，则应该是富含蛋白质和热量的饮食。必须根据食物偏好和食物摄入水平提出个体化建议。

推荐 17：应至少给住院患者提供两份菜单，每顿早餐、午餐和晚餐都应该有两种选择。

（三）医院饮食标准

推荐 18：应提供一定的"餐间小吃"，以达到作为医院食品服务的营养标准要求，防止夜间饥饿。

说明：住院患者经常营养不良或有营养不良的风险（如老年人、患有急性或慢性疾病的患者），而且风险随着住院时间的延长而增加。预防营养不良或其恶化，意味着至少要保证最低 80% 的预计的热量和蛋白质需求。两餐之间的小吃是增加经口摄入量的另一种最佳方式。在 Pullen 等人的研究中，食用医院餐间小吃的患者（34%）更有可能达到营养标准。餐间小吃可以提高患者的满意度，小吃有多种类型和口味，如咸的（三明治、奶酪）或甜的（蛋糕、奶制品、甜点奶油）和不同的质地表现，这可以减少厌食。小吃的数量必须与患者的需求和摄食能力相适应，从每天一次到三次不等。但是每天给三份小吃意味着要更改患者摄入的分量或餐盘的数量，在满足营养需求的同时限制食物浪费。此外，也要注意老年患者，他们经常低估饮食的重要性。

推荐 19：至少有一名营养师与该领域的专业人员（如营养支持小组、营养部门、厨师、食品工程师、食品经理）合作，应专门负责医院厨房的工作，根据现有的不同饮食制作患者的菜单。

推荐 20：医院的食品供应必须适应患者的功能和情况（急性护理、康复锻炼、姑息治疗）。

推荐 21：应保证进餐时间。

（四）标准方案的特殊情况

饮食的构成

是否应考虑到食物过敏或食物不耐受的情况？

推荐 22：对于经证实的食物过敏患者，应将食物过敏源排除在患者的医院饮食选择和供应之外。

标准饮食的构成是否应考虑到素食、宗教信仰、食物偏好、假定的食物不耐受及信仰？

推荐 23：在向患者提出菜单选择时，最好应考虑到宗教信仰和食物偏好（口味）。

推荐 24：素食的膳食搭配应能满足热量和蛋白质的需求。

推荐 25：医院不应提供纯素食。

（五）治疗饮食的适应证

1. 麸质、FODMAP 和乳糖不耐受的症状

推荐 26：应向证实患有乳糜泻的患者提供无麸质饮食。

说明：乳糜泻是一种慢性免疫介导的肠道疾病，在遗传易感个体中因接触饮食中的麸质而被诱发。乳糜泻导致多种营养素缺乏，如宏量营养素和微量营养素。目前，由无麸质饮食组成的医学营养疗法是唯一被接受的乳糜泻治疗方法。基于 WHO 食品法典标准，欧盟委员会于 2012 年、美国 FDA 于 2013 年分别颁布了相关规定，将标有"无麸质"的食品定义为在经批准的测试系统测量时麸质含量＜20mg/kg。

推荐 27：对于患有肠易激综合征的人来说，应该推荐低发酵寡糖、双糖、单糖和多元醇的饮食（低 FODMAP 饮食），以改善包括腹痛和腹胀的症状，并提高生活质量。

推荐 28：应向证明有乳糖不耐受的患者提供低乳糖饮食（每餐＜12g）（乳糖

呼吸试验）。

说明：乳糖的消化是在小肠中通过乳糖水解酶的作用进行的，这是一种在肠绒毛刷状边缘的蛋白质。如果乳糖酶缺乏或不足，未吸收的乳糖分子会渗透性地吸引液体进入肠腔，导致肠道内容物的体积和流动性增加。此外，未吸收的乳糖进入结肠，在那里被细菌发酵，产生短链脂肪酸和气体（CO_2、CH_4、H_2），可能导致各种胃肠道症状。乳糖呼气试验代表了乳糖吸收不良的间接测试，它通常被认为是最可靠、无创和实惠的检测方法。根据相关研究，乳糖呼气试验显示出良好的敏感性（平均为 77.5%）和特异性（平均为 97.6%）。

目前有一种在免疫系统疾病、炎症性风湿病、自闭症、肠易激综合征或儿童特应性湿疹中应用无乳糖饮食的趋势。然而，在疾病中没有无乳糖饮食适应证的科学依据。无乳糖饮食的唯一被证实的适应证是乳糖不耐受。

2. 高热量和/或高蛋白饮食的适应证

推荐 29：医院饮食是在医院环境中提供给营养不良的患者、有营养不良风险的患者以及其他对热量和/或蛋白质有较高需求的特定患者群体。

说明：欧洲及国际一些指南都提到高蛋白/高能量饮食的适应证。营养不良或营养不良的风险是高能量饮食的主要适应证。高能量饮食，即医院饮食（见推荐 14，图 7-2-1），通常也应包含高蛋白含量。为了确定患者是营养不良或有营养不良的风险，在入院时必须采用标准化的筛选程序。例如，NRS 2002 可以用来识别对能量和/或蛋白质有较高需求的患者。高能量饮食的定义是：所含热量>30kcal/（kg·d）。高蛋白饮食被定义为所含蛋白质>1.0g/（kg·d）。

3. 高蛋白饮食的其他适应证（也适用于没有营养不良的患者）：
① 内科多发病的住院患者［至少 1.0g/（kg·d）］。
② 慢性肝病患者［正常体重 1.2g/（kg·d），营养不良者 1.5g/（kg·d），肝性脑病患者不减少］和患有酒精性脂肪肝的患者［1.2~1.5g/（kg·d）］。
③ 癌症患者［高于 1g/（kg·d），如果可能最高可达 1.5g/（kg·d）］。
④ 老年住院患者［蛋白质至少 1g/（kg·d）。应根据营养状况、身体活动水平、疾病状况和耐受性来调整］。
⑤ 压力性损伤患者［蛋白质摄入量应高于 1g/（kg·d），如果可能应达到 1.5g/（kg·d），有压力性损伤风险的成年人应达到 1.25~1.5g/（kg·d）］。

4. 慢性胰腺炎患者（数量没有具体规定）

推荐 30：应在医院提供专门设计的医院饮食，因为通过标准饮食中的膳食和小吃，很难达到热量和/或蛋白质的摄入目标。

5. 低热卡饮食（减重饮食）的适应证

推荐 31：低热量饮食通常在医院不适用，应该避免，因为即使在急性护理的肥胖患者中，低热量饮食也会增加营养不良的风险。

推荐 32：在医院环境中，低卡路里饮食的适应证非常少，但它们在时间上可以适用于再喂养综合征、有严重胰岛素抵抗的肥胖症及肥胖症的康复期。

说明：如果未能及早发现，再喂养综合征可能是补充营养后的一种危及生命的代谢情况。2018 年发表了一份针对内科住院患者（不包括厌食症患者）的关于危险因素、诊断标准以及预防和治疗措施的专家共识指南，该指南分析了再喂养综合征的可能预测因素，例如低热量饮食摄入超过 10d 或体重下降超过 15%。然而，它们的敏感性（67%）和特异性（80%）都很低。许多研究发现，高龄、营养风险筛查 2002（NRS 2002）得分高于 3 分以及有合并症是再喂养综合征的危险因素。对于具有再喂养综合征的高风险患者，初始阶段应采用低热量饮食。大多数研究以及 NICE 指南都建议从低热量开始营养治疗，根据个人的再喂养综合征风险和临床特征，在 5~10d 内逐步增加。建议根据危险因素等级，以每天每千克体重 5~15kcal 的量（40%~60%碳水化合物、30%~40%脂肪和 15%~20%蛋白质）开始营养支持。美国糖尿病协会（ADA）和欧洲糖尿病研究协会（EASD）都支持短期使用低热量饮食来控制糖尿病患者的体重。

推荐 33：在低热量饮食中，蛋白质含量可以不减少，如果 $BMI < 30kg/m^2$，蛋白质含量可以是至少 1g/（kg·d），如果 $BMI \geqslant 30kg/m^2$，至少 1g/（kg·d）。

说明：在急性或慢性疾病期间，肥胖患者应被视为与体重正常的患者有相同的营养不良风险。肥胖患者的肌肉蛋白分解可能会增加，因此达到蛋白质目标摄入量很重要。Singer 等人建议，当 BMI 为 $30kg/m^2$ 时，参考（调整）体重应该从实际体重改为理想体重。考虑到整体的不确定性，用 0.9 ×［身高（cm）–100（男性）/106（女性）］作为理想体重较为准确。

6. 低蛋白饮食的适应证

关于肝硬化患者、肝性脑病患者和慢性肾脏病患者的蛋白质摄入量的建议，我们参考 ESPEN《肝病临床营养指南》中的推荐 54，以及 ESPEN《急性或慢性肾脏病住院患者临床营养指南》中的建议。

该指南建议对于肝性脑病的肝硬化患者不应限制蛋白质的摄入，因为这会增加蛋白质的分解。慢性肾脏病患者如果是急性起病而住院，入院前保持控制蛋白质摄入量（所谓的"低蛋白饮食"），但住院期间不需要。

7. 低脂饮食的适应证

推荐 34：经证实有食糜漏的患者应接受低长链甘油三酯（LCT，<5%的总热

量摄入）和富含中链甘油三酯（MCT，>20%的总热量摄入）的饮食。

推荐35：罕见的脂肪酸氧化障碍的患者，如长链3-羟基酰基-CoA脱氢酶缺乏症（LCHADD，MIM 609016）、线粒体三功能蛋白缺乏症（MTPD，MIM 609015）和超长链酰基-CoA脱氢酶缺乏症（VLCADD，MIM 201475）应接受低LCT（<5%的总热量摄入）和富含MCT（>20%的总热量摄入）的饮食。

推荐36：一些伴有蛋白流失性肠病的肠道淋巴瘤病例应接受低LCT（<5%的总热量摄入）和富含MCT（>20%的总热量摄入）的饮食。热量和蛋白质的摄入量应至少为30kcal/（kg·d）和1.2g/（kg·d）。

8. 如果有的话，中性粒细胞减少饮食的适应证

推荐37：中性粒细胞减少饮食（也称为"无菌""无微生物"或"消毒"饮食）不得用于患有中性粒细胞减少症的癌症患者，包括造血细胞移植患者。

9. 低膳食纤维饮食的适应证

推荐38：仅仅在结肠镜检查的前一天，应该吃低纤维饮食，以达到更好的结肠清洁效果，并减少患者的不适感。

（六）低盐的原因

低盐是否与肾衰竭、心力衰竭、动脉高血压、肝硬化水肿/肝硬化的临床获益有关，与哪个阈值有关？

推荐39：如果是慢性心力衰竭、慢性肾功能衰竭或肝硬化的情况下，氯化钠的减少量不应低于6g/d，否则效益-风险比不利于营养不良的高风险。

推荐40：如果是动脉高血压或急性失代偿性心力衰竭，则氯化钠（盐）的摄入量应不超过每天6g。

推荐41：对于因急性失代偿心力衰竭而入院的患者，钠不应该被限制在小于120mmol/d。

（七）特殊人群的饮食

1. 治疗性饮食是否适用于皮质类固醇治疗

推荐42：接受短期（6周）系统性皮质类固醇治疗的患者可以接受医院饮食（见推荐14）。

2. 糖尿病患者的推荐饮食

推荐43：1型和2型糖尿病患者应根据其营养风险/状况提供标准或医院饮食（见推荐12、13、14）。糖尿病患者营养不良的预防与其他患者一样重要。

控制血糖不应成为减少糖尿病患者食物摄入的借口。优化胰岛素治疗是有必要的，但不能减少食物摄入而增加营养不良的风险。在住院时，糖尿病患者可能更容

易出现营养不良的风险，尤其是在糖尿病不平衡的情况下。

推荐 44：接受胰岛素治疗的患者应得到营养支持，以确定和量化他们饮食中碳水化合物的摄入量，从而控制血糖。

推荐 45：含有混合碳水化合物和蛋白质的零食应根据个人情况（如通常使用餐前短效和中效胰岛素）和血糖控制情况在两餐之间提供。

推荐 46：对于住院的糖尿病患者，应避免使用低碳水化合物饮食（＜40%的热量摄入），因为它与较低的热量摄入和营养不良的风险有关。

推荐 47：对于糖尿病并发症（如糖尿病肾病、糖尿病胃瘫、下肢溃疡和截肢），饮食和营养支持应该个体化，并基于诊断。

（八）改良质地饮食的适应证

1. 老年病患者改良质地饮食的适应证

关于老年患者的改良质地饮食的适应证，我们参考 ESPEN 关于老年病临床营养和水化的指南的推荐 22。

来自 ESPEN 关于老年病临床营养和水化的指南的建议：应向营养不良或有营养不良风险、有吞咽困难和/或有咀嚼问题迹象的老年人提供质地改良的强化食品，作为支持充足膳食摄入的补偿性策略。

2. 在老年病以外的其他情况下，改良质地饮食的适应证

推荐 48：在有吞咽困难风险的情况下（脑卒中、神经源性和神经肌肉疾病、头颈部癌症、肌萎缩侧索硬化症、遗传性共济失调、多发性硬化症或创伤性颈脊髓损伤），应进行吞咽困难的系统筛查，并确定改良质地饮食的需要和类型。

推荐 49：在吞咽困难的初始阶段，可以通过饮食调整来实现充足的营养摄入，包括柔软、半固体或半液体的食物，并结合适当的吞咽技术。

（九）鉴定的程序

1. 建议在急性胰腺炎后采用修复程序

我们参考推荐 2、3、21、22、23 以及 ESPEN《急性和慢性胰腺炎临床营养指南》。

ESPEN《急慢性胰腺炎临床营养指南》中的建议：对于预测的轻度急性胰腺炎患者，应在临床可耐受的情况下尽快提供口服喂养，并且不受血清脂肪酶浓度的影响；轻度急性胰腺炎患者重新开始口服饮食时，应采用低脂、软质口服饮食；慢性胰腺炎患者不需要遵循限制性饮食；营养状况正常的慢性胰腺炎患者应坚持均衡的饮食；应建议营养不良的慢性胰腺炎患者每天分 5~6 次小餐摄入高蛋白、高热量的食物；对于慢性胰腺炎患者，应避免食用纤维含量非常高的饮食；对于慢性胰腺炎

患者来说，没有必要限制饮食中的脂肪，除非脂肪泻的症状不能得到控制。

2. 胃肠道手术（肥胖症手术除外）后，推荐的饮食程序

推荐 50：每天 5~6 次的少量进食，可能有助于患者在术后恢复的早期阶段耐受口服食物，从而更快地实现营养目标。

来自 ESPEN《外科临床营养指南》的建议：在大多数情况下，手术后应继续口服营养摄入，不应中断。

建议根据个人的耐受性和所进行的手术类型来调整口服营养的摄入，对老年患者要特别注意。

大多数患者应在术后数小时内开始口服，包括透明液体。

3. 下消化道或上消化道出血（溃疡、食管静脉曲张）后，建议采用的补液程序

推荐 51：下消化道出血后，一旦批准口服食物，应根据患者的营养风险和状况接受标准的医院饮食。

推荐 52：上消化道系统出血后，一旦批准口服食物，应开始口服液体，并在 24h 内根据患者的营养风险和状况推进到标准或医院饮食。

在内镜检查包括胃造口术介入手术后，推荐的恢复程序是什么？

推荐 53：接受内镜手术的患者在解除药物治疗（麻醉）后应恢复到医院的标准饮食，以防止住院期间的营养不良风险。

（十）其他问题

1. 指出组合饮食的方式

推荐 54：不推荐开具组合型治疗性饮食，因为食物摄入不足和营养不良的风险很高。

2. 评估医院的食物摄入量

推荐 55：食物摄入量是营养评估的一部分，应在入院时用半定量的方法进行监测，对于没有营养风险的患者，在住院期间至少每周监测一次，对于有营养风险或营养不良的患者，每天监测一次。

推荐 56：对于有营养风险的患者，在住院期间 3d 内食物摄入量不足，等于或低于热量需求的 50%，应进行营养干预。

第三节　家庭营养支持

家庭营养支持（home nutrition support，HNS）是指患者在院外接受肠内营养和

肠外营养支持的总称，是住院化疗期间营养治疗的延伸，也是治疗间歇期需要营养治疗的肿瘤患者在营养支持小组（nutrition support team，NST）的指导下在家中继续进行营养治疗的手段。随着医学技术的发展，尤其是肠内营养制剂和置管技术的发展，越来越多的患者能够在家中接受营养治疗，HNS 分为家庭肠内营养（Home enteral nutrition，HEN）和家庭肠外营养（Home parenteral nutrition，HPN）两种形式。合理的家庭营养支持能改善患者的营养状况和生活质量，提高抗肿瘤治疗的效果。

一、2021 ESPEN 指南（家庭肠内营养）

家庭肠内营养（HEN）被认为是一种可靠和有效的营养干预措施。HEN 是在住院期间开始的，并作为一种长期的家庭治疗方式。通常 HEN 的适应证除应考虑院内肠内营养的适应证外，还应考虑预后、生活质量及伦理等方面。肠内营养作为一种医疗支持方式，应由多学科的营养支持团队（NST）来管理。

2021 年 10 月，ESPEN 发布了家庭肠内营养指南，在第一版（2019 版）的基础上进行了更新，针对与 HEN 的实际应用相关的内容做出了 61 项相关推荐。其中主要涉及 5 个方面，包括：HEN 适应证和禁忌证、HEN 营养通路、HEN 相关产品、HEN 的监测及终止、实施 HEN 所需的必要条件（图 7-3-1）。

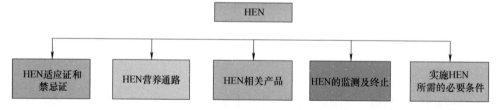

图 7-3-1　ESPEN HEN 指南的主要结构

（一）肠内营养的适应证与禁忌证

1. 肠内营养的适应证

（1）对于营养不良或有营养风险的患者，正常摄食不能满足其基本需求，有胃肠道功能的。

（2）有营养不良风险的患者（如患有神经系统疾病、头部损伤、头颈部癌症、胃肠道和其他恶性肿瘤、包括吸收不良综合征在内的非肿瘤性胃肠道疾病的患者）在出院前，应考虑口服营养补充剂或 HEN。

关于营养风险或营养不良的评估沿用了既往 ESPEN 指南的相关内容。营养不良的确定可表现如下：患者 1 周不能进食，或 1~2 周进食量<60%［通常是日常摄入<10kcal/（kg·d）］或每日少摄入 600~800kcal，或近 1 个月体重下降>5%，近 3 个月体重下降≥15%等。满足上述一条即可启动肠内营养。

2. 肠内营养的禁忌证

（1）预计存活期<1 个月。

（2）存在严重的肠道功能紊乱、胃肠道梗阻、胃肠道出血、严重的吸收不良或严重的代谢失衡。

（3）患者和/或其法定监护人不同意进行 HEN。

与院内肠内营养禁忌证不同的是，HEN 涉及更多人工营养相关伦理问题。HEN 指南推荐如果预期寿命<1 个月，或患者和/或其法定监护人不同意启用 HEN，通常不应启动。

（二）HEN 营养通路

1. 短期营养支持通路（<6 周）

对于需要短期（4~6 周）营养支持的患者，可通过鼻胃管进行营养支持。

对于出院患者而言，如果是较短的一段时间（通常最多 6 周），鼻胃管是最恰当的选择，但这也取决于患者的胃肠道功能及吸收能力。当患者不适合进行经皮内镜下胃造口（PEG）或者放射性核素插入胃造口术（RIG）时，鼻胃管可以适当地延长使用时间（一般选择较细的胃管）。如果患者已经有营养通路，则应优先考虑使用该通路。

2. 长期营养支持通路（>6 周）

（1）当需要长期使用 HEN 时，推荐使用经皮内镜下胃造口（PEG）或者经皮内镜下空肠造口（PEJ）。研究显示，PEJ 相较鼻饲管管道脱落风险更低，置管失败发生率更低，在老年住院患者中耐受性更好，生活质量更高。在胃十二指肠运动障碍、胃出口狭窄或高吸入风险的情况下，使用 PEJ 或 PEG-J（带空肠延伸的 PEG）管进行 HEN 可能是一种合适的选择。

（2）如果不适合做 PEG，可以考虑腹腔镜下经皮穿刺胃造口术（PLAG）。

（3）如果不能进行内镜下置管，可以考虑进行放射性核素插入胃造口术（RIG）或者经皮放射性核素胃造口术（PRG）。

（4）在 PEG 首次放置超过 4 周后，如果不慎异位或脱落，可以在管道完全堵塞前尝试直接更换。

（5）对于长期 HEN 来说，PEG 应该比外科胃造口术更受欢迎，主要是由于较低的并发症率、成本效益和手术时间。

3. 管道安全管理、外露部分

（1）护理部分

① 在造口道形成和切口愈合之前，应每天监测 PEG 造口部位，并通过无菌伤口护理保持清洁和干燥（通常在术后 5~7d）。

② 一旦胃造口愈合（大约一周后），应每天旋转胃管，并应每周至少向内移动一次（至少 2cm，最多 10cm）。

③ 如果营养支持通路是胃空肠造口术或带空肠延伸的胃造口术，则不应旋转（仅每周推入和推出）。

④ 在第一周，应使用甘油水凝胶或甘油凝胶敷料替代传统的无菌伤口护理。

⑤ 造口愈合后，敷料更换可减少至每周 1~2 次，并可使用肥皂和饮用水质量的水清洗造口部位。

⑥ 或者可以不使用敷料，使造口保持开放状态。

⑦ 放置 PEG 后，应立即对外固定板进行非常低的牵引力，不得有张力。

（2）并发症

① 渗漏

a. 当胃内容物在造口处即发生肠外瘘时，可使用氧化锌皮肤保护剂对周围皮肤进行适当保护。

b. 质子泵抑制剂可以通过减少胃酸分泌来减轻渗漏，但需要定期进行评估。

c. 肉芽组织过多是 PEG 的常见问题，应避免或采用适当的方法治疗。

② 管道感染

a. 当出现导管断裂、堵塞、异位或剥脱时，应及时更换导管。

b. 当怀疑或诊断出局部感染时，可局部应用抗菌药物于管道的入口处和周围组织，如果该部位感染不能通过该治疗解决，则联合全身广谱抗生素解决。

c. 如果通过上述步骤不能解决感染，则应取出导管。

（3）HEN 开始时机

① 当患者病情稳定且置管位置正确，患者对肠内营养（容量及配方）耐受性好，患者或照护者具备 HEN 相关知识时可启动 HEN。

② 有鼻胃管的患者一旦确定胃管位置正确，即可开始 HEN。

③ 成人普通的造口可在造口术后 2~4h 内开始肠内营养。

④ 应遵循 HEN 分级启动顺序。

（4）管理

① 营养支持团队　HEN 指南推荐 HEN 的输注方式应由多学科营养支持团队（NST）决定，应结合患者的疾病、喂养管的位置和类型、喂养耐受性和患者的偏好等方面综合评估。

② 对输注泵的需求 可根据临床需要、安全性和所要求的精确程度，通过输注泵进行一次性、间歇性或连续输注。

③ 管道冲洗 鼻饲喂养前后需要冲洗管道以防止堵塞，并告知患者。

④ 药物管理

a. 用于肠内营养的管道也可以用来给药。

b. 如果使用肠内营养管道给药，应在药剂师的参与下向患者及照护者提供充足的相关信息。

c. 通过肠管给药时应使用适当的辅助工具，包括注射器，使用公认标准的连接器，以避免误接。

d. 在通过肠管给药时，应采取措施确保准确的药物剂量，例如在使用低剂量尖端 ENFit 注射器时，不得通过摇晃低剂量 ENFit 注射器以清除药物结团。

e. 应确认通过肠管给药的必要性和适当性，考虑的因素包括是否会对给药部位造成影响以及与肠道配方和肠道饲管的药物是否相互作用。

f. 可以通过肠管单独给药，并在每种药物用药之前、之间和之后用 30ml 的水冲洗管道。

（三）HEN 相关产品推荐

1. 一般情况

（1）HEN 指南推荐 HEN 患者使用标准配方的商品制剂，除非有特殊理由，否则不必混合使用。

（2）对于没有腹泻、便秘或糖尿病的患者，应根据专家的指导使用标准配方的商品制剂。

2. 特殊情况

（1）腹泻/便秘 腹泻和便秘患者通常都应使用含有膳食纤维的营养制剂。

（2）糖尿病 含糖量较低、含有缓慢消化的碳水化合物和富含不饱和脂肪酸（尤其是单不饱和脂肪酸）的脂肪含量的改良肠道营养制剂配方可用于糖尿病患者。

HEN 指南建议腹泻和便秘的患者均可使用含纤维的肠内营养配方。糖尿病患者可使用含糖量较低、含可缓慢消化的碳水化合物和富含不饱和脂肪酸（尤其是单不饱和脂肪酸）的脂肪含量的改良肠内营养配方；对于无腹泻、便秘或糖尿病患者，应根据相关专家意见，使用标准的商业肠内营养配方。

在临床上对便秘患者使用膳食纤维已成共识，但是对于腹泻患者，则非常谨慎。腹泻是肠内营养不耐受的常见症状，但研究发现，对血流动力学稳定的患者而言，使用含膳食纤维的配方有显著益处，且不会加重腹泻。所以，对于病情相对稳定的

HEN 的腹泻患者，推荐常规使用膳食纤维。

（四）HEN 的监测与终止

1. 使用 HEN 的监测

（1）应监测 HEN 患者的效果和耐受性，需要有一个较好的营养支持方案并有多学科营养支持团队（包括医生、护士、护理人员等）之间的良好沟通。

（2）效果监测应主要基于体重、身体成分和水化状态，但也可能包括实验室测量指标，如血清白蛋白或转氨酶（前白蛋白）。对并发症的监测应包括管道和 EN 相关的并发症。

耐受性的监测主要是与管道相关的并发症（渗漏、阻塞、异位、造口局部并发症）以及呼吸道和消化道的耐受性。

2.HEN 的终止

推荐当患者达到所需体重，且经口摄入量能维持现有体重时可终止 HEN。

对于非终末期患者而言，还有以下几种情况可以终止 HEN：严重的并发症（顽固性腹泻、吸入性肺炎）导致的 HEN 禁忌证；转入长期照护机构；出现短肠综合征。

3. 并发症的管理

（1）为了减少 HEN 的机械并发症（阻塞、脱落），如果长期使用应使用经皮内经下置管而非鼻胃管。

（2）推荐 HEN 患者使用标准配方的商品制剂，而非家庭自备匀浆膳。因为自制的混合剂不如 EN 配方或商业生产的"全食物"安全，所以不适用于 HEN 患者。

（3）HEN 团队应充分管理置有鼻胃管和肠管的患者，并对患者进行随访，以减少并发症和再住院的发生。

肠内营养的并发症通常也存在于 HEN 中，可分为机械性、吸入性、胃肠道和造口并发症。机械性并发症主要是指喂养管堵塞或者异位。胃肠道并发症包括便秘、腹泻、呕吐和腹痛。代谢性并发症包括高血糖、电解质紊乱、微量营养素缺乏和再喂养综合征。造口并发症在胃造口患者中很常见，包括肉芽组织过多、渗漏、造口周围感染。

4. 生活质量的监测

（1）在 HEN 期间应定期监测患者的生活质量。

（2）为评估 HEN 患者的生活质量，应使用专用的有效的测量问卷。

HEN 对患者的生理功能、社会功能以及心理等各方面均有着极大的影响。患者刚开始接受 HEN 时即可对其进行首次生活质量评估，此后应定期评估。

（五）实施 HEN 所需的必要条件

（1）人员培训 所有直接参与诊疗的医护人员应接受关于安全实施 HEN 涉及的对应职责及不同方面的教育与培训，了解提供充足营养的重要性。

（2）患者及其家属的宣教工作 所有与 HEN 有关的信息不仅应以口头形式提供，还应以书面或图片形式提供。

（3）所有让 HEN 患者出院的医院应至少雇一名专业的营养专科护士或营养师。理想情况下，这些医院应该有一支多学科 NST 在临床工作。

（4）医护人员应确保所有需要营养支持的人得到 NST 的照护。

（5）为了优化 HEN 的管理，NST 可能包括除医生、营养师和护士之外的其他专职医疗人员（例如，语言治疗师、物理治疗师和职业治疗师，必要时还包括药剂师）。

（6）HEN 应该由多学科 NST 进行规范和协调，以提高营养支持的质量，降低并发症发生率，从而改善患者的生活质量，提高成本效益。

（7）接受 HEN 患者的生活环境应该是安全适宜的。

（8）应制订卫生标准，以防止家庭肠道产品的污染，并防止与 HEN 有关的感染。

（9）所有接受 HEN 的患者都应该由专业人员进行评估和管理，特别是在出现并发症或紧急情况时，可以进行适当的干预。

（10）HEN 的飞速发展需要与时俱进的标准化管理模式。结合我国医疗负担沉重、医护人员在院超负荷工作的实际情况，有效的院外患者管理将极大缓解上述压力，但需要更多政策、技术、专业人员及经费的支撑。

二、2020 ESPEN 指南（家庭肠外营养）

肠外营养（PN）主要是通过静脉供给机体营养物质，如果营养物质全部由肠外营养供应，则称为完全肠外营养（TPN），如果在肠内营养的基础上同时给予肠外营养，则称为补充性肠外营养（SPN）。肠外营养物质主要包括氨基酸、脂肪、碳水化合物、维生素、微量元素等。可通过外周静脉导管或中心静脉导管进行输注。肠外营养可在医院内或医院外进行，院外肠外营养又称为家庭肠外营养（HPN）。

针对 HPN 最早的 ESPEN 指南发表于 2009 年，共包含 26 条推荐意见，2016 年更新的指南共包含 50 条推荐意见，包括 11 项 HPN 管理的建议、17 项关于 PN 配方的建议和 22 项关于预防和治疗中心静脉导管相关并发症的推荐建议，但证据等级都较低，不过这两个版本的指南中的大部分推荐建议仍然有效，特别是那些涉及营养需求、代谢并发症和中心静脉通路设备（CVAD）管理的建议。其他科学协会和政府机构也提供了关于 HPN 的指南和标准；然而，一项系统评价显示，所发表的推荐建议之间存在很大的差异。此外，不同国家和国家内部的 HPN 中心对 HPN 的管理也不尽相同。

因此，为进一步指导和规范 HPN 患者的营养治疗，ESPEN 进行了更新，最新版（2020 年）指南共包含 71 条推荐意见。分别包括 HPN 适应证、中心静脉导管通路、输注管道及导管出口部位的护理、营养制剂、监测及管理六个方面的内容。

HPN 是良性或恶性病变所致的慢性肠衰竭（chronic intestinal failure，CIF）主要的生命支持治疗方式之一，同时也可以作为姑息性治疗提供给终末期患者，根据患者潜在的肠道功能及基础疾病，结合患者的特征，考虑以下四种情况可用到 HPN：①对于良性疾病所致慢性肠衰竭者作为主要的挽救生命的治疗方式；②对于恶性疾病所致慢性肠衰竭，通常在治疗期间短暂使用；③对无法治愈的恶性病变，可作为支持性姑息治疗方式之一，以避免因营养不良导致死亡；④用于预防或治疗肠道功能正常的、拒绝其他类型的医学营养疗法（无 CIF）的情况。

（一）HPN 适应证

1. HPN 适应证

（1）HPN 适用于那些无法正常进食、肠内营养有障碍或无法满足机体需要，且在院外可安全管理的患者。

（2）HPN 没有绝对禁忌证。但当存在器官衰竭和代谢性疾病，如心力衰竭、肾功能衰竭、1 型糖尿病等可能与对 PN 的耐受性降低有关的疾病时，需要对 HPN 方案进行仔细具体的调整，以满足患者的治疗需要。

2. 有效实施 HPN 的标准

（1）HPN 应作为非恶性疾病导致的短暂可逆或永久不可逆转的 CIF 患者的主要治疗方法。

（2）对于非恶性疾病导致的短暂可逆或永久不可逆 CIF 的患者，应该将 HPN 作为主要的挽救生命的治疗方法。

（3）因恶性疾病而引发 CIF 的患者可以考虑使用 HPN。

（4）对于患有 CIF 的晚期癌症患者，如果预期寿命超过 1~3 个月，即使没有接受积极的抗肿瘤治疗，也应进行 HPN，以避免因营养不良而过早死亡。

（5）对于如果没有肠道功能衰竭、不能或不想通过口服/肠道途径满足其营养需求的患者也可以考虑使用 HPN，但应明确告知患者 HPN 的益处和风险。

3. 安全实施 HPN 的标准

（1）为了安全实施 HPN，患者或其法定代理人必须对 HPN 项目充分知情且同意。

（2）患者的病情在院外较为稳定。

（3）患者的家庭居住条件能够安全地进行家庭肠外营养干预。

（4）患者及其家属能够学会和执行安全治疗所需的步骤和基本操作。

（5）患者及其家属在 NST 的指导下学会安全地输注肠外营养液并能监测和识别相关并发症。

（6）安全有效治疗所需开立的营养混合物和辅助设备应由经验丰富或经过认证的医疗保健提供者递送。

（7）营养支持团队应该提供紧急情况的救治和常规的监测及治疗，给予详细的联系方式以保证患者每周 7d、每天 24h 都能取得联系。

HPN 出院患者评估项目详见表 7-3-1。

表 7-3-1　HPN 出院患者评估中应包括的项目

患者的医疗、生理、心理和情感的适应性/稳定性
PN 方案的稳定性（剂量和混合液）
所需的家庭护理支持水平
生活方式/日常生活活动
康复潜力
改善生活质量（QOL）的潜力
学习 HPN 自我管理（患者/护理人员）的潜力
家庭护理团队的知识和经验（如果没有自我管理）
基本的家庭安全、设施和一般清洁说明
需要额外设备（例如背包、输液泵、医院病床、额外的输液架）
营养混合液、设备和辅助设备的家庭护理提供商
包裹、服务和用品的报销
全天候（随叫随到）提供的有经验的家庭护理服务
出院后监测的必要性/可能性（包括计划的实验室测试）
药物处方及用药细节

（二）中心静脉通路装置（CVAD）营养输注

1. CVAD 通路的选择

（1）CVAD 通路及导管出口部位的选择需要由 UPN 经验丰富的 NST 以及患者确定。

（2）导管出口部位的选择应便于观察，便于可自理的患者使用。

（3）长期 HPN 可用隧道式 CVAD 或完全植入式 CVAD。

（4）经过颈内静脉或锁骨下静脉途径置入上腔静脉的通路是首选。

（5）CVAD 的顶端应放置在右心房-上腔静脉交界处的水平。

（6）优先考虑右侧通路，以减少血栓形成风险。

（7）如果使用时间不超过 6 个月，可以考虑经外周静脉穿刺的中心静脉导管（PICC）。

2. HPN 使用的输液控制装置

（1）考虑到安全性和有效性，应使用输液泵以控制输液速度，在特殊情况下，可暂时使用普通输液装置，但不宜使用仅有一个滚轮夹的输液装置。

（2）与固定式泵相比，便携式泵可以改善患者的生活质量。

（三）输注管道和导管出口部位的护理

（1）应使用无菌纱布或无菌、透明、半透性敷料覆盖 CVAD 出口部位。

（2）隧道式或植入式 CVAD 置入部位使用透明敷料时，每周更换一次即可。

（3）隧道式和带涤纶套的 CVAD 出口位置如果愈合良好可能不需要敷料来防止移位。

（4）开始输注后的 24h 应更换用于输注的管道。

（5）家庭环境中严格无菌操作。

（6）更换 CVAD 敷料时应严格无菌操作，使用无菌接触技术。

（7）在换药和皮肤消毒时，应使用 0.5%~2%的酒精氯己定（洗必泰）溶液。

（8）如果对洗必泰有禁忌证，应使用碘酊、碘伏或 70%酒精。

（9）在接触或包扎 CVAD 前后，应立即进行手消毒，可以用肥皂和清水冲洗，但最好用酒精消毒。

（10）应使用无针连接器接入静脉导管。

（11）由于机械瓣膜会增加感染风险，因此推荐使用带有分体式隔膜瓣膜的无针系统。

（12）用适宜的消毒剂（酒精氯己定制剂或 70%酒精）擦洗输液连接器（无针连接器），并全程使用无菌设备，从而将污染风险降至最低。

（13）无针设备的接头处应使用无菌隔离帽。

（14）静脉导管出口的针头应至少每周更换一次。

（15）如果 HPN 是通过输液港输注的，则应该至少每周更换一次接入端口的针头。

（16）CVAD 导管或者导管出口不应该在无保护的情况下浸在水中或与水接触。

（17）封管液应使用 0.9%氯化钠而不是肝素对长期 CVAD 进行封管。

（18）由于牛磺罗定的安全性和成本优势，所以使用其封管是另一种预防导管相关性血流感染发生的策略。

（19）如果 PICC 用于 HPN，应使用无缝装置，以减少感染的风险。

（20）对于中长期 PICC（＞1 个月），可使用皮下固定装置，以防止异位，并节省换药时间。

（21）在多腔导管中，应使用专门的通路进行 PN 的输注。

（22）为减少并发症的发生，应避免从 CVAD 中常规抽取血液样本。

HPN 输液泵的必备特征见表 7-3-2。

表 7-3-2　HPN 输液泵的必备特征

● 易于清洁（防溅）
● 静音运作
● 用户界面友好（显示器/键盘）
● 便携性：应最大限度地提高患者的移动性（例如可将其与 PN 袋一起放在背包中携带）
● 可提供不同长度的各种泵配套设备
● 可充电电池组，可以工作几个小时
● 安全特性
◇ 声音和视觉警报
◇ 开机时自检
◇ 上游和下游阻塞警报
◇ 防自由流量控制
● 易于使用的说明
◇ 安全操作
◇ 警报消音、修改、禁用
◇ 可编程模式选项，包括增快/减慢和连续输注模式
◇ 可选择"锁定"不需要的输液方式，并控制面板锁定，以防止意外或儿童篡改
● 无线接口（可选）
◇ 远程控制输液参数
◇ 手机预警或警告
● 提供服务和维护合同，并定期测试其功能是否正常

（四）营养制剂

肠外营养由碳水化合物、脂肪乳、氨基酸、水、维生素、电解质及微量元素等基本营养素组成，并采用全营养液混合（TNA）或称为全合一（AIO）的方式将各种营养素混合后输注。

1. PN 营养混合剂的选择

（1）HPN 营养混合剂应满足患者的营养需求。

（2）根据市场上的商品制剂和患者个性化定制的 HPN 混合剂用于 HPN。

（3）对于根据个人情况定制的 HPN 混合液，可以依据说明书采用单独混合或者采用在售的预制多腔袋进行混合配制，并且配制过程最好在具有层流装置的超净台进行。

2. 配制 PN 混合剂的关键步骤

（1）对定制的 AIO 稳定性检测，应该用恰当的实验技术对其中的每种营养素进行检测。

（2）定制的 AIO 混合液稳定性不应从文献中推断。

（3）根据稳定性和相容性数据，应当在输注前添加微量元素和维生素来完成 AIO 混合液。

（4）除非有特定的药物数据记录了 AIO 混合液的兼容性和稳定性，否则应避免将药物混入 AIO 混合物中。

（5）每位患者的 AIO 混合物都应贴上标签，标明各成分（剂量）、符合标准、日期、患者姓名和处理指示，如储存、混合、输液速度。

3. PN 制剂的运输

对于定制的 AIO 混合物，在运输过程中和在患者家中应保证冷链运输储存。

4. HPN 混合制剂的保留时间和输注速率

（1）输注 HPN 混合制剂的保留时间不超过 24h。

（2）在周期性输注结束前，可减慢输注速度，以防止反应性低血糖（例如在最后半小时内输注速度减为一半）。

（五）HPN 监测

（1）接受 HPN 的患者应定期接受监测，以检查是否符合该项治疗的适应证、疗效和风险。

（2）营养监测间隔时间应根据患者自身情况、家庭护理环境、营养支持的持续时间来决定，如果患者营养状况稳定，间隔时间可以延长。

（3）HPN 监测应该由医院的营养支持团队与经验丰富的家庭护理专家和/或全科医生合作进行。

（4）患者和/或护理人员应接受监测营养状况、维持液体平衡和护理输液导管等方面的培训。

（5）监测内容应包括营养治疗的效果、PN 的耐受性、患者/护理人员对输液导管的管理、生活质量和护理质量。

（6）长期使用 HPN 且情况较为稳定的患者，体重、身体成分、水化状态、能量、液体平衡以及生物化学指标（如血红蛋白、铁蛋白、白蛋白、C 反应蛋白、电解质、静脉血气分析、肾功能、肝功能和葡萄糖）应按计划（如每 3~6 个月）进行测量。

（7）对于长期使用 HPN 的患者，应至少每年评估一次临床症状、体征以及维生素和微量元素的生化指标，监测是否有维生素和微量元素的缺乏或中毒。

（8）对于长期接受 HPN 的患者，应每年或按照公认的标准（例如，最多不超过 18 个月一次 DXA）对骨代谢和骨矿物质密度进行评估。

（六）管理（营养支持小组、培训、紧急情况、旅行）

1. 实施 HPN 应具备的环境条件和人员条件

（1）在开始 HPN 之前，应尽可能由护理小组评估家庭护理环境的适宜性。

（2）应为患者和/或护理人员和/或家庭护理护士进行正式的个性化 HPN 培训，包括导管护理、输注泵的使用以及预防、识别和处理并发症；培训可以在住院环境或在患者家中进行。

（3）使用 HPN 的患者应该由专门的医疗机构管理，通常称为"HPN 中心"或"肠衰竭中心"或"肠道康复中心"。

（4）HPN 机构应设有门诊，并为需要住院患者提供专用床位。

2. 营养支持团队（NST）的要求

（1）无论导致肠道衰竭的病因是什么，所有 HPN 患者均应由具有 HPN 管理经验的 NST 进行护理。

（2）NST 应该包括医师、专科护士（包括导管、伤口和造口护理）、营养师、药剂师、社会工作者、心理学家，以及具有 CVC 置管经验的专业人员，具有肠道衰竭专业知识的外科医生，以提供结构化咨询。

HPN 出院的患者/护理人员教学计划的内容见表 7-3-3。

表 7-3-3　HPN 出院的患者/护理人员教学计划的内容

● HPN 的适应证：短期和/或长期目标和 HPN 方案
● 有关知情同意的事情

- 家庭护理提供者：提供肠外营养制剂、设备、用品及提供护理

- 确定学习能力并做好自我管理和自我监督的准备（如果适用，制作一个已达到的能力清单）

- 审查基于证据的书面政策和规程，并辅以口头指导

- 家庭护理环境

  ✧ 总体整洁度（例如：是否有无菌区/消毒步骤？）

  ✧ 动物的存在

  ✧ 基本的家庭安全（电话、清洁的库存用品、专用的冰箱、洗手间、卫生供水等）

- 导管护理

  ✧ 感染控制和预防原则 （包括无菌技术）

  ✧ 预防、识别和管理与导管相关的并发症

  ✧ 部位护理

- 储存、处理、混合液的检查（例如泄漏、标签、沉淀物、颜色）、辅助用品和药物用品

- 如果适用：

  ✧ 安全添加维生素、微量元素或其他添加剂

  ✧ 安全输注 HPN

  ✧ 连接和断开静脉输液管和血管通路装置

  ✧ 输注前后冲洗

  ✧ 定期评估无菌技术的执行/遵守

- 泵的使用程序、泵保养和故障排除

- 预防、识别和管理非感染性相关并发症或问题

- 最常见的错误

- HPN 中心以及家庭护理提供者的联系方式和出院后支持

- HPN 自我监控

- 联合用药和给药方式（全方案管理）

3. 紧急情况的处理

（1）HPN/CIF 的营养支持团队必须有明确的书面路径和规程，以管理有与 HPN 相关并发症的患者。

（2）NST 应该向 HPN/CIF 的患者和护理人员提供识别和处理与 HPN 相关的并发症的书面资料，包括在紧急情况下每天 24h 可联系到的 NST 成员的详细信息（如电话号码）。

（3）当患者因 HPN 相关并发症入院时，应由 HPN/CIF 的 NST 提供护理；如果患者被送往的医院无相关的此类专家，可以根据患者需要请 NST 为 HPN/CIF 提

供临床指导，直到将患者可以转移到 HPN/CIF 中心为止。

（4）在紧急情况下，患者有可能先被送入当地医院而不是 HPN/CIF 中心，则应制订与 HPN 相关并发症管理的书面资料，并与患者当地医院共享；这些资料应包括 HPN/CIF 的 NST 联系方式，以便就治疗或可能转入 HPN/CIF 中心提供参考。在适当和可用的情况下，书面资料也可以由患者携带或通过安全的门户网站进行访问获取。

（5）患者出门在外或旅行时，应携带与其病情相关的详细资料，和/或能够访问包含相关临床信息的安全门户网站，以便在需要紧急治疗时帮助其他医院的临床团队。

（6）HPN/CIF 的 NST 必须确保患者、护理人员和全科医生了解与 HPN 不相关的患者状况所涉及的医疗保健专业人员的作用和责任，包括与患者潜在疾病相关的任何并发症以及其他与 CIF 无关的状况。

4. HPN 患者外出/旅行的安排

为确保患者能够安全的外出/旅行，应在旅途中和目的地准备足够的肠外营养制剂和相关的辅助用品。负责患者护理的 NST 应努力与患者目的地的经验丰富的 NST 取得联系，以备不时之需。

5. 监测 HPN 安全性的指标

导管相关感染的发生率、再入院的发生率和生活质量（QOL）应作为评估 HPN 项目护理质量的标准。

参 考 文 献

［1］ 白明，杨佳宇，左梦思，等.肿瘤脂代谢基础及转化研究进展［J］.肿瘤综合治疗电子杂志，2020，6
（1）：97-101.

［2］ 毕宇芳.消化系统恶性肿瘤与糖尿病的流行病学研究进展［J］.中华消化杂志，2020，40（05）：296-298.

［3］ 蔡威.儿科临床营养支持［M］.上海：上海交通大学出版社，2019.

［4］ 柴桂芳，张峻，张同华，等.糖尿病促进癌症发生的流行病学和病理生理学［J］.中国老年学杂志，
2021，41（20）：4597-4601.

［5］ 陈昌连，曹家燕，李红，等.头颈部癌症患者家庭肠内营养的研究进展［J］.护士进修杂志，2021，36
（20）：1849-1913.

［6］ 陈培战，王慧.精准医学时代下的精准营养［J］.中华预防医学杂志，2016，50（12）：1036-1042.

［7］ 中国医师协会肾脏内科分会，中国中西医结合学肾脏疾病专业委员会营养治疗指南专家协作组.中国
慢性肾脏病营养治疗临床实践指南（2021 版）［J］.中华医学杂志，2021，101（8）：539-560.

［8］ 谌永毅，李旭英.安宁疗护护理工作标准流程指引［M］.北京：人民卫生出版社，2021.

［9］ 程改平，秦伟，刘婧，等.《KDOQI 慢性肾脏病营养临床实践指南 2020 更新版》解读［J］.中国全科
医学，2021，24（11）：8.

［10］ 丛明华.肿瘤营养教育理论与实践［M］.北京：人民卫生出版社，2020.

［11］ 丁娟，刘晁含，严玉娇，等.癌症患者化疗相关性便秘的最佳证据总结［J］.中华现代护理杂志，
2020，（12）：1550-1554.

［12］ 窦艳仙，刘袁颖，王帅兵.咽癌患者调强适形放射治疗期间咽缩肌放射剂量对吞咽功能的影响［J］.
中国医学物理学杂志，2021，38（11）：1338-1342.

［13］ 费朝廷，刘艺，朱丽群，等.吞咽障碍患者服药管理的最佳证据总结［J］.中华护理杂志，2021，56
（12）：1852-1859.

［14］ 冯玲，谭桂军.慢性肾脏疾病患者的营养不良［J］.肿瘤代谢与营养电子杂志，2018，5（4）：4.

［15］ 符小婧，何书杏，苏连红，等.糖尿病专用肠内营养制剂对胃癌术后病人应激性血糖波动和胰岛素抵
抗的影响［J］.肠外与肠内营养，2021，28（4）：225-229.

［16］ 胡雯，母东煜，龚杰，等.循证营养与国民健康促进［J］.中国循证医学杂志，2020，20（07）：851-
861.

［17］ 胡小艳，段盈芳，梁欢，等.化疗相关性恶心呕吐高危风险评估工具的研究进展［J］.护士进修杂
志，2021，36（10）：895-898.

［18］ 黄金.营养管理护士临床工作手册［M］.北京：人民卫生出版社，2018.

［19］ 黄师菊，钟美浓，蔡有弟，等.临床营养专科护士核心能力评价指标的构建［J］.中华护理杂志，

2020，55（11）：1665-1672.

[20] 江圆，陈亚，谢杨阳，等.葡萄糖代谢重编程在肿瘤基础研究及临床诊疗中的研究进展［J］.肿瘤防治研究，2021，48（6）：635-641.

[21] 姜珊，康琳，刘晓红.2019亚洲减少症诊断及治疗共识解读［J］.中华老年医学杂志，2020，39（4）：373-376.

[22] 蒋成芳，席淑新，沈丽娜，等.头颈癌住院手术患者营养管理的循证实践［J］.护士进修杂志，2020，35（22）：2028-2033.

[23] 匡荣康，顾熙.南京某三级医院2015至2019年间胃肠道恶性肿瘤患者营养风险和营养治疗现状调查分析［J］.肠外与肠内营养，2020，27（6）：350-354.

[24] 李明晖，武雪亮，王立坤，等.某院结直肠肿瘤患者围术期营养风险筛查与营养支持的现状分析［J］.重庆医学，2020，49（12）：1919-1922.

[25] 李其响，张配，刘浩.肿瘤细胞能量代谢特点及其研究进展［J］.中国药理学通报，2017，33（11）：1499-1502.

[26] 李琼华.恶性肿瘤合并糖尿病的化疗期血糖水平控制分析［J］.糖尿病新世界，2021，24（06）：33-35.

[27] 李涛，吕家华，郎锦义，等.恶性肿瘤放疗患者营养治疗专家共识［J］.肿瘤代谢与营养电子杂志，2018，5（04）：358-365.

[28] 李增宁，李晓玲，陈伟，等.肿瘤患者食欲评价和调节的专家共识［J］.肿瘤代谢与营养电子杂志，2020，7（2）：9.

[29] 李增宁，陈伟，齐玉梅，等.恶性肿瘤患者膳食营养处方专家共识［J］.肿瘤代谢与营养电子杂志，2017，4（04）：397-408.

[30] 刘春香，王东强，张国骏.癌性腹胀的中医外治法研究进展［J］.现代中医药，2020，40（06）：102-105.

[31] 刘娟，丁清清，周白瑜.中国老年人肌少症诊疗专家共识［J］.中华老年医学杂志，2021，40（8）：953-952.

[32] 罗迪，张雪，邓窈窕，等.肿瘤患者癌性疼痛和心理痛苦及营养不良的相关性研究进展［J］.中国全科医学，2018，21（29）：3654-3658.

[33] 彭文颖，杨润祥.肿瘤患者腹泻的处理［J］.中国临床医生杂志，2022，50（01）：10-15.

[34] 祁玉军，潘秋银，王文远，等.项丛刺疗法对脑卒中后吞咽障碍患者吞咽功能及呼吸功能的影响［J］.中国针灸，2021，41（12）：1303-1307.

[35] 任佳，毛敏姿，吕丹，等.头颈肿瘤患者吞咽相关生活质量评估研究进展［J］.医学综述，2020，26（11）：2171-2176.

[36] 石汉平，许红霞，李苏宜，等.营养不良的五阶梯治疗［J］.肿瘤代谢与营养电子杂志，2015（1）：

29-33.

[37] 石汉平，贾平平. 我国肿瘤营养事业的发展与挑战［J］. 首都医科大学学报，2019，40（2）：159-162.

[38] 石汉平，许红霞，李薇，等. 癌症知多少——肿瘤营养. 北京：中国大百科全书出版社，2015.

[39] 石汉平，杨剑，张艳. 肿瘤患者营养教育［J］. 肿瘤代谢与营养电子杂志，2017，4（01）：1-6，12.

[40] 石汉平，于恺英，丛明华，等. 恶性肿瘤营养不良的特征［J］. 肿瘤代谢与营养电子杂志，2020，7（3）：276-282.

[41] 孙雷雷. 肿瘤患者营养状况调查及其影响因素分析［D］. 新乡医学院，2017.

[42] 唐小丽，李涛，吕家华，等. 肿瘤患者的医院-社区-家庭营养管理模式在县-乡-村的探索与实践［J］. 中国医学前沿杂志（电子版），2020，12（03）：52-57.

[43] 万丽，赵晴，陈军，等. 疼痛评估量表应用的中国专家共识（2020版）［J］. 中华疼痛学杂志，2020，16（03）：177-187.

[44] 王燕荣，张俊利. 癌痛运肠通腑方联合西医治疗晚期恶性肿瘤患者阿片类药物相关性便秘疗效及对生活质量的影响［J］. 现代中西医结合杂志，2021，30（30）：3396-3400.

[45] 王玥，蒋葵. 阿片类药物引起的便秘病理机制及治疗进展［J］. 中国肿瘤临床，2021，48（16）：6.

[46] 吴国豪，谈善军. 肿瘤患者营养支持指南［J］. 中华外科杂志，2017，55（11）：801-829.

[47] 吴昊，周子逮，张成瑶，等. 头颈部恶性肿瘤患者治疗后张口困难的研究进展［J］. 口腔疾病防治，2021，29（7）：490-495.

[48] 吴绮楠，童南伟. 《肿瘤相关性高血糖管理指南（2021年版）》解读［J］. 中国癌症杂志，2021，31（12）：1153-1161.

[49] 武惠香，丘卫红，赵娇，等. 鼻咽癌放疗术后吞咽障碍患者生存质量现状及其相关因素分析［J］. 中华物理医学与康复杂志，2021，43（12）：1124-1127.

[50] 夏丽霞，顾则娟，林征，等. 成人吞咽障碍经口进食专业照护证据总结［J］. 护理研究，2020，34（17）：2997-3004.

[51] 杨桦，古应超. 外科临床营养20年进展回顾与展望［J］. 中国实用外科杂志，2020，40（01）：27-32.

[52] 杨剑，蒋朱明，于康，等. 营养不良评定（诊断）标准沿革及目前存在问题的思考［J］. 中华外科杂志，2019，57（5）：331-336.

[53] 杨遴生，蒋国庆，张弛，等. 肿瘤代谢异常与侵袭转移研究进展［J］. 国际外科学杂志，2017，44（1）：64-68.

[54] 于恺英，刘俐惠，石汉平. 肿瘤营养相关状况诊断标准［J］. 肿瘤代谢与营养电子杂志，2020，7（1）：1-6.

[55] 岳向峰，张献娜，王雨，等. 营养风险筛查（NRS 2002-01.17）、营养不良诊断（GLIM-表现型指标01.28、病因型指标01.29）［J］. 中华临床营养杂志，2021，29（2）：123-128.

[56] 张剑军，钱建新. 中国癌症相关性疲乏临床实践诊疗指南（2021年版）［J］. 中国癌症杂志，2021，

31（09）：852-872.

［57］张璐，于蕾，曾莉，等.脑肿瘤切除术患者发生获得性吞咽功能障碍的危险因素分析［J］.中华现代护理杂志，2021，27（20）：2691-2696.

［58］张未.儿童恶性肿瘤病人肠内营养支持的研究进展［J］.全科护理，2021，19（2）：203-206.

［59］张旭，孙迪，姜桂春.头颈部肿瘤患者营养影响症状性研究的系统评价［J］.解放军护理杂志，2018，35（13）：6-11.

［60］张玉.化疗所致恶心呕吐的药物防治指南［J］.中国医院药学杂志，2022，42（05）：457-473.

［61］赵彬，老东辉，商永光，等.规范肠外营养液配制[J].中华临床营养杂志，2018，26（3）：136-148

［62］赵敏，刘玥，黄振光.巴氯芬治疗顽固性呃逆的有效性和安全性的系统评价［J］.中国现代应用药学，2020，37（17）：2153-2158.

［63］赵小红，孙晓蕊，宋晓雪，等.营养专科护士的培训实践［J］.中华护理教育，2019，16（09）：671-673.

［64］赵艺媛，张彬，陆宇晗，等.头颈部恶性肿瘤住院患者术前营养风险筛查的循证护理实践［J］.中国护理管理，2018，18（12）：1613-1617.

［65］赵玉兰，皮远萍，唐玲，等.糖尿病合并肿瘤患者的护理风险及对策研究［J］.重庆医学，2018，47（22）：2959-2962.

［66］中国抗癌协会肿瘤营养专业委员会，石汉平，崔久嵬，等.肿瘤恶液质临床诊断与治疗指南（2020版）［J］.中国肿瘤临床，2021，48（8）：379-385.

［67］中国抗癌协会肿瘤营养专业委员会，中华医学会肠外肠内营养学分会.肠外营养安全性管理中国专家共识［J］.肿瘤代谢与营养电子杂志，2021，8（05）：495-502.

［68］中国抗癌协会肿瘤营养专业委员会.中华医学会肠外肠内营养学分会.中国肿瘤营养治疗指南（2020）［M］.北京：人民卫生出版社，2020.

［69］中国临床肿瘤学会，恶性肿瘤营养治疗指南［M］.北京：人民卫生出版社，2019.

［70］中国营养学会.肿瘤患者家庭营养指导手册.北京：北京大学医学出版社，2018.

［71］中华医学会糖尿病学分会.中国2型糖尿病防治指南（2020年版）［J］.中华糖尿病杂志，2021，13（4）：315-409.

［72］周雅静.COSTaRS癌症疼痛实践指南及其应用中评估工具的本土化研究［D］.北京中医药大学，2021.

［73］朱苗苗，潘红英，李思嘉，等.2型糖尿病患者运动方案的最佳证据总结［J］.中华护理杂志，2019，54（12）：1887-1893.

［74］《中成药治疗优势病种临床应用指南》标准化项目组.中成药治疗癌因性疲乏临床应用指南（2020年）［J］.中国中西医结合杂志，2021，41（05）：534-541.

［75］Almdf A，Mm B，Fa C，et al. Onco-Nephrology：Cancer，chemotherapy and kidney – ScienceDirect［J］. Nefrología（English Edition），2019，39（5）：473-481.

［76］ Bischoff S C，Austin P，Boeykens K，et al. ESPEN practical guideline：Home enteral nutrition ［J］. Clinical Nutrition，2021.

［77］ Boeykens K，Van Hecke A. Advanced practice nursing：Nutrition Nurse Specialist role and function. Clin Nutr ESPEN. 2018.

［78］ de Las Peñas R，Majem M，Perez-Altozano J，et al. SEOM clinical guidelines on nutrition in cancer patients （2018）. Clin Transl Oncol. 2019，21（1）：87-93.

［79］ Fong R，Sun N，Ng Y W，et al. Office-Based Cricopharyngeus Balloon Dilation for Post Chemoirradiation Dysphagia in Nasopharyngeal Carcinoma Patients：A Pilot Study ［J］. Dysphagia. 2019，34（4）：540-547.

［80］ Hesketh P J，Kris M G，Basch E，et al. Antiemetics：ASCO Guideline Update ［J］. Journal of Clinical Oncology，2020，38（24）：JCO.20.01296.

［81］ Horstman A M，Sheffield-Moore M. Nutritional/metabolic response in older cancer patients ［J］. Nutrition，2015，31（4）：605-607.

［82］ Kristensen M B，Isenring E，Brown B. Nutrition and swallowing therapy strategies for patients with head and neck cancer ［J］. Nutrition，2020，69：110548.

［83］ Maghami E，et al. Cancer Treatment and Research. Multidisciplinary Care of the Head and Neck Cancer Patient. Surgical Perspectives in Head and Neck Cancer［M］. Switzerland：Springer International Publishing AG，2018.

［84］ Miller M F，Li Z，Habedank M. A Randomized Controlled Trial Testing the Effectiveness of Coping with Cancer in the Kitchen，a Nutrition Education Program for Cancer Survivors［J］. Nutrients，2020，12（10）：3144.

［85］ Muscaritoli M，Arends J，Bachmann P，et al. ESPEN practical guideline：Clinical Nutrition in cancer. Clin Nutr. 2021，40（5）：2898-2913.

［86］ NCCN. NCCN clinical practice guidelines in oncology：cancer related fatigue （2020）［M］. Version 2. USA：NCCN，2020.

［87］ Okhuysen P C，Schwartzberg L S，Roeland E，et al. The impact of cancer-related diarrhea on changes in cancer therapy patterns ［J］. Journal of Clinical Oncology，2021，39（15_suppl）：12111-12111.

［88］ Pironi L，Boeykens K，Bozzetti F，et al. ESPEN guideline on home parenteral nutrition ［J］. Clinical Nutrition，2020，39（6）：1645-1666.

［89］ Rogers B，Ginex P K，Anbari A，et al. ONS Guidelines for Opioid-Induced and Non–Opioid-Related Cancer Constipation ［J］. Oncology Nursing Forum，2020，47（6）：671-691.

［90］ Stidham M A，Douglas J W. Nutrition Support Team Oversight and Appropriateness of Parenteral Nutrition in Hospitalized Adults：A Systematic Review. JPEN J Parenter Enteral Nutr. 2020 Nov，44（8）：1447-

1460.

［91］ Swarm R A，Paice J A，Anghelescu D L，et al. Adult Cancer Pain，Version 3.2019，NCCN Clinical Practice Guidelines in Oncology［J］. Journal of the National Comprehensive Cancer Network：JNCCN，2019，17（8）：977-1007.

［92］ Thibault R，Abbasoglu O，Ioannou E，et al. ESPEN guideline on hospital nutrition［J］. Clin Nutr，2021，40（12）：5684-5709.

［93］ Yang Q J，Zhao J R，Hao J，et al. Serum and urine metabolomics study reveals a distinct diagnostic model for cancer cachexia［J］. J Cachexia Sarcopenia Muscle，2018，9（1）：71-85.

［94］ Zhou T，Wang B，Liu H，et al. Development and validation of a clinically applicable score to classify cachexia stages in advanced cancer patients［J］. J Cachexia Sarcopenia Muscle，2018，9（2）：306-314.

［95］ Cruz-Jentoft，Alfonso J，Sayer A. Sarcopenia［J］. Lancet，2019，393（10191）：2636-2646.

［96］ Wang X S，Hao X S，Wang Y，et al. Validation study of the Chinese version of the Brief Fatigue Inventory（BFI-C）［J］. J Pain Symptom Manage，2004，27（4）：322-332.

［97］ So W，Dodgson J，Tai J. Fatigue and quality of life among Chinese patients with hematologic malignancy after bone marrow transplantation［J］. Cancer Nursing，2003，26（3）：211-219.

［98］ 万崇华，陈明清，张灿珍，等. 癌症患者生命质量测定量表 EORTC QLQ-C30 中文版评介［J］. 实用肿瘤杂志，2005，（04），353-355.